Ambulant erworbene Pneumonie

Santiago Ewig
Herausgeber

Ambulant erworbene Pneumonie

mit 96 Abbildungen und 95 Tabellen

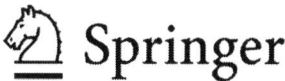 Springer

Herausgeber
Santiago Ewig
Bochum, Deutschland

ISBN 978-3-662-47311-5   ISBN 978-3-662-47312-2 (eBook)
DOI 10.1007/978-3-662-47312-2

Die Deutsche Nationalbibliothek verzeichnet diese Publikation in der Deutschen Nationalbibliografie; detaillierte bibliografische Daten sind im Internet über http://dnb.d-nb.de abrufbar.

Springer

Gedruckt auf saürefreiem und chlorfrei gebleichtem Papier

Springer-Verlag GmbH Berlin Heidelberg ist Teil der Fachverlagsgruppe Springer Science+Business Media (www.springer.com)

Vorwort

Ambulant erworbene Pneumonien stellen eine der häufigsten akuten Erkrankungen in der Inneren Medizin in Deutschland und weltweit dar. Die Inzidenz der stationär behandelten ambulant erworbenen Pneumonie beträgt bis ca. 3 pro 1000 Personen $\geq$ 18 Jahre pro Jahr. Ca. 80 % der Fälle betreffen Patienten in einem Lebensalter $\geq$ 60 Jahre. Die demographische Entwicklung in westlichen Ländern lässt eine weitere erhebliche Zunahme der Fallzahlen erwarten. Gleichzeitig handelt es sich um eine Erkrankung mit erheblicher Hospital-Letalität von 4–10 %, die demnach höher als beim Myokardinfarkt liegt. Dennoch wird die ambulant erworbene Pneumonie vielfach immer noch prognostisch unterschätzt. Dies liegt unter anderem darin begründet, dass die Erkrankung ein weites Spektrum an Schweregraden aufweist: Während es sich am einen Ende des Spektrums um eine weitgehend selbstlimitierende Erkrankung handelt, stehen am anderen Ende schwere Verläufe mit Multiorganversagen.

Seit der Gründung des Kompetenznetzwerkes ambulant erworbene Pneumonie (CAPNETZ) und dem Einschluss dieser Erkrankung in den Leistungsbereich des Qualitätsberichts über die Qualität der Krankenhausbehandlung in Deutschland verfügen wir über qualitativ sehr gute Daten dieser Erkrankung und ihrer Behandlung, die auch bereits Eingang in die entsprechenden Leitlinien gefunden haben. Insgesamt darf man wohl sagen, dass sich die Behandlungsqualität dieser Erkrankung in den letzten etwa zehn Jahren deutlich verbessert hat.

Dies und die eigene, mittlerweile 25 Jahre während klinische und wissenschaftliche Beschäftigung mit diesem Thema haben uns veranlasst, eine Synopsis dieser Erkrankung zu versuchen. Diese soll ihrem Anspruch nach sowohl klinischen als auch wissenschaftlichen Belangen gerecht werden. Unseres Wissens handelt es sich um die erste Monographie ihrer Art in deutscher Sprache. Wir hoffen, diesen Zielen annähernd gerecht worden zu sein. Gleichzeitig soll diese Auflage Gegenstand kontinuierlicher Aktualisierung und Verbesserung werden. Ankündigen möchten wir an dieser Stelle, dass weitere Bände zur nosokomialen Pneumonie sowie für die Pneumonie unter Immunsuppression geplant sind, die hoffentlich in den nächsten Jahren vorgelegt werden können.

Herzlich bedanken möchte ich mich bei meinen Koautoren, die wesentliche Beiträge zu dieser Monographie geleistet haben. Ausdrückliche Anerkennung und Dank gebührt zudem den Initiatoren und Mitgliedern der CAPNETZ-Gruppe sowie der Fachgruppe Pneumonie im Rahmen der externen Qualitätssicherung. Unverkennbar sind viele Ergebnisse dieser Arbeitsgruppen in diese Monographie eingegangen.

Das vorliegende Werk soll unseren Patienten mit ambulant erworbener Pneumonie gewidmet sein.

Bochum   Santiago Ewig
01.03.2015

Inhaltsverzeichnis

Verzeichnis der Autoren

Matthias Bollow Klinik für diagnostische und interventionelle Radiologie und Nuklearmedizin, Augusta-Kranken-Anstalt, Bochum, Deutschland

Santiago Ewig Thoraxzentrum Ruhrgebiet, Kliniken für Pneumologie und Infektiologie, EVK Herne und Augusta-Kranken-Anstalt, Bochum, Deutschland

Sören Gatermann Institut für Hygiene und Mikrobiologie, Abteilung für Medizinische Mikrobiologie, Ruhr-Universität, Bochum, Deutschland

Stathis Phillipou Institut für Pathologie und Zytologie, Augusta-Kranken-Anstalt, Bochum, Deutschland

Definitionen

Santiago Ewig

1 „Ambulant erworbene Pneumonie" – Definition und Abgrenzungen

1.1 Die Pneumonie-Triade

Unter einer „ambulant erworbenen Pneumonie" wird eine Pneumonie verstanden, die außerhalb des Krankenhauses erworben worden ist. Im angelsächischen Sprachraum spricht man von der „community-acquired pneumonia" (CAP). Dieser Begriff nimmt positiv auf, wo die Pneumonie erworben worden ist. Im Deutschen haben sich vergleichbare Begriffe („in der Gemeinde/ Kommune erworbene Pneumonie") jedoch aufgrund ihrer Mehrdeutigkeit nicht durchsetzen können.

In jedem Fall schließt der Begriff eine Entgegensetzung ein, im Deutschen zur „nosokomial erworbenen Pneumonie", im Englischen zur „hospital-acquired pneumonia" (HAP). Historisch gesehen ist diese Abgrenzung im Rahmen des medizinischen Fortschritts und der Ausweitung der Gesundheitsversorgung in Krankenhäusern, der Entwicklung der Intensivmedizin sowie der demographischen Entwicklung mit zunehmend hohem Lebensalter und vermehrter Morbidität entstanden. „Ambulant erworbene Pneumonien" und „nosokomiale Pneumonien" unterscheiden sich nämlich grundlegend in klinischer Präsentation, Schweregradverteilung, ihrem zu erwartenden Erreger- und Resistenzspektrum sowie der Prognose.

In vielen epidemiologischen Untersuchungen werden Pneumonien als nosokomial erworben gewertet, wenn sie > 48 h nach Krankenhausaufnahme entstanden sind. Tatsächlich verändert sich das Erregerspektrum bis zu 92 h nach Krankenhausaufnahme hin zum typisch nosokomialen Muster. Dieser Veränderung trägt jedoch bereits das Konzept der „early onset" und „late onset" nosokomialen Pneumonie Rechnung, so dass diese 48 h-Grenze klinisch nicht relevant erscheint. Im Gegenteil kommt noch dazu, dass die nosokomialen Kolonisationsmuster der Atemwege offenbar auch nach einer Hospitalisation eine gewisse Zeit fortbestehen (ca. drei bis sechs Monate), so dass eine kürzliche Hospitalisation in den letzten drei Monaten vor der Pneumonieepisode zu einer Klassifizierung als nosokomiale Pneumonie führt (siehe auch Abschn. 1.2 HCAP).

Im Zuge der oben beschriebenen Entwicklung ist zudem noch die Definition einer dritten Gruppe von Pneumonien erforderlich geworden, der „Pneumonie unter Immunsuppression". Das unterscheidende Merkmal ist hier die „Immunsuppression". Der Begriff meint dabei die schwergradige Immunsuppression, die mit einem Erregerspektrum einhergeht, das definierte soge-

S. Ewig (✉)
Thoraxzentrum Ruhrgebiet, Kliniken für Pneumologie und Infektiologie, EVK Herne und Augusta-Kranken-Anstalt, Bochum, Deutschland
E-Mail: sewig@versanet.de

© Springer-Verlag Berlin Heidelberg 2016
S. Ewig (Hrsg.), *Ambulant erworbene Pneumonie*,
DOI 10.1007/978-3-662-47312-2_1

Tab. 1 Kriterien für die Zuordnung einer Pneumonie innerhalb der Pneumonie-Triade

	Ort der Entstehung	Immunitätslage des Wirts
Ambulant erworbene Pneumonie	Ambulant (außerhalb des Krankenhauses)	Normal
Nosokomiale Pneumonie	Im Krankenhaus*	Normal
Pneumonie unter Immunsuppression	Ambulant oder im Krankenhaus	Schwergradige Immunsuppression**

*Als im Krankenhaus erworben gelten auch Pneumonien bei Patienten, die in den letzten 3 Monaten vor Entstehung der Pneumonie hospitalisiert worden sind
**Unter einer schwergradigen Immunsuppression sind solche zu verstehen, die mit einem relevanten Risiko für sogenannte opportunistische Erreger einhergehen

nannte „opportunistische Erreger" einschließt. Erreger werden in diesem Zusammenhang als „opportunistisch" bezeichnet, wenn sie nur bei einem Wirt mit schwergradig supprimiertem Immunsystem überhaupt manifest werden. Im Unterschied zur „ambulant erworbenen Pneumonie" und „nosokomialen Pneumonie" ist hier demnach nicht der Ort der Entstehung, sondern die Immunitätslage des Wirts für die Zuordnung ausschlaggebend.

Wichtig ist hier das richtige Verständnis des Begriffs „schwergradige Immunsuppression". Eine solche liegt nur vor bei definierten angeborenen und erworbenen Immundefekt-Syndromen sowie z. B. nach schwerer Neutropenie, Transplantation, fortgeschrittener HIV-Infektion (AIDS). Keine „schwergradige Immunsuppression" bedeuten Erkrankungen wie z. B. Alkoholismus, Diabetes mellitus, Leberzirrhose und Niereninsuffizienz ohne oder mit Dialysetherapie.

▶ **Cave** Viele Patienten mit ambulant und nosokomial erworbener Pneumonie weisen eine schwere Komorbidität auf. Eine „schwergradige Immunsuppression" besteht jedoch nur, wenn ein Risiko für eine Pneumonie mit opportunistischem Erreger besteht. Dies ist selbst bei vielen häufig schweren Komorbiditäten wie Alkoholismus, Diabetes mellitus, Leberzirrhose, chronischer Niereninsuffizienz u. a. nicht der Fall.

Diese drei Formen der Pneumonie werden heute als Pneumonie-Triade bezeichnet. Die Kriterien für die Zuordnung finden sich in Tab. 1 zusammengefasst.

Selbstverständlich handelt es sich bei dieser Einteilung immer auch um eine Vereinfachung. Früh auftretende nosokomiale Pneumonien ohne weitere Risikofaktoren teilen ein ähnliches Erregerspektrum wie ambulant erworbene Pneumonien, und in Einzelfällen können opportunistische Erreger wie Aspergillus spp. z. B. bei fortgeschrittener Leberzirrhose gefunden werden. Des Weiteren scheint die Definition opportunistischer Erreger nicht weniger „opportunistisch"; so könnte Pseudomonas aeruginosa mit Fug auch entsprechend kategorisiert werden. Dennoch hat sich diese Einteilung als Konzept für klinische Belange bewährt.

1.2 Differenzierungen innerhalb der „ambulant erworbenen Pneumonie"

1.2.1 Ambulant erworbene Pneumonien des älteren Patienten

Im Zuge der zunehmenden Lebenserwartung und Morbidität der Populationen in entwickelten Ländern rückten zunehmend ältere Patienten mit Pneumonie in den Fokus des Interesses. Als „älter" (elderly) wurde dabei eine Altersgrenze von 65 Jahren, als „sehr alt" (very elderly) von 70–80 Jahren zugrundegelegt. Wesentliche Charakteristika in der Art und Ausprägung der Symptomatik, der Verteilung der Schweregrade sowie der Prognose wurden herausgearbeitet; dabei zeigt sich die ambulant erworbene Pneumonie des älteren Patienten mit zunehmendem Alter auch zunehmend oligosymptomatischer und schwergradiger sowie mit einer höheren Komplikationsrate, längeren Krankenhausverweildauer und schlechteren Prognose verbunden. Hinweise auf eine Veränderung des Erregerspektrums blieben jedoch limitiert auf ein selteneres Auftreten von Mycoplasma pneumoniae; ein häufigeres Auftreten von Enterobakterien oder Pseudomonas aeruginosa konnte nicht belegt werden.

1.2.2 Ambulant erworbene Pneumonien des jüngeren Patienten

Die Betrachtung der mittlerweile wesentlich kleineren Gruppe der jüngeren Patienten < 65 Lebensjahre in einer großen deutschen Population schloss erstmals eine detaillierte Analyse der Unterschiede entlang der einzelnen Lebensdekaden ein. Hier zeigte sich, dass die beschriebenen Unterschiede tatsächlich in der siebten Lebensdekade aufbrechen und mit zunehmender Entfernung vom 65ten Lebensjahr in beide Richtungen kontinuierlich deutlicher werden.

Von Seiten der klinischen Präsentation, der Schweregradverteilung sowie der Prognose lassen sich somit innerhalb der Gruppe der ambulant erworbenen Pneumonie zwei Gruppen unterscheiden, die jüngeren (<65 Jahre) und die älteren Patienten ≥ 65 Jahre).

1.2.3 Im Pflegeheim erworbene Pneumonien

Die Erstbeschreibung der „im Pflegeheim erworbenen Pneumonien" (englisch: „nursing home-aquired pneumonia", NHAP) erfolgte 1978 in einer US-amerikanischen Publikation. Das wesentliche herausgearbeitete Charakteristikum dieser Gruppe war ein unterschiedliches Erregerspektrum mit einer hohen Rate an Staphylococcus aureus und Enterobakterien, vor allem Klebsiella pneumoniae. Die Letalität war höher als erwartet. Somit lag es nahe, die NHAP als Gruppe aus der Gruppe der CAP herauszulösen und in die Mitte zwischen CAP und HAP zu legen, mit größerer Nähe zur HAP.

Eine Reihe von vor allem europäischen, aber auch amerikanischen bzw. kanadischen Untersuchungen zur NHAP konnten diese Unterschiede im Erregerspektrum jedoch sämtlich nicht bestätigen. Dies gilt insbesondere auch für die größte diesbezügliche Publikation aus Deutschland. Einschränkend muss auf die methodische Limitation hingewiesen werden, dass keine einheitliche Definition verfügbar ist, was unter einem „Heim" bzw. „Pflegeheim" zu verstehen ist. Dies mag in den USA und Kanada anders definiert sein als in Europa. Dennoch ergeben auch Daten aus diesen Ländern keine konsistenten Belege für das veränderte Erregerspektrum bei NHAP.

Es zeigte sich jedoch in allen diesen Untersuchungen eine hohe Letalität sowie die enorme prognostische Bedeutung des Allgemeinzustands bzw. der Funktionalität. Eine schlechte Funktionalität mit Bettlägerigkeit (engl.: „frailty") weist dabei eine sehr schlechte Prognose auf.

Ebenfalls in einer großen Untersuchung aus Deutschland konnte gezeigt werden, dass die schlechtere Prognose der Heimbewohner auch für jüngere Heimpatienten gilt, allerdings nicht in demselben Ausmaß.

Alter, Komorbidität und die resultierende Funktionalität stellen demnach die entscheidenden prognostischen Kriterien dar, die die Übersterblichkeit von Patienten mit Pneumonien aus Pflegeheimen begründen. Eine Übersterblichkeit aufgrund eines veränderten Erregerspektrums konnte bislang jedoch nicht nachgewiesen werden.

Somit erscheint es angemessen, weniger auf die Residenz in Pflegeheimen zu fokussieren als auf die Funktionalität. Natürlich wird bei Heimbewohnern häufiger eine schlechte Funktionalität vorliegen; es bleibt jedoch entscheidend, welche Funktionalität besteht, nicht jedoch, ob der Patient zu Hause oder im Pflegeheim wohnt.

Die klinische Relevanz der Funktionalität als wichtigstem prognostischem Faktor besteht darin, dass sie einen entscheidenden Stellenwert in der Definition von Therapiezielen einnimmt. Zunehmend sieht sich der Kliniker nämlich vor der Herausforderung, angesichts eines Patienten mit sehr schlechter Funktionalität zusammen mit diesem oder seinem Betreuer zu entscheiden, ob

Tab. 2 Differenzierung des Konzepts der ambulant erworbenen Pneumonie. Die Definition der Funktionalität ist nicht einheitlich; denkbar ist eine objektivierbare Erhebung nach ADL-Score ("Activity of daily living"; schlechte Funktionalität: $\geq$ 14); dieser ist jedoch für diese Belange nicht validiert Pragmatisch kann man eine schlechte Funktionalität mit Bettlägerigkeit > 50% des Tages gleichsetzen

	Ambulant erworbene Pneumonie		
Alter	Pneumonie des jüngeren Patienten (<65 Jahre)	Pneumonie des älteren Patienten ($\geq$65 Jahre)	Pneumonie unabhängig vom Alter
Funktionalität	Gut	Gut	Schlecht

Tab. 3 Charakteristika der drei Subtypen der ambulant erworbenen Pneumonie

	Pneumonie des jüngeren Patienten (<65 Jahre) Funktionalität gut	Pneumonie des älteren Patienten ($\geq$65 Jahre) Funktionalität gut	Pneumonie unabhängig vom Alter Funktionalität schlecht
Klinische Symptomatik	Höherer Symptomenscore	Niedrigerer Symptomenscore	Niedrigerer Symptomenscore
Initialer Schweregrad	Weniger schwer	Schwerer	Schwerer
Komplikationen	Selten	Häufiger	Häufiger
Multiresistente Erreger	Sehr selten	Sehr selten	Selten
Therapiezieländerung: Symptomenkontrolle	Selten	Selten, häufiger in sehr hohem Alter	Häufig
Letalität	Gering (<5 %)	Erhöht (<10 %)	Hoch (20–40 %)

es sich bei der Pneumonieepisode um ein terminales Ereignis einer schweren fortgeschrittenen Erkrankung handelt, so dass eine palliative Therapie mit Symptomkontrolle das Therapieziel sein sollte.

Entsprechend ergibt sich die in Tab. 2 dargestellte weitere Differenzierung des Konzepts der „ambulant erworbenen Pneumonie"; in Tab. 3 sind die wesentlichen Charakteristika dieser drei Gruppen dargestellt. Der Wert dieser Differenzierung erweist sich vor allem in der Wertung des klinischen Bildes sowie wie erwähnt in der Therapiezieldefinition.

Hier ergibt sich weiterer Forschungsbedarf.

1.2.4 Healthcare associated pneumonia (HCAP)

Das Konzept der „Healthcare associated pneumonia" (HCAP) wurde erstmals 2005 formuliert und stellt eine Erweiterung des NHAP-Konzepts dar, indem es postuliert, dass nicht nur Patienten aus Pflegeheimen, sondern alle Patienten mit regelmäßigen Kontakten zum Gesundheitssystem (kürzlicher Hospitalisation, Dialysepatienten, Patienten mit Pflege bei chronischen Wunden) einem Risiko unterliegen, ein Erregerspektrum mit hohem Anteil an „multiresistenten Erregern" ähnlich der nosokomialen Pneumonie aufzuweisen. Die beobachtete Übersterblichkeit wird dabei direkt in einen Zusammenhang mit dem häufigeren Auftreten „multiresistenter Erreger" gebracht. Das Kürzel „HCAP" dient daher der Identifikation von Patienten, die einer erheblich erweiterten initialen kalkulierten antimikrobiellen Therapie bedürfen.

Dieses Konzept, wiewohl primär in einer wichtigen Leitlinie empfohlen, kann mittlerweile als widerlegt gelten. Weder konnte eine erhöhte Rate an „multiresistenten Erregern" in solchermaßen definierten Populationen gefunden werden, noch besteht eine von der Funktionalität unabhängige Übersterblichkeit in Zusammenhang mit „multiresistenten Erregern". Darüber hinaus war „HCAP" stets ein schlechter Prädiktor „multiresistenter Erreger" und somit einzig mit einer inadäquaten Übertherapie assoziiert.

▶ **Merke** Das Konzept der HCAP kann nicht aufrechterhalten werden. Es führt im Gegenteil zu einer inadäquaten antimikrobiellen Übertherapie.

Die Rede von „multiresistenten Erregern" ist in diesem Zusammenhang ohnehin problematisch, da diese nicht eindeutig definiert sind. In Studien zu HCAP werden zudem regelmäßig Erreger, die durch die initiale kalkulierte antimikrobielle Therapie nicht erfasst werden (z. B. Pseudomonas aeruginosa ohne andere als natürliche Resistenzen), in einen Topf mit tatsächlich multiresistenten Erregern (z. B. Enterobakterien mit ESBL oder Carbapenemasen) geworfen. Dies ist jedoch nicht korrekt.

Es besteht demnach kein Grund, Patienten mit HCAP-Kriterien als eigene Gruppe aus der Gruppe der Patienten mit ambulant erworbener Pneumonie zu lösen. Dennoch besteht in einigen auch europäischen Ländern (zur Zeit weniger in Deutschland, mehr in Mittelmeerländern) das Problem, dass offenbar vermehrt unerwartete bzw multiresistente Erreger auch bei Patienten mit ambulant erworbener Pneumonie identifiziert werden.

Mehrere Untersuchungen haben daher versucht, individuelle Prädiktoren für multiresistente Erreger zu identifizieren (Tab. 4). Eine Übertragung derartiger Prädiktoren auf die Situation in Deutschland ist nicht umstandslos möglich. Es zeichnet sich aber ab, dass unter den aufgeführten Variablen die kürzliche Hospitalisation sowie die kürzliche antimikrobielle Therapie die am besten prädiktiven sind.

▶ **Cave** Die Prädiktionsregeln für multiresistente Erreger sind noch nicht hinreichend validiert, um in Deutschland Anwendung finden zu können.

In die Definition der ambulant erworbenen Pneumonie sollte daher zusätzlich eingehen, dass Patienten mit einer kürzlichen Hospitalisation (als Trennwert sind drei Monate möglicherweise besser als die bisher zugrundegelegten vier Wochen) der nosokomialen Pneumonie zuzuordnen sind.

Tab. 4 Regeln zur Identifikation multiresistenter Erreger bei Patienten mit ambulant erworbener Pneumonie. Diese Regeln sind jedoch ebenfalls nur von begrenztem Wert und in Deutschland in dieser Form gar nicht anwendbar

		Punkte
Regel 1 (Shorr et al.)	Kürzliche Hospitalisation	4
	Residenz in Pflegeheim	3
	Chronische Hämodialyse	2
	Intensivtherapiepflichtig	1
Regel 2 (Aliberti et al.)	Hospitalisation über ≥ 2 Tage in den letzten 90 Tagen	4
	Residenz in Pflegeheim	3
	Chronische Niereninsuffizienz	5
	Komorbidität, d. h. ≥ 1 der folgenden: Zerebrovaskuläre Erkankung, Diabetes, COPD, antimikrobielle Therapie in dem letzten 90 Tagen, Immunsuppression, häusliche Versorgung von Wunden, Heim-Infusionstherapie (einschließlich antimikrobielle Therapie)	0,5

1.2.5 Aspirationspneumonien

Eine Sondergruppe der ambulant erworbenen Pneumonien stellt die Aspirationspneumonie dar. Unterschieden werden hier die Aspiration von Mageninhalt (englisch: „gross aspiration"), die noch einmal in eine vermutete oder beobachtete (englisch: „witnessed") Aspiration unterteilt werden kann, sowie in eine schleichende Aspiration, die vor allem nächtlich oder im Liegen erfolgt und im Wesentlichen eine Aspiration von (mikrobiell kontaminierten) Sekreten der oberen Atemwege ist (englisch: „silent aspiration").

Die Aspiration von Mageninhalt wird als „chemische Pneumonie" angesehen (englisch: „chemical pneumonitis"), im Wesentlichen also eine toxische Schädigung durch Magen- und Gallensäuren. Lediglich die schleichende Aspiration ergibt demnach eine infektiöse Pneumonie.

Wiewohl unzureichend validiert, rechtfertigt dieses naheliegende Konzept die Trennung der Aspirationspneumonie von der Gesamtgruppe der ambulant erworbenen Pneumonien.

2   Ältere Einteilungen

2.1   „Primäre" und „sekundäre" Pneumonien

Unter einer „primären" Pneumonie wurde in der Vergangenheit eine Pneumonie des Patienten ohne Komorbidität, entsprechend unter „sekundärer" Pneumonie eine solche mit Komorbidität verstanden. Diese Einteilung hat heute keinen zusätzlichen Erkenntnis- oder Handlungswert und sollte verlassen werden.

2.2   „Typische" und „atypische" Pneumonien

Als besonders langlebig erweist sich der Gebrauch der Einteilung in „typische" und „atypische" Pneumonien. Dabei sind mindestens drei Bedeutungsebenen zu unterscheiden:

1. die klinische Ebene: Unterschiede in der klinischen Präsentation („typisch": akuter Beginn, hohes Fieber, ausgeprägte Husten-, Auswurf- und Dyspnoesymptomatik, versus „atypisch": dem Gegenteil) werden hier in Bezug gebracht zu vorliegenden Erregern („typisch": Pneumokokken und andere pyogene Erreger, „atypisch" Legionellen u. a.);
2. die radiologische Ebene: Unterschiede in der radiologischen Präsentation („typisch": lobäre Verschattungen, versus „atypisch": interstitielle Verschattungen) werden ebenfalls in Bezug zu „typischen" und „atypischen" Erregern gebracht;
3. die mikrobiologische Ebene: „typische" und „atypische" Erreger werden nach bestimmten biologischen Eigenschaften klassifiziert. Diese sind natürlich nicht „atypisch" an sich, sondern vielmehr „typisch" für „atypische" Erreger; das „atypisch" bezieht sich ausschließlich auf charakteristische Eigenschaften, die nicht auf Streptococcus pneumoniae zutreffen.

Historisch gesehen sind alle „atypischen" Pneumonien bzw. Erreger zunächst solche gewesen, die nicht Pneumonien durch Pneumokokken bzw. andere Erreger als Pneumokokken waren.

Aus aktueller Sicht ist vor allem der klinische und radiologische Gebrauch dieser Einteilung kritisch zu sehen. Zwar ist es möglich, bestimmten Erregern auch ein für sie typisches klinisches und radiologisches Erscheinungsbild zuzuordnen, jedoch sind diese daraus resultierenden Muster nicht spezifisch und erlauben keine ätiologische Differentialdiagnose. Gerade zwei der wichtigsten Erreger, die eine unterschiedliche antimikrobielle Therapie erfordern (Pneumokokken und Legionellen), teilen viele klinische Symptome und verursachen beide bevorzugt Lobärpneumonien.

Auch die mikrobiologische Bedeutungsebene lässt sich nicht mehr konsistent definieren, da die Reihe der als „atypisch" bezeichneten Erreger höchst divers erscheint. Allerdings hat sich die Bezeichnung „atypischer Erreger" in der Literatur so weit durchgesetzt, dass man mit dem Hintergrund ihrer Bedeutung vertraut bleiben muss.

Insofern sollte diese Einteilung nach klinischen und radiologischen Kriterien definitiv verlassen werden. Die mikrobiologische Bedeutungsebene ist ebenso problematisch, wird in diesem Buch jedoch noch aus heuristischen Gründen beibehalten; allerdings werden die entsprechenden Erreger als „sogenannte atypische Erreger" bezeichnet.

3   Ambulant erworbene Pneumonie als handlungsanweisende Diagnose

Es ist besonders wichtig, den Begriff der ambulant erworbenen Pneumonie sowie seine weitere Differenzierung nicht nur als Lehrbuchklassifikation und damit pädagogisch zu verstehen, sondern vielmehr als direkt handlungsanweisende Diagnose. Konkret bedeutet dies, dass ein Patient mit einer Pneumonie zunächst einer der drei Formen der Pneumonie-Triade zugeordnet werden sollte; handelt es sich um eine ambulant erworbene Pneumonie, so sollte diese weiter in eine der drei Subgruppen nach Alter und Funktionalität eingeteilt werden. Ist diese Zuordnung erfolgt, ergeben sich Maßgaben für die weitere Diagnostik und Therapie.

Entsprechend ist bei einem Therapieversagen zunächst zu klären, ob die primären Zuordnungen korrekt erfolgt sind oder ob nicht doch z. B. eine kürzliche Hospitalisation in den letzten drei Monaten erfolgt ist und somit eine nosokomiale Pneumonie oder, anderes Beispiel, eine HIV-Infektion und somit eine Pneumonie unter Immunsuppression vorliegt.

4   Weiterführende Literatur

Grundlegende Beschreibung der Pneumonietriade:

- Ewig S (2014) The pneumonia triad. Eur Respir Mon 63:13–24

Erste Publikation zum Thema NHAP:

- Garb JL, Brown RB, Garb JR, Tuthill RW (1978) Differences in etiology of pneumonias in nursing home and community patients. JAMA 240:2169–2172

Vergleich von Altersgruppen in der CAP-NETZ-Population, die zeigt, dass die Grenze von 65 Jahren tatsächlich wichtige Unterschiede in klinischer Präsentation und Prognose trifft

- Klapdor B, Ewig S, Pletz MW, Rohde G, Schütte H, Schaberg T, Welte T, CAPNETZ Study Group (2012) Community-acquired pneumonia in younger patients is an entity on its own. Eur Respir J 39:1156–1161. Erratum in: Eur Respir J. 2012; 40:1583

Drei wichtige Arbeiten, die belegen, dass die Komorbiditäten chronische Niereninsuffizienz, Leberzirrhose und Diabetes mellitus keinen Risikofaktor für opportunistische Infektionen darstellen, so dass Patienten mit diesen Erkrankungen in die Gruppe der ambulant erworbenen Pneumonie gehören

- Viasus D, Garcia-Vidal C, Cruzado JM, Adamuz J, Verdaguer R, Manresa F, Dorca J, Gudiol F, Carratalà J (2011) Epidemiology, clinical features and outcomes of pneumonia in patients with chronic kidney disease. Nephrol Dial Transplant 26:2899–2906
- Viasus D, Garcia-Vidal C, Castellote J, Adamuz J, Verdaguer R, Dorca J, Manresa F, Gudiol F, Carratalà J (2011) Community-acquired pneumonia in patients with liver cirrhosis: clinical features, outcomes, and usefulness of severity scores. Medicine (Baltimore) 90:110–118
- Di Yacovo S, Garcia-Vidal C, Viasus D, Adamuz J, Oriol I, Gili F, Vilarrasa N, García-Somoza MD, Dorca J, Carratalà J (2013) Clinical features, etiology, and outcomes of community-acquired pneumonia in patients with diabetes mellitus. Medicine (Baltimore) 92:42–50

Bislang weltweit größte Studie zur NHAP anhand der CAPNETZ-Population

- Ewig S, Klapdor B, Pletz MW, Rohde G, Schütte H, Schaberg T, Bauer TT, Welte T, CAPNETZ Study Group (2012) Nursing-home-acquired pneumonia in Germany: an 8-year prospective multicentre study. Thorax 67:132–138

Grundlegende Kritik am HCAP-Konzept und neue Begründung des Konzepts der Pneumonietriade

- Ewig S, Welte T, Chastre J, Torres A (2010) Rethinking the concepts of community-acquired and health-care-associated pneumonia. Lancet Infect Dis 10:279–287
- Ewig S, Welte T, Torres A (2012) Is healthcare-associated pneumonia a distinct entity needing specific therapy? Curr Opin Infect Dis 25:166–175

– Chalmers JA, Rother C, Salih W, Ewig S (2014) Healthcare associated pneumonia does not accurately identify potentially resistant pathogens: a systematic review and meta-analysis. Clin Infect Dis 58:330–339

Beste Einzelstudie zum Thema HCAP aus Großbritannien, die belegt, dass das Konzept nicht geeignet ist, andere als bisher empfohlene kalkulierte Therapien zu begründen

– Chalmers JD, Taylor JK, Singanayagam A, Fleming GB, Akram AR, Mandal P, Choudhury G, Hill AT (2011) Epidemiology, antibiotic therapy, and clinical outcomes in health care-associated pneumonia: a UK cohort study. Clin Infect Dis 53:107–113

Vier Studien (zwei aus den USA, zwei aus Europa), die Prädiktoren für multiresistente Erreger identifizieren und einen Score für ihre Prädiktion entwickeln. Auch diese Scores sind jedoch noch problematisch, da sie eine erhebliche Übertherapie implizieren

– Shorr AF, Zilberberg MD, Micek ST, Kollef MH (2008) Prediction of infection due to antibiotic-resistant bacteria by select risk factors for health care-associated pneumonia. Arch Intern Med 168:2205–2210
– Shorr AF, Zilberberg MD, Reichley R, Kan J, Hoban A, Hoffman J, Micek ST, Kollef MH (2012) Validation of a clinical score for assessing the risk of resistant pathogens in patients with pneumonia presenting to the emergency department. Clin Infect Dis 54:193–198
– Aliberti S, Di Pasquale M, Zanaboni AM, Cosentini R, Brambilla AM, Seghezzi S, Tarsia P, Mantero M, Blasi F (2012) Stratifying risk factors for multidrug-resistant pathogens in hospitalized patients coming from the community with pneumonia. Clin Infect Dis 54:470–478
– Aliberti S, Cilloniz C, Chalmers JD, Zanaboni AM, Cosentini R, Tarsia P, Pesci A, Blasi F, Torres A (2013) Multidrug-resistant pathogens in hospitalised patients coming from the community with pneumonia: a European perspective. Thorax 68:997–999

Santiago Ewig

1 Infektionen und Pneumonien als Bedrohung menschlicher Existenz

Das Problem der Pneumonien hat die Menschheit von Anbeginn an begleitet. Älteste Hinweise auf Pneumonien stammen von ägyptischen Mumien um 1250 bis 1000 v.Chr. Alle historischen Beschreibungen der Pneumonie zeugen davon, dass die Bedrohlichkeit der Erkrankung wohl erkannt wurde. Bis in die Mitte des 20. Jahrhunderts stellte die Pneumonie einen der wesentlichen „Killer" der Menschheit dar.

2 Klassische Beschreibungen der Pneumonie

Hippokrates (460 bis 370 vor Chr.) hat die Klinik der Pneumonie und eine Reihe therapeutischer Anweisungen beschrieben. Dieser wie andere nach ihm haben den siebten Tag als den Tag im Verlauf angesehen, an dem besonders viele Todesfälle zu verzeichnen waren. Galen von Pergamon (120 bis 210 n.Chr.) unterschied bereits die Pneumonie von der Pleuritis und empfahl die Therapie, die bis ins 19. Jahrhundert verbreitet war: Aderlässe und Einläufe. Auch Celsus (25 bis 50 n.Chr.) favorisierte Aderlässe, zudem eine leichte Diät, Lichtexposition und häufig frische Luft. Maimonides (1135 bis 1204 n.Chr.) beschreibt die klinische Symptomatik der Pneumonie wie folgt: „Die grundlegenden Symptome der Pneumonie, die nie ausbleiben, sind die folgenden: akutes Fieber, seitlicher Brustschmerz, rasche kurze Atemzüge, unregelmäßiger Puls und Husten."

Die Grundlagen für ein wissenschaftlich begründetes Verständnis der Pneumonie wurden vom 16. bis 18. Jahrhundert durch pathologisch-anatomische Studien gelegt. In dieser Zeit wurde die Hepatisation der Lungen von Giovanni Battista Morgagni (1682 bis 1771) beschrieben. Die Grundlagen der klinischen Untersuchung von Patienten mit Pneumonie wurden gelegt durch Leopold Auenbruggers (1722 bis 1809) Beschreibung der Perkussion im Jahre 1761, durch die konsolidierte Lungenabschnitte detektiert werden konnten. Ein weiterer Meilenstein bestand in der Entwicklung der Auskultation durch Rene Theophile-Hyacinthe Laennec (1781 bis 1826) im Jahre 1819. Von ihm stammt die Beschreibung der feuchten Rasselgeräusche, des Bronchialatmens und des Stimmfremitus.

Eine der berühmtesten Darstellungen der Pneumonie hat Sir William Osler verfasst, eine kanadische Arztlegende. In seinem 1892 erstmals erschienenen Lehrbuch beschreibt er eindrücklich den typischen Verlauf einer Pneumonie. Die einzige große Graphik in diesem Werk gibt den Verlauf von Temperatur, Puls und Atemfrequenz bei

S. Ewig (✉)
Thoraxzentrum Ruhrgebiet, Kliniken für Pneumologie und
Infektiologie, EVK Herne und Augusta-Kranken-Anstalt,
Bochum, Deutschland
E-Mail: sewig@versanet.de

© Springer-Verlag Berlin Heidelberg 2016
S. Ewig (Hrsg.), *Ambulant erworbene Pneumonie*,
DOI 10.1007/978-3-662-47312-2_2

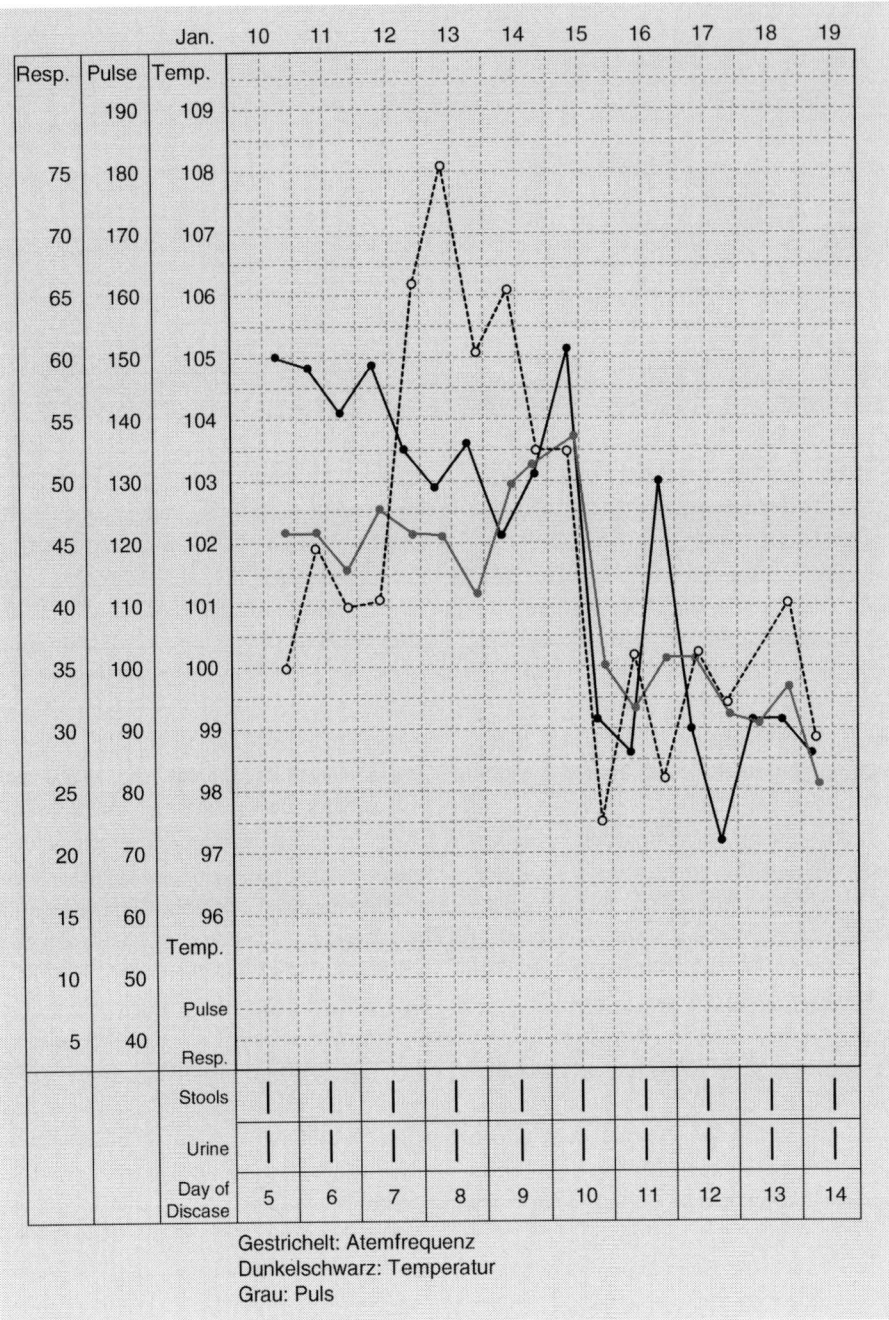

Gestrichelt: Atemfrequenz
Dunkelschwarz: Temperatur
Grau: Puls

Abb. 1 Die „Crisis" (plötzliche Entfieberung, schwarze Kurve) am 6. Tag des stationären Aufenthalts bzw. 10. Tag im Verlauf der ambulant erworbenen Pneumonie (aus: William Osler The principles and Practice of Medicine. The Classics of Medcine Library. Nachdruck des Werks von 1892, S. 518, mit freundlicher Genehmigung)

Pneumonien wieder und verweist auf die „Crisis" am 6. Tag, an dem sich der Ausgang entscheiden sollte: Kam es zu einer plötzlichen Entfieberung, war der Patient gerettet, ansonsten war die Prognose infaust (Abb. 1). Die Pneumonie wurde hier bereits als Infektionserkrankung klassifiziert, mit „Diplococcus pneumoniae" als einzigem, stets zugrundeliegenden Erreger („invariably present").

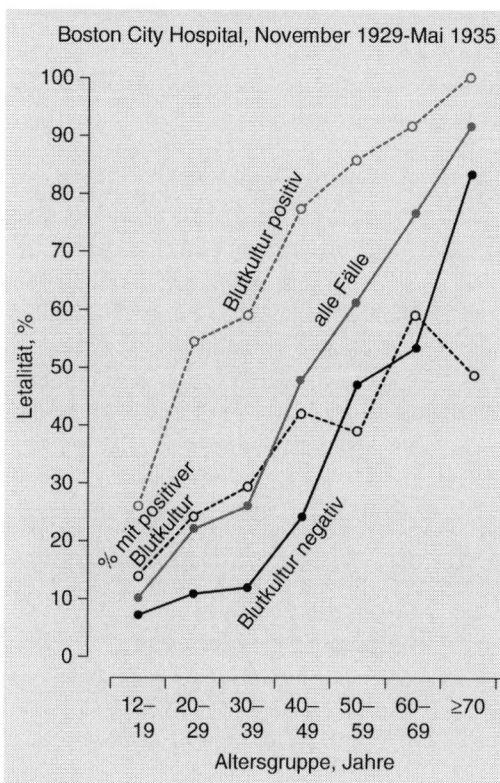

Abb. 2 Krankenhaus-Letalität in Boston/USA, von 1929 bis 1935 (aus: Tilghman et al., Arch Intern Med 1937, mit freundlicher Genehmigung); BC pos = positive Blutkultur, BC neg = negative Blutkultur

Osler führt bereits Armut sowie einige Komorbiditäten als wesentliche Risikofaktoren sowie die Altersabhängigkeit der Letalität auf. Tatsächlich wurde zu dieser Zeit eine Letalität von ca. 20 % beschrieben, bis zu 40 % im Rahmen von Epidemien. Osler gibt eine Letalität ca. 4 % für Patienten unter 20 Jahren und 65 % für solche über 60 Jahren an. Berühmt geworden ist Oslers Rede von der Pneumonie als „Captain of the men of death", die die Tuberkulose als führende Todesursache abgelöst hatte.

Eine der beeindruckendsten literarischen Schilderungen der Pneumonie findet sich in Thomas Manns „Buddenbrooks", in der die Konsulin Buddenbrook an einer solchen erkrankt und verstirbt. Die Stadien der Entwicklung und Ausbreitung der Pneumonie sind ebenso detailliert dargestellt wie die zunehmende Symptomatik und schließlich die Agonie. Diese Schilderung vermit-

telt eine Vorstellung von der Schrecknis eines natürlichen Verlaufs einer schweren Pneumonie um das Jahr 1875, zu einer Zeit, in der immer noch keine wirksame Therapie der Pneumonie verfügbar war.

Noch in einer US-amerikanischen Publikation von 1928 bis 1935 lag selbst zu dieser Zeit die Krankenhaus-Letalität von Patienten über 70 Jahren mit bakteriämischer Pneumokokken-Pneumonie noch bei nahe 100 % (Abb. 2)!

3 Die Entdeckung wichtiger Pneumonie-Erreger

Erstmals 1875 wurden von Edwin Klebs Bakterien („Schistomyzeten") in den Atemwegen von an Pneumonie verstorbenen Patienten identifiziert. Carl Friedländer und Albert Fränkel leisteten Pionierarbeit in der Erkennung der Bedeutung von Streptococcus pneumoniae und Klebsiella pneumoniae als Erreger. Friedländer war dabei derjenige, der die 1884 durch Christian Gram eingeführte Gram-Färbung für die Pneumonieforschung fruchtbar machte.

3.1 Die Entdeckung von Streptococcus pneumoniae

Die Erstisolierung des Erregers gelang zeitgleich Sternberg in den USA und Pasteur in Frankreich. Friedländer erkannte 1882 als erster, dass es sich um den wichtigsten Erreger der Pneumonie handelte; damals wurde dieser noch „Diplococcus pneumoniae" genannt. Sternberg wiederum ordnete den Diplococcus den Streptokokken zu.

3.2 Klebsiella pneumoniae

Bereits 1883 wurde eine Pneumonie durch gramnegative Bakterien durch Friedländer beschrieben (zunächst auch entsprechend Friedländer-Pneumonie genannt). Dieser nannte sie verwirrenderweise zunächst ebenfalls Diplokokken. Später wurde der Erreger nach Edwin Klebs als Klebsiella bezeichnet.

3.3   Die „Grippe"

Im Rahmen der sogenannten „Russischen Grippe" 1889 bis 1892 setzte eine intensive Suche nach dem offensichtlich hoch kontagiösen Erreger ein. Richard Pfeifer, ein Assistent Robert Kochs, entdeckte dabei 1892 ein sehr kleines, durch Hämophilie charakterisiertes Bakterium. Dieses „Influenza" – bzw. „Pfeifer-Bazillus" (später Hämophilus influenzae) wurde von ihm und vielen anderen als Erreger der Influenza angesehen. Erst 1934 wurde das Influenzavirus durch Andrewes und Smith im Rahmen von Versuchen mit Frettchen identifiziert. Tatsächlich waren die großen Mengen an Haemophilus influenzae in einer Vielzahl autoptischer Lungenpräparate der Opfer der „Russischen" und „Spanischen" Grippe (1918 bis 1919) vielmehr Ausdruck der bakteriellen Superinfektion. Die Züchtung des Influenzavirus in Hühnerembryonen gelang erstmals F. Burnet im Jahre 1940. Die Bedeutung der Oberflächenproteine wurde erst später erkannt, zunächst das Hämagglutinin durch Hirst 1941, später die Neuraminidase durch Gottschalk 1958.

3.4   Die weitere Entwicklung: „atypische" Pneumonien

3.4.1   Mycoplasma pneumoniae

Hobart Reimann beschrieb 1938 eine „atypische" Pneumonie, die durch eine ausgeprägte Symptomatik und eine längere Rekonvaleszenz auf der einen, aber fehlende Zeichen einer Lobär-Pneumonie auf der anderen Seite gekennzeichnet war. Zunächst wurde aufgrund des fehlenden Ansprechens auf Penicillin ein Virus als Erreger vermutet. Durch die Arbeitsgruppe von Monroe Eaton konnte 1944 ein übertragbarer Erreger identifiziert werden, der zunächst „Eaton's agent" genannt wurde. Erst später konnte Mycoplasma pneumoniae als zugrundeliegender Erreger zweifelsfrei gesichert werden.

3.4.2   Coxiella burnetii

Q-Fieber (Q nach „query", in Frage stehend) wurde als epidemisches Krankheitsbild erstmals 1937 durch E. Derrick beschrieben. In diesem Jahr wurde der Erreger des Q-Fiebers durch F. Burnet auch erstmals mikroskopisch dargestellt und 1938 durch Herald Cox als „nine mile agent" kultiviert. Coxiella burnetii wurde erst viel später der Name des Erregers.

3.4.3   Legionärskrankheit

Im Juli 1976 fand ein Treffen US-amerikanischer Veteranen in Philadelphia statt, bei dem es zu einem Ausbruch einer Pneumonie-Epidemie mit einer sehr hohen Sterblichkeit mit 182 Todesfällen kam. Eine aerogene Übertragung wurde beobachtet, jedoch keine von Mensch zu Mensch (Erstbeschreibung durch Fraser et al., 1977). Ein Jahr später, 1977, wurden Erreger durch McDade et al. identifiziert, die entsprechend als „Legionellen", also Erreger der Legionärskrankheit, genannt wurden.

3.4.4   Chlamydia psitacci und Chlamydia pneumoniae

Die Erstbeschreibung der Papageienkrankheit erfolgte bereits 1879 durch A. Ritter. Der Name „Psittakose" geht auf das griechische Wort „psittakos" für „Pagagei" zurück. Heute ist die Bezeichnung „Ornithose" angemessener, da bei weitem nicht nur Papageien Überträger des Erregers sind. Dieser wurde bereits 1930 als Chlamydia psitacci gesichert.

In seroepidemiologischen Studien konnte durch die Arbeitsgruppe von J. Grayston 1984 gezeigt werden, dass bei Patienten mit Pneumonien im Rahmen von Epidemien durch Chlamydien, die keinen Kontakt mit Vögeln gehabt hatten, ein anderer Chlamydienstamm als Chlamydia psitacci zugrunde lag. Dieser zunächst nach den Anfangsbuchstaben zweier Indexpatienten TWAR genannter Erreger trat als Chlamydia pneumoniae, später Chlamydophila pneumoniae als der bislang letzte Erreger in die Gruppe der sogenannten „atypischen" Erreger ein.

4   Die Therapie der Pneumonie: Vor-Pencillin-Ära

Es gibt wohl kaum eine Behandlungsform, die im vorantibiotischen Zeitalter nicht Anwendung gefunden hätte, jedoch waren diese häufig aus heutiger Sicht eher schädlich als nützlich. Die potentielle Schädlichkeit war offenbar nicht wenigen Klinikern bewusst, gab es doch stets deutlich vernehmbare Stimmen, die dem therapeutischen Aktivismus Skepsis entgegenbrachten.

Die erste wissenschaftlich begründete Therapie war die Serumtherapie. Erste Ansätze stammen aus dem Jahre 1913, in dem die ersten vier Serotypen der Pneumokokken durch Dochez und Gillespie beschrieben wurden. Eine Vielzahl von Seren wurden entwickelt, darunter „Klemperer's convalescent serum", „Hühnerserum", „Huntoon's antibody solution" und Pferdeserum. Nachteile waren die limitierte Verfügbarkeit von „passenden" Seren sowie die hohe Immunogenität der Seren mit der Folge entsprechender allergischer bzw. anaphylaktischer Reaktionen.

Die Serumtherapie fand vor allem in den USA Verbreitung. In Deutschland herrschte demgegenüber Skepsis gegenüber Ergebnissen und Kosteneffektivität dieser Therapie. Hier wurde Solvochin-Kalzium bevorzugt, ein Chinin-Präparat, dem eine pneumococcozide Wirkung zugeschrieben wurde. Die Wirkung sollte vor allem in den ersten zwei Tagen der Pneumoniebehandlung bestehen, bis hin zur Verhinderung der Entwicklung von Infiltraten. Eine Reduktion der Letalität um 50 % wurde beschrieben.

5 Die Entdeckung der Sulfonamide

Die erste zweifelsfrei antimikrobiell wirksame Substanz war das Prontosil, 1935 beschrieben durch G. Domagk. Klinisch kam dieses erstmals 1937 zum Einsatz. Kurz darauf wurde das Sulfapyridin entwickelt. Tatsächlich rettete dieses Winston Churchill, der 1943 eine Pneumonie entwickelt hatte, das Leben und erfuhr auch auf diese Weise große Publizität.

Im Jahre 1938 erschien die erste und einzige randomisierte Studie von Patienten mit Pneumonie, in der ein Arm ein Sulfonamid und der andere keine antimikrobielle Therapie erhielt. Die Letalität in der unbehandelten Gruppe betrug 27 %, in der mit Sulfonamiden behandelten 8 %. Diese Studie belegte somit eindeutig, dass ein Antibio-

tikum wie das Sulfonamid wirksam war und eine erhebliche Reduktion der Letalität bewirken konnte. Sie erinnert aber auch daran (was damals selbstverständlich bekannt war, heute jedoch leicht in Vergessenheit gerät), dass viele Patienten Pneumonien auch ohne antimikrobielle Therapie überleben können, d. h. dass insbesondere bei leichteren Verlaufsformen die Reduktion der Letalität eine geringere Rolle spielt als vielfach angenommen.

6 Die Etablierung des Penicillins

Die Entwicklung der Sulfonamide wurde jedoch überlagert durch das Aufkommen bzw. die Erfolge des Penicillins. Wiewohl bereits 1928 durch Paul Fleming entdeckt, glaubte dieser zunächst nicht an das therapeutische Potential des Penicillins. Erst unter Florey und Chain in Oxford wurde Penicillin als geeignete antimikrobielle Substanz für die Klinik wahrgenommen und zur Anwendungsreife geführt.

In der klassischen Publikation von Austrian und Gold zur bakteriämischen Pneumokokken-Pneumonie 1964 wurde die Wirksamkeit der Serumtherapie gegenüber dem natürlichen Verlauf, aber auch die deutliche Überlegenheit des Penicillins (für die Patienten, die die ersten 5 Tage überlebten) durch Vergleich mit historischen Populationen aus den Jahren 1952 bis 1962 belegt (Abb. 3). Weitere historische Arbeiten anderer Autoren mit Vergleichen von Populationen aus den Jahren 1929 bis 1941 und 1938 bis 1950 mit nichtbakteriämischer und bakteriämischer Pneumokokken-Pneumonie zeigten eine Wirkdifferenz von antimikrobieller Therapie mit diversen antimikrobiellen Substanzen gegenüber keiner antimikrobiellen Therapie von ca. 20 bis 25 %.

7 Neueste Entwicklungen

Mit der Verfügbarkeit des Penicillins bzw. weiterer antimikrobieller Substanzen sowie der Verbesserung der sozialen Lebensverhältnisse und der Ernährung verlor die Pneumonie ab Mitte des 20. Jahrhunderts viel von ihrem Schrecken.

Abb. 3 Klassischer
Vergleich der Wirksamkeit
der Serumtherapie bzw. des
Penicillins bei Patienten mit
bakteriämischer
Pneumokokken-Pneumonie
(Austrian und Gold (1964)
Ann Intern Med,
60:759–776, mit
freundlicher
Genehmigung). Auffällig
ist neben der drastischen
Verbesserung der Prognose
durch Penicillin die durch
therapeutische
Interventionen
unbeeinflusste Früh-
Letalität innerhalb der
ersten 5 Tage, die auf die
noch nicht etablierte
Behandlung der schweren
Sepsis bzw. des septischen
Schocks schließen lässt

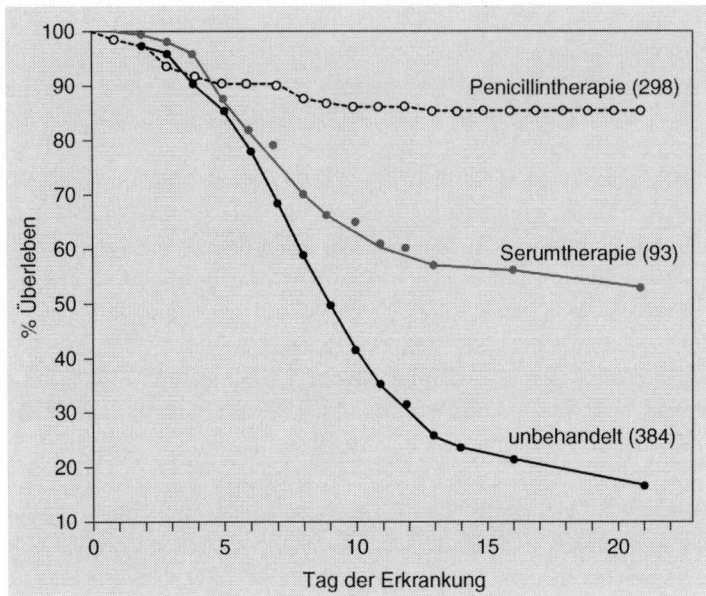

Nosokomiale Pneumonien und Pneumonien unter Immunsuppression traten in den Vordergrund der Aufmerksamkeit.

In der bereits erwähnten Publikation von Austrian und Gold zur Pneumokokken-Pneumonie in den „Annals of Internal Medicine" wurde der beeindruckende therapeutische Fortschritt (und seine Grenzen) seit Einführung des Penicillins im Vergleich zur Serumtherapie umfassend dokumentiert (Abb. 3). Danach geriet die ambulant erworbene Pneumonie etwa ab Mitte der 60er-Jahre des letzten Jahrhunderts an den Rand der wissenschaftlichen Aufmerksamkeit.

Eine Studie von John MacFarlane und Mitarbeitern 1982 in der Zeitschrift „Lancet" dokumentiert die Wiederbelebung des Interesses, jedoch eher aus epidemiologischem und mikrobiologisch-diagnostischem Blickwinkel. Ein Meilenstein in der neueren Forschung war die multizentrische Arbeit unter der Leitung der British Thoracic Society (BTS), die 1987 publiziert wurde. Ihre Einsichten flossen im selben Jahr in eine erste „Empfehlung zur Behandlung von Patienten mit ambulant erworbener Pneumonie" ein. In der Folgezeit ist wieder eine intensive Beschäftigung mit der ambulant erworbenen Pneumonie zu verzeichnen. Leitlinien zu dieser Erkrankung werden mehr oder weniger regel-

mäßig von einer Vielzahl wissenschaftlicher Fachgesellschaften publiziert bzw. aktualisiert.

Das BMBF-geförderte multizentrische Kompetenznetzwerk „CAPNETZ" hat in seiner sehr erfolgreichen Arbeit für Deutschland eine sehr gute Datengrundlage geschaffen und zu vielen neuen Einsichten hinsichtlich der Behandlung von Patienten mit ambulant erworbener Pneumonie beigetragen. Die Datengrundlage wurde zusätzlich erweitert durch die Etablierung der ambulant erworbenen Pneumonie als Teil des nationalen Qualitätssicherungsprogramms. Die Ergebnisse dieser beiden Projekte tragen mit dazu bei, dass Forschungsergebnisse aus Deutschland heute das Bild und die Behandlung dieser Erkrankung maßgeblich mitbestimmen.

Dennoch bleibt dieses Krankheitsbild weiterhin von Praxis und Wissenschaft unterschätzt und weitgehend außerhalb des öffentlichen Interesses. Die notorische Unterschätzung der Pneumonie etwa verglichen mit dem Herzinfarkt hat heute zu der Situation geführt, dass einerseits die Hospital-Letalität der ambulant erworbenen Pneumonie etwa doppelt bis dreifach so hoch liegt wie die des Herzinfarkts, andererseits keine dem Herzinfarkt annähernd vergleichbare Wahrnehmung der schweren Pneumonie als Notfall etabliert ist.

Alle heute bekannten Erreger der ambulant erworbenen Pneumonie wurden im Zeitraum etwa zwischen dem letzten Jahrzehnt des 19. Jahrhunderts und Mitte bis Ende des 20. Jahrhunderts identifiziert. Es ist keineswegs sicher, dass in Zukunft nicht noch weitere Erreger identifiziert werden, wenngleich viel dafür spricht, dass die meisten der in Studien ätiologisch ungeklärten Erreger nicht identifizierten Pneumokokken entsprechen.

Viruspandemien (mit Pneumonien als wesentlicher Komplikation) sind zu einer noch weitgehend virtuellen Dauerbedrohung geworden, die stets tödliche Realität werden kann. Die Influenzaepidemie 1918 hat gezeigt, welche dramatische Folgen eine Influenzavirusinfektion haben kann, die auf immunologisch naive Populationen trifft. Die H1N1-Influenzaepidemie 2009/2010 hat zwar nicht annähernd die Opfer gefordert, die in manchen Szenarien prognostiziert worden sind; dennoch ist bereits deutlich geworden, wie schnell die Ressourcen der medizinischen Versorgung an ihre Grenzen stoßen könnten. Daher sind Wachsamkeit gegenüber neuen Virusvarianten und die strukturelle Vorbereitung auf mögliche Szenarien weiterhin angezeigt.

8 Ausblick

Die heilsamen Potentiale der antimikrobiellen Therapie scheinen im Grundsatz ausgeschöpft und nicht weiter steigerbar. Wesentliche Fortschritte in der Behandlung der Pneumonie scheinen heute vor allem auf zwei Gebieten möglich.

Zum einen lässt eine der vergleichsweise hohen Letalität angemessenen Aufstellung der Versorgungsstrukturen und Implementierung des verfügbaren Wissens erwarten, dass die Hospital-Letalität relevant gesenkt werden kann. Hierzu gehört die Anerkenntnis der schweren ambulant erworbenen Pneumonie als Notfall außerhalb und innerhalb des Krankenhauses, die entsprechende Strukturierung der Notfallversorgung entlang des Vorbilds akuter kardiovaskulärer Erkrankungen, die Etablierung von Standards entlang von Leitlinien sowie eine hohe Prozess- und Ergebnisqualität der Behandlung.

Zum anderen scheinen genetische Studien zur Suszeptibilität und Immunantwort der Individuen die Grundlage dafür abgeben zu können, um Therapien zu entwickeln, die dort noch greifen, wo die antimikrobielle Therapie an ihre Grenzen kommt. Von diesen Therapien könnten besonders die seltenen, jedoch besonders tragischen Fälle junger Patienten mit fulminant verlaufender ambulant erworbener Pneumonie profitieren, die trotz zeitgerechter und adäquater Therapie einen bislang mitunter therapierefraktären septischen Schock entwickeln.

9 Weiterführende Literatur

Klassisches, gut lesbares Lehrbuch der Medizingeschichte, einschließlich der Entwicklung von Antibiotika:

- Schott W (1995) Meilensteine der Medizin. Harenberg

Erstbeschreibung der Technik der Perkussion:

- Inventum novum ex percussione thoracis humani ut signo abstrusos interni pectoris morbos detegendi (Neue Erfindung mittels Anschlagens an den menschlichen Brustkorb, als ein Zeichen, um verborgene Brust-Krankheiten zu entdecken) (2013) Nachdruck: Nabu Press

Erstbeschreibung der Technik der Auskultation:

- Laënnec RTH (1819) De l'auscultation médiate ou Traité du Diagnostic des Maladies des Poumon et du Coeur, 1. Aufl. Brosson & Chaudé, Paris

Klassisches Lehrbuch der Medizin, enthält grundlegendes Kapitel zur Klinik der Pneumonie:

- Osler W (1892) The principles and practice of medicine, 7. Aufl. D. Appleton, New York/London

Stand der Serumtherapie im Jahre 1930:

– Finland M (1930) The serum treatment of lobar pneumonia. N Engl J Med 202:1244–1247

Beispiel für deutsche Sicht der Therapie der Pneumonien in der Vor-Penicillin-Ära:

– Kalk H, Frobenius (1939). Einige Erfahrungen über Klinik und Therapie der Lungenentzündungen. Dtsch Med Wschr 65:321–325

Beeindruckende Letalität der Pneumokokken-Infektion, insbesondere mit steigendem Alter und bei Bakteriämie, in der Vor-Penicillin-Ära:

– Tilghman CR, Finland M (1937) Clinical significance of bacteremia in pneumococcal pneumonia. Arch Intern Med 59:602–619

Einzige Vergleichsstudie von Patienten mit Pneumonien, die mit und ohne Antibiotika behandelt werden, allerdings nicht heutigen methodischen Maßstäben entsprechend:

– Evans GM, Gaisford WF (1938) Treatment of pneumonia with 2-(aminobenzenesulphonamido) pyridine. Lancet 2:14–19

Stand der Penicillintherapie im Jahre 1945:

– Meads M, Harris WH, Finland M (1945) Treatment of pneumococcal pneumonia with penicillin. N Engl J Med 232:747–755

Klassische Studie zur bakteriämischen Pneumokoken-Pneumonie. Spontanverlauf, Serumtherapie und Pencillintherapie im Vergleich

– Austrian R, Gold J (1964) Pneumococcal bacteremia with special reference to bacteremic pneumococcal pneumonia. Ann Intern Med 60:759–776

Zusammenfassung der Therapieversuche vor Anwendung der antimikrobiellen Therapie:

– Dowling HF (1972) Frustration and foundation: management of pneumonia before antibiotics. JAMA 220:1341–1345

Aktuelle Übersicht über den Einfluss der antimikrobiellen Therapie auf das Überleben bzw. die Letalität der Pneumonie:

– Singer M, Nambiar S, Valappil T, Higgins K, Gitterman S (2008) Historical and regulatory perspectives on the treatment effect of antibacterial drugs for community-acquired pneumonia. Clin Infect Dis 47(Suppl. 3): S 216–S224

Klassische Arbeit zur Ätiologie der ambulant erworbenen Pneumonie hospitalisierter Patienten aus Nottingham, Vorbild für alle nachfolgenden entsprechenden klinischen Arbeiten:

– Macfarlane JT, Finch RG, Ward MJ, Macrae AD (1982) Hospital study of adult community acquired pneumonia. Lancet 2:255–258

Pathologie und Komplikationen

Santiago Ewig und Stathis Phillipou

1 Allgemeines

1.1 Definition

Unter einer Pneumonie versteht man pathologisch-anatomisch die Entzündung überwiegend der Alveolen, des Interstitiums und/oder der zuführenden Bronchien durch pathogene Erreger.

1.2 Infektions- bzw. Ausbreitungswege

Eine Pneumonie entsteht aerogen durch Tröpfcheninfektion; durch Inhalation von Aerosolen, die exogene Erreger enthalten; durch Mikroaspiration mikrobiell kontaminierter Atemwegssekrete oder – selten – über hämatogene Ausbreitung.

Jede Beeinträchtigung der unspezifischen und spezifischen Immunmechanismen stellt einen Risikofaktor für die Ausbildung einer Pneumonie dar.

S. Ewig (✉)
Thoraxzentrum Ruhrgebiet, Kliniken für Pneumologie und Infektiologie, EVK Herne und Augusta-Kranken-Anstalt, Bochum, Deutschland
E-Mail: sewig@versanet.de

S. Phillipou
Institut für Pathologie und Zytologie, Augusta-Kranken-Anstalt, Bochum, Deutschland
E-Mail: s-phillipou@t-online.de

1.3 Formale Pathogenese

Das Erscheinungsbild einer Pneumonie ist abhängig von Art und Pathogenität des Erregers, dem Infektions- bzw. Ausbreitungsweg sowie der Immunantwort des Wirts.

1.4 Pneumonietypen

Unterschieden werden die Lobärpneumonie, die Bronchopneumonie und die interstitielle Pneumonie.

Die Lobärpneumonie ist gekennzeichnet durch eine Entzündung der Mehrzahl der Alveolen innerhalb eines Lappens. Demgegenüber breitet sich die Bronchopneumonie über die Atemwege aus und greift auf benachbarte Alveolen verschiedener Segmente über (Abb. 1 und 2). Dabei können konfluierende bzw. abszedierende Herde entstehen. Die interstitielle Pneumonie zeigt eine Entzündung primär im extraalveolären Gewebe, ein Übergreifen auf alveoläre Strukturen ist jedoch möglich. Hämatogene Streuherde manifestieren sich als multiple Herde unterschiedlicher Größe in Zufallsverteilung.

1.5 Komplikationen

Einschmelzung mit Abszessbildung sowie Empyem sind die wesentlichen direkten Komplikationen der Pneumonie.

© Springer-Verlag Berlin Heidelberg 2016
S. Ewig (Hrsg.), *Ambulant erworbene Pneumonie*,
DOI 10.1007/978-3-662-47312-2_3

Abb. 1 Makroskopisches
Präparat: akut eitrige
Pneumonie

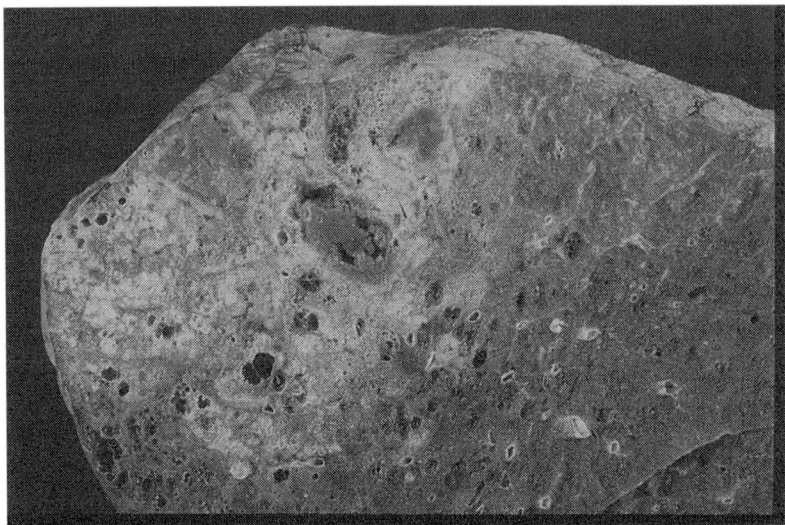

Abb. 2 100 X, HE: akut
eitrige Bronchiolitis mit
Übergreifen des
entzündlichen Infiltrates auf
das peribronchioläre
Bindegewebe und die
Alveolarstruktur

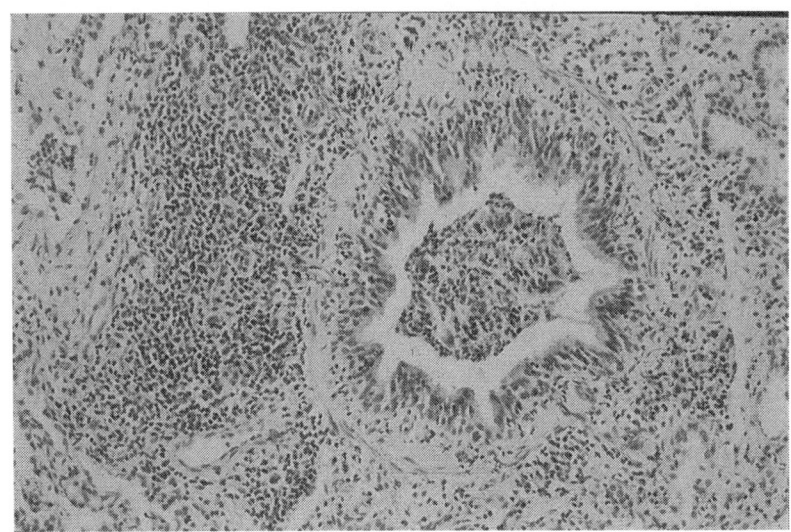

2 Lobärpneumonie

Diese stellt das klassische pathologisch-anatomische Modell der Pneumonie dar. Es wurde im
Wesentlichen bereits von Laennec beschrieben.

Der natürliche Verlauf ist durch vier Phasen
gekennzeichnet:

1. Das Anschoppungsstadium: Dieses besteht in
   den ersten beiden Tagen. Der Lungenlappen ist
   volumenvermehrt, schwer, von rötlicher Farbe,
   die abgesonderte Flüssigkeit ist trüb-rot und
   schaumig. Histologisch zeigen sich in den Alveolen ein eiweißreiches Exsudat sowie Erythrozyten, Granulozyten und Alveolarepithelien.
   Die Kapillaren sind erweitert, es besteht eine
   pralle Durchblutung. Bakterielle Erreger sind
   häufig zu identifizieren. Die Ausbreitung erfolgt per continuitatem, einschließlich der
   Kohn'schen Poren.
2. Das Stadium der roten Hepatisation: Leitend
   ist die fibrinöse Entzündungsreaktion am

dritten bis vierten Tag. Der Lappen stellt sich fest dar (= leberähnlich, Hepatisation). Die Schnittfläche ist dunkelrot und erscheint gekörnt; die Alveolen sind mit einem Fibrinnetz ausgefüllt. Häufig entwickelt sich zusätzlich eine fibrinöse Pleuritis.

3. Das Stadium der grauen Hepatisation: In das fibrinös durchsetzte Gewebe dringen zwischen dem vierten und sechsten Tag in großer Anzahl Granulozyten ein. Diese werden über Makrophagen leukotaktisch angelockt. Die Schnittfläche wirkt grau, der Lungenlappen ist von einer maximalen Exsudatmenge durchsetzt und kann lokal verdrängt werden;

4. Das Stadium der gelben Hepatisation: Dieses beginnt mit dem 7. Tag, dem Tag der „Lyse": Das Fibrin wird durch Proteasen, die von Granulozyten freigesetzt werden, aufgelöst. Die Schnittfläche ist wieder feucht, die Sekretion gelblich-eitrig. Die weitere „Lyse" besteht in der Reinigung der Alveolarlichtungen durch Makrophagen sowie im Abfluss des Sekrets über die Lymphwege. Klinisch entspricht dem Stadium der „Lyse" eine plötzliche Besserung und Entfieberung sowie das Einsetzen eines produktiven Hustens, durch den ein Teil des Exsudats abgeräumt wird.

Typische Erreger der Lobärpneumonie Streptococcus pneumoniae ist der klassische Erreger einer Lobärpneumonie. Eine solche können jedoch auch andere Erreger auslösen, so besonders Klebsiella pneumoniae, Staphylococcus aureus und Legionellen.

Klebsiella pneumoniae geht häufig mit einer nekrotisierenden Pneumonie einher, bis hin zur Einschmelzung bzw. Abszessbildung. Staphylococcus aureus kann ebenfalls Abszesse, aber auch Pneumatocelen ausbilden. MRSA, die das Panton-Valentin-Leukocidin-Toxin (PVL-Toxin) ausschütten, verursachen akute schwere nekrotisierende Pneumonien.

Legionellen-Pneumonien präsentieren sich häufig als Lobärpneumonien und konfluierende Bronchopneumonien. Das typische Bild besteht in einem leukozytoklastischen Infiltrat durch Neutrophile und Makrophagen, einer Vaskulitis der kleinen Gefäße und Koagulationsnekrosen. In der Silberfärbung können die Bakterien dargestellt werden.

3   Bronchopneumonien

Die pneumonischen Herde erscheinen in der Schnittfläche unscharf begrenzt, trocken, gekörnt und graurot bis gelb. Das histologische Schädigungsmuster betrifft besonders die Atemwege, mit Nekrosen der Bronchialwände und ausgeprägter Entzündung der kleinen Atemwege (Bronchiolitis). Benachbarte Alveolen sind granulozytär durchsetzt.

Typische Erreger der Bronchopneumonie Typische Erreger sind Haemophilus influenzae, Staphylococcus aureus und Pseudomonas aeruginosa.

Staphylokokken-Pneumonien imponieren durch eine hämorrhagische Entzündung der Atemwege in Folge der Toxinwirkung.

Pseudomonas-Pneumonien sind durch eine besonders ausgeprägte Schädigung der Atemwege mit Ausbildung von ausgedehnten Nekrosen und von begleitenden Mikroabszessen gekennzeichnet. Die Ausschüttung von Proteasen, besonders Elastasen, führen zu diesem Schädigungsmuster. Mittels KOH können die Elastinfasern im Sekret der Atemwege mikroskopisch nachgewiesen werden.

4   Interstitielle Pneumonien

Diese imponieren makroskopisch rötlich, es besteht keine Konsolidierung. Die Epithelzellen der Atemwege erscheinen geschädigt bzw. abgelöst. Die Bronchialwände und Alveolarsepten sind lymphoplasmazellulär und histiozytär infiltriert. Ein entzündliches Exsudat findet sich nicht, dafür hyaline Membranen in den Alveolarlichtungen. Zuweilen werden Nekrosen der Bronchialwände und des Alveolarepithels gesehen.

Abb. 3 50 X, HE:
interstitielle
Viruspneumonie

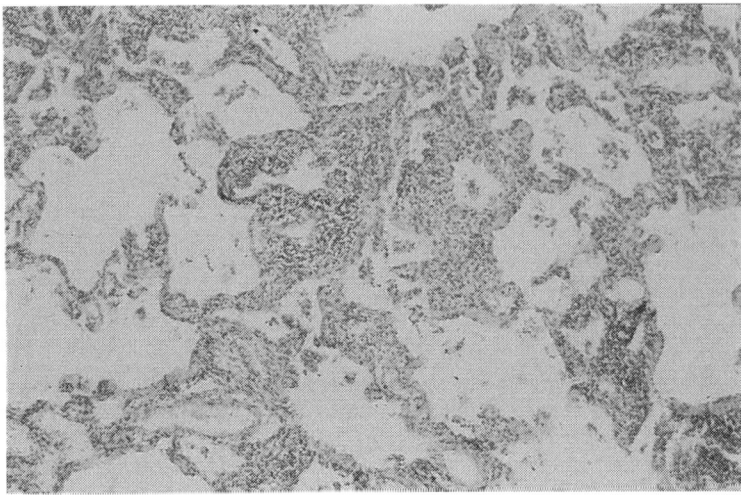

Typische Erreger der interstitiellen Pneumonie Interstitielle Pneumonien sind häufig Viruspneumonien, insbesondere durch Influenzavirus (Abb. 3 und 4 a, b). Die Lunge bei Influenzavirus-Pneumonie ist volumenvermehrt und die Schnittfläche imponiert ödematös-hämorrhagisch. Influenzaviren schädigen vor allem das Flimmerepithel. Hierdurch ist der Boden für eine bakterielle Superinfektion bereitet. Die Schleimhaut erscheint hyperämisch und ist lymphoplasmazellulär infiltriert. Es finden sich kapilläre Thrombosen und Nekrosen sowie Hämorrhagien. In den Alveolen bilden sich hyaline Beläge im Sinne von Pseudomembranen. Virales Antigen findet sich in Typ 1 und 2 Pneumozyten. Je nach Schweregrad besteht schließlich eine hämorrhagische Bronchopneumonie.

Charakteristisch für andere Virusinfektionen sind Synzytien mit mehrkernigen Riesenzellen bei RS-Viren, eine nekrotisierende peribronchiale Pneumonie bei Adenoviren sowie die Ausbildung mehrkerniger Riesenzellen bei Varizella-Zoster-Viren.

Neben Viren bilden auch andere sogenannte „atypische" Erreger wie Mycoplasma pneumoniae, Chlamydien und Coxiella burnetii typischerweise interstitielle Pneumonien aus.

Mycoplasmen adherieren an der Schleimhaut der oberen und unteren Atemwege und schädigen das Epithel durch Ausschüttung von freien Radikalen. Pneumonien sind charakterisiert durch ein interstitielles Infiltrat aus Makrophygen, Lymphozyten und Plasmazellen. Die Lumina der Bronchien und Bronchiolen enthalten Material aus zugrunde gegangenen Granulozyten, Epithelzellen sowie Mukus und Fibrin.

Coxiellen-Pneumonien gehen mit einer lympho-plasmazellulären Infiltration sowie Granulombildung einher; eine granulozytäre Inflammation besteht hier nicht.

5   Mischformen

Naturgemäß können Mischformen dieser drei Typen in jeder Form vorkommen.

6   Pathologie der Pneumonie heute

Die Lobärpneumonie ist auch heute noch häufig, nimmt allerdings durch die antimikrobielle Therapie einen anderen, deutlich abgekürzten und häufig weniger schweren Verlauf. Todesfälle sind vergleichsweise deutlich seltener. Statt einer „Lyse" ab dem 7. Tag geschieht im häufigsten Falle eines Therapieansprechens klinisch eine Entfieberung mit klinischer Besserung nach 24 bis 72 h. Histologische Proben aus Lungenbiopsien werden in dieser Konstellation nie generiert. Dies

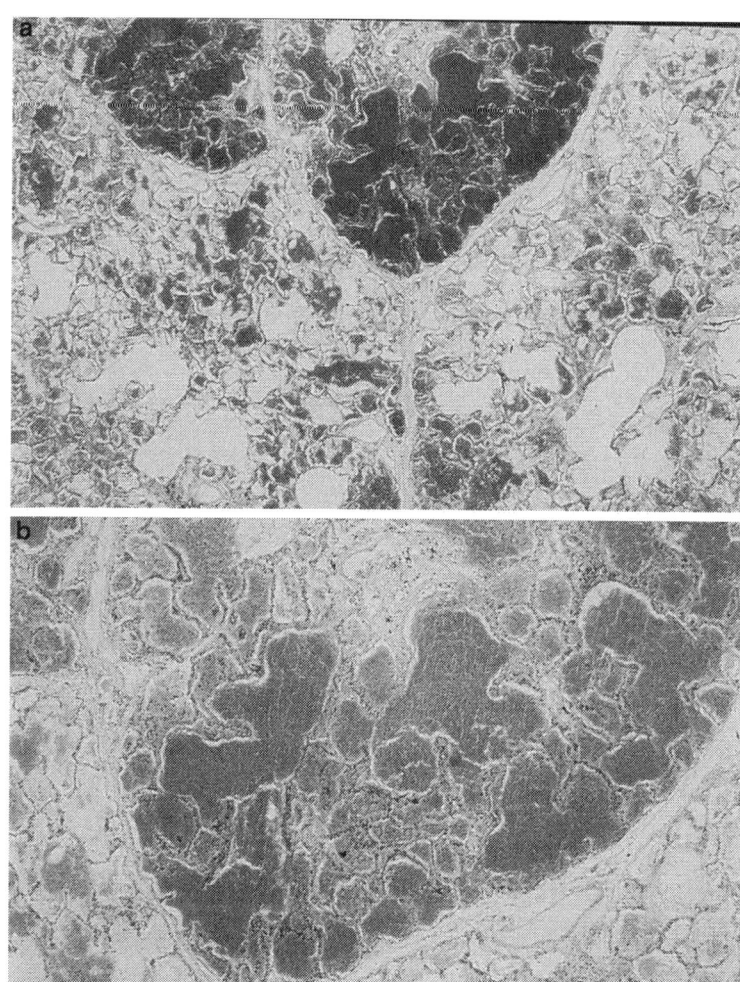

und der allgemeine Rückgang der Sektionshäufigkeit begründet, dass Lobärpneumonien in klassischer Form auf dem Sektionstisch daher heute nur noch sehr selten angetroffen werden.

Häufiger sind Fälle, die durch eine längere Intensivtherapie ein Mischbild von Pneumonietypen (Lobär- oder Bronchopneumonie) aufweisen (Abb. 1 und 2).

Histologisch findet sich in der Regel ein fokales, die Alveolarlichtungen ausfüllendes eitriges Exsudat, das auch auf die Bronchioli übergreift. Das Bronchial- und Alveolarepithel ist reaktiv-entzündlich alteriert. Es besteht zum Teil eine Abschilferung des Alveolarepithels in die Alveolarlichtungen. Die Kohn´schen Poren sind erweitert. Auf der Pleura visceralis finden sich oft Fibrinabscheidungen.

Des Weiteren finden sich häufig alle Formen des Alveolarzellschadens („diffuse alveolar damage", DAD) als Korrelat eines klinischen ARDS-Syndroms (Abb. 5 und 6).

Histologisch besteht in der frühen Phase (1.–5. Tag) des DAD ein interstitielles Ödem und in den Alveolarlichtungen finden sich hyaline Membranen mit wenigen Alveolarmakrophagen, eiweißreichem Exsudat und abgeschilferten Alveolarepithelzellen. In der späteren Phase sind im Interstitium lymphoplasmazelluläre Infiltrate und Makrophagen nachweisbar. Das Alveolarepithel zeigt eine kubische Transformation und Proliferation der Pneumozyten vom Typ 2. Das Exsudat und die hyalinen Membranen werden von Makrophagen phagozytiert.

Abb. 5 Makroskopisches
Bild eines ARDS

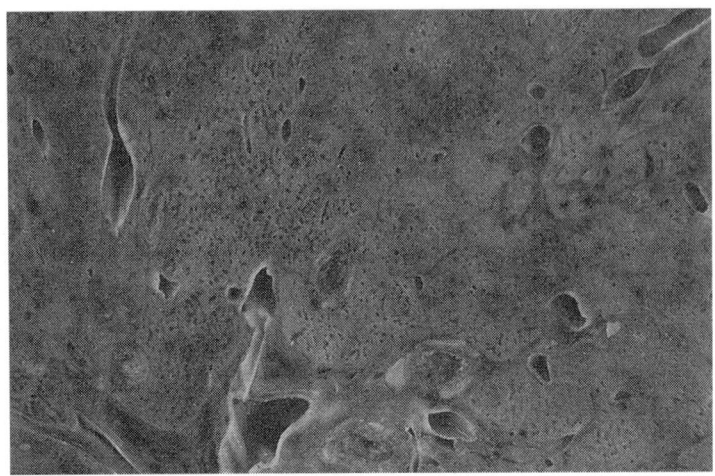

Abb. 6 **a** 50 X, HE: DAD,
hyaline Membranen,
b Rasterelektronische
Aufnahme: hyaline
Membran im Stadium der
Organisation

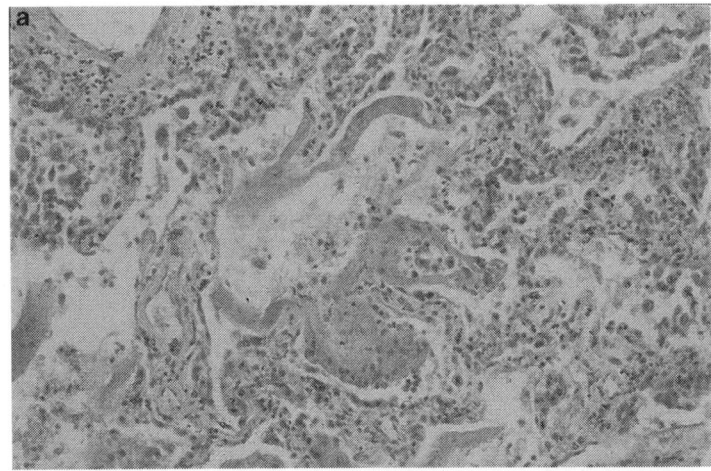

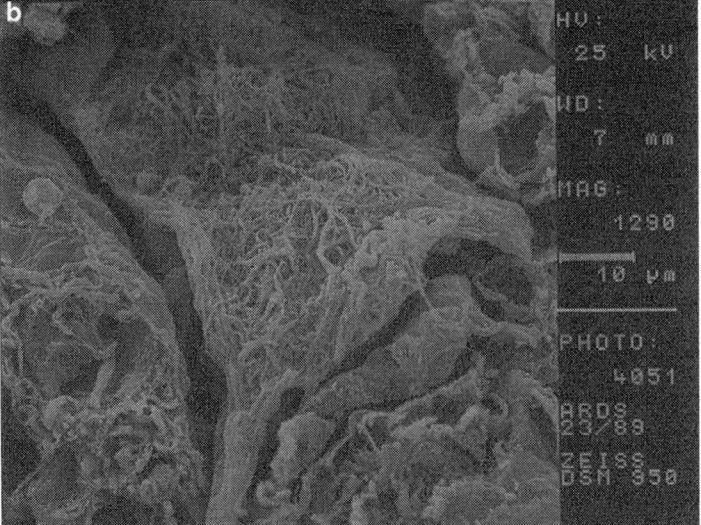

Abb. 7 a
Lupenvergrößerung HE:
chronische organisierende
Pneumonie mit
Bronchiolitis obliterans
(COP), **b** 100 X,
EvG-Färbung: COP

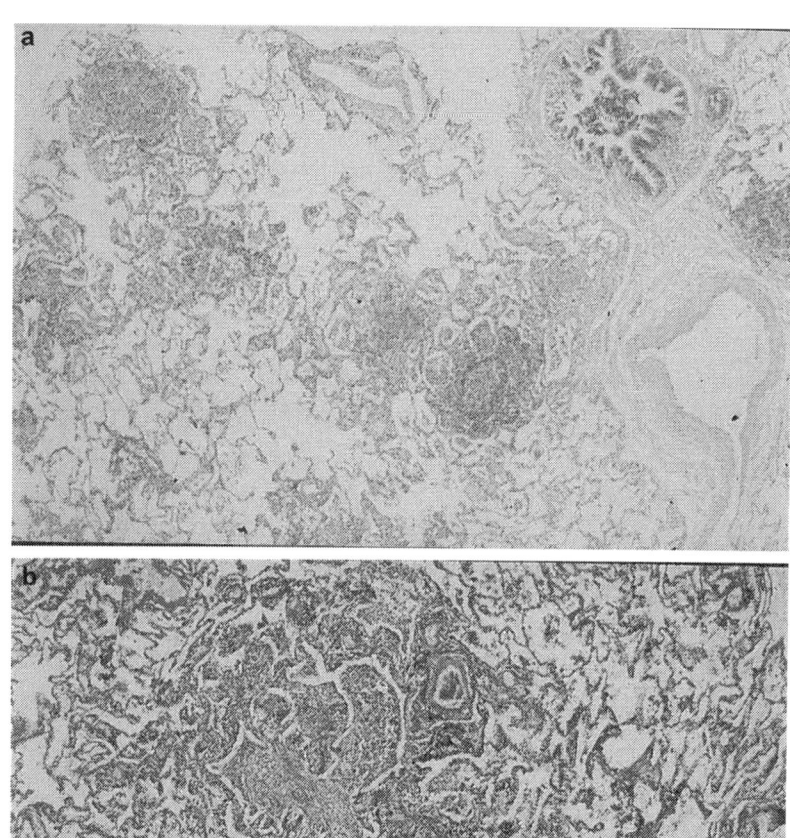

In den kleinen Pulmonalgefäßen sind Thromben vorhanden. Es findet eine Proliferation von Fibroblasten statt, die auch die Alveolarlichtungen ausfüllen kann. In der Regel bildet sich wenig Kollagen. Eine fokale Proliferation von Myofibroblasten ist entwickelt. Bei schweren Verläufen kann sich eine ausgeprägte Fibrose ausbilden.

Nicht selten trifft man die „kryptogen-organisierende Pneumonie" an (COP, früher „Bronchiolitis obliterans mit organisierender Pneumonie", BOOP), die im Zusammenhang mit der Gewebsrestauration steht und als eine Art „überschießende" Reparatur angesehen werden kann.

Histologisch sind schon bei der Übersichtsvergrößerung scharf demarkierte Herde erkennbar, die sich mit belüfteten Alveolen abwechseln. Es ist Granulationsgewebe in den Bronchioli, Alveolargängen und in den peribronchiolären Alveolen nachweisbar, das polypenartig in den Lichtungen einragt. Es besteht ein entzündliches Infiltrat aus Lymphozyten, Plasmazellen, Makrophagen und neutrophilen Granulozyten. Das Granulationsgewebe kann vom Bronchialepithel oder Alveolarepithel überkleidet sein, so dass es den Eindruck verleiht, dass es im Interstitium inkorporiert ist. Fokal kann noch geringes Eiweiß- und Fibrinexsudat nachweisbar sein (Abb. 7).

Die Lichtungen der Bronchiolen und Alveolen sind dabei dicht mit Granulationsgewebe ausgefüllt, ohne die Lungenarchitektur zu zerstören.

Weiterführende Literatur

Wesentliche deutschsprachige Lehrbücher mit instruktiven Kapiteln zum Thema „Pneumonie":

Riede UN, Werner M, Schäger HE (2004) Allgemeine und spezielle Pathologie, 5. Aufl. Thieme

Sandritter W, Thomas C (1978) Histopatholologie. Lehrbuch und Atlas für die Kurse der allgemeinen und speziellen Pathologie. Schattauer
Thomas C (2010) (Hrsg) Atlas der Infektionskrankheiten: Pathologie – Mikrobiologie – Klinik – Therapie. Schattauer

Lehrbuch der Influenza, in dem auch pathologisch-anatomische Bezüge dargestellt werden:

Haas W (2009) Influenza. Prävention, Diagnostik, Therapie und öffentliche Gesundheit. Urban und Fischer Verlag

Epidemiologie

Santiago Ewig

1 Globale epidemiologische Situation

Untere Atemwegsinfektionen, insbesondere die ambulant erworbene Pneumonie, stellen weltweit die häufigste infektiöse Todesursache und mit 3,2 Mio. Todesfällen die dritthäufigste Todesursache überhaupt dar (Abb. 1).

Dabei zeigt sich ein klarer Zusammenhang zum Einkommen: In Ländern mit niedrigem Einkommen sind die unteren Atemwegsinfektionen die häufigste Todesursache (98/100.000 Einwohner), dieser Anteil sinkt kontinuierlich bis auf 32/100.000 Einwohner in Ländern mit hohem Einkommen (Abb. 2). Dennoch bleiben die unteren Atemwegsinfektionen auch in diesen Ländern die einzige Infektion, die sich unter den „Top 10" der Todesursachen findet. Abbildung 3 lässt recht deutlich die Relation der infektiösen und nichtinfektiösen Häufigkeit der Todesursachen bezogen auf das Einkommensniveau der Länder erkennen.

Die ambulant erworbene Pneumonie stellt somit trotz relativer Unterschiede je nach Einkommensniveau der Länder weltweit ein führendes Gesundheitsproblem dar. Mit steigender Lebenserwartung ist zudem ein erheblicher Anstieg der Inzidenz ambulant erworbener Pneu-

monien als typischer Erkrankung bevorzugt des höheren Lebensalters zu erwarten.

2 Epidemiologische Situation in Deutschland

Seit dem Jahr 2005 gehört die im Krankenhaus behandelte, ambulant erworbene Pneumonie zu den dokumentationspflichtigen Leistungen der externen stationären Qualitätssicherung. Über diese Daten ergibt sich ein sehr genaues Bild über die epidemiologische Situation in Deutschland. Dieses beschränkt sich allerdings naturgemäß auf die hospitalisierten Fälle mit ambulant erworbener Pneumonie.

Aussagen über die ambulant behandelten Fälle sind nur sehr schwer zu treffen. Dies liegt vor allem an der Schwierigkeit, eine reliable Definition für die Pneumonie in diesem Setting zu finden. Aus internationalen Daten, die derselben Limitation unterliegen, kann geschätzt werden, dass die Inzidenz der leichtgradigen, ambulant behandelten, ambulant erworbenen Pneumonie um den Faktor 3 bis 4 höher liegt als die der stationär behandelten.

2.1 Inzidenz

Die Inzidenz der hospitalisierten ambulant erworbenen Pneumonie betrug in einer Auswertung von 388.406 Patienten aus den Jahren 2005 und 2006

S. Ewig (✉)
Thoraxzentrum Ruhrgebiet, Kliniken für Pneumologie und Infektiologie, EVK Herne und Augusta-Kranken-Anstalt, Bochum, Deutschland
E-Mail: sewig@versanet.de

© Springer-Verlag Berlin Heidelberg 2016
S. Ewig (Hrsg.), *Ambulant erworbene Pneumonie*,
DOI 10.1007/978-3-662-47312-2_4

Abb. 1 Die 10 führenden
Todesursachen weltweit
2012 (http://who.int/
mediacentre/factsheets/
fs310/en/. Zugegriffen am
30.01.2014). Die Top
10 machen mehr als 50 %
der Todesursachen aus

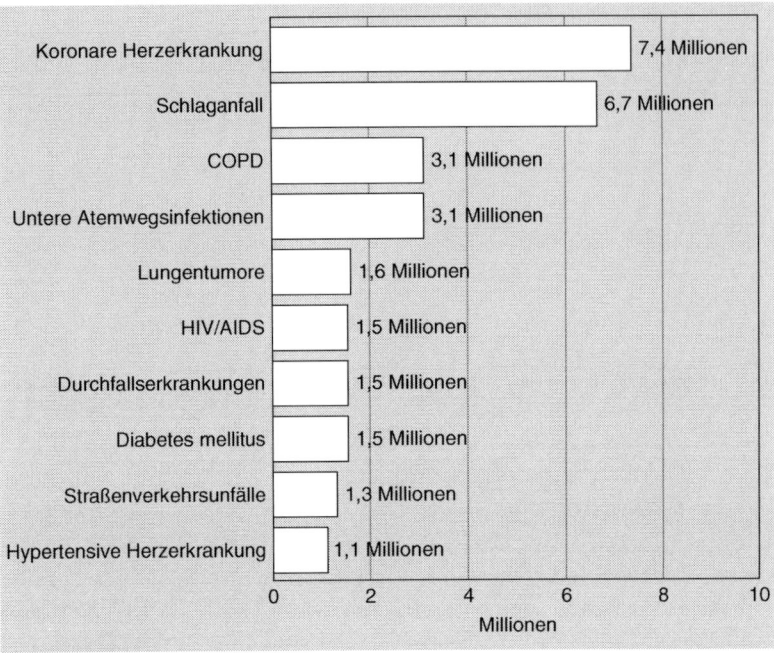

Abb. 2 Die 10 häufigsten
Todesursachen 2012 in
Ländern mit hohem
Einkommen

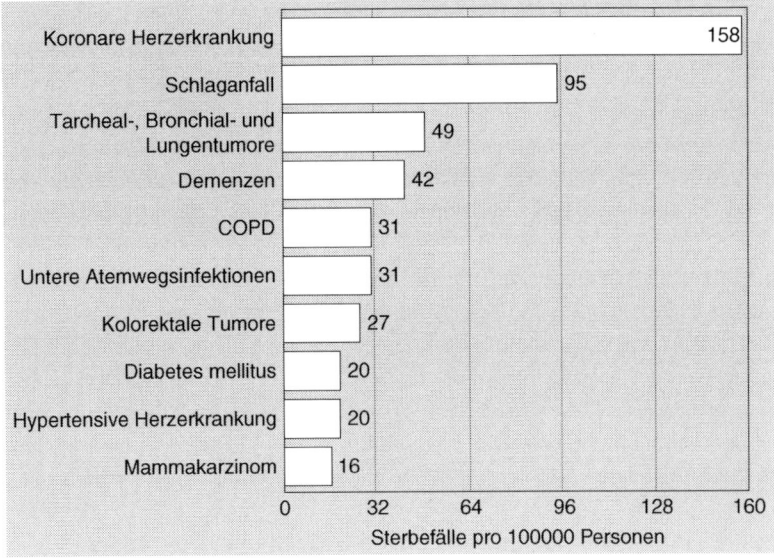

2,75 bzw. 2,96 pro 1000 Personen ≥ 18 Jahre.
Die Inzidenz war stark altersabhängig. Bis zum
Ende der fünften Lebensdekade lag sie < 1,0 pro
1000 und verdoppelte sich etwa mit jeder weiteren
Lebensdekade. Etwa 80 % der Fälle betraf Personen ≥ 60 Jahre, die Inzidenz betrug hier 7,65/
1000 Personen ≥ 60 Jahre (Abb. 4).

Die letzten Auswertungen der Jahre bis 2012
wiesen noch etwas höhere Inzidenzen auf
(ca. 230.000 Fälle pro Jahr).

Fügt man aus internationalen Daten die Inzidenz bei Personen < 18 Jahre hinzu, ergibt sich
ein wannenförmiges Bild, mit einer hohen Inzidenz in den ersten beiden Lebensjahren, die dann

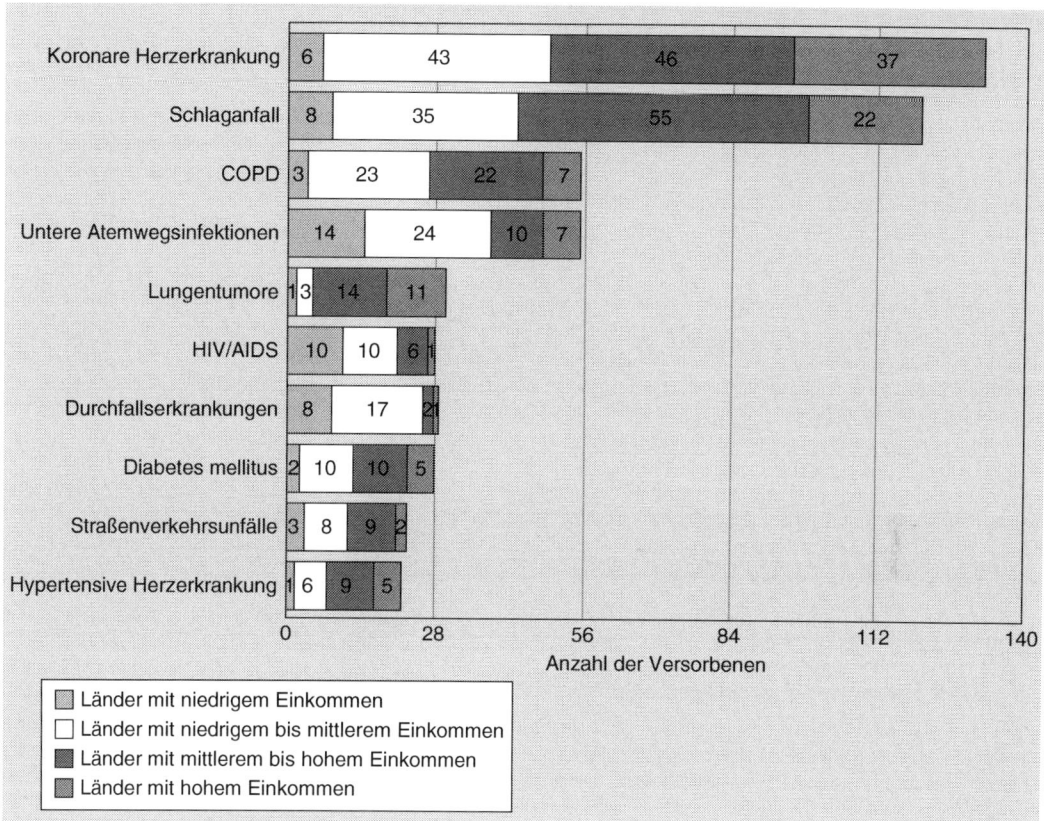

Abb. 3 Vergleich der 10 führenden Todesursachen innerhalb verschiedener Einkommensgruppen. Anzahl der Verstorbenen pro 1000 repräsentativer Personen (Männer, Frauen und Kinder)

stark abfällt und bei Personen zwischen 18 und 19 Jahren 0,33/1000 Personen betrug.

Ein Vergleich der Inzidenz hospitalisierter Patienten mit ambulant erworbener Pneumonie in Deutschland und anderen Ländern hängt natürlich wesentlich davon ab, welche Aufnahmekriterien jeweils gepflegt werden. So dürfte die Inzidenz in Ländern mit restriktiven Aufnahmekriterien wie den Niederlanden, Großbritannien und den USA niedriger liegen. Tatsächlich wurde jüngst in einer Übersicht eine Inzidenz von 1,57 bis 1,7/1000 angegeben.

▶ **Merke** Jährlich werden in Deutschland ca. 230.000 Patienten mit ambulant erworbener Pneumonie stationär behandelt. Diese Erkrankung betrifft vor allem ältere Personen ≥ 60 Jahre.

Innerhalb der hospitalisierten Population präsentieren sich nach internationalen Daten ca. 20 % als schwergradige Verläufe (d. h. in diesem Zusammenhang auf der Intensivstation behandelt). Diese machen somit insgesamt unter Einschluss aller Fälle (auch der ambulanten) ca. 5 % der Fälle aus.

2.2 Geschlechtsverteilung

Die Auswertung nach Geschlecht zeigte in diesen Jahren eine Inzidenz von 3,2 für Männer und 2,5 pro 1000 Personen ≥ 18 Jahre für Frauen (Abb. 5). Lediglich in der neunten und zehnten Lebensdekade waren Frauen häufiger betroffen – ein Artefakt, das über die höheren Verluste an Männern im Rahmen des 2. Weltkriegs erklärt werden kann.

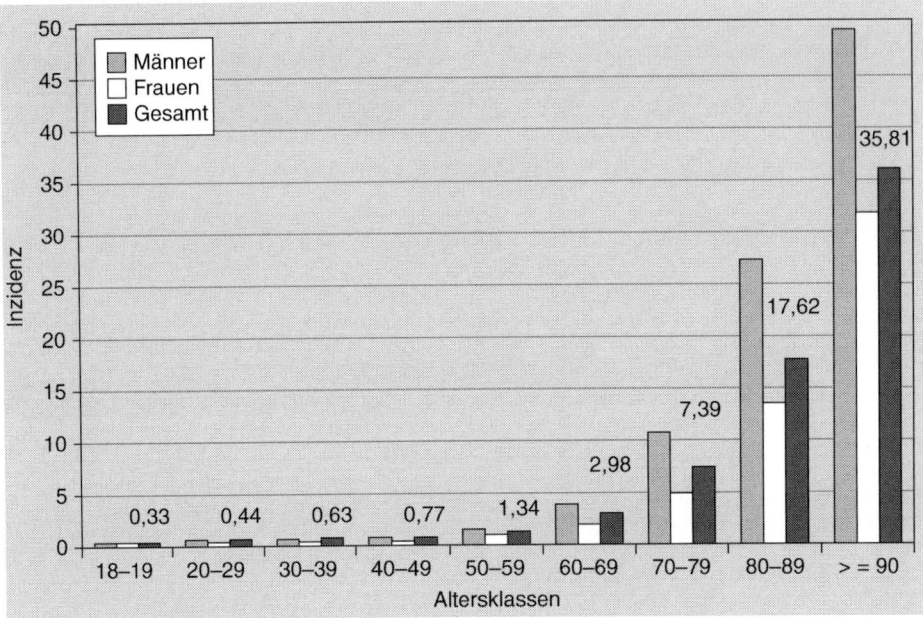

Abb. 4 Inzidenz hospitalisierter Patienten mit ambulant erworbener Pneumonie nach Alter und Geschlecht (pro 1000 Personen/Jahr) (nach: Ewig et al. 2009; mit freundlicher Genehmigung)

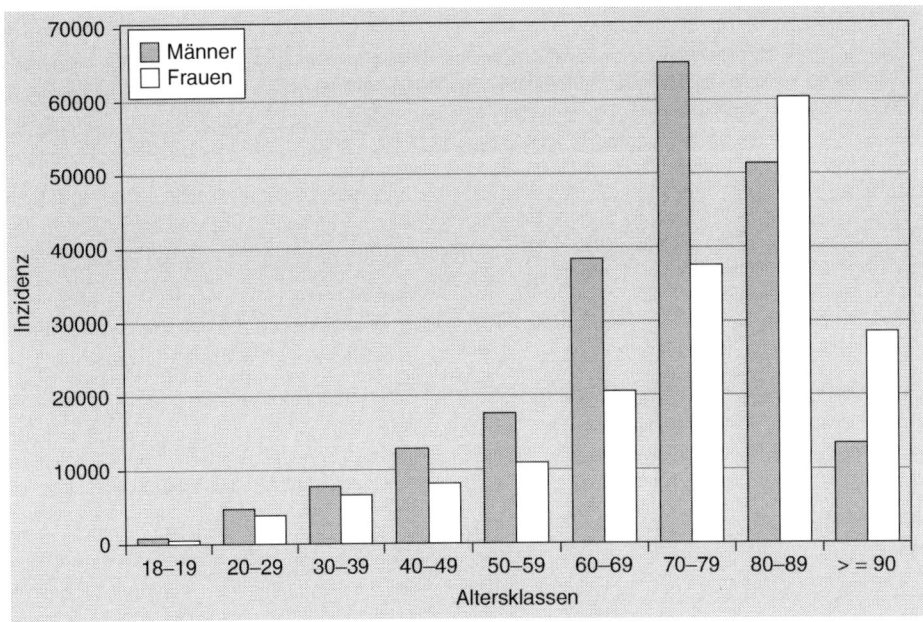

Abb. 5 Inzidenz hospitalisierter Patienten mit ambulant erworbener Pneumonie nach Alter und Geschlecht (absolute Inzidenz) (nach: Ewig et al. 2009; mit freundlicher Genehmigung)

▶ **Merke** Männer sind häufiger betroffen als Frauen.

2.3 Risikofaktoren

Viele Risikofaktoren für die Ausbildung einer ambulant erworbenen Pneumonie sind beschrieben worden. Grundlegende Risikofaktoren wie zunehmendes Alter und männliches Geschlecht wurden bereits genannt, hinzu kommen eine Reihe von Grunderkrankungen. Wesentliche weitere Risikofaktoren sind mit dem Lebensstil assoziiert und betreffen das Rauchen, erhöhten Alkoholkonsum, Untergewicht, regelmäßigen Kontakt zu Kindern und schlechte Zahnhygiene. Des Weiteren können Steroide (inhalativ oder systemisch auch in geringer Dosierung) die Ausbildung von Pneumonien begünstigen (Tab. 1).

Schließlich ist bei jedem Patienten, der eine ambulant erworbene Pneumonie durchgemacht hat, das Risiko für einer weitere nachfolgende Episode erhöht.

▶ **Merke** Der ambulant erworbenen Pneumonie liegen zum Teil Risikofaktoren zugrunde, die mit dem Lebensstil zusammenhängen und insofern modifizierbar sind.

2.4 Krankenhaus-Letalität

Die Letalität der hospitalisierten Patienten mit ambulant erworbener Pneumonie betrug in den Datensätzen 2005 und 2006 ca. 14 %. In den meisten Studien zur ambulant erworbenen Pneumonie findet sich eine Letalität von 4 bis knapp 10 %. Diese erheblichen Unterschiede sind eindeutig auf Definitions- bzw. Selektionseffekte zurückzuführen.

Zu unterscheiden ist zum einen der Zeitpunkt des Todes während des Krankenhausaufenthaltes. Während im Rahmen der Qualitätssicherung die gesamte Letalität zugrunde gelegt wird, berichten die meisten Studien von einer 28- bzw. 30-Tages-Letalität. Zum anderen ist darauf zu achten, wel-

Tab. 1 Risikofaktoren für eine ambulant erworbene Pneumonie

Basisfaktoren	Höheres Alter Männliches Geschlecht Untergewicht
Komorbiditäten	Chronische Lungenerkrankungen Chronische kardiovaskuläre Erkrankungen Chronische Lebererkrankungen Chronische Nierenerkrankungen Zerebrovaskuläre Erkrankungen Morbus Parkinson Epilepsie Demenz Dysphagie Lungentumore
Lebensstil abhängige Faktoren	Rauchen Erhöhter Alkoholkonsum Untergewicht Regelmäßiger Kontakt mit Kindern Schlechte Zahnhygiene
Unerwünschte medikamentöse Wirkungen	Inhalative Steroide (vor allem Fluticason, weniger Beclomethason, am wenigsten Budesonid) Systemische Steroide auch in niedriger Dosis (≤10 mg)*
Andere	Durchgemachte Episode einer ambulant erworbenen Pneumonie

*In höherer Dosis Risikofaktor für Pneumonien unter Immunsuppression

che Ein- bzw. Ausschlusskriterien für die Untersuchung galten. Wichtige Faktoren sind in diesem Zusammenhang die Handhabung von Patienten aus Pflegeeinrichtungen (NHAP bzw. HCAP) sowie von Patienten, deren Pneumonie als terminale Komplikation einer schweren Grunderkrankung angesehen wird und die daher eine Änderung des Therapieziels erfahren und palliativ behandelt werden.

Die Krankenhaus-Letalität ist stark altersabhängig. Bis zur vierten Lebensdekade beträgt sie etwas über 1 % und nimmt dann kontinuierlich mit jeder Lebensdekade zu, um in der zehnten Dekade ca. 25 % zu erreichen (Abb. 6). Das heißt

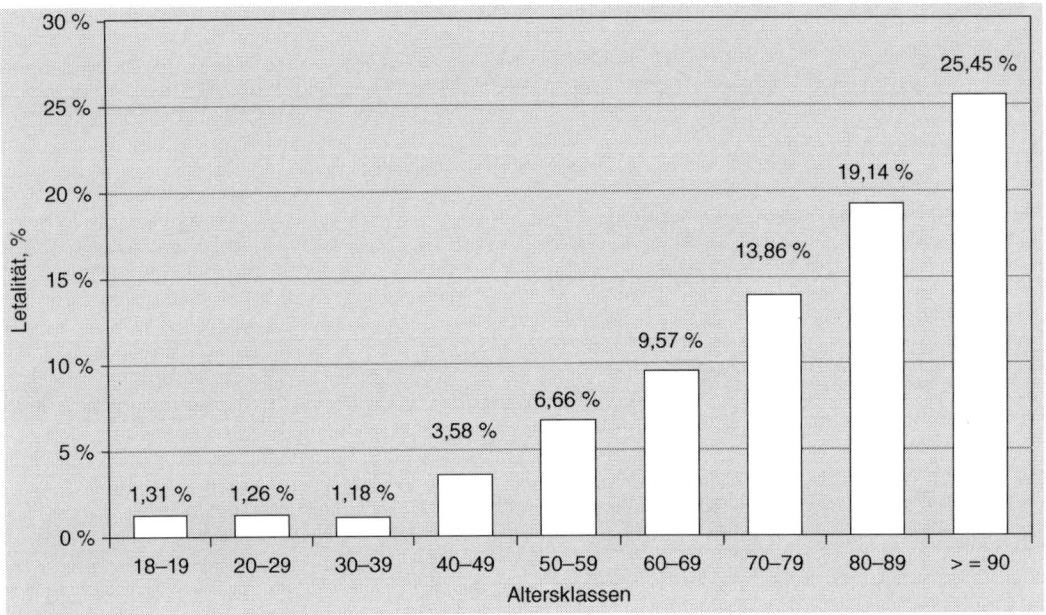

Abb. 6 Hospital-Letalität der ambulant erworbenen Pneumonie nach Alter (nach: Ewig et al. 2009; mit freundlicher Genehmigung)

im Umkehrschluss, dass über 90-Jährige zu ca. 75 % ihre im Krankenhaus behandelte Pneumonieepisode überleben.

Andererseits versterben keineswegs nur ältere und komorbide Patienten an ambulant erworbenen Pneumonien. Vereinzelt versterben auch jüngere Patienten < 50 Jahre ohne Komorbidität; die Mehrzahl der Jüngeren weist jedoch eine Komorbidität auf.

▶ **Merke** Die Letalität der im Krankenhaus behandelten, ambulant erworbenen Pneumonie ist stark davon abhängig, welche Patienten betrachtet werden. Sie beträgt je nach zugrundegelegten Ein- und Ausschlusskriterien zwischen 4 und 14 %. Sie steigt ab der fünften Lebensdekade mit jeder Dekade deutlich an.

Schwergradige Verläufe zeigten in früheren Studien eine Letalität von 20 bis 50 %. Neuere Daten, die alle Fälle mit möglichen Therapielimitationen ausgeschlossen haben, ergeben mit deutlich unter 10 % eine wesentlich geringere Rate.

Die Todesursachen bei Patienten mit ambulant erworbener Pneumonie sind divers. Nur etwas mehr als die Hälfte der Todesursachen sind Pneumonie-assoziiert. Insgesamt sind ca. knapp 40 % einer akuten respiratorischen Insuffizienz geschuldet und ca. 15 % kardialen Komplikationen. Die häufigsten Grunderkrankungen sind dabei ZNS-Erkrankungen, Neoplasien und kardiale Erkrankungen.

2.5 Langzeitüberleben nach Pneumonie

Einheitlich haben alle Studien, die das Langzeitüberleben sechs bis zwölf Monate nach einer ambulant erworbenen Pneumonie untersucht haben, eine alters- und komorbiditätsbereinigte Übersterblichkeit gefunden. Diese ist um den Faktor 2 bis 3 höher als die 30-Tages-Letalität.

In einer Studie der CAPNETZ-Gruppe war die Übersterblichkeit in der Gesamtpopulation, bei hospitalisierten Patienten sowie (wenn auch in geringem Maße) auch bei Patienten ohne

Tab. 2 Kurzzeit- und Langzeit-Letalität einer ambulant erworbenen Pneumonie in einer Gesamtpopulation, bei hospitalisierten Patienten sowie bei Patienten ohne Komorbidität, je nach Lebensalter (Klapdor et al., 2012)

Letalität	Alter < 65 Jahre	Alter ≥ 65 Jahre
Letalität gesamt (%)		
30 Tage	1,7	8,2
180 Tage	3,2	15,9
Letalität bei hospitalisierten Patienten (%)		
30 Tage	3,0	9,9
180 Tage	5,4	18,8
Letalität bei Patienten ohne Komorbidität (%)		
30 Tage	0,3	2,4
180 Tage	0,8	6,1

Komorbidität nachweisbar. Sogar bei Patienten in jüngerem Lebensalter besteht dieser Effekt (Tab. 2).

Die Gründe für diese Übersterblichkeit, insbesondere der Zusammenhang zur Komorbidität, sind noch nicht abschließend geklärt. Einige Daten zeigen jedoch, dass bei verstorbenen Patienten eine nach der Pneumonieepisode persistierende inflammatorische Aktivität, z. B. gemessen an IL-6, einen Risikofaktor darstellt.

Etwaige Konsequenzen für eine Nachsorgestrategie sind dementsprechend noch nicht formulierbar.

▶ **Merke** Patienten, die eine Episode einer ambulant erworbenen Pneumonie überlebt haben, weisen im weiteren Verlauf eine alters- und komorbiditätsbereinigte Übersterblichkeit auf.

2.6 Erregerspektrum

Das Erregerspektrum der ambulant erworbenen Pneumonie steht unter kontinuierlicher Untersuchung. Die Situation in Deutschland ist sowohl für ambulant behandelte als auch für hospitalisierte Patienten über die Daten aus dem CAPNETZ-Projekt relativ gut dokumentiert.

Aufgrund der Fülle von methodischen Problemen der Untersuchung von Erregerspektren, die weiter unten im Einzelnen aufgeführt werden,

täuscht eine Darstellung des Erregerspektrums mit Prozentzahlen eine Genauigkeit vor, die in dieser Form kaum haltbar ist.

Dennoch lassen sich für die Situation Deutschland aktuell folgende Grundaussagen zum Erregerspektrum treffen:

– Streptococcus pneumoniae (Pneumokokken) ist der mit Abstand häufigste Erreger.
– Haemophilus influenzae ist ein relevanter Erreger.
– Wichtige sogenannte „atypische" bakterielle Erreger umfassen Mycoplasma pneumoniae sowie Legionella spp. Ersterer Erreger kommt vor allem in jüngerem Lebensalter vor.
– Die Häufigkeit und Relevanz der Viren ist von Jahr zu Jahr und saisonal unterschiedlich.
– Enterobakterien sind selten.
– Nonfermenter sind noch seltener.
– Mindestens 50 % der Fälle bleiben ohne Erregernachweis;

▶ **Cave** In manchen Studien und Darstellungen werden Erreger aufgeführt, die keine pulmonalen Pathogene sind. Zu diesen gehören unter anderen: alpha-hämolysierende Streptokokken, Corynebakterien, Staphylococcus epidermidis sowie Candida spp.

Tabelle 3 gibt das Erregerspektrum in orientierenden Prozentzahlen (bezogen auf die Gesamtpopulation) wieder. Die größte Gruppe ist (selbst in vielen Studien) diejenige ohne definierten Erregernachweis.

Es gibt indirekte Hinweise darauf, dass die meisten der Pneumonien ohne Erregernachweis tatsächlich durch Streptococcus pneumoniae verursacht sind. Ein weiterer Teil stellt wahrscheinlich eine Fehldiagnose und letztlich eine dekompensierte Herz- und/oder Niereninsuffizienz dar.

Pneumonien durch mehrere Erreger sind beschrieben. Typischerweise handelt es sich um das Influenzavirus zusammen mit Streptococcus pneumoniae, Staphylococcus aureus oder Haemophilus influenzae. Es gibt Hinweise darauf, dass Viren häufiger als bisher angenommen anzutreffen sind und es dabei zu bakteriellen Superinfektionen kommt. Pneumonien durch ge-

Tab. 3 Erregerspektrum der ambulant erworbenen Pneumonie in Deutschland (Die Prozentzahlen sind lediglich Orientierungsgrößen ohne Anspruch auf Exaktheit)

Erreger	Anteil
Streptococcus pneumoniae	ca. 30 %
Haemophilus influenzae	ca. 5–10 %
Mycoplasma pneumoniae	ca. 5–10 %, häufiger im jungen Alter
Legionella spp.	ca. 3 %
Influenzavirus	ca. 10 %, abhängig von Virustyp und Saison
Enterobakterien	ca. 1–3 %, abhängig von der Komorbidität
Pseudomonas aeruginosa	ca. 1–2 %, abhängig von der Komorbidität
Keine definierbare Ätiologie	ca. 50 %
Mehrere Erreger	Häufigkeit unklar

mischte Ätiologien haben eine höhere Letalität; dabei ist unklar, ob dies durch Wirtsfaktoren, die Erreger oder die Verkennung einer Koinfektion in der kalkulierten Therapie bedingt ist.

2.6.1 Schwierigkeiten und Limitationen in der Erhebung der Erregerepidemiologie

Für die angemessene Interpretation der verfügbaren Daten erscheint es grundlegend, sich die methodischen Schwierigkeiten bzw. Limitationen bei der Erhebung einer Erregerepidemiologie zu vergegenwärtigen.

- „Setting":
  - Es muss unterschieden werden, ob ambulant behandelte oder hospitalisierte Patienten oder beide Patientengruppen untersucht wurden und ob die Darstellung nach diesen Gruppen getrennt erfolgt.
  - Des Weiteren ist zu beachten, aus welchen Ländern, Regionen bzw. Orten die Daten stammen, da spezifische Erregerprävalenzen vorliegen können.
  - Schließlich ist es wichtig zu betrachten, wieviele Herbst-/Wintersaisons einbezogen

wurden und ob bestimmte Epidemien während der Untersuchungsepisoden prävalent waren (z. B. Influenza, Mykoplasmen, Legionellen etc.).
- Repräsentativität der Stichprobe:
  - Die Kriterien für die Definition einer ambulant erworbenen Pneumonie bzw. die statistische Handhabung bestimmter Subgruppen (NHAP, HCAP) müssen klar definiert sein.
  - Nur selten werden strikt konsekutive Patienten untersucht, vor allem in multizentrischen Studien erscheint das gar nicht möglich. Insofern können Selektionsfehler entstehen.
- Mikrobiologische Methodik:
  - Keine Studie hat alle verfügbaren Methoden zur Erregeridentifizierung eingesetzt, sondern stets nur eine Auswahl. Klassische Methoden (Kultur, Serologie) ergeben meist eine geringere Sensitivität, neuere (molekulare) Methoden meist eine geringere Spezifität. Zudem unterscheiden sich diese Maßzahlen noch je nach Zeitpunkt, zu dem die Studie durchgeführt wurde, und nach der Erfahrung des jeweiligen ausführenden Labors.
  - Die Studien unterscheiden sich zum Teil erheblich in den Kriterien, die als diagnostisch für bestimmte Erreger zugrundegelegt werden. Wichtigstes Beispiel ist die Interpretation von Nachweisen von Enterobakterien bzw. Nonfermentern aus Sputum.
  - Eine antimikrobielle Vorbehandlung, sei es auch nur eine Dosis, reduziert die Sensitivität aller kulturellen Methoden erheblich bzw. geht mit einem Risiko einer Überwucherung der Kulturen durch Enterobakterien und gelegentlich Pseudomonas bzw. Candida spp. einher.
  - Auch unter Einsatz einer Vielzahl von Methoden bleibt ein hoher Prozentsatz (bis zu 50 % und mehr) ohne Erregeridentifikation.
- Vollständigkeit der Untersuchungen:
  - Es erweist sich als unmöglich, alle Methoden bei allen Patienten vollständig einzusetzen. Daher ist es wichtig, wie mit fehlenden Untersuchungen umgegangen wird.

– Ein besonderes Problem ergibt sich aus der Tatsache, dass einige Patienten sehr früh im Krankheitsverlauf versterben und entweder gar nicht oder nur lückenhaft untersucht werden können; gerade die Klärung dieser Fälle wäre jedoch von hohem Interesse.
– Methodik der Auswertung:
  – Die Bezugszahl für die Angabe von Prozentzahlen der Inzidenz ist ganz entscheidend. Wird die gefundene Erregerhäufigkeit auf die Gesamtzahl der identifizierten Erreger bezogen, ergibt sich eine relativ höhere Prozentzahl der Inzidenz; wird sie hingegen auf die Gesamtpopulation bezogen, ergibt sich eine wesentlich niedrigere. Im ersten Fall ergibt sich eine klare Überschätzung der Inzidenz, im zweiten Fall eine klare Unterschätzung.

▶ **Merke** Die Fülle an methodischen Problemen zeigt, dass die verfügbaren Zahlen nur eine grobe Annäherung an die Realität darstellen und nur mit großen Einschränkungen miteinander verglichen werden können.

2.6.2 Verfügbare Daten für Deutschland und Unterschiede zu internationalen Daten

Zwei größere Untersuchungen zur Erregerepidemiologie der hospitalisierten ambulant erworbenen Pneumonie in Deutschland haben als Bezugsgröße die Population zugrunde gelegt, die mit mindestens einer Methode untersucht wurde, die den in Frage stehenden Erreger hätte identifizieren können. So wird vermieden, die Prävalenz eines nur mit Spezialmethoden erfassbaren Erregers zu unterschätzen. Diese Zahl stellt vermutlich den besten Schätzwert der Prävalenz dar.

Des Weiteren wurden bei Enterobakterien und Nonfermentern nur Isolate aus Kulturen als diagnostisch akzeptiert, die eine definierte Qualität des untersuchten Materials aufwiesen.

Das so gewertete Erregerspektrum ergab wie erwartet Streptococcus pneumoniae als häufigsten Erreger. Zweithäufigster Erreger war Myco-

plasma pneumoniae; in der Gruppe der jüngeren Patienten < 65 Jahre war dieser sogar gleich häufig wie Streptococcus pneumoniae. Legionella pneumoniae wurde als relevanter Erreger bestätigt. Enterobakterien und Pseudomonas aeruginosa waren insgesamt selten, jedoch relativ häufiger bei Patienten ≥ 65 Jahre. Ebenfalls häufiger in höherem Alter waren Influenzaviren A.

Bei einem Vergleich von Patienten ≥ 65 Jahre mit Patienten, die in Seniorenheimen residierten (NHAP) und ≥ 65 Jahre alt waren, zeigten sich keine wesentlichen Unterschiede im Erregerspektrum.

Vor allem einige US-amerikanische Daten, ansatzweise auch Daten aus Japan und Korea sowie einigen südeuropäischen Ländern (Italien, Griechenland), haben im Unterschied zu deutschen, aber auch vielen anderen europäischen Daten eine deutlich höhere Prävalenz von Enterobakterien und Nonfermentern ergeben. Des Weiteren wird auch eine relevante Rate von MRSA berichtet. Diese Daten sind skeptisch zu interpretieren, da sie wahrscheinlich aus Regionen mit außergewöhnlich hohen Resistenzraten stammen (z. B. St. Louis) und zudem methodisch nicht immer streng kontrolliert sind (z. B. retrospektive Krankenhausdaten, fehlende Qualitätsprüfung der Materialien, die kulturell angelegt werden).

Sofern aus den wesentlich spärlicheren Daten zum Erregerspektrum der ambulant behandelten, ambulant erworbenen Pneumonie ersichtlich, bestehen nur in Nuancen Unterschiede zu hospitalisierten Fällen; auch hier ist Streptococcus pneumoniae der führende Erreger, allerdings ist Mycoplasma pneumoniae relativ häufiger. Diese Unterschiede reflektieren primär eher das unterschiedliche Alter der Patienten als einen Schweregrad-assoziierten Unterschied.

Schwergradige Pneumonien, definiert als solche, die auf Intensivstation behandelt werden, weisen tendenziell etwas häufiger Legionellen und Enterobakterien sowie Pneumonien durch mehrere Erreger (z. B. zusätzlich Influenzaviren) auf. Auch in dieser Gruppe jedoch bleibt Streptococcus pneumoniae der bei weitem häufigste Erreger.

Endemische Pilzinfektionen (z. B. Histo-plasma) werden in Ländern mit einer relevanten Prävalenz solcher Erreger häufiger identifiziert.

Im Bereich der Schwellenländer taucht häufiger die Tuberkulose als Erreger auf; diese wird in Deutschland als Niedrigprävalenzland nicht unter der ambulant erworbenen Pneumonie geführt.

2.7   Resistenzspektrum

Bakterielle Resistenzen spielen im Rahmen der ambulant erworbenen Pneumonie zur Zeit nur eine sehr geringe Rolle. Einige typische Resisten-zen sind aber erwähnenswert.

- Streptococcus pneumoniae
  - Resistente Stämme mit einer Penicillin-MHK ≥ 2 mg/L werden in Deutschland kaum angetroffen. Die in Deutschland emp-fohlene Hochdosis-Penicillintherapie lässt – anders als bei Meningitis! – Therapiever-sager auch bei einer MHK von 2 mg/L nicht erwarten.
  - Resistenzen gegen Makrolide (Erythromy-cin) kommen derzeit in ca. 10 % vor; ihre Bedeutung für die Therapie ist nicht vollständig klar.
- Staphylococcus aureus
  - Staphylococcus aureus weist fast immer eine Resistenz gegen Penicilline auf, Isoxa-zolylpenicilline (Oxacillin, Flucloxacillin) sind dann aber in der Regel wirksam.
  - Ambulant erworbene Pneumonien durch MRSA sind sehr selten.
- Haemophilus influenzae
  - ß-Lactamasebildende Stämme sind selten und regional unterschiedlich, meist < 10 %. Bei Gabe eines Penicillins mit ß-Laktama-seinhibitor ergeben sich ohnehin keine thera-peutischen Probleme.
  - H. influenzae ist typischerweise gegen Makrolide nicht voll empfindlich.
  - Chinolonresistenzen sind sehr selten.
- Enterobakterien
  - Resistenzen gegen Ampicillin sind häufig und bei Klebsiellen ein Speziesmerkmal.

Meist besteht dann noch Empfindlichkeit gegen ß-Laktam/ß-Laktamase-Inhibitor-Kombinationen, sofern diese ausreichend dosiert werden.
- ESBL-bildende Stämme nehmen in Deutschland deutlich zu, wurden jedoch im Zusammenhang mit ambulant erworbe-nen Pneumonien bisher kaum gefunden.
- Resistenzen gegen Chinolone haben in den letzten Jahren deutlich zugenommen.
- Nonfermenter
  - Nonfermenter (P. aeruginosa und Acineto-bacter baumannii) werden ausschließlich bei chronischen Vorerkrankungen gefun-den. Die Erreger weisen häufig Resistenzen auf, weil die Grunderkrankungen zu wie-derholten selektierenden antimikrobiellen Therapien geführt haben.
  - Beide genannten Bakteriengruppen können prinzipiell gegen jede Substanz Resistenzen ausbilden, so dass die Empfindlichkeit weni-ger vorhersehbar ist als bei anderen Spezies.
  - Das Resistenzspektrum von P. aeruginosa-Stämmen hängt weitgehend von der Art und Anzahl der applizierten antimikrobiellen Therapie ab. Bei Patienten mit chronischen Lungenerkrankungen muss mit multiresis-tenten Stämmen (bzw. mukoiden Stämmen) gerechnet werden.
  - Acinetobacter spp. sind nur extrem selten Erreger der ambulant erworbenen Pneumo-nie; hier muss immer mit unerwarteten Re-sistenzen gerechnet werden.

3   Tendenzen und Prognosen für Deutschland

3.1   Inzidenz

Legt man die Bevölkerungsentwicklung in Deutschland entsprechend der Zahlen des Statisti-schen Bundesamts des Jahres 2005 zugrunde, so ergibt sich, dass bis 2030 mit 30.000 bis 60.000 zusätzlichen Fällen pro Jahr bei Personen ≥ 18 Jahre gerechnet werden muss. Dies bedeutet, dass die ambulant erworbene Pneumonie eine vorrangige Herausforderung der gesundheitlichen Versorgung darstellt.

> ▶ **Merke** Die Zahl der hospitalisierten Fälle mit ambulant erworbener Pneumonie wird aufgrund der demographischen Entwicklung mit zunehmender Alterung der Gesellschaft in Zukunft erheblich ansteigen.

3.2 Letalität und Prognose

Auch wenn aus den Daten der stationären Qualitätssicherung tendenziell eine sinkende Letalität abgelesen werden kann, ist es zur Zeit noch ungeklärt, inwieweit hier nicht doch Selektionsfaktoren bestimmend sind. Ob die Letalität gesenkt werden kann, ist deshalb offen.

Insgesamt erscheint es angesichts einer akuten Erkrankung, die vor allem bei älteren und schwer komorbiden Patienten tödlich verläuft, eher unwahrscheinlich, dass die Gesamt-Letalität nennenswert verringert werden kann. Möglich ist es hingegen, in selektierten Risikogruppen durch eine Intervention die Prognose zu verbessern.

Da die ambulant erworbene Pneumonie bei leichtem bis mittlerem Schweregrad nur selten tödlich verläuft, ist in diesen Fällen der Effekt einer Intervention auf die Gesamt-Letalität nur marginal. Schwere Verläufe mit septischem Schock zeigen eine hohe Letalität trotz ausgeschöpfter Interventionspotentiale, deshalb werden die meisten zusätzlichen Interventionen nur einen geringen spürbaren Effekt haben.

Anders stellt sich die Situation bei Patienten mit Pneumonie und schwerer Sepsis dar; in diesem Fall besteht gleichzeitig eine hohe Letalität und ein hohes, aufgrund häufiger Unterschätzung des Risikos nicht ausgeschöpftes Interventionspotential. Wird in dieser Gruppe auch noch auf Patienten fokussiert, für die ein uneingeschränkt kuratives Therapieziel besteht, so ergeben sich erhebliche Potentiale, die Letalität zu verringern.

Diese Betrachtung soll natürlich nicht bedeuten, dass die anderen Gruppen in der therapeutischen Intensität zu vernachlässigen sind, sondern lediglich anregen, zunächst die größten Potentiale zur Verbesserung der Prognose in den Fokus zu bringen.

> ▶ **Merke** Das größte Potential zur Verbesserung der Prognose der hospitalisierten Patienten mit ambulant erworbener Pneumonie besteht in der Gruppe mit schwerer Sepsis.

3.3 Neue Erreger

Neue Erreger sind vor allem bei Viren zu erwarten. Die bisherigen Bedrohungen durch SARS und andere Coronaviren und neue Influenzastämme (H1N1) haben zwar noch keinen grundlegenden Wandel in der Erregerepidemiologie der ambulant erworbenen Pneumonie eingeleitet, jedoch ist stets mit neuen Epidemien zu rechnen.

> ▶ **Cave** Die Wahrscheinlichkeit einer zukünftigen lokalisierten Epidemie oder gar einer Pandemie bleibt relativ hoch.

3.4 Resistenz

Ob sich in Zukunft eine Änderung der Resistenzlage bei Erregern der ambulant erworbenen Pneumonie ergeben wird, ist ungewiss. Hinsichtlich der Resistenz von Streptococcus pneumoniae als wichtigstem Erreger hat sich die Lage in (Süd-)Europa deutlich entspannt, nicht zuletzt durch Induktion einer Schleimhautimmunität sowie Herdenimmunitätseffekte des Pneumokokken-Konjugatimpfstoffs. Gemeinsam haben diese zu einer Eradikationstendenz resistenter Stämme geführt.

Hinsichtlich der Resistenzsituation bei Enterobakterien ist eine erhöhte Wachsamkeit angezeigt.

4 Weiterführende Literatur

Seite der WHO mit differenzierten epidemiologischen Daten zu den 10 häufigsten Todesursachen im Jahre 2012 weltweit:

- http://who.int/mediacentre/factsheets/fs310/en/. Zugegriffen am 04.07.2015

Aktuelle Übersichten zu Grunddaten der Epidemiologie der ambulant erworbenen Pneumonie in Europa:

- Welte T, Torres A, Nathwani D (2012) Clinical and economic burden of community-acquired pneumonia among adults in Europe. Thorax 67:71–79
- Torres A, Blasi F, Peetermans WE, Viegi G, Welte T (2014) The aetiology and antibiotic management of community-acquired pneumonia in adults in Europe: a literature review. Eur J Clin Microbiol Infect Dis 33:1065–1079

Umfangreichste Arbeit zu Todesursachen von Patienten mit ambulant erworbener Pneumonie:

- Mortensen EM, Coley CM, Singer DE, Marrie TJ, Obrosky DS, Kapoor WN, Fine MJ (2002) Causes of death for patients with community-acquired pneumonia: results from the Pneumonia patient Outcomes Research Team cohort study. Arch Intern Med 162:1059–1064

Eine der wenigen Studien zu ambulant behandelten Patienten mit ambulant erworbener Pneumonie aus Barcelona, Spanien:

- Cillóniz C, Ewig S, Polverino E, Marcos MA, Prina E, Sellares J, Ferrer M, Ortega M, Gabarrús A, Mensa J, Torres A (2012) Community-acquired pneumonia in outpatients: aetiology and outcomes. Eur Respir J 40:931–938

Grundlegende Arbeit zur Epidemiologie der hospitalisierten ambulant erworbenen Pneumonie in Deutschland mit Daten aus der nationalen externen Qualitätssicherung:

- Ewig S, Birkner N, Strauss R, Schaefer E, Pauletzki J, Bischoff H, Schraeder P, Welte T, Hoeffken G (2009) New perspectives on community-acquired pneumonia in 388406 patients. Results from a nationwide mandatory performance measurement programme in healthcare quality. Thorax 64:1062–1069

Umfassende Analyse des Erregerspektrums bei Patienten mit ambulant erworbener Pneumonie in Deutschland, differenziert nach ambulant und stationär behandelt, sowie nach Altersklassen. Daten aus dem CAPNETZ:

- Klapdor B, Ewig S, Pletz MW, Rohde G, Schütte H, Schaberg T, Welte T, CAPNETZ Study Group (2012) Community-acquired pneumonia in younger patients is an entity on its own. Eur Respir J 39:1156–1161

Größte Studie weltweit aus Deutschland von Patienten mit Residenz im Seniorenheim ≥ 65 Jahre, verglichen mit solchen ≥ 65 Jahre, die zu Hause wohnen. Daten aus dem CAPNETZ. Die Analyse zeigt keine wesentlichen Unterschiede im Erregerspektrum:

- Ewig S, Klapdor B, Pletz MW, Rohde G, Schütte H, Schaberg T, Bauer TT, Welte T, CAPNETZ Study Group (2012) Nursing-home-acquired pneumonia in Germany: an 8-year prospective multicentre study. Thorax 67:132–138

Pneumonien ohne definierte Ätiologie sind assoziiert mit Herz- und Niereninsuffizienz:

- Ewig S, Torres A, Angeles Marcos M, Angrill J, Rañó A, de Roux A, Mensa J, Martínez JA, de la Bellacasa JP, Bauer T (2002) Factors associated with unknown aetiology in patients with community-acquired pneumonia. Eur Respir J 20:1254–1262

Mehrere Erreger zeigten sich in mehr als 10 % der Fälle, meist durch S.pneumoniae und H.influenzae bzw. Influenzavirus A. Diese wiesen häufiger einen septischen Schock auf:

- de Roux A, Ewig S, García E, Marcos MA, Mensa J, Lode H, Torres A (2006) Mixed community-acquired pneumonia in hospitalised patients. Eur Respir J 27:795–800

Sehr wichtige Daten aus einer nationalen Erhebung in England und Wales zur Letalität jüngerer

Erwachsener im Alter von 15–44 Jahren. Die Inzidenz betrug 1,2 pro 1 Million Personen pro Jahr, Besonderheiten im Erregerspektrum bestanden nicht, allerdings wurden die BTS-Leitlinien häufig nicht eingehalten. Ein Drittel starb innerhalb der ersten 24 h, kardiale Komplikationen (Herzstillstände) waren eine auffällige Todesursache:

– Simpson JC, Macfarlane JT, Watson J, Woodhead MA (2000) A national confidential enquiry into community acquired pneumonia deaths in young adults in England and Wales. British Thoracic Society Research Committee and Public Health Laboratory Service. Thorax 55:1040–1045

Methodisch anspruchsvollste Studie zur Häufigkeit von Enterobakterien und Pseudomonas aeruginosa, die zeigen kann, dass diese nur adäquat eingeschätzt wird, wenn hohe Qualitätskriterien an die untersuchten respiratorischen Sekrete angelegt werden:

– von Baum H, Welte T, Marre R, Suttorp N, Ewig S, CAPNETZ Study Group (2010) Community-acquired pneumonia through *Enterobacteriaceae* and *Pseudomonas aeruginosa*: diagnosis, incidence and predictors. Eur Respir J 35:598–605

Erreger

Santiago Ewig und Sören Gatermann

1 Der wichtigste Erreger: Streptococcus pneumoniae

1.1 Mikrobiologie

Pneumokokken sind grampositive Erreger und erscheinen meist in Pärchen als Diplokokken gelagert. Sie wachsen in aerober Atmosphäre auf Schafsblutagar. Die Kultur gelingt mit den laborüblichen Verfahren, z. B. auf Blutagar. Um die Kolonien ist ein Vergrünungshof erkennbar (sogenannte α-Hämolyse; tatsächlich liegt keine echte Hämolyse vor. Es handelt sich um das Pneumolysin, das Hämoglobin zu einem grünlichen Pigment degeneriert). Die Abgrenzung gegenüber vergrünend wachsenden Streptokokken gelingt durch die Empfindlichkeit gegenüber Optochin und die Gallelöslichkeit.

Der Erreger weist mehrere Pathogenitätsfaktoren auf; der wichtigste ist die Polysaccharidkapsel, über den die meisten pathogenen Stämme verfügen. Insgesamt sind mehr als 90 verschiede-ne Serotypen bekannt. Die Polysaccharidkapsel vermittelt einen Schutz vor Phagozytose; nur nach Bildung von opsonisierenden Antikörpern besteht ein Schutz gegen Pneumokokken gleichen oder ähnlichen Serotyps. Pneumokokken können DNA von autolytischen Streptokokken aufnehmen und somit auch Kapseltypen austauschen.

Die verbreitete dänische Serotypen-Klassifikation unterscheidet Kapseltypen auch entsprechend antigenen Ähnlichkeiten (z. B. 19 F, A, B, C bedeutet: „F" für first, die weiteren mit enger antigener Verwandtschaft) (Tab. 1).

In der Vor-Antibiotika-Ära bestand die Relevanz der Serotypisierung in der Identifikation des passenden Anti-Serums. Heute interessiert diese aus drei Gründen: epidemiologisch, zur Charakterisierung von Pathogenitätsunterschieden sowie vor allem zur Entwicklung von Impfstoffen mit den häufigsten zirkulierenden pathogenen Stämmen.

Serotypen mit besonders ausgeprägter Kapsel werden vor allem bei Kindern gefunden; sie führen seltener zu invasiven Infektionen, jedoch häufiger zu schweren Pneumonien. Offenbar schützt die dicke Kapsel vor Phagozytose, erschwert jedoch die Invasion. Entsprechend sind etwa die Serotypen 1, 7 F und 8 häufiger invasiv und seltener mit einem tödlichen Ausgang assoziiert, während das Umgekehrte für die Serotypen 3, 6A, 6B, 9 N und 19 F gilt. Die spezifische Bedeutung von Serotypen für einen letalen Ausgang ist jedoch noch unklar; Wirtsfaktoren, unterschiedliche genetische Kodes für scheinbar dieselben Serotypen mit entsprechend unter-

S. Ewig (✉)
Thoraxzentrum Ruhrgebiet, Kliniken für Pneumologie und Infektiologie, EVK Herne und Augusta-Kranken-Anstalt, Bochum, Deutschland
E-Mail: sewig@versanet.de

S. Gatermann
Institut für Hygiene und Mikrobiologie, Abteilung für Medizinische Mikrobiologie, Ruhr-Universität Bochum, Bochum, Deutschland
E-Mail: soeren.gatermann@rub.de

© Springer-Verlag Berlin Heidelberg 2016
S. Ewig (Hrsg.), *Ambulant erworbene Pneumonie*,
DOI 10.1007/978-3-662-47312-2_5

Tab. 1 Die 91 Serotypen von Streptococcus penumoniae

1	9A	12A	18A	23B	32 F	38
2	9 L	12B	18B	23 F	33A	39
3	9 N	12 F	18C	24A	33B	40
4	9 V	13	18 F	24B	33C	41
5	10A	14	19A	24 F	33D	41 F
6A	10B	15A	19B	25A	33 F	42
6B	10C	15B	19C	25 F	34	43
6C	10 F	15C	19 F	27	35A	44
7A	11A	15 F	20	28A	35B	45
7B	11B	16A	21	28 F	35C	46
7C	11C	16 F	22A	29	35 F	47A
7 F	11D	17A	22 F	31	36	47 F
8	11 F	17 **F**	23A	32A	37	48

Tab. 2 Wichtige Pathogenitätsfaktoren von Streptococcus pneumoniae

Bestandteil	Mechanismus
Kapsel-Polysaccharid	Verhindert Phagozytose, aktiviert Komplement
Zellwand-Polysaccharid	Starker inflammtorischer Reiz durch Komplementaktivierung und Zytokinaktivierung
Pneumolysin	Zytotoxischer Effekt; starker inflammtorischer Reiz durch Komplementaktivierung und Zytokinaktivierung
Pneumokokken-Surface Protein A (PspP)	Verhindert Phagozytose durch Blockierung des Komplementweges
Pneumokokken-Surface Protein C (PspC)	Verhindert Phagozytose durch Blockierung des Komplementweges
Pneumokokken-Surface-Adhäsin (PsaA)	Verstärkt Adhärenz
Autolysin	Führt zur Ausschüttung von bakteriellen Zellbestandteilen und damit zur inflammatorischen Reaktion
Neuraminidase	Verstärkt Adhärenz

schiedlicher Immunogenität sowie weitere Pathogenitätsfaktoren spielen zusätzlich eine Rolle.

Einige Serotypen gehen häufiger mit einem Empyem einher (1, 3, 6B, 9 V, 14, 19A, 19 F und 23 F). Die weiteren Pathogenitätsfaktoren gehen aus Tab. 2 hervor.

Resistenzen gegenüber Penicillin entstehen durch Modifikation der Penicillin-bindenden Proteine (PBP), welche durch Mutation oder Aufnahme von mutierten Genen, die für PBPs kodieren, verursacht sein kann. Eine Penicillinasebildung ist nicht beschrieben. Gegenüber Makroliden und Clindamycin beruht die Resistenz auf einer durch *erm*-Gene vermittelten Methylierung des Angriffspunktes (Phänotyp MLS$_B$); *mefE* bzw. *mefA* kodieren für einen ATP-abhängigen Efflux von Makroliden, nicht Clindamycin (Phänotyp MS). Die Resistenz gegenüber Chinolonen entsteht durch Punktmutationen in der Topoisomerase II *gyrA* oder *gyrB* bzw. einen gesteigerten Efflux (*norA* und *pmrA*).

1.2 Übertragung

Pneumokokken finden sich als Kolonisationserreger im Nasopharynx bei > 50 % der Kinder und ca. 10 % der Erwachsenen. Diese werden durch Tröpfchen übertragen. Entsprechend sind Kinder häufige Überträger bzw. geschehen Übertragungen häufig in Kindertagesstätten, aber auch räumlich beengten Lebensgemeinschaften (z. B. Seniorenheimen, Gefängnissen). Aus unklaren Gründen bestehen nasopharyngeale Kolonisationen häufiger in den Herbst-Winter-Monaten; entsprechend häufen sich Übertragungen in dieser Zeitperiode. Ein weiterer relevanter Faktor für die Saisonalität ist wahrscheinlich der Häufigkeitsgipfel von Virusinfektionen im Herbst-Winter.

Pneumokokken-Pneumonien werden dennoch nicht als ansteckende Erkrankungen angesehen, da eine Vielzahl von weiteren Faktoren darüber entscheidet, ob eine Übertragung auch zu einer Infektion führt.

1.3 Pathogenese

Die wesentlichen Schritte von einer Übertragung zur Infektion sind: Adhärenz an Epithelzellen, Replikation, weitere Verbreitung und Replikation in benachbarten Geweben (z. B. Sinus und Bronchien), ggf. Penetration von Schleimhautbarrieren und Invasion in die Blutbahn und Verhinderung

Tab. 3 Risikofaktoren für eine ambulant erworbene Pneumonie durch Pneumokokken

Alter	Sehr junges Alter bis < 10 Jahre, Alter > 65 Jahre
Exposition	Kindertagesstätten und Kontakt mit Kindern Seniorenheime Obdachlosenheime Gefängnisse Militärcamps
Vorausgehende Virusinfektion	Influenzavirusinfektion Andere respiratorische Viren
Schädigung der unspezifischen Abwehr des Bronchialepithels	Inhalatives Zigarettenrauchen Asthma COPD
Komorbiditäten	Diabetes mellitus Mangelernährung Leberzirrhose Alkoholismus Niereninsuffizienz

der Phagozytose (durch die Kapsel und weitere Faktoren, z. B. Pneumolysin), Ausschüttung direkter gewebsschädigender Substanzen.

Die Erkrankung (Pneumonie) resultiert aus einer ausgeprägten inflammatorischen Reaktion gegen Zellwandbestände und Pneumolysin.

1.4 Risikofaktoren

Eine Reihe von spezifischen Risikofaktoren für Pneumokokken sind bekannt; die für die Ausbildung einer ambulant erworbenen Pneumonie relevanten sind in Tab. 3 zusammengefasst.

1.5 Klinisches Bild der Pneumokokken-Pneumonie

Die Klinik der Lobärpneumonie ist typischerweise verbunden mit akutem Beginn, hohem Fieber, Schüttelfrost, Husten, Auswurf, Dyspnoe, Thoraxschmerz, gelegentlich einem Herpes labialis. Die Bronchopneumonie verläuft meist milder und uncharakteristischer. Eine Pleuraergussbildung ist häufig. Die Patienten erscheinen schwer krank. Mit zunehmendem Alter wird die klinische Symptomatik immer uncharakteristischer.

Pneumokokken gehören zu den Erregern der ambulant erworbenen Pneumonie, die bevorzugt mit einem schweren Verlauf einhergehen. Die Prognose dieser schweren Verläufe ist unverändert belastet, die Letalität beträgt bis zu ca. 30 %.

2 „Atypische Erreger": respiratorische Viren

2.1 Influenzavirus

2.1.1 Mikrobiologie

Influenzaviren gehören zu den Orthomyxoviren. Es gibt die Varianten A, B und C. Die Unterschiede betreffen das Habitat und infizierbare Wirte. Das Reservoir der Influenzaviren A sind Wild- bzw. Wasservögel; sie infizieren neben Menschen auch Schweine und Pferde, Influenzaviren B jedoch nur Menschen.

Die Influenzaviren A und B bestehen aus einer Virushülle mit einem Durchmesser von 80–100 nm. Die Oberfläche ist mit stäbchen- und pilzförmigen Strukturen (dem Hämagglutinin bzw. der Neuraminidase) besetzt. Ein M1-Protein trägt zur Stabilisierung der Virushülle bei. Das RNA-Genom im Kern ist in insgesamt acht verschiedene Segmente aufgeteilt, die für insgesamt elf Proteine kodieren. Alle acht Segmente werden unabhängig voneinander repliziert. Das Hämagglutinin vermittelt bei der Infektion einer Wirtszelle die Anheftung und das Eindringen des Virus. Die Neuraminidase spielt eine entscheidende Rolle bei der Freisetzung von durch die Replikation neu entstandenen Viren aus den infizierten Zellen und damit der Ausbreitung der Infektion sowohl innerhalb desselben Organismus als auch beim Übergreifen auf andere Organismen.

Unter dem „Antigendrift" versteht man Mutationen durch Fehler bei der Virusreplikation. Das Genom wird in der Wirtszelle durch Virus-Polymerasen vervielfältigt. Es handelt sich dabei um recht fehlerhaft arbeitende Enzyme: Es entstehen wesentlich mehr Fehler als bei DNA-Polymerasen, die für die Vermehrung etwa der menschlichen DNA zuständig sind. Die menschliche DNA unterliegt zusätzlichen Korrektur- und Reparaturfunktionen, während diese bei viraler

DNA nicht vorliegen. RNA-Polymerasen sind um den Faktor 1000 fehlerhafter als DNA-Polymerasen. Die Folge der häufigen Punktmutationen ist eine große natürliche Variabilität bei der Vermehrung. Die stetige und schrittweise Veränderung der erfolgreichen Viren erfolgt insbesondere bei äußerem Selektionsdruck (der in der menschlichen Bevölkerung vorhandenen Immunität). Der Antigendrift beim Hämagglutinin ist die molekulare Grundlage für die jährlich im Winter neu auftretende Grippe-Epidemie. Der Antigendrift der Neuraminidase kann Resistenzen gegenüber antiviralen Arzneistoffen vermitteln.

Beim Zusammenbau neuer Viren in der Wirtszelle wird von jeder Variante ein Exemplar in das neue Virus eingebaut; alle acht Segmente zusammen ergeben ein funktionstüchtiges Virus. Bei Koinfektion einer Zelle (z. B. von aviären und humanen Influenzaviren) kann es zum Tausch kommen: Es wird eingebaut, was an Segmenten zufällig verfügbar ist. Wenn davon Segmente betroffen sind, die für die Oberflächenantigene Hämagglutinin und Neuraminidase kodieren, erhalten die Viren neue antigene Oberflächeneigenschaften (Abb. 1). Diese Neukombination von ganzen Gensegmenten nennt man „Reassortment" (Antigenshift). Das Reassortment ist die Grundlage für die periodischen Pandemien, wenn nämlich das neu gebildete Virus auf eine Population trifft, die keinerlei Immunität gegen dieses neue Protein hat.

Solche Antigenshifts sind im vorigen Jahrhundert mindestens zweimal vorgekommen, indem aviäre mit humanen Influenzaviren zusammengekommen sind (Abb. 2). Der Zyklus aus pandemischer und endemischer (saisonaler) Verbreitung der Influenzaviren geht aus Abb. 3 und 4 hervor.

2.1.2 Übertragung

Die Übertragung erfolgt vor allem durch Tröpfcheninfektion, seltener durch indirekten Kontakt mit virushaltigem Material. Die Ansteckungsfähigkeit setzt ca. 24 h vor Einsetzen der Symptomatik ein und endet in der Regel nach einer Woche; bei immunsupprimierten Patienten kann sie wesentlich länger bestehen.

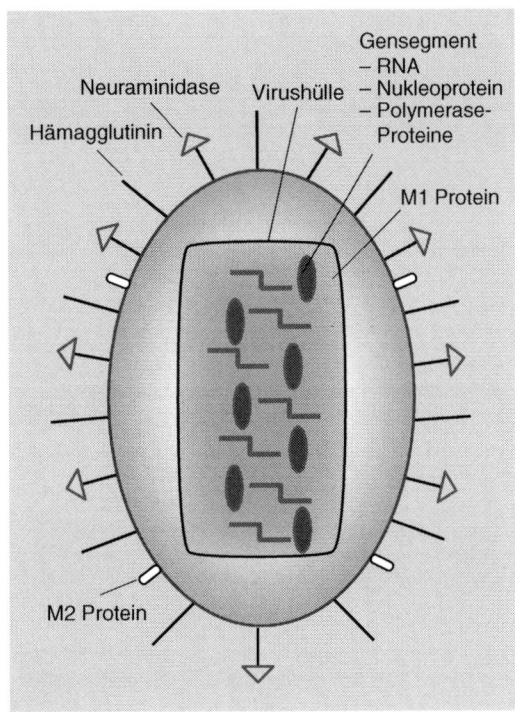

Abb. 1 Das Influenzavirus und seine Bestandteile (aus: Treanor 2005; mit freundlicher Genehmigung)

2.1.3 Pathogenese

Nach Eindringen des Influenzavirus in die Atemwege kommt es zur Adhärenz und Aufnahme in die Epithelzellen. Anschließend folgt eine rasche Virusvermehrung, die zu Nekrosen durch Induktion von Apoptosen der penetrierten Wirtszellen führt. Die Epithelzelllagen der Atemwege können in schweren Fällen nahezu vollständig abgelöst werden. Die Immunantwort umfasst eine mukosale und humorale bzw. zelluläre Reaktion.

Das Risiko für eine bakterielle Superinfektion ist erhöht. Die Erreger der bakteriellen Superinfektion sind typischerweise solche, die den oberen Respirationstrakt kolonisieren können, d. h. Streptococcus pneumoniae, Staphylococcus aureus sowie Haemophilus influenzae.

2.1.4 Risikofaktoren

Die saisonale Influenza betrifft überwiegend Personen im höheren Alter sowie solche mit bestehender Komorbidität bzw. Immunsuppression. Aber auch die Exposition ist relevant, wie z. B.

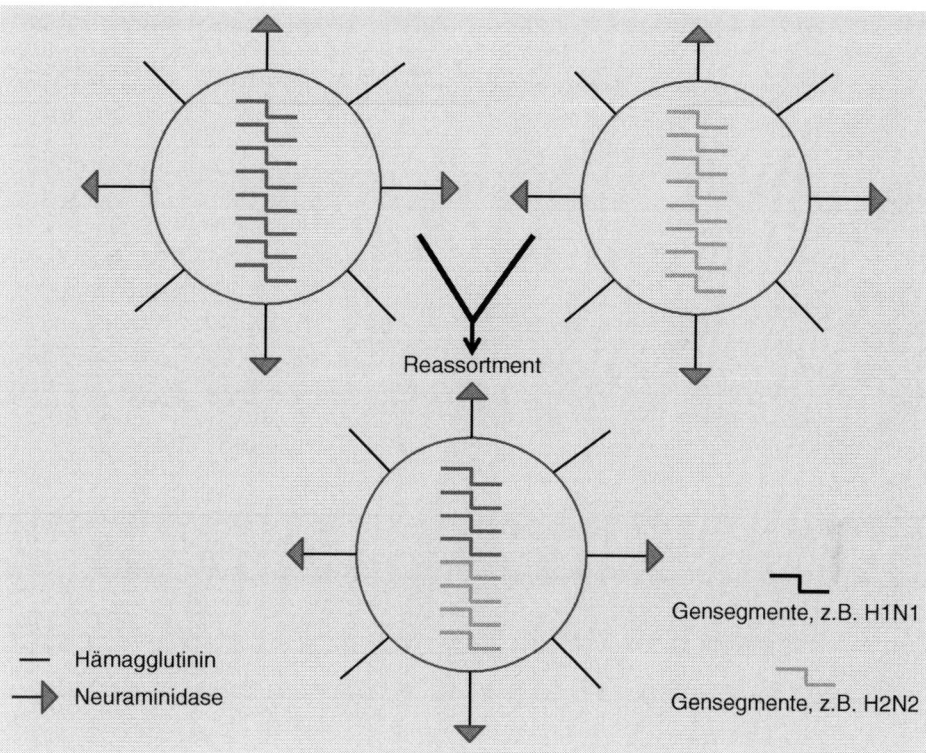

Abb. 2 Prinzip des Antigenshifts („reassortment") (aus: Treanor 2005; mit freundlicher Genehmigung)

Aufenthalt in größeren Menschenmengen bzw. Tätigkeit in der Krankenversorgung. Die Risikofaktoren decken sich somit weitgehend mit denen der Pneumokokken. Im Falle einer epidemischen Influenza nach Antigendrift sind insbesondere auch jüngere Personen ohne Immunität gegen die neue Variante gefährdet. Risikofaktoren für schwere Verläufe sind insbesondere Schwangerschaft und Adipositas.

2.1.5 Klinisches Bild der Influenzavirus-Pneumonie

Die Symptomatik der Influenzavirusinfektion beginnt akut mit Halsschmerzen und einer ausgeprägten Malaise und starken Myalgien, ggf. auch Zephalgien. Fieber besteht in ca. 70 % der Fälle. Der Reizhusten setzt etwas später ein, kann aber länger als festsitzender Husten andauern. Im typischen Fall geben die Patienten ein „grippales Gefühl" an, was sich besonders an den Muskel- und Gliederschmerzen festmacht.

Dieses klinische Bild ist zwar charakteristisch, aber keineswegs spezifisch. Nur innerhalb einer epidemischen Situation besteht eine hohe Treffsicherheit der klinischen Diagnose.

Die primäre Influenza-Pneumonie äußert sich überwiegend durch schwere Belastungsdyspnoe und Zyanose, bei hämorrhagischen Verlauf durch Hämoptoe. Die sekundäre Influenza-Pneumonie durch bakterielle Superinfektion tritt in <10 % der Fälle auf. Diese ist gekennzeichnet durch ein zweizeitiges Fieber, begleitet von klassischen Pneumoniesymptomen.

2.2 Andere Viren

Andere Viren wie Parainfluenza, RS-Viren und Adenoviren sind nur selten Erreger der ambulant erworbenen Pneumonie. Übertragungswege, Risikofakoren und klinisches Bild ähneln sehr dem Influenzavirus.

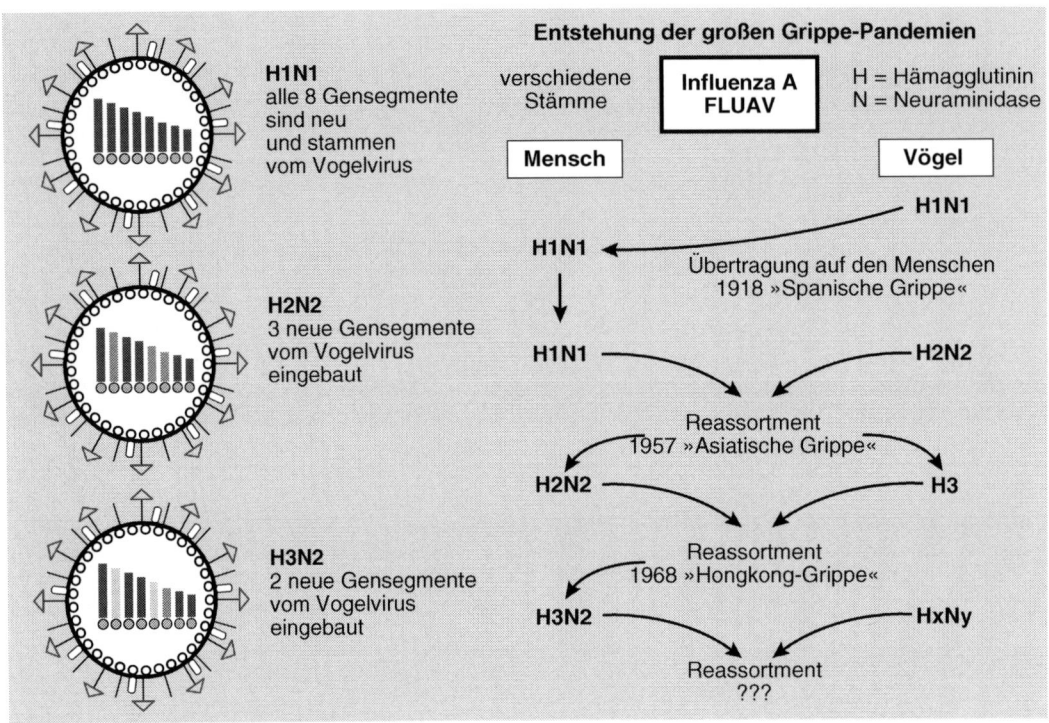

Abb. 3 Die Entstehung von Pandemien

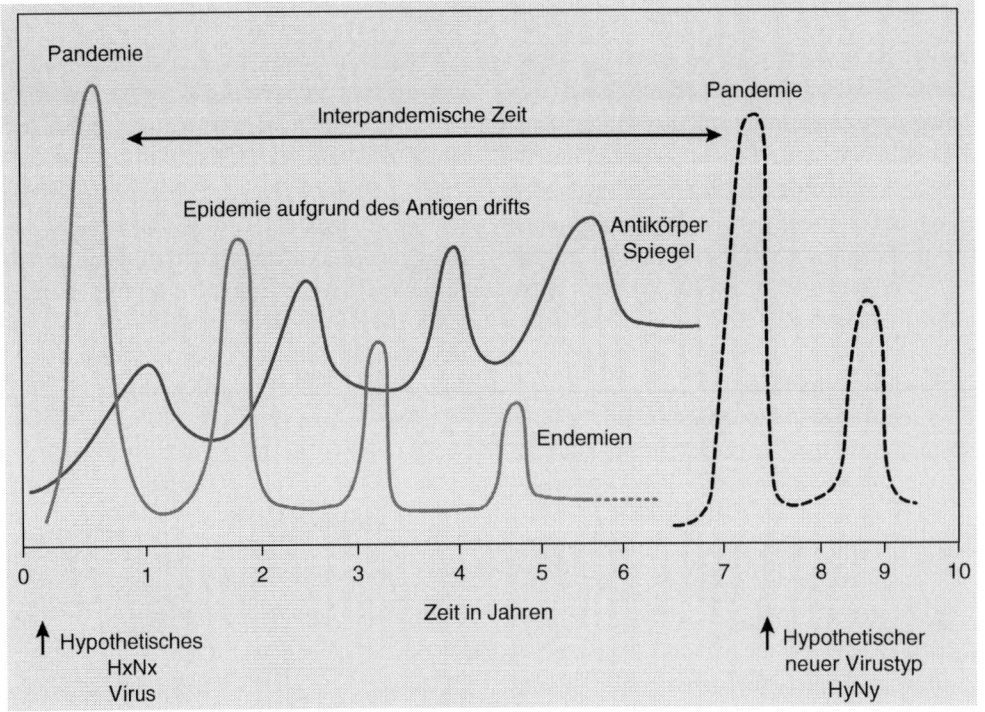

Abb. 4 Influenza-Pandemien, interpandemische Perioden mit saisonaler Influenza und erneute Pandemien durch reassortment (aus: Treanor 2005; mit freundlicher Genehmigung)

Abb. 5 Legionellen-
Ausbruch auf einem
Kreuzfahrtschiff durch
fehlende Desinfektion des
Wassers im Brominator.
Abhängigkeit der
Legionellen-Infektion vom
Aufenthalt im Whirlpool
Spa bzw. der Nähe zu
diesem. Das
Infektionsrisiko stieg mit
jeder Stunde des
Aufenthalts im Whirlpool
um 64 % (aus: Jernigan
et al. 1996; mit freundlicher
Genehmigung)

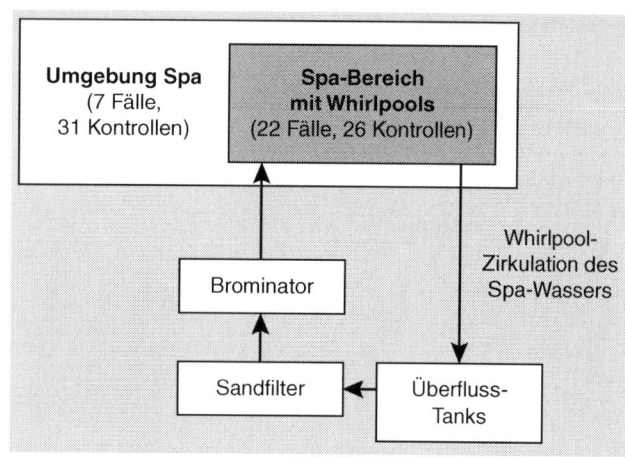

3   „Atypische" bakterielle Erreger: die großen Drei

3.1   Legionella spp.

3.1.1   Mikrobiologie

Legionellen sind gramnegative Bakterien; die virulente Form ist flagelliert. Das natürliche Habitat der Legionellen ist nicht der Mensch, sondern das Süßwasser. Legionellen vermehren sich intrazellulär als Parasiten in Amöben; ähnlich überlebensfähig sind sie in Phagozyten. Die optimale Wassertemperatur zur Vermehrung beträgt 25–45 °C. Ab 55 °C sterben die Keime relativ schnell ab.

Legionellen wachsen nicht auf konventionellen Kulturmedien. Der Nachweis in der Kultur erfolgt vielmehr über einen Holzkohle-Hefeextrakt-Agar (BCYE).

Aktuell sind über 40 Spezies mit über 60 Serogruppen bekannt. Etwa die Hälfte von diesen sind humanpathogen. In Deutschland sind ca. 90 % der humanen Infektionen durch Legionella pneumophila der Serogruppe 1 bedingt, 10 % durch andere Serogruppen (z. B. L. micdadei, L. bozemanii).

Legionellen sind als intrazellulär wachsende Erreger von ß-Laktamen nicht erreichbar. Zur Therapie geeignet sind deshalb nur antimikrobielle Substanzen mit hoher intrazellulärer Konzentration.

3.1.2   Übertragung

Legionellosen sind immer exogene Infektionen; eine Übertragung von Mensch zu Mensch geschieht nicht. Legionellen-Erkrankungen sind vielmehr Folge der Verneblung keimhaltigen Wassers, z. B. über Duschen, Kühltürme, Springbrunnen oder Whirlpools.

Voraussetzung für eine Infektionsquelle sind für die Vermehrung günstige Temperaturen und eine Aerosolbildung. Bevorzugte Quellen infektiöser Legionellen-Aerosole sind:

– Heißwassertanks
– Bereiche des Warmwasserleitungssystems, in denen eine Stagnation des Wassers eintritt, vor allem
  • über Wochen stagnierende/tote Wasserleitungen
  • vorübergehend nicht genutzte Wohnungen
  • Neubauten
  • Sanierungen und Umbauten
  • saisonal betriebene Anlagen (z. B. Campingplätze, Freibäder), Sportanlagen
  • Sauna, Whirlpool, Fontänen, Rutschen, Hallenbäder, Springbrunnen etc. (Abb. 5)
– Zentrale Wasserversorgungen in Krankenhäusern, Sanatorien, Altenheimen, Hotels und Zahnarztpraxen (Mundspüleinrichtungen), auch wegen des stärker „gefährdeten" Nutzerkreises

- Technische Anlagen wie z. B. die Wasser-
  strahltechnik in Produktionsstätten (Reinigung,
  Autowaschanlagen), Kühltürme, Lüftungs-
  anlagen mit Aerosolbildung

3.1.3 Pathogenese

Über die Aerosole gelangen Legionellen in die
Alveolen. Zunächst erfolgt eine Phagozytose
durch Makrophagen. In den Vakuolen verhindern
die Legionellen die Reifung zum Phagolysosom
und können sich somit in der Zelle vermehren.
Dabei rekrutieren sie Mitochondrien sowie Teile
des glatten und rauen endoplasmatischen Retiku-
lums an die Oberfläche ihrer Vakuole, wodurch
sie wesentliche Nährstoffe in ihre eigene Vermehrung umleiten. Sobald die Nährstoffe knapp werden, werden die Vakuole und die Zelle lysiert,
so dass die Legionellen frei werden. Um diese
Vorgänge zu erreichen, sezernieren intrazelluläre
Legionellen über ein sog. Typ-IV-Sekretionssys-
tem eine Vielzahl von Proteinen in die Wirtszelle.
Es erfolgt ein Befall auch der Lungenepithelzellen
Typ I und II.

3.1.4 Risikofaktoren

Die Risikofaktoren für eine Legionellen-
Pneumonie sind:

- Männliches Geschlecht
- Inhalatives Zigarettenrauchen
- Alkoholismus
- Immunsuppression
- Therapieversagen nach ß-Laktam-Therapie
- Rückkehr aus Urlaub im Mittelmeerbereich
  (v. a. Spanien)
- Arbeiten an Wasserleitungen
- Besuch eines Whirlpools in unmittelbarer Ver-
  gangenheit
- Hinweise für eine Legionellen-Epidemie in der
  Umgebung

3.1.5 Klinisches Bild der Legionellen-
       Pneumonie

Das klinische Bild der Legionellen-Pneumonie
ist gekennzeichnet durch typische Symptome
der Pneumonie mit akutem Beginn, hohem
Fieber und Dyspnoe sowie einer Reihe extrapul-
monaler Symptome, wie z. B. Kopfschmerzen

und Diarrhoen, die als solche eher an eine
virale Infektion denken lassen würden. Laborchemisch ist gehäuft eine Hyponatriämie und
Erhöhung der CK (Kreatinkinase) sowie der
Transaminasen nachweisbar. Ein Therapieversagen unter ß-Laktam-Therapie wird naturgemäß
häufiger gesehen.

Einige Autoren haben Scores zur klinischen
Prädiktion von sporadischen Legionellen-Pneumonien entwickelt. Diese sind jedoch bei weitem
nicht hinreichend trennsicher, um für die klinische
Routine empfohlen werden zu können. In der
epidemischen Situation müssen ohnehin alle
Pneumonien zunächst als Legionellen-Verdachts-
fälle angesehen und entsprechend behandelt
werden.

Die jüngste Untersuchung aus Deutschland
zeigt klare Unterschiede in der klinischen Präsentation zwischen leichtgradigen, ambulant und stationär behandelten Fällen (Tab. 4).

▶ **Cave** Als exogene Infektion sind sowohl
epidemische als auch sporadische Fälle von
Legionellen-Pneumonien meldepflichtig!

3.1.6 Bedeutung der Legionellen als
       Erreger von Epidemien

In Deutschland sind in jüngerer Vergangenheit
mehrere Legionellen-Ausbrüche vorgekommen,
so zuletzt in Ulm (2010) bzw. Warstein (2013).
Nur die Identifikation der Infektionsquellen und
eine sofortige Einleitung von Schutzmaßnahmen
haben die Ausbrüche zum Stillstand bringen können. Daher ist es von ganz zentraler Bedeutung,
Häufungen von Pneumonien im Krankenhaus zu
erkennen und umfassende diagnostische Untersuchungen einzuleiten, vor allem auch auf Legionellen durch den Antigen-Schnelltest. Ebenso sind
diese Häufungen umgehend zu melden.

3.2   Mycoplasma pneumoniae

3.2.1   Mikrobiologie

Mycoplasma pneumoniae ist ein zellwandloser
Prokaryot mit einer terminalen Organelle. Für

Tab. 4 Legionellen-Pneumonien in Deutschland. Unterschiede der Präsentation und Prognose von leichtgradigen, ambulant behandelten und mittel- bis schwergradigen, stationär behandelten Legionellen-Pneumonien (nach: von Baum et al. 2008)

Variable	Leichtgradig, ambulant behandelt (n = 29) %	Hospitalisiert (n=65) %	P
Alter (Mittelwert)	55,4 ± 15,7	66,9 ± 14,5	0,001
Männliches Geschlecht (%)	48	71	0,6
Raucher (%)	35	32	1,0
Diabetes mellitus (%)	7	35	0,005
Fieber (%)	45	59	0,27
Bewusstseinstrübung (%)	0	11	0,10
CRB-65 score (%) 0 1–2 3–4	55 41 0	23 74 1,5	0,003
Hyponatriämie ≤ 130 mmol/L (%)	0	23	0,6
Maschinelle Beatmung (%)	0	6	0,31
30-Tages-Letalität (%)	0	15,4	0,02
180-Tages-Letalität (%)	0	18,5	0,02

das Wachstum in der Kultur benötigen Mykoplasmen ein sterolhaltiges Medium. Ein Nachweis ist aufgrund der sehr langsamen Verdopplungszeit von ca. 6 h nicht vor Ablauf von 2 bis 3 Wochen zu führen.

Mykoplasmen können als zellwandlose Erreger nicht in der Gramfärbung dargestellt werden und sind primär resistent gegen alle ß-Laktame.

3.2.2 Übertragung

Die Übertragung geschieht durch Tröpfcheninfektion im Rahmen von engen Kontakten von Mensch zu Mensch. Mykoplasmen-Pneumonien häufen sich in Zyklen von 4 bis 7 Jahren. Die Inkubationszeit beträgt 2 bis 3 Wochen. Es besteht keine jahreszeitliche Häufung. Eine Übertragungsfähigkeit scheint auch nach abgeschlossener Therapie noch über Wochen bis Monate möglich zu sein.

3.2.3 Pathogenese

Die Pathogenese ist noch nicht hinreichend geklärt. Nach Epitheladhärenz durch die terminale Organelle bewirken Mykoplasmen direkt toxische Wirkungen mit dem Ergebnis von Zilienlähmung und -untergang; hierfür könnte ein ADP-ribosylierendes Toxin verantwortlich sein, das ähnliche Zielproteine angreift wie das Pertus-

sistoxin. Des Weiteren kommt es nach neutrophiler Immunantwort zu einer weiteren Zellschädigung.

Es bestehen aber auch Hinweise auf autoimmune Prozesse. Die Grundlage dafür wird in der Homologie der Mykoplasmen zu vielen körpereigenen Strukturproteinen gesehen; tatsächlich werden Antikörper gegen Myosin, Keratin und andere Gewebsstrukturen gefunden. Diese autoimmunen Prozesse sind wahrscheinlich die Grundlage der Vielzahl der möglichen extrapulmonalen Komplikationen. Etwa 50 % der Patienten entwickeln IgM-Kälteaggutinine, die eine hämolytische Anämie nach sich ziehen können.

3.2.4 Risikofaktoren

Die Mykoplasmen-Pneumonie betrifft typischerweise jüngere Patienten <65 Jahre und kommt im höheren Lebensalter nur selten vor. Eine Übertragung wird durch engen Kontakt in größeren Familien bzw. Gruppen (z. B. Schulen bzw. Kasernen) begünstigt. Sie kann entsprechend ähnlich wie Virusinfektionen in (Kleinraum-) Epidemien auftreten.

3.2.5 Klinisches Bild der Mykoplasmen-Pneumonie

Die Mehrzahl der Mykoplasmen-Infektionen bleiben asymptomatisch oder auf eine Infektion der oberern Atemwege bzw. Bronchitis beschränkt. Das klinische Bild der Mykoplasmen-Pneumonie verdient am ehesten die Bezeichnung „atypisch". Tatsächlich besteht ein subakuter Verlauf, ist hohes Fieber selten, im Vordergrund steht eine erhebliche Malaise mit unproduktivem Husten. Darüber hinaus bestehen häufig extrapulmonale Symptome wie Hals- und Kopfschmerzen sowie Myalgien. Der Auskultationsbefund ist eher obstruktiv.

Eine ganze Reihe von seltenen extrapulmonalen Manifestationen und Komplikationen sind beschrieben, so Hautefforeszenzen, Arthralgien, Peri- und Myokarditiden, ZNS-Befall (Guillian-Barré-Syndrom, transverse Myelitis, Infarkte bis hin zur Meningo-Enzephalitis), Glomerulonephritis und nephrotisches Syndrom, Uveitis sowie (hämolytische) Anämie, Thormbozytopenie und disseminierte intravaskuläre Gerinnung (DIC).

Die Klinik der Mykoplasmen-Pneumonie wurde ebenfalls jüngst in Deutschland untersucht. Die Daten zeigen, dass es sich um im Mittel knapp zwei Dekaden jüngere Patienten mit weniger Komorbidität, geringerem initialem Schweregrad, geringerer systemischer Inflammation, kürzerem Krankheitsverlauf und einer Letalität von nur 0,7 % handelt.

3.3   Chlamydophila pneumoniae

3.3.1   Mikrobiologie

Chlamydophila pneumoniae (früher Chlamydia pneumoniae) ist ein obligat intrazelluläres gramnegatives Bakterium. Es benötigt verschiedene Komponenten der Wirtszelle, da es sie selbst nicht synthetisieren kann, darunter ATP und Komponenten des Citratzyklus. Es weist einen einzigartigen biphasischen Lebenszyklus auf. Extrazelluläre, sog. Elementarkörper sind stoffwechselinaktiv, aber infektiös. Sie induzieren ihre Aufnahme in Wirtszellen und verwandeln sich dort in Retikularkörper (auch Initialkörper); diese vermehren sich durch Zweiteilung unter Ausschöpfung der Wirtszellenergien und bilden charakteristische Einschlusskörperchen. In dieser Phase werden Chlamydien-Antigene auf der Oberfläche der Wirtzelle exprimiert und setzen eine entsprechende Immunantwort in Gang. Die Retikularkörper wandeln sich zu Elementarkörpern

zurück, bevor sie freigesetzt werden. Dabei kann die Wirtszelle lysieren. Die Retikulärkörper können allerdings auch ihr Wachstum „einfrieren" und in den Wirtszellen länger persistieren.

3.3.2   Übertragung

Die Übertragung erfolgt über Tröpfcheninfektion von Mensch zu Mensch. Der Erstkontakt erfolgt im Schulalter; im Erwachsenenalter weist die Mehrzahl eine serologische Evidenz für eine zurückliegende Infektion auf. (Kleinraum-) Epidemien sind beschrieben.

3.3.3   Pathogenese

Die Pathogenese ist noch weitgehend ungeklärt. Chlamydophila pneumoniae kann eine Zilienlähmung und dadurch Koinfektionen mit anderen Erregern bewirken. Ihre Rolle als persistierender Erreger in chronisch-inflammatorischen Prozessen ist ebenfalls unklar.

3.3.4   Risikofaktoren

Aufgrund der extrem hohen Durchseuchung kann von Risikofaktoren im strengen Sinne nicht gesprochen werden. Enger Kontakt mit Infizierten in Familien oder größeren Gruppen begünstigen die Übertragung.

3.3.5   Klinisches Bild der Chlamydophila-pneumoniae-Pneumonie

Das klinische Bild ähnelt stark der Mykoplasmen-Pneumonie. Aufgrund der relativ häufigen dualen Infektion werden die typischen Zeichen mitunter verwischt. Extrapulmonale Manifestationen, insbesondere eine Karditis, Hepatitis und des ZNS (Menigitis, Enzephalitis) sowie ein Erythema nodosum sind selten.

4   Der „unscheinbare" Erreger: Haemophilus influenzae

4.1   Mikrobiologie

Haemophilus influenzae ist ein kleines, pleomorphes, gramnegatives Bakterium. Das Wachstum in der Kultur benötigt zwei Faktoren, den X- und

V-Faktor. Seine Abhängigkeit von X (Häm) begründet seinen Namen als „Blutliebhaber". Es gibt bekapselte und nicht bekapselte Stämme. Die bekapselten Stämme (mit sechs bekannten Serotypen a bis f) verursachen invasive Infektionen, die nicht bekapselten Stämme Infektionen der oberen und unteren Atemwege (diese sind der häufigste Kolonisationskeim bei COPD und auch bei akuten Exazerbationen der am häufigsten nachgewiesene bakterielle Erreger). Auch die unbekapselten Stämme können gelegentlich in der Blutkultur gefunden werden.

Die Resistenz gegenüber ß-Laktamen wird meist über ß-Laktamasen vermittelt. Andere Resistenzen sind sehr selten (z. B. ß-Laktamasen negative Ampicillin-Resistenz (BLNAR)).

4.2   Übertragung

Haemophilus influenzae haben ihr Habitat ausschließlich in den Atemwegen der Menschen. Nicht bekapselte Stämme kolonisieren den Atemwegstrakt in 30 bis 80 % der untersuchten Fälle, bekapselte Stämme (vor allem Typ b) in 2 bis 4 % der ungeimpften Population. Allerdings wechseln die kolonisierenden Stämme nach Tagen bis Monaten. Die Übertragung geschieht über Tröpfcheninfektion oder kontaminiertes Atemwegsmaterial.

4.3   Pathogenese

Die Entwicklung einer Pneumonie setzt eine Aspiration von Sekreten mit hohen Keimzahlen sowie einen immunologisch lokal (bronchial) oder systemisch geschwächten Wirt voraus. Die Immunität ist bei bekapselten Stämmen kapsel-, bei nicht bekapselten stammspezifisch.

4.4   Risikofaktoren

Risikofaktoren umfassen inhalatives Zigarettenrauchen, COPD und Immunsuppression. Auch bei Konstellationen, die eine Aspiration begünstigen (z. B. Alkoholismus, ZNS- und Ösophagus-

erkrankungen mit Schluckstörungen), wird Haemophilus influenzae gehäuft gefunden. Haemophilus influenzae ist ein häufiger Erreger der sekundären Pneumonie im Rahmen einer Influenzavirusinfektion.

4.5   Klinisches Bild der Haemophilus-influenzae-Pneumonie

Dieses entspricht meist dem einer Bronchopneumonie, d. h. die Symptomatik ist stark bronchial geprägt mit Fieber, Husten und Auswurf. Die Untersuchungsbefunde sind häufiger unilateral und lokalisiert. In seltenen Fällen mit Bakteriämie kann ein Krankheitsbild mit schwerer Sepsis resultieren.

5   Seltenere, aber wichtige pyogene Erreger

5.1   Staphylococcus aureus (MSSA)

5.1.1   Mikrobiologie
Staphylokokken sind grampositive Kokken. Sie besiedeln häufig den oberen Respirationstrakt (ca. 30 %) und die Haut.

Im Rahmen der ambulant erworbenen Pneumonie handelt es sich (zumindest in Europa und Deutschland) um Oxacillin-sensible Stämme (MSSA). Solche mit MRSA sind zur Zeit eine Rarität.

5.1.2   Übertragung
Eine Übertragung ist möglich über die Aspiration von oropharyngealem Sekret, aber auch über eine Bakteriämie (meist, nicht immer aus einer anderen Infektionsquelle).

5.1.3   Pathogenese
Nach Adhärenz in den oberen Atemwegen mit nachfolgender Kolonisation können Staphylococcus aureus in die unteren Atemwege deszendieren und zu einer Pneumonie führen. Je nach Immunitätslage bleibt diese bronchopneumonisch oder

weitet sich zu einer alveolären Pneumonie aus, ggf. bis hin zur Abszessbildung.

Besondere Konstellationen bestehen im Rahmen einer Superinfektion bei Influenzavirusinfektion sowie der multipel abszedierenden Pneumonie bei i.v.-Drogenabhängigen mit Trikuspidalklappen-Endokarditis.

5.1.4 Risikofaktoren

Etwa die Hälfte der Staphylococcus-aureus-Pneumonien betrifft vorher gesunde Patienten; bei der Mehrzahl dieser Fälle geht eine Influenzavirusinfektion voraus. Weitere Risikofaktoren umfassen ein hohes Lebensalter sowie chronische kardiovaskuläre und pulmonale Erkrankungen (COPD, Bronchiektasen). Eine häufige Ursache für die Bakteriämie ist der i.v.-Drogengebrauch.

5.1.5 Klinisches Bild einer Staphylococcus-aureus-Pneumonie

Ein charakteristisches Krankheitsbild ist nicht bekannt. Allerdings besteht eine Neigung zur Einschmelzung mit Kavernenbildung, Abszessen, Pneumatocelen und Pneumothoraces. Auch eine Empyembildung ist häufig.

Eine Besonderheit stellt eine Staphylococcus-aureus-Pneumonie durch PVL-positive Stämme dar. Diese trifft Kinder und jüngere Erwachsene. Typischerweise geht ein Influenza-ähnliches Prodrom voraus. Hohes Fieber, Hämoptysen, Leukopenie und eine hohe CK sowie ein fulminanter Verlauf sind charakteristisch.

5.2 Enterobakterien (EB)

5.2.1 Klebsiella spp.

Mikrobiologie

Klebsiella spp. sind gramnegative, bekapselte Stäbchen. Sie kommen in der oropharyngealen Flora in bis zu ca. 5 % vor. Die Polysaccharid-Kapsel mit über 70 antigenen Varianten gilt als wichtigster Virulenzfaktor. Dieser wird über die Hemmung der Phagozytose wirksam.

Im Rahmen der ambulant erworbenen Pneumonie spielt in der Regel nur Klebsiella pneumoniae eine Rolle. Alle Klebsiellen sind über eine chromosomal kodierte ß-Laktamase natürlich resistent gegen Ampicillin. Eine Multiresistenz wird bei Klebsiellen häufig über Plasmide übertragen, die eine Resistenz vom ESBL-Typ vermitteln. Neuerdings muss zusätzlich mit Carbapenemasen gerechnet werden.

Übertragung

Klebsiellen sind überwiegend endogene Infektionserreger. Über die oropharyngeale Kolonisation mit Klebsiellen, die selten spontan auftritt, meist jedoch im Rahmen von Komorbidität und Krankenhausaufenthalten erworben ist, besteht ein Reservoir an Erregern, die in die unteren Atemwege deszendieren.

Risikofaktoren

Die klassische „Friedländer"-Pneumonie wurde als eine typische Pneumonie des Alkoholikers mit Lungengrunderkrankung angesehen. Heute stehen als Risikofaktoren schwere chronische Komorbiditäten (meist COPD) sowie Konstellationen, die eine Aspiration begünstigen (neben Alkoholismus, ZNS- und Ösophaguserkrankungen mit Schluckstörungen) im Vordergrund. Aber auch fortgeschrittene kardiovaskuläre Erkrankungen wurden als Risikofaktoren beschrieben.

Pathogenese

Die Klebsiellen-Pneumonie entsteht durch Aspiration oropharyngealen Sekrets, welches Klebsiellen in hinreichender Keimzahl beinhaltet.

Klinisches Bild der Klebsiellen-Pneumonie

Das klinische Bild der „Friedländer"-Pneumonie teilt die meisten Charakteristika der klassischen Pneumokokken-Pneumonie. Als zusätzliche Besonderheiten werden der schwere Verlauf, die Oberlappenbevorzugung, die Neigung zu Abszessbildung und Empyem und das häufige Vorliegen eines gelblich-blutigen Auswurfs angesehen. Heute werden diese Besonderheiten der „Friedländer"-Pneumonie nicht mehr allgemein als valide akzeptiert.

5.2.2 Escherichia coli

Mikrobiologie

Escherichia coli sind gramnegative Stäbchen. Escherichia coli ist überwiegend ein Erreger von Harnwegsinfektionen und abdominellen Infektionen, darüber hinaus führender Erreger von nosokomialen Infektionen. Als Erreger der ambulant erworbenen Pneumonie ist Escherichia coli selten. Resistenzen werden hauptsächlich vermittelt über ß-Laktamasen, ESBL sowie Carbapenemasen.

Übertragung

Die Übertragungsmechanismen entsprechen denen der Klebsiellen.

Risikofaktoren

Die Risikofaktoren entsprechen denen von Klebsiellen-Pneumonien.

Pathogenese

Die Escherichia-coli-Pneumonie entsteht ebenfalls durch Aspiration entsprechend kontaminierten oropharyngealen Sekrets. Ein zweiter pathogenetischer Weg ist die bakteriämische Ausbreitung bei bestehender Harnwegsinfektion bzw. abdomineller Infektion.

Klinisches Bild der Escherichia-coli-Pneumonien

Meistens handelt es sich um Bronchopneumonien. Ebenso wie bei Klebsiellen besteht eine Neigung zur Empyembildung. E.coli findet sich häufig in der Blutkultur; in diesen Fällen muss zusätzlich nach Harnwegsinfektionen und abdominellen Infektionen gefahndet werden.

5.3 Nonfermenter

5.3.1 Pseudomonas aeruginosa

Mikrobiologie

Pseudomonas aeruginosa ist ein gramnegatives Stäbchenbakterium, das keine Kohlenhydrate unter anaeroben Bedingungen metabolisieren kann (daher Nonfermenter). Seine Habitate sind Wasser, aber auch Pflanzen und feuchte Böden. Es kolonisiert vorwiegend den Darm, aber auch die Haut und den Oropharynx.

Resistenzen werden wirksam über eine Fülle von Mechanismen. Dazu gehören u. a. chromosomal kodierte, induzierbare AmpC-ß-Laktamasen, OprD-kodierte Änderung der Membraneigenschaften (Porine) sowie ein erhöhter Efflux. Zunehmend werden auch Carbapenemasen gesehen.

Besonders schwer zu behandeln sind mukoide Stämme, die bei der cystischen Fibrose, aber auch bei schwerer COPD als chronische Besiedlung/Infektion auftreten. Diese Stämme produzieren die extrazelluläre Substanz Alginat, welche als Matrix eines Biofilms dient. Die besiedelnden Stämme beherbergen mehrere Klone mit unterschiedlichen Resistenz- und Virulenzeigenschaften, die durch antimikrobielle Therapie vermindert bzw. umgekehrt selektiert werden können; ein Resistogramm gibt hier keine verlässliche Auskunft mehr darüber, welche Substanzen therapeutisch wirksam sind. Im Rahmen der ambulant erworbenen Pneumonie kommen solche Stämme kaum vor.

Übertragung

Der wichtigste Übertragungsmechanismus ist die Aspiration oropharyngealen Sekrets. Seltener kann auch eine Inhalation Pseudomonas-kontaminierter Aerosole zugrundeliegen. Ebenso selten kann eine Bakteriämie aus einem anderen Infektionsherd eine Pneumonie zur Folge haben.

Pathogenese

Pseudomonas aeruginosa ist ein opportunistischer Erreger par excellance und verursacht Infektionen typischerweise nur bei schwergradig morbiden Patienten. Es wird daher überwiegend als nosokomialer Infektionserreger angetroffen. Sehr selten können sehr hohe Keimzahlen auch beim ansonsten Gesunden zu Pneumonien führen.

Pseudomonas aeruginosa weist eine Fülle von Virulenzfaktoren und -mechanismen auf, unter diesen Alginat (verhindert Phagozytose), Lipopolysaccharide, Pili, Geißeln, Exotoxine, Proteasen, Oxidantien sowie das Quorum sensing (Mengenregelung über chemische Transmitter, Biofilmbildung). Diese Ausstattung erklärt zum Teil die Neigung zur nekrotisierenden Pneumonie.

Risikofaktoren

Risikofaktoren für eine ambulant erworbene Pneumonie durch P. aeruginosa umfassen eine schwere pulmonale Komorbidität (COPD und/ oder Bronchiektasen), Vorhandensein einer PEG-Sonde (als Surrogat einer fortgeschrittenen funktionellen Beeinträchtigung bis hin zur Bettlägerigkeit), Unterernährung sowie eine vorausgegangene Hospitalisation und antimikrobielle Therapie.

Klinisches Bild einer Pseudomonas-Pneumonie

In den wenigen Kasuistiken von Pseudomonas-Pneumonien bei ansonsten gesunden Patienten handelt es sich stets um akute, schwere Verläufe mit septischem Schock und Todesfolge. Bei Patienten mit Grunderkrankungen kann die Pneumonie schleichender beginnen, nimmt jedoch häufiger ebenfalls einen schweren Verlauf. Einschmelzungen mit Kavernenbildung, Abszesse und Mikroabszesse sind charakteristisch.

5.4 Synopsis: Enterobakterien (EB) und Pseudomonas aeruginosa (PA)

Neben Klebsiella pneumoniae und Escherichia coli können noch weitere Enterobakterien selten Erreger der ambulant erworbenen Pneumonie sein. Dazu gehören Enterobacter spp., Serratia spp. und Proteus spp. Diese teilen die Risikofaktoren, Übertragungswege, Pathogenese und das klinische Bild von Klebsiellen und Escherichia coli.

Die Häufigkeit und Relevanz dieser Erreger ist aktuell Gegenstand von Kontroversen. Während US-amerikanische Studien über einen relativ hohen Prozentsatz dieser Erregergruppe bei Patienten mit ambulant erworbener Pneumonie berichten (bis 10 % bei Älteren und Patienten aus Pflegeheimen), konnte in Europa diese Häufigkeit nicht bestätigt werden (Tab. 5).

Tab. 5 Bedeutung der adäquaten Diagnostik bei der Beurteilung von Isolaten von Enterobakterien und Pseudomonas aeruginosa (nach: von Baum et al. 2010). Die meisten Isolate wurden entsprechend den dargelegten Qualitätskriterien als Kolonisationserreger gewertet. Diese Wertung wird im Vergleich der Letalitätsraten plausibel. Die Unterschiede in den Häufigkeitsangaben zu diesen Erregern finden in der Methodologie ihre Erklärung

	Enterobakterien	Pseudomonas aeruginosa
Häufigkeit:		
Kolonisation	14,1 %	3,0 %
Pathogen ambulant	2,2 %	0,08 %
Pathogen stationär	5,5 %	1,8 %
30-Tage-Letalität:		
Kolonisation	4 %	4 %
Pathogen	18 %	21 %

In praktischer Hinsicht sind bei der Bewertung dieser Erregergruppe folgende Regeln wichtig, um Fehldeutungen vorzubeugen:

Respiratorische Sekrete (Sputum, BALF) Sputum ist ein unreines Material, das stark von oropharyngealen Kolonisationserregern kontaminiert werden kann. Auch die BALF ist nicht vor Kontaminationen gefeit. Die dargelegten Regeln der Sputumgewinnung, -verarbeitung und -interpretation sind zu beachten.

Ist eines der entsprechenden Kriterien nicht erfüllt, darf ein Isolat von EB/PA nicht als diagnostisch angesehen werden.

Blutkultur Blutkulturen mit Nachweis von EA/-PA beweisen diese in der Regel als Erreger. Es muss jedoch stets geprüft werden (besonders bei E. coli, aber auch bei anderen), ob nicht gleichzeitig eine Harnwegsinfektion oder abdominelle Infektion vorliegt (bzw. bei nicht eindeutigem Infiltratnachweis, ob überhaupt eine Pneumonie vorliegt).

Pleuraerguss Der Nachweis von EB/PA im Pleuraerguss beweist die entsprechende Ätiologie und den komplizierten parapneumonischen Erguss bzw. das Empyem.

Antimikrobielle Vorbehandlung Eine solche Vorbehandlung vergrößert das Risiko eines falsch-positiven Befundes respiratorischer Materialien mit Nachweis von EB/PA. Je später im Verlauf der Pneumoniepisode ein respiratorisches Sekret gewonnen wird, desto höher ist das Risiko eines irreführenden falsch-positiven Befundes.

6 Ein seltener epidemischer Erreger: Coxiella burnetii

6.1 Mikrobiologie

Coxiella burnetii ist ein pleomorphes Kokkobazillus mit gramnegativer Zellwand, das obligat intrazellulär lebt. Es gibt sog. small cell variants (SCV) und large cell variants (LCV). Die SCV sind gegen Umwelteinflüsse sehr stabil, nicht unähnlich den Sporen bei z. B. Clostridien.

6.2 Übertragung

Das Q-Fieber ist eine Zoonose. Das größte Tierreservoir besteht in Rindern, Schafen und Ziegen, bei denen insbesondere die Plazenta trächtiger Tiere infiziert ist. Viele andere Tiere können jedoch zusätzlich Überträger sein. Die Infektion der Tiere selbst erfolgt über Zecken und andere Arthropoden. Die Übertragung auf den Menschen erfolgt meist über die Inhalation kontaminierten Aerosols. Auch eine Übertragung perkutan oder über Transfusion ist möglich. Eine Übertragung durch kontaminierte Milch oder indirekte Kontakte, z. B. über kontaminierte Wäsche, ist ebenfalls beschrieben.

6.3 Risikofaktoren

Als Zoonose befällt das Q-Fieber am häufigsten Bauern bzw. Farmer, Veterinäre und Arbeiter in Schlachthöfen. Aber auch der nähere Kontakt zu infizierten Herden reicht für eine Infektion aus. Mitunter entstehen Infektionen aber auch z. B. bei Spaziergängern oder an einer Tankstelle, an der ein Tiertransporter Halt macht.

6.4 Pathogenese

Nach Inhalation kommt es zur Proliferaton in der Lunge und zur Ausbreitung über die Blutbahn, die den systemischen Charakter der klinischen Symptomatik erklärt. Die Immunabwehr erfolgt primär über Makrophagen und Granulombildung.

6.5 Klinisches Bild des Q-Fiebers

Die akute Form des Q-Fiebers kann als selbstlimitierende Fieberepisode, Pneumonie oder Hepatitis verlaufen, weitere seltenere Mainfestationen sind möglich. Charakteristisch für die Pneumonie sind neben dem Fieber die ausgeprägte Malaise, die Cephalgien und Myalgien, während klassische Pneumoniesymptome deutlich seltener auftreten.

6.6 Bedeutung des Q-Fiebers im Rahmen von Epidemien

In Deutschland sind in jüngerer Vergangenheit mehrere Q-Fieber-Epidemien vorgekommen, so zuletzt im Hochsauerland und Nordhessen (2001), im Münchener Umfeld (2002), in Soest (2003) und in Jena (2005). Nur durch konsequentes Einhalten von Hygiene- und Verhaltensregeln kann die Zahl der Erkrankungsfälle reduziert werden.

▶ **Cave** Jeder Fall eines Q-Fiebers ist meldepflichtig!

7 Weitere Erreger und ihre Bedeutung

Die nachfolgenden Erreger sind in Europa und Deutschland von geringerer Relevanz. Sie dürfen jedoch nicht ganz aus den Augen verloren werden. Tabelle 6 gibt einen Überblick. Wichtige außereuropäische Infektionserreger, die als ambulant erworbene Pneumonie bei Reiserückkehrern imponieren können, sind in Tab. 7 aufgeführt.

Tab. 6 Bedeutung seltenerer Erreger der ambulant erworbenen Pneumonie

Erreger	Besonderheiten	Bedeutung
„Typische" Bakterien, grampositiv		
ß-hämolysierende Streptokokken - Gruppe A: S. pyogenes - Gruppe B und C	Nach Virusinfektionen	Historisch Epidemien bei Rekruten Grunderkrankungen Häufig Empyemerreger
Neisseria meningitidis	Nasopharyngeale Akquisition über Tröpfcheninfektion Typischerweise ohne Zeichen des Waterhouse-Friedrichsen-Syndroms	Möglicher Superinfektions-Erreger bei Influenzavirusinfektion Prophylaxe bei Exposition
„Typische" Bakterien, gramnegativ		
Acinetobacter spp. (inkl. baumanii)	Patienten mit Komorbidität, vor allem COPD sowie wiederholten Hospitalisationen und antimikrobiellen Therapiezyklen In wärmeren Gebieten und feuchten Jaherszeiten	Fallberichte und Fallserien, vor allem aus Fernost, z. B. Taiwan
„Atypische Bakterien"		
Chlamydia psittaci (bei Nachweis sicherer Erreger)	Übertragung über Vogelkontakt (Papageien, aber auch Tauben, Enten, Möven, Truthähne etc.) Übertragung meist über kontaminierte Aerosole Hämatogene Dissemination Fieber, Husten, Cephalgien und Myalgien führend	Sporadische und epidemische Fälle möglich
Viren		
Parainfluenza 1,2,3	Überwiegend bei Kindern und Immunsuppression	Selten bei Erwachsenen
RS-Virus	Überwiegend bei Kindern, aber auch bei Erwachsenen	Zunehmende Bedeutung neben Influenzavirus Folgt der Epidemiologie des Influenzavirus
Adenovirus	Überwiegend bei Kindern und Immunsuppression Klinisches Bild ähnlich der Mykoplasmen-Pneumonie	Selten bei Erwachsenen Epidemien bei Rekruten
Varizellen	Extrem kontagiös Nasopharyngeale Akquisition über Tröpfcheninfektion Kutane Manifestation ca. 2 Tage vor Pneumonie Defektabheilung mit kalzifizierten nekrotischen Herden möglich	Selten bei Erwachsenen Cave Immunitätslage
Pilze		
Cryptococcus neoformans, var gattii	Habitat noch unklar Vogelkot wahrscheinlich nur sekundär besiedelt Nachweis noch nicht gleichbedeutend mit Erregeridentifikation Bildet intrapulmonal sehr dicke Kapsel; wenig immunogen, wenig symptomatisch Intakte T-Zellabwehr entscheidend	ZNS-Tropismus, cave Meningitis
Aspergillus spp.	Setzt immer eine schwere Komorbidität und fast immer eine schwere Immunsuppression voraus	Kann sehr selten bei Immungesunden vorkommen bei hoher Exposition auf Aspergillus-haltigen Staub

Tab. 7 Wichtige außereuropäische Infektionserreger, die als ambulant erworbene Pneumonie bei Reiserückkehrern imponieren können

Erreger	Besonderheiten	Bedeutung
Burkholdcria pseudomallei (Meliodose)	Verbreitung in Südostasien und Nordaustralien Übertragung durch kontaminierte Gewässer	In Endemiegebieten relevant
Leptospiren (Leptospirose)	Verbreitung weltweit Übertragung durch kontaminierte Gewässer	Global relevant, jedoch hauptsächlich in Tropen und Subtropen
Brucellen (Brucellose, M.Bang)	Zoonose; Reservoir: Nutzvieh Verbreitung im Mittelmeerraum, der Arabischen Halbinsel, Afrika, Asien, Mittel- und Südamerika Übertragung durch direkten Kontakt, gastrointestinal oder inhalativ	In Endemiegebieten relevant (Türkei) Pneumonie nur selten
Francisella tularensis (Tularämie)	Zoonose; Reservoir: Nager Verbreitung in der nördlichen Hemisphäre Übertragung durch Bisse, gastrointestinal oder inhalativ	Vor allem relevant bei Jägern, Schlachtern, Bauern, Labortätigkeiten
Yersinia pestis (Pest)	Zoonose; Reservoir: Ratten Verbreitung weltweit Übertragung initial durch Flöhe, später inhalativ von Mensch zu Mensch	Selten (ca. 1.700 Fälle pro Jahr weltweit), jedoch aufgrund hoher Kontagiosität kaum definitiv ausrottbar
Hantavirusinfektion	Zoonose; Reservoir: Nager Als „Hantavirus pulmonary syndrom" in Amerika verbreitet Übertragung inhalativ (Nagerausscheidungen)	In Endemiegebieten relevant
Coccidioides immitis	Regionen im Süden der USA, im Norden von Mexiko	Tb-ähnliche Verläufe
Neue Coronaviren SARS (SARS-CoV) Middle-East-Respiratory-Syndrome (MERS-CoV)	2003 Ausbreitung über China 2012 Ausbreitung über Saudi-Arabien	Stark infektiös, rasche weltweite Verbreitung Hohe Letalität

8 Weiterführende Literatur

Sehr informative Übersicht über alle Belange der Erreger der ambulant erworbenen Pneumonie. Besonders zu empfehlen hinsichtlich Informationen zur Erkennung und Meldung von Krankheitshäufungen bzw. Meldepflicht:

- RKI Infektionskrankheiten. http://www.rki.de/ DE/Content/InfAZ/InfAZ_marginal_node.html

Wiewohl schon älter als 10 Jahre, immer noch führendes englischsprachiges Standardwerk mit ausführlichen Kapiteln zu allen Erregern der ambulant erworbenen Pneumonie:

- Marrie T (Hrsg) (2001) Community-acquired pneumonia. Springer

Weiteres englischsprachiges Standardwerk mit Kapiteln zu einzelnen Erregern:

- Torres A, Ewig S, Mandell L, Woodhead M (2006) Respiratory infections. Hodder Arnold

Eine Reihe von Arbeiten aus dem CAPNETZ zu wichtigen Erregern der ambulant erworbenen Pneumonie:

- Pletz MW, von Baum H, van der Linden M, Rohde G, Schütte H, Suttorp N, Welte T (2012)

The burden of pneumococcal pneumonia – experience of the German competence network CAPNETZ. Pneumologie 66:470–475

– von Baum H, Schweiger B, Welte T, Marre R, Suttorp N, Pletz MW, Ewig S; CAPNETZ Study Group (2011) How deadly is seasonal influenza-associated pneumonia? The German competence network for Community-Acquired Pneumonia. Eur Respir J. 37:1151–1157

– von Baum H, Ewig S, Marre R, Suttorp N, Gonschior S, Welte T, Lück C; Competence Network for community acquired pneumonia Study Group. (2008) Community-acquired Legionella pneumonia: new insights from the German competence network for community acquired pneumonia. Clin Infect Dis 46:1356–1364

– von Baum H, Welte T, Marre R, Suttorp N, Lück C, Ewig S (2009) Mycoplasma pneumoniae pneumonia revisited within the German competence network for community-acquired pneumonia (CAPNETZ). BMC Infect Dis 9:62. doi: 10.1186/1471-2334-9-62

– Wellinghausen N, Straube E, Freidank H, von Baum H, Marre R, Essig A (2006) Low prevalence of Chlamydia pneumoniae in adults with community-acquired pneumonia. Int J Med Microbiol 296:485–491

– von Baum H, Welte T, Marre R, Suttorp N, Ewig S; CAPNETZ Study Group (2010) Community-acquired pneumonia through Enterobacteriaceae and Pseudomonas aeruginosa: Diagnosis, incidence and predictors. Eur Respir J 35:598–605

– Schack M, Sachse S, Rödel J, Frangoulidis D, Pletz MW, Rohde GU, Straube E, Boden K (2014) Coxiella burnetii (Q fever) as a cause of community-acquired pneumonia during the warm season in Germany. Epidemiol Infect 142:1905–1910

Größte bisher berichtete Q-Fieber Epidemie mit 4026 Fällen:

– Schneeberger PM, Wintenberger C, van der Hoek W, Stahl JP (2014). Q fever in the Netherlands – 2007–2010: what we learned from the largest outbreak ever. Médecine et Maladies Infectieuses 44(8):339–353

Unverändert größte Arbeit zu ambulant erworbenen Pneumonien durch S. aureus:

– Woodhead MA, Radvan J, Macfarlane JT (1987) Adult community-acquired staphylococcal pneumonia in the antibiotic era: a review of 61 cases. Q J Med 64:783–790

Aktuelle Übersicht zur (in Europa sehr begrenzten) Bedeutung der ambulant erworbenen Pneumonie durch MRSA:

– Wunderink RG (2013) How important is methicillin-resistant Staphylococcus aureus as a cause of community-acquired pneumonia and what is best antimicrobial therapy? Infect Dis Clin North Am 27:177–188

Studie zu Enterobakterien und P. aeruginosa als Erreger der ambulant erworbenen Pneumonie:

– Arancibia F, Bauer TT, Ewig S, Mensa J, Gonzalez J, Niederman MS, Torres A (2002) Community-acquired pneumonia due to gram-negative bacteria and Pseudomonas aeruginosa: incidence, risk, and prognosis. Arch Intern Med 162:1849–1858

Große Arbeit zur ambulant erworbenen Pneumonie durch Coxiella burnetii:

– Caron F, Meurice JC, Ingrand P, Bourgoin A, Masson P, Roblot P, Patte F (1998) Acute Q fever pneumonia: a review of 80 hospitalized patients. Chest 114:808–813

Äußerst instruktive Arbeit zu Legionellen-Ausbrüchen in einem Kreuzfahrtschiff über kontaminierte Aerosole eines Whirlpool-Spas:

– Jernigan DB, Hofmann J, Cetron MS, Genese CA, Nuorti JP, Fields BS, Benson RF, Carter RJ, Edelstein PH, Guerrero IC, Paul SM, Lipman HB, Breiman R (1996) Outbreak of Legionnaires' disease among cruise ship passengers exposed to a contaminated whirlpool spa. Lancet 347:494–499

Pathophysiologie

Santiago Ewig

1 Infektionswege, Immunität und Entzündungsausbreitung

Die Lungen haben eine geschätzte Oberfläche von ca. 70 m^2. Diese große Oberfläche ist über verschiedene Wege ständig einer Vielzahl potentieller Pathogene ausgesetzt. Der Atemwegstrakt ist daher mit einem komplexen Abwehrsystem ausgestattet, das eine effektive Barriere gegenüber Pathogenen bildet.

Wenn geringe Keimzahlen gering pathogener Erreger in die tiefen Atemwege bzw. Alveolen geraten, können die Mechanismen der angeborenen Immunität („innate immunity") diese Erreger eliminieren. Zu diesen gehören der mukoziliäre Apparat, die antimikrobiellen Proteine (AMP) der Atemwegsoberflächen sowie die Alveolarmakrophagen. Umgekehrt führen hohe Keimzahlen pathogener Erreger zu einer Entzündungsreaktion. Dieselbe Entzündung jedoch, die zu einer Elimination dieser Erreger erforderlich ist, führt gleichzeitig zu einer Gewebsschädigung, die so überschießend werden kann, dass (ggf. zusammen mit den Toxinen des Erregers) ein schweres Lungenversagen das Ergebnis ist. Jede nicht angemessen regulierte Immunreaktion kann somit zu einem tödlichen Verlauf der Infektion führen.

Das Wissen um die Mechanismen der Entzündungsreaktion ist noch begrenzt, insbesondere hinsichtlich der hemmenden bzw. regulierenden Mechanismen. Wesentliche Elemente der Initiierung und Ausbreitung der Entzündungsreaktion sind jedoch bereits bekannt.

1.1 Infektionswege

Grundsätzlich bestehen drei verschiedene Infektionswege:

Kolonisation der oberen Atemwege und nachfolgende oropharyngeale Aspiration respiratorischen Sekrets Die oberen Atemwege gesunder Personen sind mit einer Vielzahl apathogener Kommensalen kolonisiert. Diese bilden offenbar ein Milieu, das andere Pathogene (vor allem Enterobakterien) davon abhalten kann, die Schleimhäute zu kolonisieren (Tab. 1).

Die unteren Atemwege sind normalerweise etwa ab dem laryngealen Niveau steril.

Intermiterend kommt es jedoch über eine Tröpfchenübertragung von Mensch zu Mensch zu einer Kolonisation der oberen Atemwege durch potentielle Pathogene (Tab. 1). Letztere können in die tiefen Atemwege gelangen und eine Pneumonie verursachen.

Ältere Patienten, hospitalisierte Patienten sowie Patienten, die antimikrobiell vorbehandelt worden sind, haben eine veränderte Flora der oberen Atemwege mit mehr Pathogenen, vor allem

S. Ewig (✉)
Thoraxzentrum Ruhrgebiet, Kliniken für Pneumologie und Infektiologie, EVK Herne und Augusta-Kranken-Anstalt, Bochum, Deutschland
E-Mail: sewig@versanet.de

© Springer-Verlag Berlin Heidelberg 2016
S. Ewig (Hrsg.), *Ambulant erworbene Pneumonie*,
DOI 10.1007/978-3-662-47312-2_6

Tab. 1 Kolonisation der oberen Atemwege gesunder Personen

Regelmäßig nachweisbar	Intermittierend nachweisbar
Streptococcus spp.	Streptococcus pneumoniae
Apathogene Neisserien	Neisseria meningitidis
Koagulasenegative Staphylokokken	Staphylococcus aureus
Haemophilus parainfluenzae	Haemophilus influenzae
Moraxella catarrhalis	Enterobakterien (selten)
Corynebakterien	–
Diverse Anaerobier (u. a. Peptostreptokokken, Bacteroides spp.)	–

Enterobakterien. Während diese nur in 2–5 % gesunder jüngerer Personen nachweisbar sind, weisen ältere Personen diese in bis zu 25 % auf. Die Änderung der Kolonisationsflora bei schwer erkrankten hospitalisierten Patienten hin zu einem „nosokomialen" Kolonisationsmuster (mehr Enterobakterien, auch Nonfermenter) geschieht in 48–96 h. Eine antimikrobielle Therapie tötet auch Teile der Kolonisationsflora ab und selektiert in einer Weise, dass die Kolonisation durch Enterobakterien begünstigt wird. Die nosokomial erworbene Kolonisation bildet sich nur langsam binnen 3–6 Monaten wieder zurück.

Die oropharyngeale Aspiration respiratorischen Sekrets ist der häufigste Infektionsweg. Typische Erreger, die über diesen Weg eine Pneumonie verursachen, sind Streptococcus pneumoniae und alle pyogenen bakteriellen Erreger.

Exogene Inhalation von Pathogenen Die Inhalation von Pathogenen geschieht über Aerosole. Diese werden je nach Größe in unterschiedlichen Bereichen der Lunge deponiert. Partikel über 10 μm werden in den oberen Atemwegen abgefangen und gelangen nicht in die Lunge. Partikel von einer Größe < 2–10 μm gelangen in die tiefen Atemwege. Noch kleinere Partikel von 0,5–2 μm können sich über Sedimentation in den kleinen Atemwegen und Alveolen festsetzen. Schließlich können Partikel unter 0,5 μm

gelegentlich über Diffusion in die Alevoli geraten, aber auch wieder exhaliert werden.

Die meisten Pathogene sind in Aerosolpartikeln von 0,5–2 μm enthalten und haben damit direkten Zugang in die terminalen Bronchien bzw. Alveolen.

Typische Erreger dieses exogenen Infektionsweges sind Legionellen, aber auch Viren.

Hämatogene Streuung Dieser Infektionsweg spielt bei der ambulant erworbenen Pneumonie praktisch keine Rolle, kommt jedoch bei der nosokomialen Pneumonie vor.

1.2   Angeborene Abwehrmechanismen

1.2.1   Obere Atemwege
Die nasale Mukosa weist ein Zilienepithel auf. Eingedrungene Erreger werden über den Zilienfilm abgefangen und oralwärts transportiert, wo das Sekret geschluckt oder abgehustet werden kann.

Zudem besteht eine humorale Immunabwehr durch Sekretion von IgA. Die Bedeutung der IgA-Sekretion wird an der erhöhten Infektionsrate bei selektiver IgA-Defizienz deutlich.

Der Oropharynx selbst ist nicht mit einem Zilienepithel ausgestattet, trägt aber zur Abwehr von Erregern durch die Kolonisationsflora mit Kommensalen, Speichelfluss, konstante Neubildung des Oberflächenepithels, lokale humorale Immunität (IgG und IgA) sowie den mukosalen pH bei.

1.2.2   Untere Atemwege
Glottisschluss und Hustenreflex sind wichtige mechanische „Türhüter" der unteren Atemwege.

Die unteren Atemwege (Trachea und Bronchien) sind mit einem dreischichtigen Flüssigkeitsfilm ausgestattet (obere muzinreiche Schicht, Surfactantfilm und periziliäre Flüssigkeit). Die Zilien bewegen sich in einer flüssigen viskösen Mukusschicht und schlagen permanent, so dass ein konstanter Fluss nach oral besteht. Jegliches Material, das sich auf diese Schicht setzt, wird somit sogleich wieder aus den tiefen Atemwegen abtransportiert. Für eine Infektion ist daher neben der Adhärenz eine Zerstörung dieser Epithel-schicht eine wichtige Voraussetzung. Kongenitale Ziliendykinesien bzw. Erkrankungen, die mit der Produktion inadäquaten Mukus einhergehen, wie die zytische Fibrose, belegen den Wert dieser Mechanismen.

Im Flüssigkeitsfilm bzw. Mukus sind antimi-krobielle Peptide (AMP) enthalten. Zu diesen gehören alpha- und beta-Defensine sowie Cathe-licidin aus Neutrophilen, Makrophagen und Epi-thelzellen. AMP nehmen ihrerseits Einfluss auf die Regulation der Entzündungsreaktion.

Bakterizide Mechanismen wie die Bildung von IgA, aber auch Lysozym (zerstört Peptidoglykan-Brücken grampositiver Erreger) und Lactoferrin (Eisenchelatbildner, entzieht Bakterien das Eisen und schädigt die äußere Membran gramnegativer Erreger) tragen zur Abwehr bei.

Im Alveolarsekret steht mit alveolärem IgG, Transferrin, Lipopolysaccharid (LPS) bindendem Protein, Fibronectin, Komplement, AMP und Sur-factant ein komplexes Gemisch zur alveolären Immunität bereit.

Gelangen Erreger dennoch in die Alveolen, steht mit Alveolarmakrophagen und dendritischen Zellen eine potente zelluläre Abwehr bereit. Alveolarmakrophagen sind beweglich und über-wachen die Oberflächen der Alveolen („sentinel cells"). Sie haben eine hohe Phygozytosekapazität und sind damit die wichtigsten primären Immun-zellen des Alveolarraums. Dendritische Zellen sind antigenpräsentierende Zellen und regulieren die zelluläre Immunantwort. Beide können zusammen mit Lymphozyten und Epithelzellen nach Bedarf zusätzlich über Zytokine wie IL-1, IL-8 und TNF-alpha neutrophile Granulozyten rekrutieren. Die Zytokine ihrerseits können das Potential zur Phagozytose erhöhen.

1.3   Etablierung einer Infektion

Die Etablierung einer Infektion setzt somit folgen-de Faktoren voraus:

1. eine ausreichend hohe Keimzahl eines patho-genen Erregers. Die Pathogenität eines Erre-gers bemisst sich nach seiner Fähigkeit, an Schleimhäuten zu adherieren, Toxine aus-zuschütten sowie Immunmechanismen zu unterlaufen;
2. eine Überwindung der angeborenen Immunität der oberen und unteren Atemwege;
3. eine Überwindung der erworbenen Immunität des Wirts. Dies gelingt je eher, je pathogener der Erreger und je schwächer die Immunitäts-lage des Wirts ist. Im Rahmen der ambulant erworbenen Pneumonie ist die Immundefizi-enz definitionsgemäß limitiert, d. h. unter klinischen Routinebedingungen nicht messbar.

1.4   Mechanismen der Inflammationsreaktion

Die Immunantwort beginnt mit der Erkennung von Erregerstrukturen (pathogenassoziierte molekulare Muster, engl.: „pathogen associated molecular pat-terns, PAMP") wie Bestandteilen der bakteriellen Zellwände sowie von DNA und RNA durch mus-tererkennende Rezeptoren (engl.: „pattern recogni-zing patterns, PRR") der Wirtszellen. Diese Re-zeptoren befinden sich auf Makrophagen, Granulozyten, aber auch auf Epithelzellen.

Folgende hier relevante Rezeptorentypen sind bisher identifiziert:

- Toll-like Rezeptoren an der Zelloberfläche (TLRs) und im Endosom,
- C-Typ Lektin Rezeptoren (CLRs) an der Zell-oberfläche,
- retinoic acid inducible gene-1-like Rezeptoren (RLRs) im Zyoplasma,
- nukleotid-binding oligomerization domain-like Rezeptoren (NLRs) im Zytoplasma (zum Teil in Proteinkomplexen, sogenannten „In-flammosomen").

Unter den 10 verschiedenen TLR-Rezeptoren sind jeweils unterschiedliche an der Abwehr di-verser Erreger beteiligt. Folgende „Rezeptoren-sätze" wurden bislang publiziert:

- TLR 2/1, 2/6, 4 , 9: Streptococcus pneumoniae
- TLR 2, 4, 5, 9: Haemophilus influenzae

– TLR 2, 4, 5: Legionella pneumophila
– TLR 3, 7: Viren
– TLR 2, 4: Pilze

Zusätzliche membranständige Rezeptoren umfassen den Rezeptor des plättchenaktivierenden Faktors (PAF), Fibronectin u. a.

Zytoplasmatische Rezeptoren sind relevant, da viele Erreger verschiedene Wirtszellen zumindest vorübergehend invadieren können, darunter z. B. Streptococcus pneumoniae, Epithelzellen, Legionellen und Chlamydien, Makrophagen, Influenzaviren, Parenchymzellen. Zytosolische Rezeptoren wie RLR und NLR erkennen diese Erreger bzw. ihre PAMP.

Beispiele hierfür sind:

– NLR 2: Pneumokokken
– NLR 1: Moraxella catarrhalis und Chlamydien
– RLR: Influenzaviren

Zudem können durch NLR zugrunde gegangene mononukleäre Zellen erkannt und entsprechende „Warnmoleküle" ausgeschüttet werden, die die Inflammation durch denselben Aktivierungsweg wie die ursprünglichen Erreger unterhalten (sogenannte „Alarmine" (B1-Protein, S100-Proteine, extrazelluläre RNA, DNA und Histone).

Insgesamt weist die Erregererkennung eine auffallend hohe Redundanz auf.

Diese Vielzahl von Rezeptoren stimuliert nach Detektion verschiedener PAMPs (auch eines Erregers) einige wenige intrazelluläre Signalkaskaden, die die Immunantwort initiieren. Zu diesen gehören der Transkriptionsfaktor nF-kappaB (proinflammatorische Zytokine, Adhäsionsmoleküle) und interferonregulierende Faktoren (IRF).

Die führenden Effektorzellen im Rahmen der zellulären Immunantwort stellen nach Alveolarmakrophagen die neutrophilen Granulozyten dar.

Neutrophile werden rekrutiert über Adhäsionsmoleküle sowie über Chemokine und G-CSF. Neutrophile sind ihrerseits auch Immunmediatoren durch Ausschüttung proinflammatorischer Signale (TNF-alpha, IL-1, Chemokine, Chemerin, IL-12), die zu einer Aktivierung von dendritischen Zellen, B- und T-Zellen führen. Neutrophile sind einerseits potente Phagozyten, andererseits schütten sie aggressive, bakterizide Subtanzen wie Sauerstoffradikale und Proteasen aus.

1.5 Genetik der Entzündungsreaktion

Ohne Zweifel liegen bei bestimmten Individuen starke genetische Determinanten für eine schwere Pneumonie vor. Die Ergebnisse zu genetischen Polymorphismen sehen sich allerdings erheblichen methodischen Schwierigkeiten gegenüber und haben daher bis heute keine allgemein anerkannten Assoziationen zu dem Risiko eines tödlichen Verlaufs ergeben. Es sieht aktuell nach Einschätzung vieler mit dem Thema beschäftigter Forscher so aus, als seien häufigere Mutationen mit großen Effekten auf die Entzündungsreaktion auch in näherer Zukunft kaum zu erwarten.

1.6 Antworten der Erreger auf die Entzündungsreaktion

Eine Reihe komplexer Mechanismen sind aufgedeckt worden, mit denen Erreger sich gegen die Entzündungsreaktion zur Wehr setzen. Ganz allgemein kann gesagt werden, dass viele Erreger die proinflammatorischen Signalwege unterbrechen und die antiinflammatorischen nachahmen können.

2 Respiratorische Insuffizienz und Kreislaufversagen

2.1 Atemmechanik

Im Rahmen einer Pneumonie sinkt die totale Lungenkapazität (TLC) proportional zum Ausmaß der pneumonischen Infiltration. Dabei erscheinen sowohl die Vitalkapazität (VC) als auch die funktionelle Residualkapazität (FRC) gleichermaßen vermindert. Infiltrierte Lungenareale verlieren demnach durch die Exsudatbildung ihre Vordehnung. Entsprechend lässt sich ein proportionaler Verlust der Compliance (Lungendehnbarkeit) nachweisen.

Der Verlust an Compliance bedeutet, dass für jeden Atemzug eine erhöhte Atemarbeit geleistet werden muss, indem ein höherer negativer intrathorakaler Druck für ein Tidalvolumen erzeugt werden muss. Die respiratorische Muskultur wird damit erheblich belastet. Diese Belastung fällt umso mehr ins Gewicht, je höher sie bereits vor der Pneumonie war, z. B. bei Erkrankungen wie der COPD oder neuromuskulären Erkrankungen. Diese Patienten entwickeln daher am frühesten ein ventilatorisches Versagen.

2.2 Gasaustausch

Jede pneumonische Inflammation führt zu einer Ventilations-/Perfusionsverteilungsstörung (V_A/Q), deren Ausmaß mit der Ausbreitung des entzündeten Areals in Beziehung steht.

Idealtypisch sind drei Formen der V/Q-Störung anzutreffen:

1. Die einfache V/Q-Störung: Diese setzt sich zusammen aus Arealen mit unterschiedlichen V_A/Q-Verhältnissen, in denen entweder mehr Perfusion als Ventilation oder umgekehrt mehr Ventilation als Perfusion besteht.
2. Der Shunt: Hierbei handelt es sich um das Extrem des Vorherrschens einer ausschließlichen Perfusion ohne Ventilation. Dieses kommt bevorzugt bei der Lobärpneumonie vor.
3. Die Totraumventilation: Diese stellt das andere Extrem der ausschließlichen Ventilation ohne Perfusion dar. Dieses ist gegeben, wenn Totraumventilation im Rahmen der Hechelatmung gegeben ist, d. h. die Tidalvolumina erreichen nicht mehr die Gasaustauschfläche.

Das Ausmaß der V_A/Q-Störung bemisst sich nach dem Ausmaß der entzündeten Gasaustauschfläche. Bei schweren Pneumonien können Shuntanteile von bis zu ca. 30 % des kardialen Outputs bestehen sowie Totraumventilationsanteile über 50 %.

Es bestehen jedoch auch Kompensationsmechanismen, etwa in Form der hypoxischen Vasokonstriktion. Durch diese wird der Blutfluss von schlecht ventilierten hin zu besser ventilierten Lungenarealen umgeleitet. Allerdings resultiert hieraus eine Erhöhung des pulmonal-arteriellen Drucks. Diese Kompensation über die hypoxische Vasokonstriktion ist im Rahmen der Pneumonie beeinträchtigt.

Wie auch immer die Relationen der V_A/Q-Störungen im Einzelnen aussehen, ergibt sich eine Hypoxie mit vermindertem PaO_2- bzw. verminderter O_2-Sättigung bzw. ein erhöhter $AaDO_2$.

▶ **Cave** Ein verminderter Sauerstoffpartialdruck bzw. eine verminderte O_2-Sättigung reflektieren ausschließlich das Ausmaß der Gasaustauschstörung, sagen jedoch nichts über das Sauerstoffangebot aus, das den Geweben zur Verfügung steht.

Dieses bemisst sich vielmehr nach folgenden Parametern:

- $CaO_2 = Hb \times O_2$-Sättigung $\times$ 1,34 (Hüfner'sche Zahl), wobei CaO_2 der Sauerstoffgehalt ist.
- $DO_2 = CaO_2 \times CO$, wobei DO_2 das Sauerstoffangebot und CO der Cardiac output sind.
- CO = Schlagvolumen $\times$ Herzfrequenz

▶ **Merke** Für die Praxis bedeutet dies, dass bei funktionierender Herzleistung und normalem oder leicht vermindertem Hämoglobin auch sehr niedrige Sauerstoffsättigungen keine unmittelbare Indikation für eine Intubation darstellen, sondern auch länger toleriert werden können!

Zwei weitere Mechanismen einer Störung des Gasaustauschs spielen nur eine untergeordnete Rolle:

1. Die Hypoventilation: Jede Hypoventilation führt zu einer Hypoxie. Eine Hypoventilation entsteht im Rahmen einer Pneumonie lediglich bei Vorliegen einer erschöpften Atempumpe, demnach als Ausdruck einer Dekompensation bei erhöhter Atemarbeit. Primär besteht als Antwort auf die Hypoxie immer eine Hyperventilation mit erniedrigtem $PaCO_2$.

2. Die Diffusionsstörung: Eine solche entsteht nur, wenn die Gasaustauschflächen verbreitert sind. Dies kann im Rahmen einer diffusen Alveolarschädigung (DAD) geschehen. Dennoch steht die V_A/Q-Störung immer ganz im Vordergrund der Gasaustauschstörung.

2.3 Schwere Sepsis und septischer Schock

Eine schwere Sepsis entsteht, wenn die Inflammation nicht auf die Lunge beschränkt bleibt, sondern systemisch wirksam wird. In diesem Fall kommt es zu einer äußerst komplexen pro- und antiinflammatorischen Reaktion, die im Ergebnis zu einer schweren Beeinträchtigung der Makro- und Mikrozirkulation führt.

Klinisch manifestiert sich dieser Prozess als Hypotension mit Organversagen verschiedener Organsysteme. Eine schwere Sepsis, die nicht mehr über eine adäquate Flüssigkeitssubstitution zu stabilisieren ist, stellt den Endpunkt eines septischen Schocks dar. Darüber hinaus entwickelt sich eine temporäre Immunsuppression mit Anfälligkeit für sekundäre Infektionen.

Das Wissen um die zugrundeliegenden Prozesse hat sich in letzter Zeit enorm vergrößert, dennoch muss noch mit neuen, bislang unbekannten Mechanismen gerechnet werden.

2.3.1 Die Wirtsantwort bei schwerer Sepsis

Die proinflammatorische Reaktion
Über Interaktionen mit den oben genannten mustererkennenden Rezeptoren kommt es über eine Hochregulation der inflammatorischen Gentranskription zur Aktivierung von mindestens vier proinflammatorischen Linien:

- Leukozytenaktivierung mit Zellschädigung über Zytokine, Proteasen und Sauerstoffradikale,
- Komplementaktivierung,
- Gerinnungsaktivierung mit Bildung von Proteasen,

- Zelltod mit Ausschüttung von „danger molecules", die die Inflammation durch denselben Aktivierungsweg wie die ursprünglichen Erreger unterhalten (sogenannte „Alarmine" (B1-Protein, S100-Proteine, extrazelluläre RNA, DNA und Histone).

Die antiinflammatorische Reaktion
Die antiinflammatorische Reaktion manifestiert sich als Switch von Phagozyten zu einem antiinflammatorischen Phänotyp, die Aktivierung regulierender T-Zellen und myeloiden Suppressorzellen. Zudem wird ein neuroinflammatorischer Reflex über den Vagus wirksam, der im Ergebnis über eine Acetylcholinsekretion zu einer Suppression der Ausschüttung proinflammtorischer Zytokine von Makrophagen führt.

Weitere Zeichen der antiinflammtorischen Reaktion bestehen in der Expression von HLD-DR auf myeloiden Zellen. Eine vermehrte Apoptose von B-Zellen, CD4-Zellen und follikulären dendritischen Zellen wurde ebenfalls gezeigt.

2.3.2 Organschädigung und Dysfunktion des vaskulären Epithels sowie der Mitochondrien

Hypoperfusion des Gewebes
Die Organschädigung bei schwerer Sepsis geht wesentlich zurück auf eine Mikrozirkulationsstörung mit mikrovaskulärer Thrombose. Diese entsteht durch eine gleichzeitige Aktivierung der Gerinnung (über tissue factor), Hemmung der antikoagulatorischen Mechanismen sowie Hemmung der Fibrinolyse. Die Hemmung der antikoagulatorischen Mechanismen geschieht über aktiviertes Protein C, Antithrombin, tissue factor pathway Inhibitor, die Hemmung der Fibrinolyse durch vermehrte Ausschüttung von Plasminogen activator inhibitor type-1 (PAI-1). Die Thrombose wird schließlich begünstigt durch neutrophil extracellular traps (NETs) aus zugrundegehenden Neutrophilen.

Diese Thrombusbildung zusammen mit Vasodilatation, Hypotension und verminderter Verformbarkeit der Erythrozyten führt im Ergebnis zu einer schweren Gewebshypoperfusion.

Die molekulare Verbindung von Gerinnung und Inflammation geschieht über Proteasae-aktivierte Rezeptoren (PARs). Im Rahmen der Sepsis ist PAR1 relevant. PAR1 kann zytoprotektiv wirken, wenn es durch aktiviertes Protein C oder geringe Mengen Thrombin stimuliert wird; es schädigt hingegen die Barrierefunktion der Epithelien, wenn es durch hohe Dosen Thrombin aktiviert wird.

Verlust der Barrierefunktion des vaskulären Epitheliums

Weiterhin wird die Hypoperfusion zusätzlich vermindert durch den Verlust der Barrierefunktion der Epithelien über einen Funktionsverlust des vascular endothelial cadherin, Alterationen der tight junctions, hohe Mengen an Angiopoetin 2 sowie ein Ungleichgewicht von Shingosine-1-Phosphat Rezeptor 1 (SIP1) und SIP3.

Diese ist verantwortlich für das klinisch imponierende „Leakage-Syndrom", dem Versinken großer zugeführter Flüssigkeitsmengen mit Ausbildung von ausgeprägten Ödemen und nur unzureichender Kreislaufwirksamkeit der Flüssigkeitssubstitution.

Sauerstoffutilisationsstörung durch Mitochondrienschädigung

Schließlich kommt auf subzellulärer Ebene noch eine Mitochondrienschädigung durch oxidaten Stress hinzu, die zu einer Sauerstoffutilisationsstörung führt. Derart geschädigte Mitochondrien schütten zudem „Alarmine" aus (DNA, Peptide).

3 Kardiovaskuläre Komplikationen

Die kardiovaskulären Effekte einer Infektion sind am besten für Patienten mit septischem Schock untersucht worden. Es gibt jedoch auch Daten für Patienten, die nicht einer Intensivtherapie bedurften.

Die Effekte einer Pneumonie auf das kardiovaskuläre System sind sehr vielfältig. Eine Zusammenfassung findet sich in Tab. 2. Sämtliche Effekte können einzeln oder kombiniert auftreten und haben umso größeres Gewicht, je schwerer die kardiale Vorschädigung im Rahmen der Grunderkrankung ist.

Tab. 2 Kardiovaskuläre Effekte einer Pneumonie

Ebene der Schädigung	Kommentar
Myokard	Pumpfunktionsstörung Myokarditis
Herzrhythmus	Rhythmusstörungen jeder Art
Koronararterien	Mögliche Instabilität und Ruptur der Plaques im Rahmen der Inflammation Mögliche Konstriktion der Koronararterien
Lungenkreislauf	Anstieg des pulmonal-arteriellen Drucks
Gerinnung	Prokoagulatorischer Effekte
Nierenfunktion, Elektrolytbalance	Akute Nierenschädigung Erhöhte ADH-Ausschüttung, verminderte ACE-Aktivität Wasserretention
Vaskuläres Endothel und periphere Gefäße	Beeinträchtigte Reaktion auf NO Effekte auf den peripheren vaskulären Widerstand (unterschiedlich) Erhöhte Ausschüttung von Endothelin-1 sowie Adrenomedullin

Troponin-Erhöhungen sind im Rahmen der Pneumonie nicht selten, reflektieren aber nicht notwendigerweise eine Ischämie.

3.1 Herzinsuffizienz

Die Herzinsuffizienz als Komplikation der Pneumonie erklärt sich über mehrere Faktoren. Eine Pumpfunktionsstörung im Rahmen der Pneumonie wird dabei in bis zu einem Drittel der Patienten manifest, auch bei ansonsten Herzgesunden. Die verantwortlichen Mechanismen sind noch ungeklärt; in Frage kommen direkte Effekte durch Entzündungsmediatoren, aber auch vaskuläre Effekte mit entsprechenden Konsequenzen für die Vor- oder Nachlast. Pumpfunktionsstörung, Myokardischämie, Erhöhung der Nachlast in Folge des erhöhten peripher vaskulären Widerstands im Rahmen der inflammatorischen Endothelfunktionsstörung, Überwässerung im Rahmen eines Nierenversagens bzw. einer Fehlregulation des Wasserhaushalts sowie Rhythmusstörungen können sämtlich in unterschiedlicher Intensität eine Herzinsuffizienz bewirken.

3.2   Myokardischämie bzw. -infarkt

Eine Ischämie kann funktionell oder anatomisch begründet sein. Funktionell entsteht diese über eine Hypoxämie bzw. ein vermindertes Sauerstoffangebot sowie eine Sympathikusaktivierung mit Sinustachykardie oder Induktion einer Rhythmusstörung. Zudem kann eine Koronarkonstriktion über eine vaskuläre Fehlfunktion induziert werden. Anatomische Koronarischämien können über eine Instabilität und Ruptur der Plaques im Rahmen der Inflammation entstehen. Die prokoagulatorische Aktivität kann die Entstehung von Thromben auf den rupturierten Plaques begünstigen.

3.3   Rhythmusstörungen

Diese können gleichermaßen das Ergebnis oben genannter Mechanismen darstellen wie solche Mechanismen ihrerseits verstärken.

4   Klinische Synopsis: Was macht eine Pneumonie zu einer schweren Pneumonie?

Die dargestellten Mechanismen der Pneumonieentstehung und -ausbreitung sowie der resultierenden Folgen lassen deutlich werden, dass grundsätzlich drei Mechanismen für den Schweregrad einer Pneumonie verantwortlich sind:

1. das Ausmaß der akuten respiratorischen Insuffizienz im Rahmen der VA/Q-Störung sowie
2. die Ausbreitung der Inflammation über die entzündete Lunge hinaus mit der Folge einer schweren Sepsis bzw. eines septischen Schocks.
3. Hinzu kommt jedwede Komplikation, vor allem kardiovaskulärer Art.

Die akute respiratorische Insuffizienz entsteht dabei über die entzündliche Exsudation in den Alveolarraum, die Schädigung der Integrität der alveolo-kapillären Membranen sowie die Ausfüllung zuführender Bronchien mit entzündlicher Debris.

Die schwere Sepsis bzw. der septische Schock sind Ergebnis der massiven Makro- und Mikrozirkulationsstörung mit Hypotension, Hypoperfusion der Gewebe, Mikrothrombosierung des Gefäßbettes und Sauerstoffutilisationsstörung.

5   Weiterführende Literatur

Unterscheidet methodisch Erwerb und dauerhafte Kolonisation der oropharyngealen Flora bei Gesunden; während der Erwerb relativ häufig vorkommt (36 %), führt dies nur selten zur dauerhaften Kolonisation (6,6 %):

- Mobbs KJ, van Saene HK, Sunderland D, Davies PD (1999) Oropharyngeal Gram-negative bacillary carriage: a survey of 120 healthy individuals. Chest 115:1570–1575

Zwei Arbeiten, die die oropharyngeale Kolonisation nach Aufnahme auf Intensivstation bzw. Hospitalisation und Behandlung einer ambulant erworbenen Pneumonie untersucht haben. Die Kolonisationsraten betrugen 45 % bzw. 38 % und waren überwiegend durch Enterobakterien bedingt:

- Johanson WG Jr, Pierce AK, Sanford JP, Thomas GD (1972) Nosocomial respiratory infections with gram-negative bacilli. The significance of colonization of the respiratory tract. Ann Intern Med 77:701–706
- Ortqvist A, Hammers-Berggren S, Kalin M (1990) Respiratory tract colonization and incidence of secondary infection during hospital treatment of community-acquired pneumonia. Eur J Clin Microbiol Infect Dis 9:725–731

Aktuelle Übersicht über die komplexe Immunantwort bei tiefen Atemwegsinfektionen:

- Mizgerd JP (2008) Acute lower respiratory tract infection. N Engl J Med 358:716–727

Unverändert einzige umfassende Darstellung des Themas in deutscher Sprache von einem Forschungsteam, das Wegweisendes zu diesem Thema beigetragen hat:

- Hippenstiel S, Witzenrath M, Opitz B, Schütte H, Rosseau S, Suttorp N (2007) New aspects of the pathophysiology of pneumonia. Internist (Berl) 48:459–467

Immer noch aktuelle Übersicht zum Thema des gestörten Gasaustauschs im Rahmen der Pneumonie von einer auf diesem Gebiet weltweit führenden Arbeitsgruppe:

- Rodriguez-Roisin R, Roca J (1996) Update '96 on pulmonary gas exchange pathophysiology in pneumonia. Semin Respir Infect 11:3–12

Exzellente Übersicht zur Pathophysiologie, Klinik und Therapie der schweren Sepsis und des septischen Schocks, mit exzellenten Abbildungen:

- Angus DC, van der Poll T (2013) Severe sepsis and septic shock. N Engl J Med 369:840–851

Diese Untersuchung arbeitet die Zeitkorridore der Entwicklung einer schweren Sepsis im Rahmen der ambulant erworbenen Pneumonie heraus:

- Dremsizov T, Clermont G, Kellum JA, Kalassian KG, Fine MJ, Angus DC (2006) Severe sepsis in community-acquired pneumonia: when does it happen, and do systemic inflammatory response syndrome criteria help predict course? Chest 129:968–978

Ebenfalls exzellente Übersicht zur Interaktion der Inflammation im Rahmen der Pneumonie mit dem kardiovaskulären System:

- Corrales-Medina VF, Musher DM, Shachkina S, Chirinos JA (2013) Acute pneumonia and the cardiovascular system. Lancet 381:496–505

Santiago Ewig

1 Klinische Symptomatik

Das Spektrum der klinischen Symptomatik einer ambulant erworbenen Pneumonie ist breit und umfasst Allgemeinsymptome einer Infektion der unteren Atemwege bzw. der schweren Sepsis, pulmonale und extrapulmonale Symptome (Tab. 1). Es handelt sich in der Regel um ein akutes bis subakutes Krankheitsbild. Zuweilen gehen Symptome einer Infektion der oberen Atemwege (als Hinweis auf eine initiale Virusinfektion) voraus.

Die Symptomatik einer ambulant erworbenen Pneumonie ist in hohem Ausmaß vom Alter des Patienten abhängig. So nimmt die Anzahl der Symptome mit zunehmendem Alter ab, in hohem Alter erscheint die Klinik der Pneumonie häufig oligosymptomatisch. Vor allem Fieber und Husten/Auswurf als Leitsymptome fehlen in bis zu 50 % der Fälle. Daher ist bei älteren Patienten bei jeder Änderung des Allgemeinzustands, vor allem bei neu aufgetretener Bewusstseinstrübung, eine Infektion, insbesondere eine Pneumonie, in Betracht zu ziehen.

> ▶ **Cave** Eine ambulant erworbene Pneumonie beim älteren Patienten kann sich einzig

durch eine Verschlechterung des Allgemeinzustands bzw. Bewusstseinstrübung manifestieren. Eine Infektion bzw. Pneumonie sollte nicht erst nach umfangreicher neurologischer Diagnostik in Betracht gezogen werden!

Grundsätzlich ist die hier aufgeführte klinische Symptomatik weder hinreichend sensitiv noch spezifisch für die Diagnose einer ambulant erworbenen Pneumonie.

2 Klinische Untersuchungsbefunde

Unverändert ist die klinische Untersuchung auch bei Patienten mit Symptomen einer ambulant erworbenen Pneumonie von hoher Relevanz.

Die klinischen Untersuchungsbefunde umfassen einen reduzierten Allgemeinzustand, Vitalfunktionsstörungen und pulmonale Befunde (Tab. 2).

Vitalfunktionsstörungen wie angegeben sind in der Regel Ausdruck einer schweren Sepsis bzw. eines septischen Schocks.

Unter den klinischen Untersuchungsbefunden kommt der Bestimmung der Atemfrequenz, des Blutdrucks und des Bewusstseinszustands eine besondere Bedeutung zu, da diese in den Schweregrad-Score CRB-65 eingehen (Tab. 3).

Die prognostische Bedeutung einer erhöhten, aber auch einer erniedrigten Atemfrequenz geht noch einmal gesondert aus Abb. 1 hervor.

S. Ewig (✉)
Thoraxzentrum Ruhrgebiet, Kliniken für Pneumologie und Infektiologie, EVK Herne und Augusta-Kranken-Anstalt, Bochum, Deutschland
E-Mail: sewig@versanet.de

© Springer-Verlag Berlin Heidelberg 2016
S. Ewig (Hrsg.), *Ambulant erworbene Pneumonie*,
DOI 10.1007/978-3-662-47312-2_7

Tab. 1 Spektrum der klinischen Symptomatik einer ambulant erworbenen Pneumonie

Allgemeinsymptome einer Infektion der unteren Atemwege bzw. einer schweren Sepsis	Fieber (Temperatur $\geq$ 38,3 °C oder (selten) Hypothermie < 36 °C) Malaise Verwirrtheit
Pulmonale Symptome	Husten Auswurf Dyspnoe Thoraxschmerz
Extrapulmonale Symptome	Cephalgien Diarrhoe Glieder- und Muskelschmerzen Herpes labialis (besonders bei Pneumokokken-Pneumonien)

Tab. 2 Spektrum möglicher klinische Untersuchungsbefunde

Allgemeinzustand	Beeinträchtigt bzw. stark beeinträchtigt
Vitalfunktionsstörungen	Tachypnoe (Atemfrequenz $\geq$ 16/min) Tachykardie (Herzfrequenz $\geq$ 100/min) Hypotonie (RR systolisch < 90 mmHg und/oder diastolisch $\leq$ 60 mmHg)
Pulmonale Befunde	Inspiratorische Rasselgeräusche (spätinspiratorisch, ohrfern) Bronchialatmen Physikalische Zeichen des Pleuraergusses (abgeschwächtes Atemgeräusch bzw. abgeschwächter Klopfschall, negativer Stimmfremitus)

▶ **Hinweis** Die Messung und Dokumentation der Atemfrequenz hat aus unklaren Gründen in Deutschland in der Erwachsenenmedizin keine Tradition, sollte aber in jedem Fall erfolgen.

Zu Beginn des Qualitätssicherungsprogramms wurde sie zwingend gefordert. Die Erhebung der Atemfrequenz stieß und stößt jedoch bei vielen Klinikern immer noch auf erhebliche Widerstände, so dass diese selbst in der externen Qualitätssicherung nicht mehr in jedem Fall gefordert ist; tatsächlich ergab sich in der Konsequenz eine relativ hohe Rate an fehlenden Werten. Diese Widerstände sind angesichts der einfachen und kostenfreien Erhebung, der prognostischen Relevanz sowie der Erfordernis der Atemfrequenzmessung im Rahmen aller Schweregrad-Scores durch nichts zu begründen und mittelfristig nicht zu akzeptieren. Mit ähnlicher Begründung könnte man die Herzfrequenzmessung ablehnen!

▶ **Merke** Die Messung der Atemfrequenz erfolgt entweder durch visuelle Beobachtung der Thoraxexkursionen oder (insbesondere bei flacher Atmung geeigneter) durch Auflegen der Hand auf den mittleren Thorax des Patienten und Zählung der Atemzüge über 30 Sekunden; die Multiplikation mit dem Faktor zwei ergibt die Atemfrequenz. Dabei ist darauf zu achten, dass die Messung ohne Sauerstoffzufuhr erfolgt, da eine solche falsch-niedrige Ergebnisse zur Folge haben kann.

Inspiratorische Rasselgeräusche entstehen durch Turbulenzen des entzündlichen alveolären bzw. bronchialen Exsudats. Liegen diese nicht vor, können die Geräusche auch nicht gehört werden. Die Eindringtiefe der Auskultation beträgt zudem lediglich 5 cm, so dass zentral gelegene entzündliche Prozesse nicht detektiert werden können. Bronchialatmen entsteht durch eine bessere Leitung exsudatarmer entzündlicher Areale, jedoch unterliegt auch dieses Zeichen der Limitation der Eindringtiefe.

Pleuraergüsse können erst ab einer Menge von ca. 500–1000 mL klinisch durch Perkussion und Auskultation detektiert werden.

Ansonsten gilt für die Ausprägung der klinischen Untersuchungsbefunde dieselbe Altersabhängigkeit wie für die klinische Symptomatik! Ebenso gilt, dass keine der klinischen Untersuchungsbefunde hinreichend sensitiv oder spezifisch für die Diagnose einer ambulant erworbenen Pneumonie sind.

Tab. 3 Prognostische Bedeutung einfacher Parameter der klinischen Untersuchung. Unabhängige Risikofaktoren für Krankenhausterblichkeit gemäß logistischer Regression, bei stationär behandelten Patienten mit Pneumonie (2010–2012: N = 641.661, davon 80.293 Krankenhaustodesfälle). Referenzkategorien: Atemfrequenz 12–20/min, Alter < 62 Jahre, Aufnahmesystole >134 mmHg (nach: Strauss R et al. 2014)

Risikovariable		Odds Ratio	95 %-Konfidenzintervall	
			Untere Grenze	Obere Grenze
Alter	61 bis 72 Jahre	2,34	2,26	2,43
	73 bis 79 Jahre	2,97	2,86	3,08
	80 bis 85 Jahre	3,71	3,58	3,84
	über 85 Jahre	4,58	4,42	4,74
Atemfrequenz bei Aufnahme	unter 12 min^{-1}	1,44	1,31	1,59
	21–23 min^{-1}	1,20	1,17	1,23
	24–26 min^{-1}	1,33	1,30	1,36
	27–33 min^{-1}	1,72	1,69	1,76
	über 33 min^{-1}	2,55	2,47	2,63
Systole bei Aufnahme	bis 110 mmHg	2,21	2,16	2,25
	111–120 mmHg	1,28	1,25	1,31
	121–134 mmHg	1,11	1,08	1,14
Pulsamplitude bis 40 mmHg		1,11	1,09	1,14
Männliches Geschlecht		1,20	1,18	1,22
Aufnahme aus stationärer Pflegeeinrichtung		1,15	1,13	1,17
Aufnahme aus anderem Krankenhaus oder stationärer Reha-Einrichtung		1,25	1,20	1,30
Chronische Bettlägerigkeit		2,28	2,23	2,32
Nicht pneumoniebedingte Desorientierung		1,69	1,65	1,73
Pneumoniebedingte Desorientierung		2,91	2,84	2,99

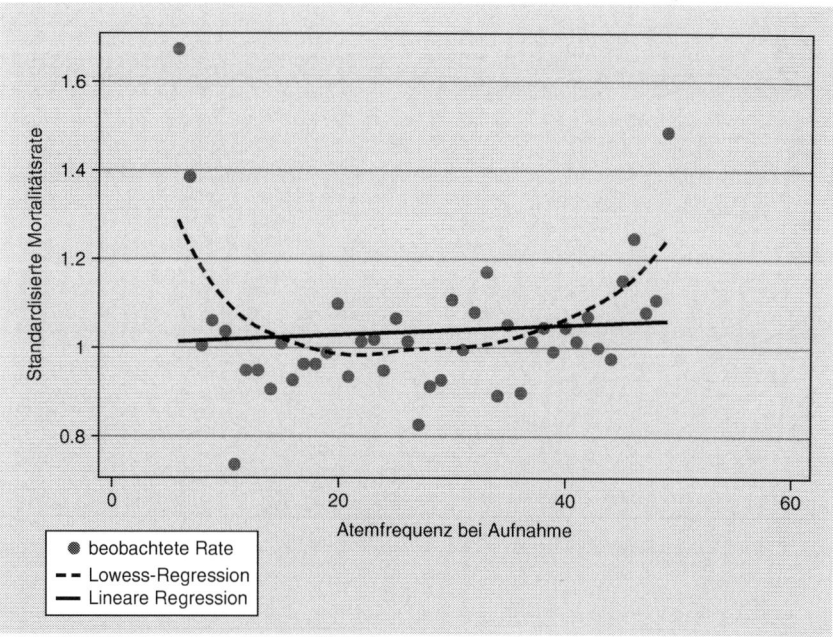

Abb. 1 Prognostische Bedeutung der Atemfrequenz. Auswertung der Datenbasis der externen Qualitätssicherung (aus: Strauss R et al. 2014; mit freundlicher Genehmigung)

Der Auskultation kommt dennoch besondere Bedeutung zu. Fokale positive Auskultationsbefunde sind prädiktiv für ein Infiltrat in der Röntgen-Thoraxaufnahme, während ein negativer Auskultationsbefund einen hohen negativen Vorhersagewert hat.

3 Spezielle Anamnese

Bestimmte Befundkonstellationen können es erforderlich machen, nach Besonderheiten in der Anamnese zu fahnden. Dies gilt vor allem für Patienten, die mit einer ausgeprägten extrapulmonalen Symptomatik erscheinen oder die ein Therapieversagen aufweisen. Hier sind vor allem die Berufsanamnese und Tierkontakte von Belang. Die entsprechenden Fragestellungen finden sich in Tab. 4.

Eine besondere Situation ist zudem gegeben bei Patienten, die aus einem Auslandsurlaub mit einer Pneumonie zurückkehren.

▶ **Cave** Grundsätzlich gilt auch hier: Das Häufige ist häufig, das Seltene selten! Dennoch muss an ungewöhnliche Erreger gedacht werden.

Die Reiseanamnese umfasst folgende wichtige Fragen:

– Welches Land bzw. welche Länder wurden bereist?
– Welche Orte/Regionen wurden aufgesucht?
– Wie war der Reisestil? (Einzel- oder Gruppenreise)
– Wie lange dauerte die Reise?
– Welche Reisesaison lag vor?
– Welche Schutzmaßnahmen wurden wahrgenommen?

Schließlich sollte der Arzt jede Häufung von ambulant erworbenen Pneumonien zum Anlass nehmen, eine mögliche Epidemie in Betracht zu ziehen. Innerhalb Deutschlands muss besonders auf Legionellen- und Q-Fieber-Pneumonien bzw. -Epidemien geachtet werden. Zudem ist in der Herbst-Wintersaison mit Epidemien durch Influenza zu rechnen. Die Erkennung neuer Erreger aus dem Ausland (z. B. Coronaviren) setzt aktuelle Kenntnisse über die weltweite Epidemiologie der Erreger voraus.

▶ **Merke** Grundsätzlich gilt, dass der Arzt aufmerksam die regionale und globale epidemiologische Situation im Auge haben sollte. Epidemische Häufungen von ambulant erworbenen Pneumonien sollten stets mit großer Aufmerksamkeit erfasst werden.

4 Weiterführende Literatur

Standardwerk zur klinischen Untersuchung:

– Dahmer J (2006) Anamnese und Befund, 10. Aufl. Thieme Verlag

Übersicht zu den Daten zur prognostischen Bedeutung der Atemfreqeunz sowie Darstellung der entsprechenden Daten aus der externen Qualitätssicherung:

– Strauß R, Ewig S, Richter K, König T, Heller G, Bauer TT (2014) für die Bundesfachgruppe Pneumonie des AQUA-Institutes. Prognostische

Tab. 4 Spezielle Anamnese von Patienten mit ambulant erworbener Pneumonie

Fragen		Mögliche Erreger
Berufsanamnese	Monteur? Klempner? Wasserwerke?	Legionella spp.
	Schafszüchter? Tierarzt?	Coxiella burnetii
	Jäger, Schlachter, Bauern, Labortätigkeiten?	Francisella tularensis
Außerberuflicher Kontakt zu Tieren	Vögel?	Chlamydia psittaci

Bedeutung der Atemfrequenz bei Aufnahme bei stationär behandelten Patienten mit Pneumonie in Deutschland. Dtsch Ärztebl 111:503–508

Klassische Arbeit zur Altersabhängigkeit der klinischen Symptomatik der ambulant erworbenen Pneumonie:

- Metlay JP, Schulz R, Li YH, Singer DE, Marrie TJ, Coley CM, Hough LJ, Obrosky DS, Kapoor WN, Fine MJ (1997) Influence of age on symptoms at presentation in patients with community-acquired pneumonia. Arch Intern Med 157:1453–1459

Alle klinischen Zeichen der ambulant erworbenen Pneumonie sind in Sensitivität und Spezifität limitiert:

- Wipf JE, Lipsky BA, Hirschmann JV, Boyko EJ, Takasugi J, Peugeot RL, Davis CL (1999) Diagnosing pneumonia by physical examination: relevant or relic? Arch Intern Med 159:1082–1087

Radiologische Bildgebung

Santiago Ewig und Matthias Bollow

1 Röntgen-Thoraxaufnahme

1.1 Allgemeines

Für eine Sicherung der Arbeitsdiagnose einer ambulant erworbenen Pneumonie ist der Nachweis eines (neu aufgetretenen) Infiltrats in einer Röntgen-Thoraxaufnahme erforderlich. Diese sollte immer in zwei Ebenen angefertigt werden.

Die alleinige p.a.-Aufnahme weist besonders im retrokardialen Bereich einen „blinden Fleck" auf. Daher können Infiltrate übersehen oder in ihrem Ausmaß erheblich unterschätzt werden (Abb. 1).

1.2 Befunde in der Röntgen-Thoraxaufnahme

1.2.1 Verschattungsmuster

Die Verschattungsmuster der Pneumonie in der Röntgen-Thoraxaufnahme umfassen die Konsolidie-

S. Ewig (✉)
Thoraxzentrum Ruhrgebiet, Kliniken für Pneumologie und Infektiologie, EVK Herne und Augusta-Kranken-Anstalt, Bochum, Deutschland
E-Mail: sewig@versanet.de

M. Bollow
Klinik für diagnostische und interventionelle Radiologie und Nuklearmedizin, Augusta-Kranken-Anstalt, Bochum, Deutschland
E-Mail: bollow@augusta-bochum.de

rung, die Matt- bzw. Milchglasverschattung sowie die retikulonodulären Verschattungen (Tab. 1).

Unter einer Konsolidierung versteht man eine vollständige Verschattung des Lungenparenchyms, so dass Gefäße und Bronchien nicht mehr erkennbar sind. Synonym wird der Begriff der „alveolären Verschattung" verwendet.

Die Matt- bzw. Milchglasverschattung hingegen lässt durch die Verschattung hindurch noch eine Gefäßstruktur erkennen.

Schließlich zeichnet sich die retikulonoduläre Verschattung durch ein Netzmuster zusammen mit kleinen Knötchen (Noduli) aus.

Nicht selten werden Mischbilder dieser drei Verschattungsmuster gesehen (Abb. 2)

Alle drei Verschattungsmuster können mit vergrößerten hilären und/oder mediastinalen Lymphknotenvergrößerungen sowie Pleuraergussbildungen einhergehen.

1.2.2 Pneumonie-Typen

Es werden drei radiologische Manifestationen der Pneumonie unterschieden, die Lobärpneumonie, die Bronchopneumonie sowie die interstitielle Pneumonie, die die genannten Verschattungsmuster in unterschiedlicher Intensität und Kombination beinhalten.

a) Die Lobärpneumonie hat ihr pathologisch-anatomisches Korrelat in einem ausgedehnten entzündlichen Exsudat innerhalb der Alveolen. Die Ausbreitung der exsudativen Inflammationsreaktion breitet sich zentripetal über Atemwege

© Springer-Verlag Berlin Heidelberg 2016
S. Ewig (Hrsg.), *Ambulant erworbene Pneumonie*,
DOI 10.1007/978-3-662-47312-2_8

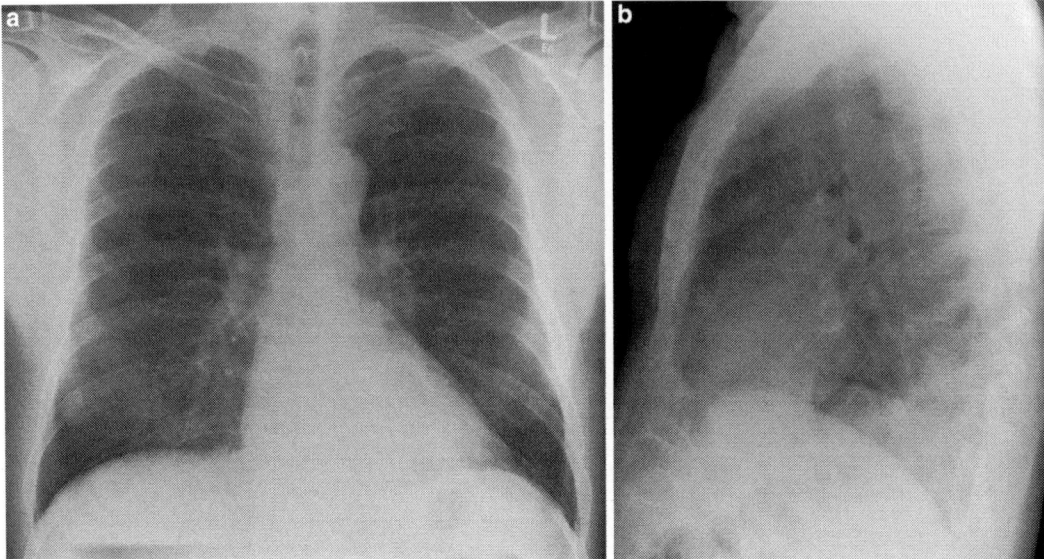

Abb. 1 Pneumonie im Segment 10 links. In der p.a.-Aufnahme (**a**) dieses 66-jährigen adipösen Patienten ließen sich auf den ersten Blick keine eindeutigen Infiltrate erkennen. In der lateralen Projektion (**b**) zeigte sich eine konsolidierende Verschattung im posterobasalen Unterlappensegment links. Retrospektiv ließ sich mit dieser Kenntnis auch in der p.a.-Aufnahme eine Transparenzminderung der zwerchfellbenachbarten paraspinalen Lungenabschnitte im Herzschatten links mit Maskierung der Wirbelkörpersilhouetten links nachvollziehen. Es konnte eine Pneumonie durch Legionella pneumophila der Serogruppe 1 gesichert werden

Tab. 1 Pneumonietypen in der Röntgen-Thoraxaufnahme

Pneumonietyp	Pathologisch-anatomisches Korrelat	Verschattungsmuster und weitere Besonderheiten
Lobärpneumonie	Zentripetal fortschreitende Entzündung in den Alveolen; Ausbreitung über Atemwege und Kohn'sche Poren Ausbreitung über den Lungenlappen, respektiert keine Segmentgrenzen	Konsolidierendes Muster Aerobronchogramm „bulging fissure sign" (Lappenvolumenzunahme)
Bronchopneumonie	Ausbreitung über die Bronchien und benachbarte Alveolen Ausbreitung (multifokal) über mehrere Segmente, respektiert keine Lappengrenzen	Fleckschatten Noduli Umschriebene Konsolidierungen Milchglasverschattungen Lappenvolumenverminderung
Interstitielle Pneumonie	Ausbreitung über Alveolarsepten, kleine Atemwege, Alveolen	Retikulo-noduläres Muster Milchglasverschattungen

und Kohn'sche Poren (feinste Poren in den Alveolarsepten, die benachbarte Alveolen miteinander verbinden) ohne Respektierung von Segmentgrenzen aus und führt zu homogenen Konsolidierungen des gesamten Lungenlappens oder Teilen des Lappens. Charakteristisch ist die scharfe Lappenbegrenzung der Verschattung.

Ein Charakteristikum der Lobärpneumonie ist das Aerobronchogramm. Dieses kommt durch die Demarkierung von luftgefüllten Bronchien zustande, die von mit Exsudat gefüllten Bronchien umgeben sind. Das Aerobronchogramm ist allerdings kein spezifisches Zeichen einer Lobärpneumonie; differentialdiagnostisch sind

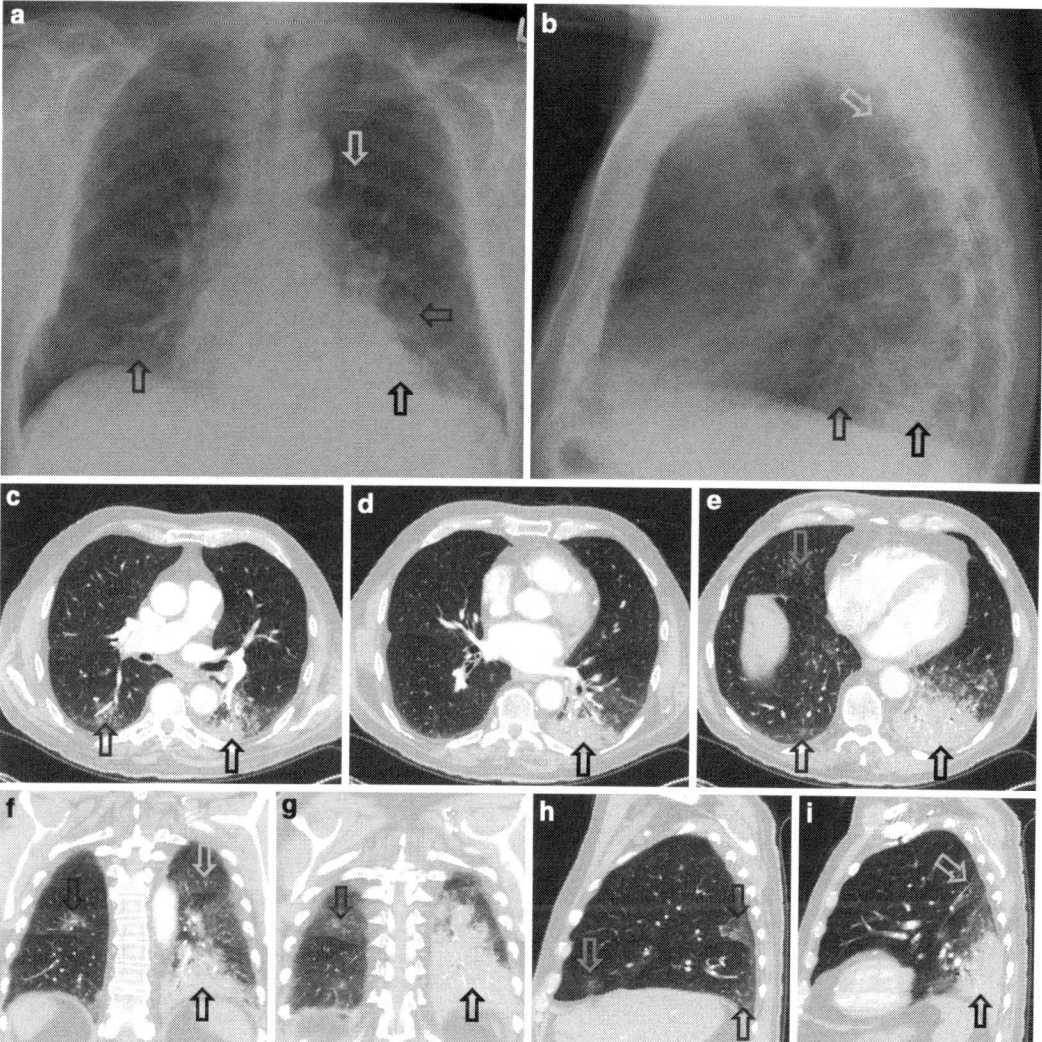

Abb. 2 Bilder eines 82-jährigen Mannes mit klinischen Zeichen einer Pneumonie. In der Röntgenübersicht (**a-b** oben) stellten sich ein konsolidierendes Verschattungsmuster mit Maskierung von Gefäßen und Bronchien im linken Unterlappen (schwarze Pfeile) sowie Milchglasverschattungsmuster mit innerhalb der Transparenzminderungen noch erkennbaren Gefäßstrukturen und Bronchien in Nachbarschaft der Konsolidierungen im linken Unterlappen sowie posterobasal im rechten Unterlappen (dunkelgraue Pfeile) dar. Auch links in Nachbarschaft des Segmentbronchus des posterioren Oberlappens kamen umschriebene Milchglasverschattungen zur Abbildung (hellgraue Pfeil). In einer wegen des Verdachtes auf eine Lungenarterienembolie im Anschluss durchge-

führten CT (**c-e** oben drei transversale Schichten, **f-g** unten links zwei koronare Rekonstruktionen, **h** unten Mitte rechts sagittale Rekonstruktion rechts pulmonal, **i** unten rechts sagittale Rekonstruktion links pulmonal) ließen sich die aus der Röntgenübersicht bereits bekannten Verschattungsmuster der Konsolidierung (schwarze Pfeile) und der Milchglasverschattungen rechts pulmonal (dunkelgraue Pfeile) und links pulmonal (hellgraue Pfeile) eindeutig nachvollziehen. Zusätzlich war ein umschriebenes retikulonoduläres Infiltrat im Mittellappen erkennbar (grau gerasterte Pfeile). Zusammenfassend handelte es sich um das Bild einer Pneumonie durch Hämophilus influenzae (mikrobiologisch gesichert)

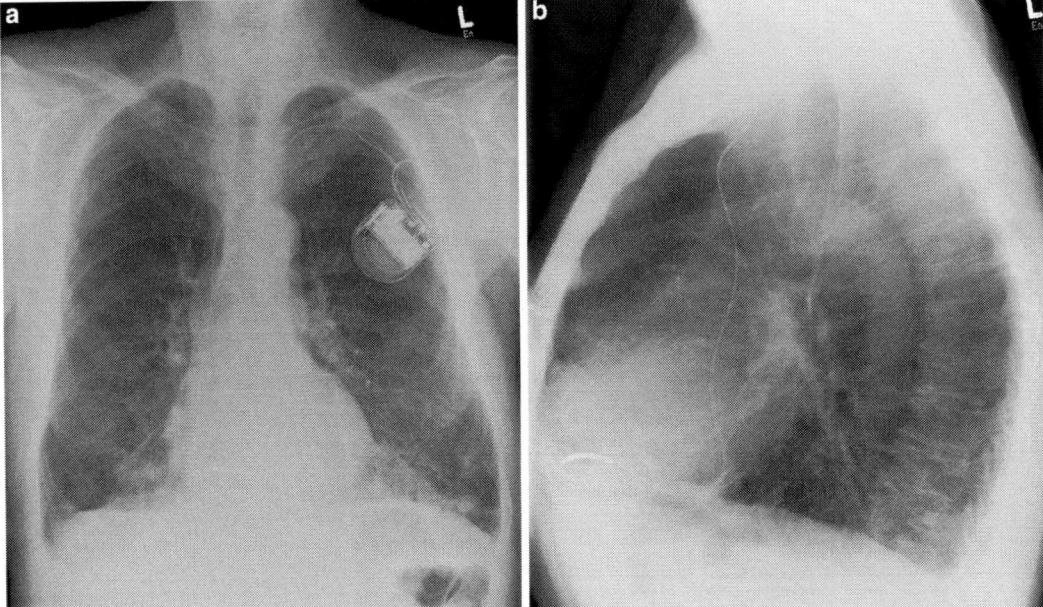

Abb. 3 Aspirationspneumonie mit Bild einer Bronchopneumonie in den abhängigen Unterlappensegmenten 10 beidseits mit einer Kombination aus Milchglasverschattungsmustern und retikulonodulären Verdichtungen. Dieser 71-jährige Mann mit bekannter COPD und Zustand nach ACVB-Op. hatte wegen einer Funktionsstörung seines AICD (automatic implantable cardioverter defibrillator) fünf Tage zuvor eine Synkope erlitten, welche mit einer Aspiration von Mageninhalt einhergegangen war

Atelektasen, Blutungen sowie das Lungenödem zu berücksichtigen.

Ein weiteres Zeichen der Lobärpneumonie ist das „bulging fissure sign", eine konvexe Vorwölbung der Lappenspalten durch die Volumenzunahme des betroffenen Lungenlappens.

b) Die Bronchopneumonie breitet sich zunächst entlang der größeren Atemwege aus; dies geschieht häufig multifokal. Es resultiert eine bronchiale sowie peribronchial-alveoläre Entzündung. Wandverdickung der Bronchien und exsudative Entzündung der Alveolen summieren sich zu Fleckschatten, Noduli, umschriebenen Konsolidierungen und Matt- bzw. Milchglasverschattungen. Diese halten sich an die Grenzen der Segmente, nicht jedoch der Lappen. Meist erstreckt sich die Bronchopneumonie über mehrere Lungenlappen.

Ein Aerobronchogramm findet sich nicht, da die Atemwege durch entzündliches Material verlegt sind; dies bedingt auch die Tendenz zur Lungenvolumenminderung.

c) Die interstitielle Pneumonie schließlich ist durch eine Entzündung mit Schwerpunkt in den Alveolarsepten gekennzeichnet. Kleine Atemwege und Alveoli sind in der Regel mitbeteiligt. Es dominiert das retikulonoduläre Verschattungsmuster, zuweilen kommen Matt- bzw. Milchglasverschattungen hinzu.

Die wesentlichen Charakteristika der drei Pneumonietypen sind in Tab. 1 zusammengefasst.

Eine Sonderform der Pneumonie ist die Aspirationspneumonie. Diese manifestiert sich in der Regel als Bronchopneumonie, aber auch als Lobärpneumonie mit Einschmelzung und Abszessbildung. Charakteristischerweise sind die abhängigen Lungensegmente betroffen (rechts häufiger als links; S2, 6, 10) (Abb. 3).

Die „Rundpneumonie" manifestiert sich als gerundete Konsolidierung, überwiegend im posterioren Unterlappen, und muss differentialdiagnostisch vom Lungentumor unterschieden werden.

Tab. 2 Reliabilität der Pneumoniediagnose in der Röntgen-Thoraxaufnahme. Die fettgedruckten Zahlen zeigen die vollständige Übereinstimmung (Summe = 57,7 %, kappa = 0,38 (95 % KI 0,31–0,46) (nach: Albaum et al. 1996)

n = 282 70 % leichtgradige Pneumonien	Radiologe 1			
Radiologe 2	%	Keine Pneumonie	Möglich	Wahrscheinlich	Sicher
	Keine Pneumonie	**6**	6,7	1,8	0
	Möglich	2,5	**7,4**	5,7	2,1
	Wahrscheinlich	2,1	3,5	**7,1**	5,3
	Sicher	1,4	3,9	7,1	**37,2**

1.3 Reliabilität der Röntgen-Thoraxaufnahme

Die Röntgen-Thoraxaufnahme gilt als Goldstandard für die Diagnose einer ambulant erworbenen Pneumonie. Dennoch haben Untersuchungen gezeigt, dass eine erhebliche Interobserver-Variabilität in der Detektion und Beschreibung von Infiltraten bei Patienten mit entsprechendem Verdacht besteht. Dies gilt insbesondere in Fällen mit nur geringer Symptomatik und häufig entsprechend diskreten bzw. fraglichen Infiltraten.

In einer entsprechenden Untersuchung fand sich eine vollständige Übereinstimmung der Befunde zweier Radiologen in knapp 60 %, eine vollständige Divergenz in 1,4 % der Fälle (Tab. 2). Eine Übereinstimmung in der Beurteilung, ob ein- oder beidseitige Infiltrate vorlagen, bestand in 41,5 % bzw. 33,9 %, über das Vorhandensein eines Pleuraergusses in 10,7 % (vorhanden) bzw. 73,2 % (nicht vorhanden). Noch geringer war die Übereinstimmung über Verschattungsmuster und das Vorliegen von Aerobronchogrammen. Diese Daten belegen die Grenzen der Röntgen-Thoraxaufnahme für die Sicherung der Arbeitsdiagnose Pneumonie.

▶ **Cave** Der Befunder sollte auf der Basis der klinischen Information „Verdacht auf ambulant erworbene Pneumonie" eine Aussage darüber treffen, ob Verschattungen vorliegen oder nicht, nicht aber, wie immer wieder geschieht, durch Nachfrage, ob Fieber vorliegt oder nicht – diese Nachfrage ist aus oben ausgeführten Gründen inhaltlich fragwürdig und erhöht nicht (wie beabsichtigt) die Vortest-, sondern die Irrtumswahrscheinlichkeit des Befundes.

1.4 Typische Verschattungsmuster bei verschiedenen Erregern

Grundsätzlich gilt, dass es nur typische, aber keine spezifischen Verschattungsmuster verschiedener Erreger gibt.

1.4.1 Streptococcus pneumoniae

Das klassische Verschattungsmuster der Pneumokokken-Pneumonie ist ein konsolidierendes im Sinne einer Lobärpneumonie. Die Abb. 4, 5, 6, 7, 8, 9, 10, 11, 12, 13, 14 und 15 lassen erkennen, dass jeder Lungenlappen befallen sein kann.

Schwere Pneumokokken-Pneumonien schreiten häufig rasch fort (Abb. 13). Dies kann an einer fortschreitenden unkontrollierten Inflammationsreaktion liegen; in diesem Fall geht die radiologische Progredienz mit einem Therapieversagen einher. Alternativ kann die Zunahme der Verschattung lediglich eine verzögerte Sichtbarmachung einer vorhandenen, aber kontrollierten Infektion bzw. Inflammation reflektieren; in diesem Fall liegt kein Therapieversagen vor.

▶ **Cave** Eine Zunahme der Verschattung kann nur im Kontext der klinischen Situation korrekt interpretiert werden!

Begleitende Ergussbildungen, auch komplizierte parapneumonische Ergüsse und Empyeme sind nicht selten (Abb. 12).

Alle diese Befunde sind ausgeprägter bei bakteriämisch verlaufenden Pneumokokken-Pneumonien.

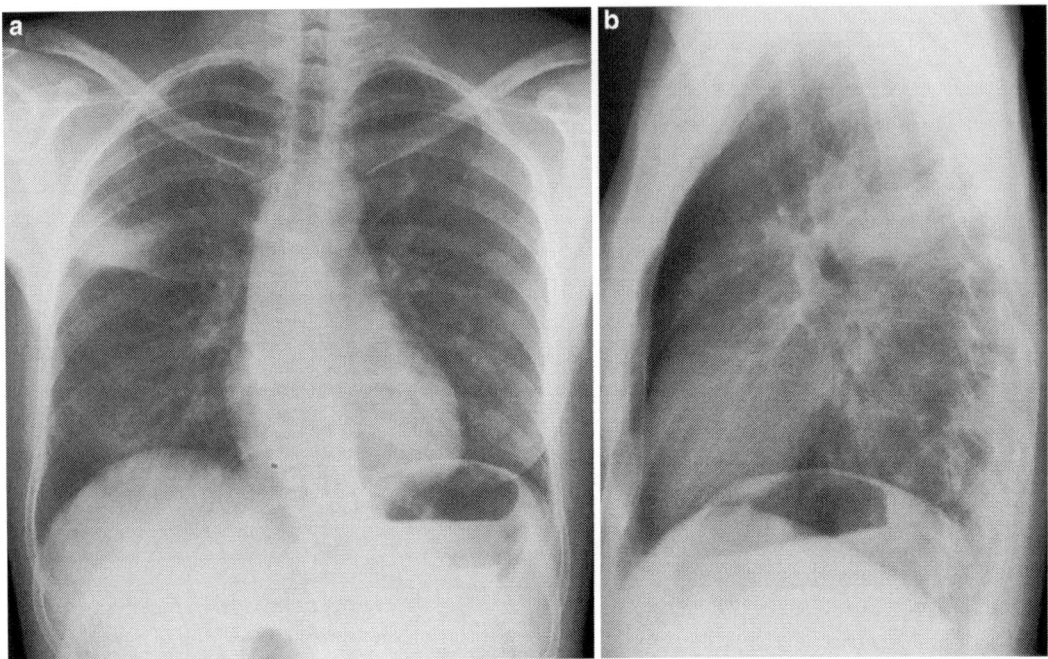

Abb. 4 Bilder einer 43-jährigen Frau mit einer ambulant erworbenen homogenen Pneumokokken-Lobärpneumonie mit einem lappenspaltbenachbarten Beginn im posterioren OL-Segment rechts mit zentripetaler Ausbreitung

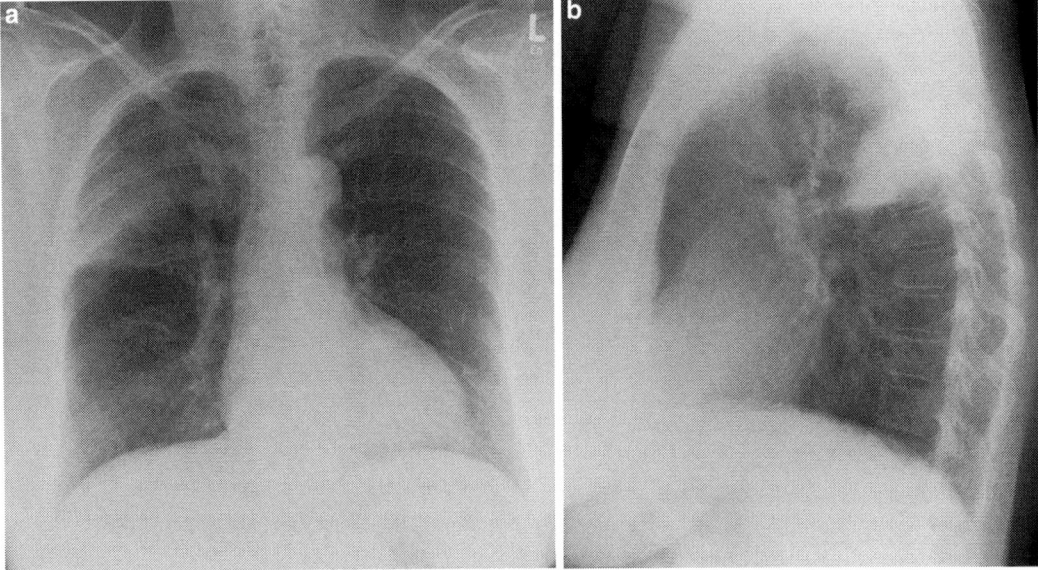

Abb. 5 Bilder einer 66-jährigen Frau mit einer lappenspaltbenachbarten alveolären Verschattung im posterioren OL-Segment rechts mit zentripetaler Ausbreitung durch eine ambulant erworbene Pneumokokken-Lobärpneumonie. Nebenbefundlich Darstellung von Op-Clips in Projektion auf die linke Mamma bei Zustand nach brusterhaltender Therapie eines Mammakarzinoms vor vier Jahren

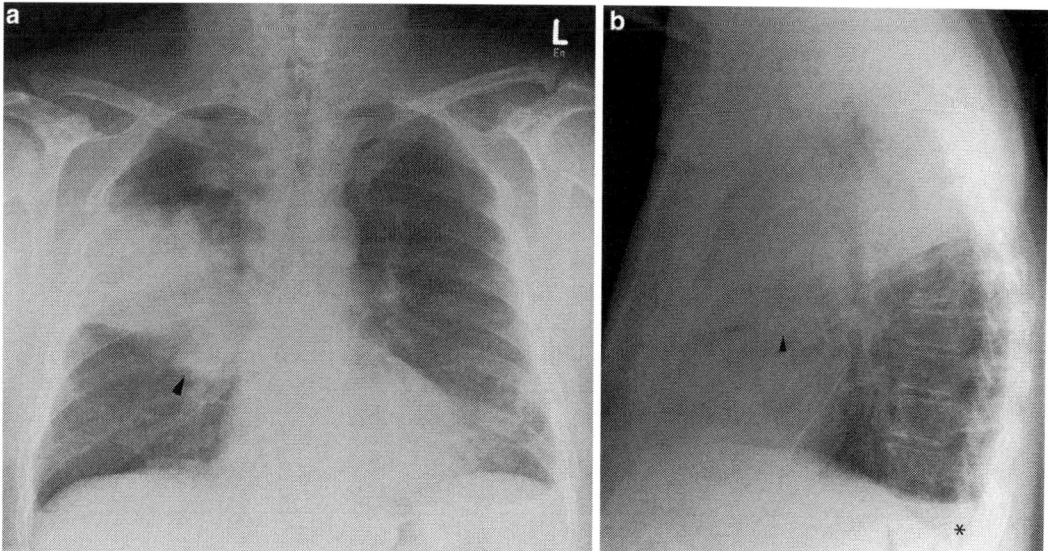

Abb. 6 Bilder einer 65-jährigen Frau mit homogenen alveolären Verschattung im rechten Oberlappen unter Aussparung des apicalen Segmentes. Nachweis eines sog. „bulging fissure sign" am kleinen Lappenspalt (Pfeil), einer konvexen Vorwölbung des Lappenspaltes durch eine Volumenzunahme des Oberlappens. Diese Lobärpneumonie ging mit einem Randwinkelerguss (Asterisk) einher. Mikrobiologische Bestätigung einer Lobärpneumonie durch Streptococcus pneumoniae

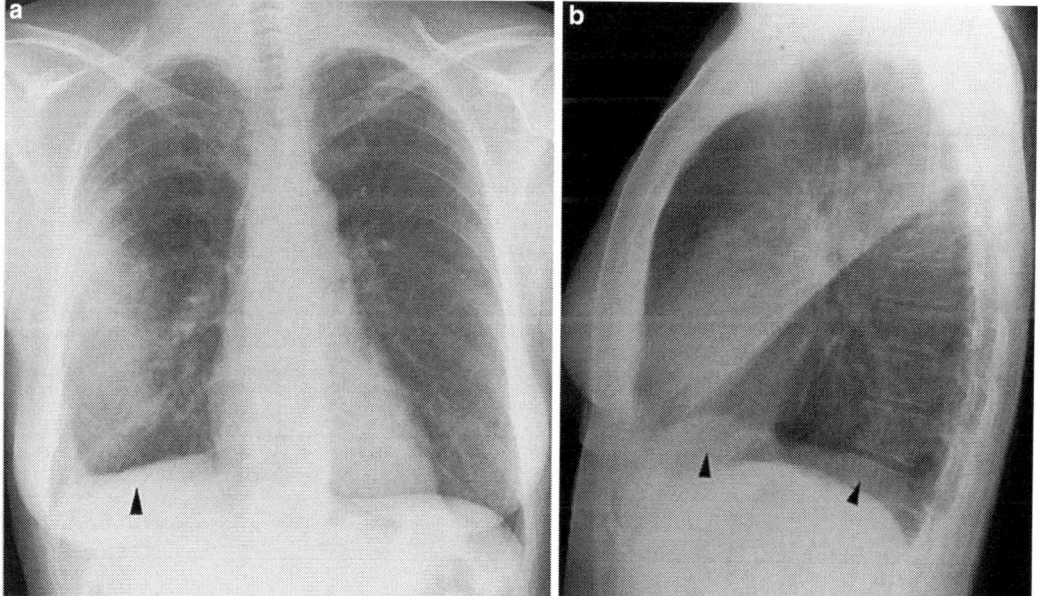

Abb. 7 Bilder einer 53-jährigen Frau mit dem Bild einer dem großen Lappenspalt ventral benachbarten homogenen konsolidierenden Lobärpneumonie. Diese Konstellation konnte sich durch ein Fehlen des kleinen Lappenspaltes zwischen Mittel- und Oberlappen ergeben. Der scheinbare Zwerchfellhochstand rechts (Pfeile) resultierte aus einem subpulmonalen pneumonieassoziierten Pleuraerguss rechts. Mikrobiologische Bestätigung einer Lobärpneumonie durch Streptococcus pneumoniae

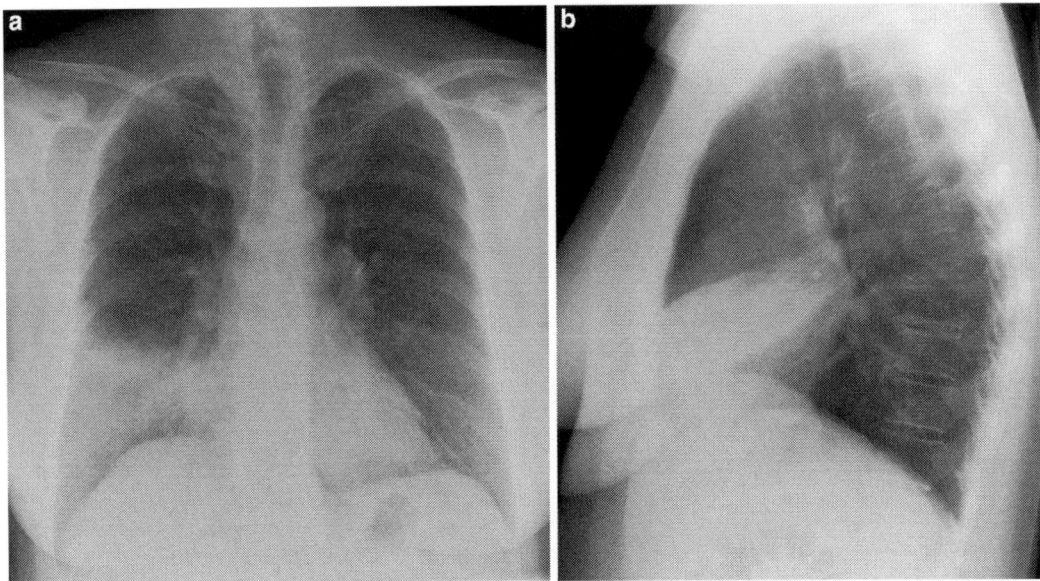

Abb. 8 Bilder einer 56-jährigen Frau mit einer mikrobiologisch bestätigten Pneumokokken-Lobärpneumonie im Mittellappen. Im p.a.-Bild zeigt sich ein typisches positives ventrales Silhouettenphänomen an der rechten Herzkontur

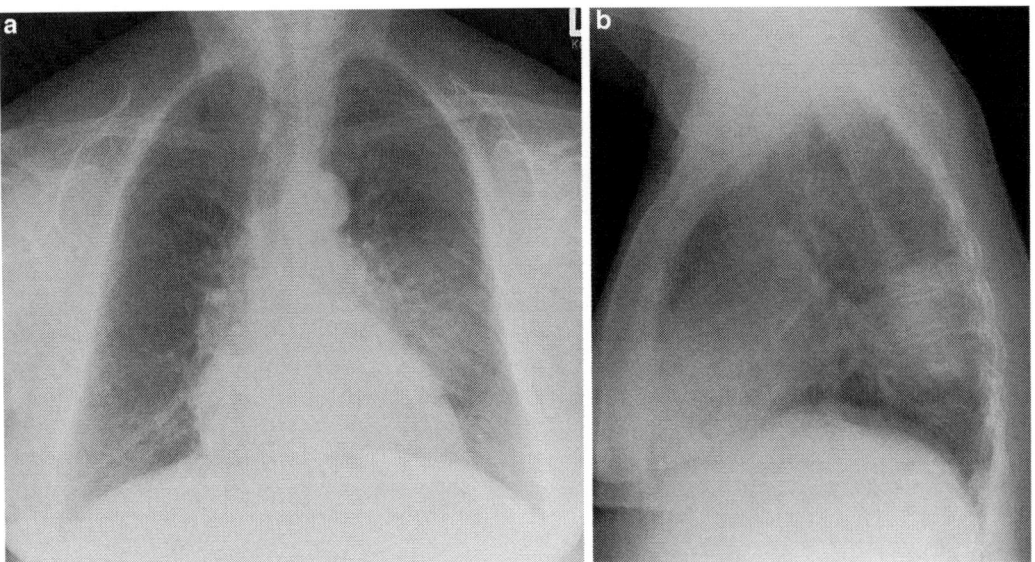

Abb. 9 Bilder einer 83-jährigen Frau mit einer mikrobiologisch bestätigten Pneumokokken-Lobärpneumonie im linken Unterlappen. Im p.a.-Bild zeigt sich ein typisches negatives Silhouettenphänomen an der linken Herzkontur, so dass sich bereits im p.a.-Bild eine eindeutige Lokalisation des Infiltrates im Unterlappen herleiten lässt

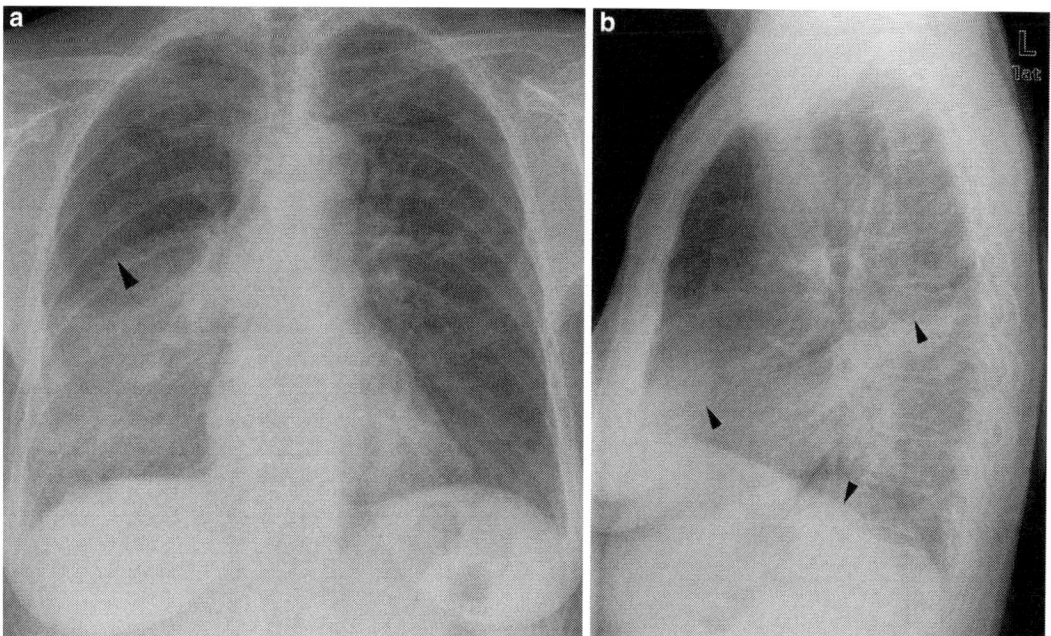

Abb. 10 Bilder einer 62-jährigen Frau mit einer mikrobiologisch bestätigten Pneumokokken-Lobärpneumonie im rechten Unterlappen. Sowohl im p.a.-Bild als auch in der lateralen Projektion zeigt sich ein typisches „bulging fissure sign" einschließlich einer Abflachung der Zwerchfellkontur rechts als Ausdruck einer Volumenzunahme des betroffenen Lungenlappens (Pfeile)

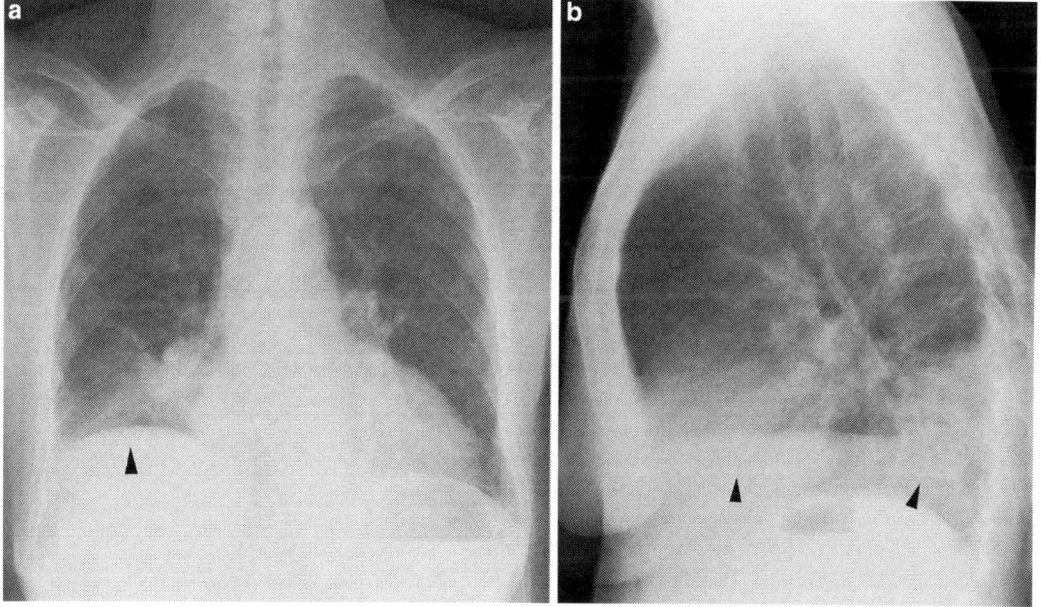

Abb. 11 Bilder einer 83-jährigen Frau mit dem Bild einer homogenen konsolidierenden Lobärpneumonie im rechten Unterlappen. Der scheinbare Zwerchfellhochstand rechts (Pfeile) resultierte aus einem subpulmonalen pneumonieassoziierten Pleuraerguss rechts. Mikrobiologische Bestätigung einer Lobärpneumonie durch Streptococcus pneumoniae

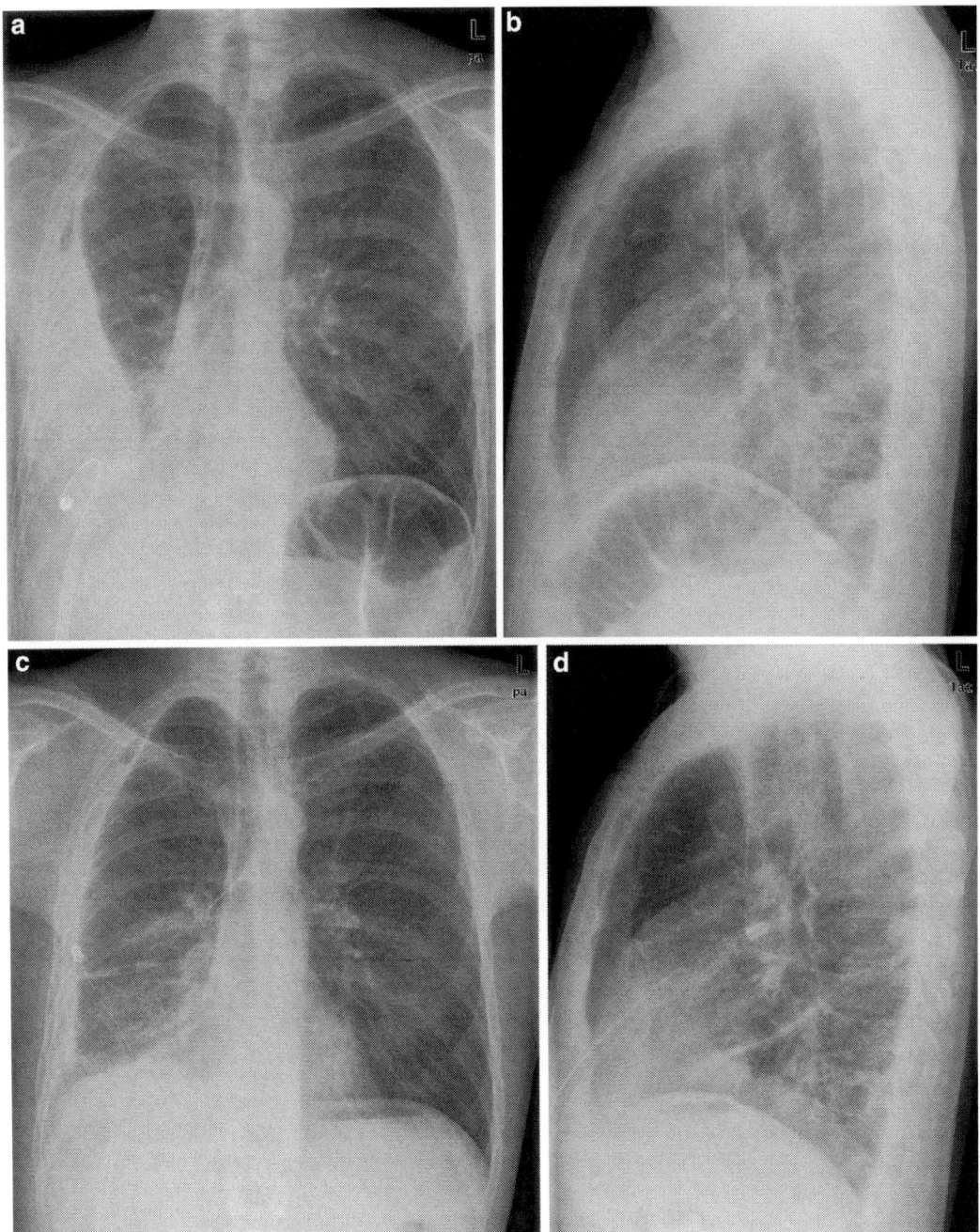

Abb. 12 Bilder eines 43-jährigen Mannes, welcher im Verlauf einer mikrobiologisch gesicherten Pneumokokken-Pneumonie des rechten Unterlappens komplizierend ein Pleuraempyem rechts entwickelt hatte, das mit einer Bülau-Drainage versorgt werden musste (**a-b** oben). Das Pleuraempyem (bzw. der Pyopneumothorax) war nach vier Tagen durch die Drainage signifikant verkleinert (**c-d** unten)

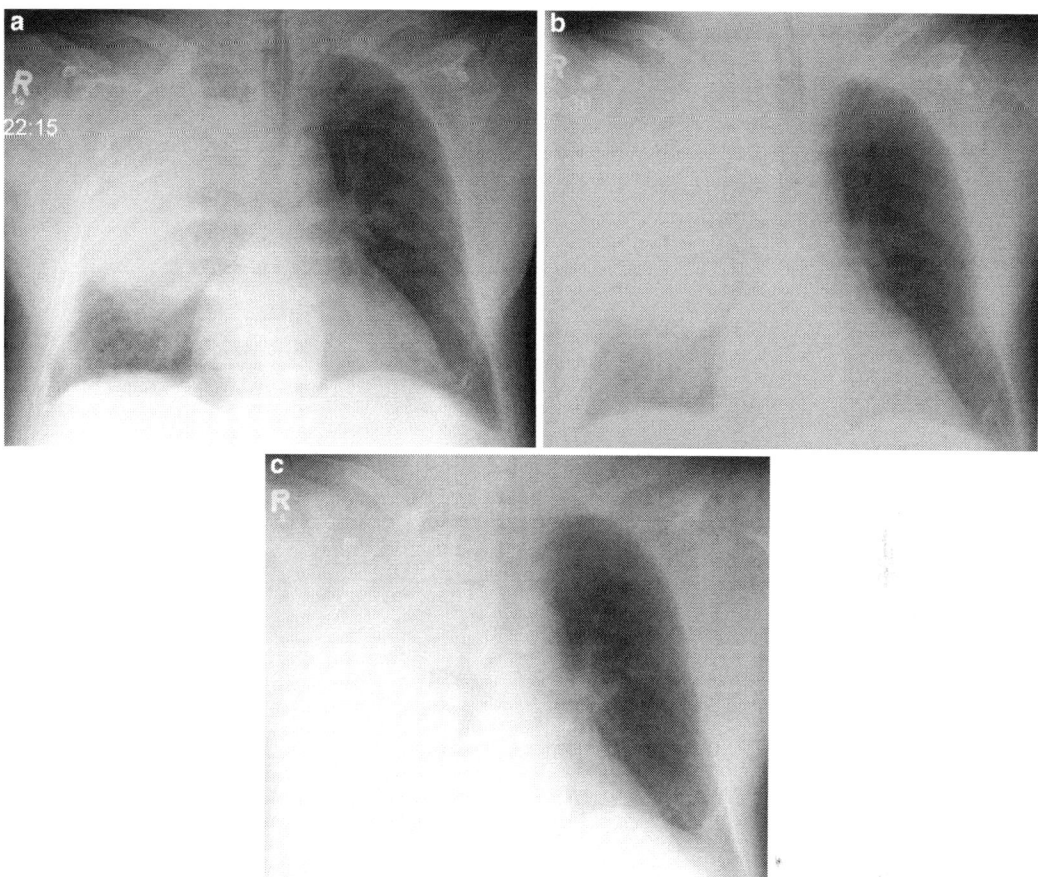

Abb. 13 Liegend-Thoraxübersichten eines 50-jährigen Mannes mit bakteriämischem Pneumokokken-Pneumonie-Verlauf rechts. Die homogene konsolidierende Lobärpneumonie im rechten Oberlappen zeigte bereits unmittelbar nach Einweisung in die Klinik mit Aufnahme auf die Intensivstation und sofortiger Intubation (**a**. 22:15 Uhr) einen ausgedehnten begleitenden auslaufenden Pleuraerguss mit resultierender Zwerchfellunschärfe rechts. In einer kurzfristigen Verlaufskontrolle (**b**. 0:30 Uhr) war bereits eine signifikante Zunahme der Infiltrate und des Pleuraergusses nachweisbar. Zu diesem Zeit-punkt war der Patient bereits katecholaminpflichtig. Eine letzte Kontrolle (**c**. 11:42 Uhr) zeigte eine Komplettverschattung des rechten Hemithorax mit positiven Bronchopneumogrammen rechts. Diese Bilder dokumentierten eine foudroyant verlaufende Pneumokokken-Pneumonie als Ausdruck eines Therapieversagens trotz maximaler intensivtherapeutischer Maßnahmen, wobei zwischen der ersten Aufnahme und dieser letzten nur knapp 13 Stunden vergangen waren. Kurze Zeit später verstarb der Patient

Seltener manifestieren sich Pneumokokken-Pneumonien als Bronchopneumonien (Abb. 14). In diesem Fall zeigen sich retikulo-noduläre Infiltrate, besonders in den Unterlappen.

1.4.2 Viren
Die Influenzavirus-Pneumonie manifestiert sich typischerweise als interstitielle Pneumonie mit retikulonodulärem Verschattungsmuster. Kommt es jedoch zur bakteriellen Superinfektion, sind Lobär- oder Bronchopneumonien mit Konsolidierungen und Matt- bzw. Milchglasverschattungen möglich (Abb. 16 und 17).

1.4.3 Legionella spp.
Pneumonien durch Legionellen teilen dieselben Befundmuster wie Pneumokokken. Sie sind am häufigsten durch konsolidierende Verschattungen gekennzeichnet (Abb. 18, 19 und 20). Diese können auch einschmelzen bis hin zu Abszessbil-

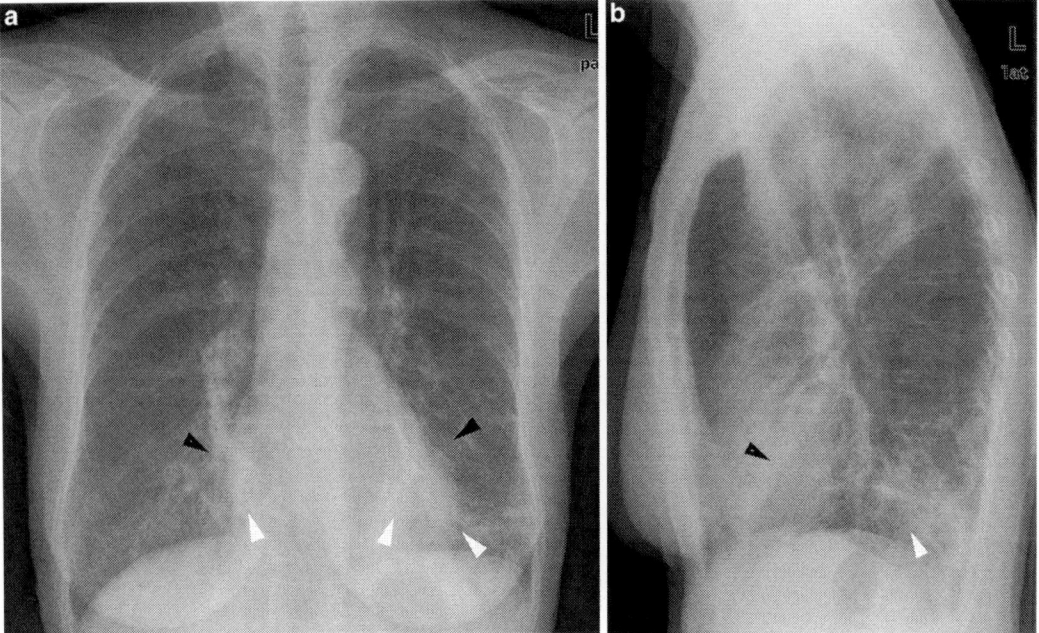

Abb. 14 Röntgenübersichten einer 65-jährigen Frau mit mikrobiologisch gesicherter Pneumokokken-Bronchopneumonie mit einem Mischbild aus retikulonodulären und Milchglasverschattungsmustern sowie Konsolidierungen mit positiven Bronchopneumogrammen (weiße Pfeile) in beiden Lungenunterlappen, in Lingula und Mittellappen (schwarze Pfeile) mit jeweils positiven Silhouettenphänomenen mit der Herzsilhouette

dungen. Ergüsse sind ebenfalls häufig und bilden sich nicht selten erst im Verlauf.

Ein weiteres Charakteristikum sind rasch progrediente Infiltrate auch unter adäquater Therapie (Abb. 20). Diese gehen (wie bei Pneumokokken) nicht in jedem Fall auch mit einer klinischen Verschlechterung einher.

▶ **Cave** Es gibt keine differenten Verschattungsmuster zwischen Pneumokokken und Legionellen. Allein dies macht eine Differentialtherapie auf bildgebender Grundlage unmöglich!

1.4.4 Mykoplasmen und Chlamydien

Mykoplasmen-Pneumonien präsentieren sich typischerweise durch ein interstitielles Infiltrat, vornehmlich im Sinne eines retikulonodulären Verschattungsmusters (Abb. 21 und 22). Chlamydophila pneumophila stellt sich entspre-

chend dar. Beide Erreger können in der Röntgen-Throaxaufnahme jedoch auch bronchopneumonisch imponieren.

1.4.5 Haemophilus influenzae

Diese präsentieren sich meist als Bronchopneumonie (Abb. 23, 24, 25 und 26). Haemophilus influenzae gehört zu den bevorzugten Erregern der Atemwegsinfektionen. Zuweilen summieren sich ausgeprägte Bronchiolitiden zu fleckförmigen Verschattungen, obwohl streng genommen noch keine Pneumonie vorliegt.

1.4.6 Staphylococcus aureus

Die Variabilität der Verschattungsmuster ist groß und kann alle drei Hauptmuster umfassen (Abb. 27). Charakteristisch, wenngleich weder sensitiv noch spezifisch sind multiple Fleckschatten, die Neigung zur Einschmelzung bzw. Abszessbildung, Pneumatozelen und die Ausbildung eines Pneumothorax.

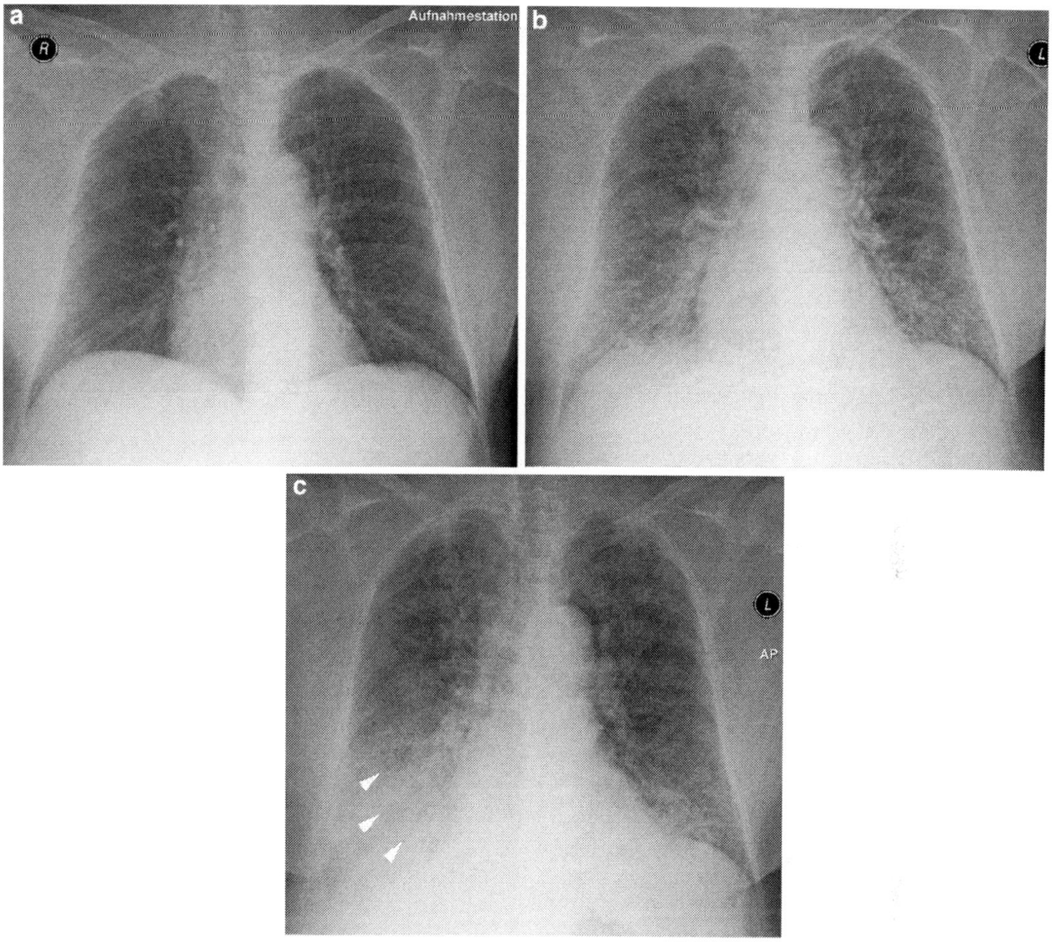

Abb. 15 Bilder einer 55 jährigen Frau, die mit dem Primärsymptom fieberhafte „Diarrhoe" in die Klinik eingewiesen wurde und auf der Isolierstation eine Liegend-Thoraxaufnahme (**a**) erhielt, welche als unauffällig befundet wurde. Eine am Aufnahmetag angelegte Blutkultur war positiv auf Streptococcus pneumoniae. Da die Patientin bereits am Folgetag klinisch mit Husten und Auswurf auffällig wurde, war eine Wiederholung der Thoraxübersicht im Liegen indiziert. Hier zeigte sich das Bild einer disseminierten interstitiellen retikulonodulären bis miliaren Verschattung über beiden Lungen im Rahmen einer bakteriämischen Pneumokokken-Pneumonie (**b**) zu welcher sich im weiteren Verlauf zwei Tage später alveoläre konfluierende Areale mit positiven Bronchopneumogrammen (weiße Pfeile) im rechten Unterfeld in Kombination mit einem auslaufenden Pleuraerguss rechts hinzugesellten (**c**) Unter Therapie zeigte die Patientin klinisch binnen einer Woche eine sehr gute Erholung

1.4.7 Klebsiella pneumoniae

Klebsiellen-Pneumonien weisen häufiger multilobäre Infiltrate auf. Die Infiltrate sind Oberlappenbetont und konsolidierend oder entsprechen Matt- bzw. Milchglasverschattungen (Abb. 28 und 29). Allerdings kann jeder Lungenlappen betroffen sein.

Das „bulging fissure sign" soll bei Klebsiellen-Pneumonien häufiger vorkommen, ist jedoch keinesfalls spezifisch.

In etwa der Hälfte der Fälle liegt ein Abszess vor. Ergüsse sind ebenfalls häufig, in bis zu einem Drittel der Fälle entwickelt sich ein Empyem.

1.4.8 Escherichia coli

Hier findet sich häufig ein fleckförmiges Infiltratmuster der Bronchopneumonie in beiden Unterlappen, aber es kommen auch Milchglasverschattungen vor (Abb. 30, 31 und 32). Abszess- und Empyembildung sind ebenfalls häufig anzutreffen.

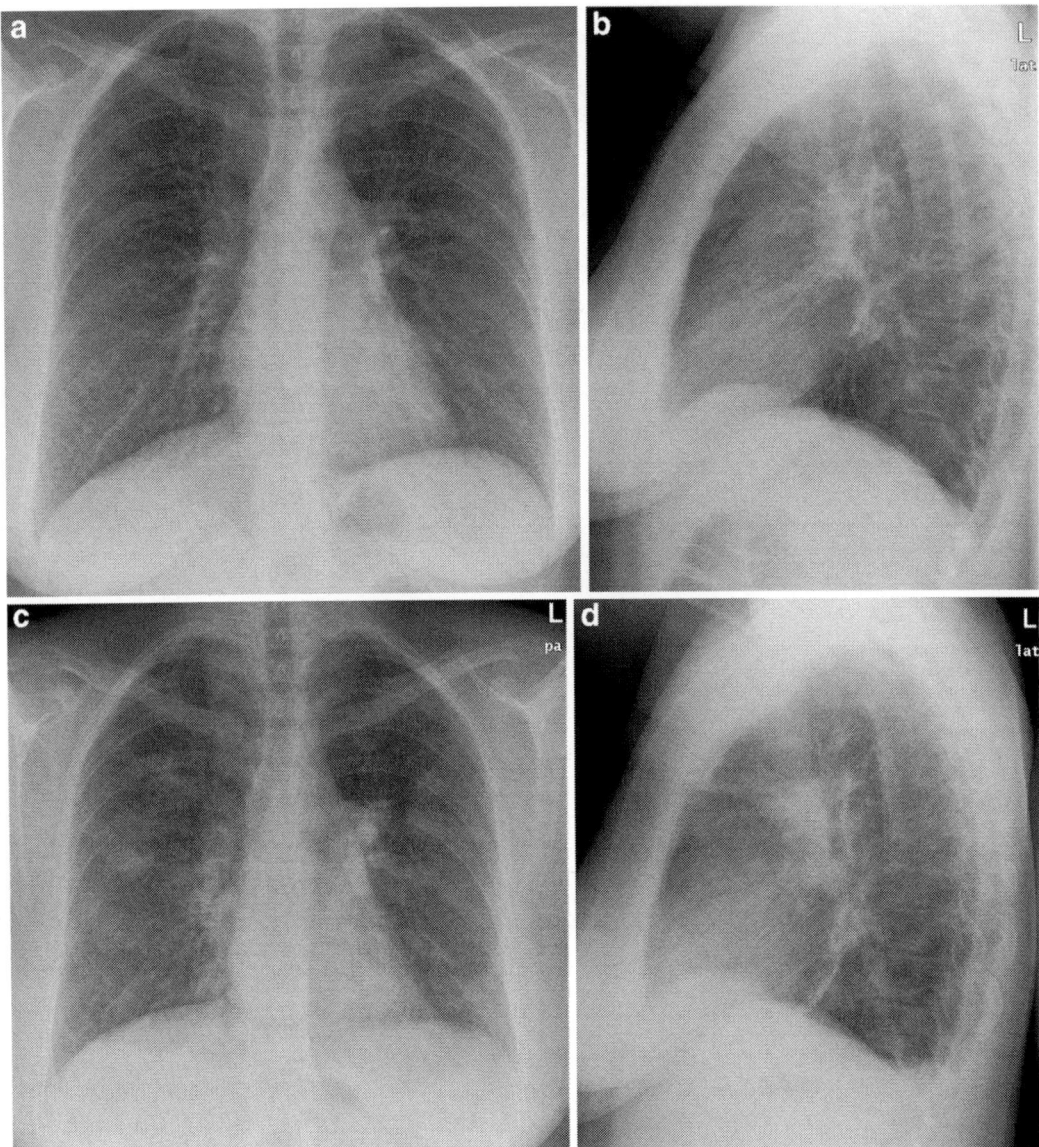

Abb. 16 Thoraxübersicht in zwei Ebenen (**a-b**) einer 32-jährigen Frau mit einer mikrobiologisch (PCR) gesicherten Influenzavirus-Pneumonie (H1N1) mit disseminiertem retikulonodulären Verschattungsmuster im Lungenkern beidseits. Da diese interstitiellen Befunde wie in diesem Falle sehr diskret sein können, ist es für den Befunder hilfreich, sich ein Repertoire von Vergleichsaufnahmen normaler Lungenaufnahmen nahezu gleichen Alters und Geschlechts danebenzustellen. Bei klinischer Verschlechterung wurde nach fünf Tagen eine röntgenologische Verlaufskontrolle (**c-d**) indiziert, in welcher neben den bekannten interstitiellen Verschattungen neue fleckförmige Verdichtungen und neue Randwinkelergüsse nachweisbar waren, die als Ausdruck einer bakteriellen Superinfektion zu interpretieren waren

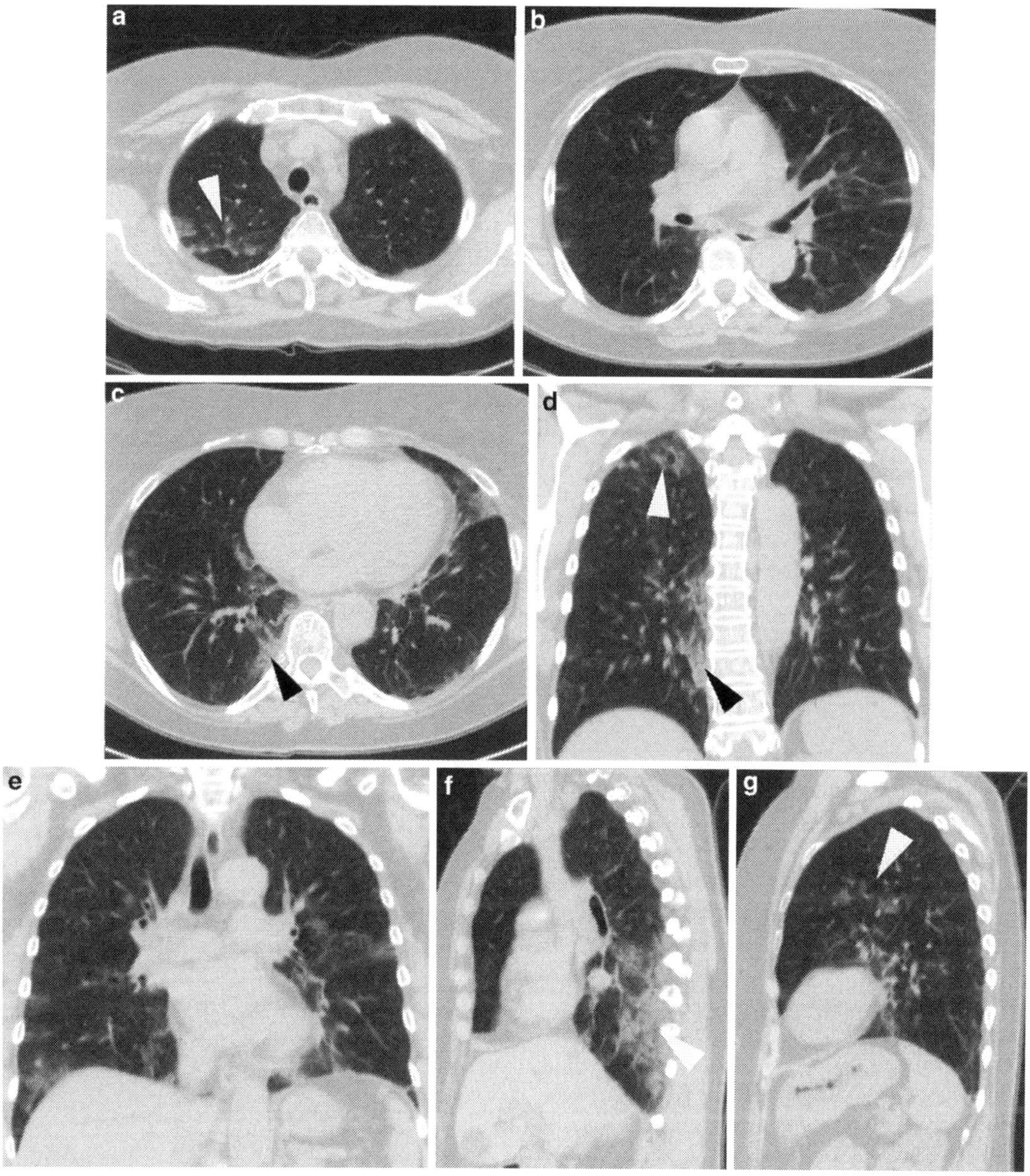

Abb. 17 CT-Bilder (**a-c** oben: Drei Tage zuvor Diagnose einer Influenzavirus-Pneumonie (H1N1). axiale Schichten von kranial bis kaudal. **d-e** unten links: koronare Rekonstruktionen. **f** unten Mitte rechts: sagittale Rekonstruktion rechts pulmonal. **g** unten rechts: sagittale Rekonstruktion links pulmonal) einer 65-jährigen Frau mit Influenzavirus-Pneumonie (H1N1) Im rechten Oberlappen sind azinäre bis zentrilobuläre Milchglasverschattungen erkennbar, im rechten posterobasalen Lungenunterlappensegment ein Pflastersteinrelief „(crazy paving"). Beide Muster sind Korrelate retikulonodulärer Verschattungsmuster der Röntgen-Thoraxaufnahme eigentlich zur Verlaufskontrolle eines Lungenrundherdes durchgeführt worden

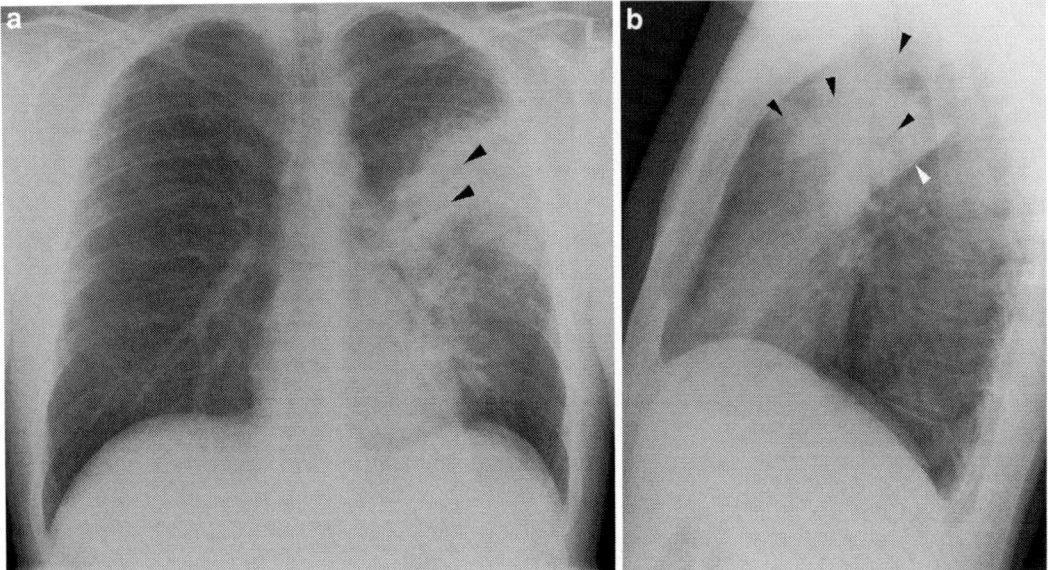

Abb. 18 Bilder eines 43-jährigen Mannes mit einer konsolidierenden Lobärpneumonie im linken Oberlappen mit positiven Bronchopneumogrammen (schwarze Pfeile) und einem „bulging fissure sign" (weißer Pfeil). Mikrobiologische Sicherung von Legionella pneumophila der Serogruppe 1. Beachtenswert ist das positive Silhouettenphänomen an der linken Herzsilhouette im p.a.-Bild

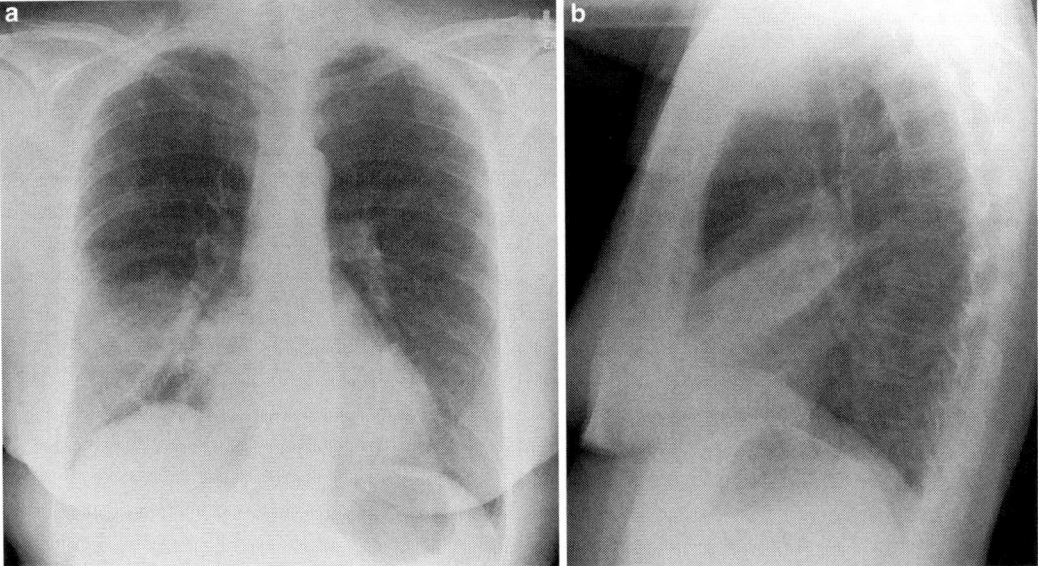

Abb. 19 Röntgenübersichten einer 61-jährigen Frau mit einer konsolidierenden Lobärpneumonie im Mittellappen durch Legionella pneumophila Serogruppe 1. Nebenbefundlicher Nachweis von Pleurakuppenschwielen beidseits und infraklavikulären nodulären Verdichtungen rechts als Ausdruck spezifischer Residuen

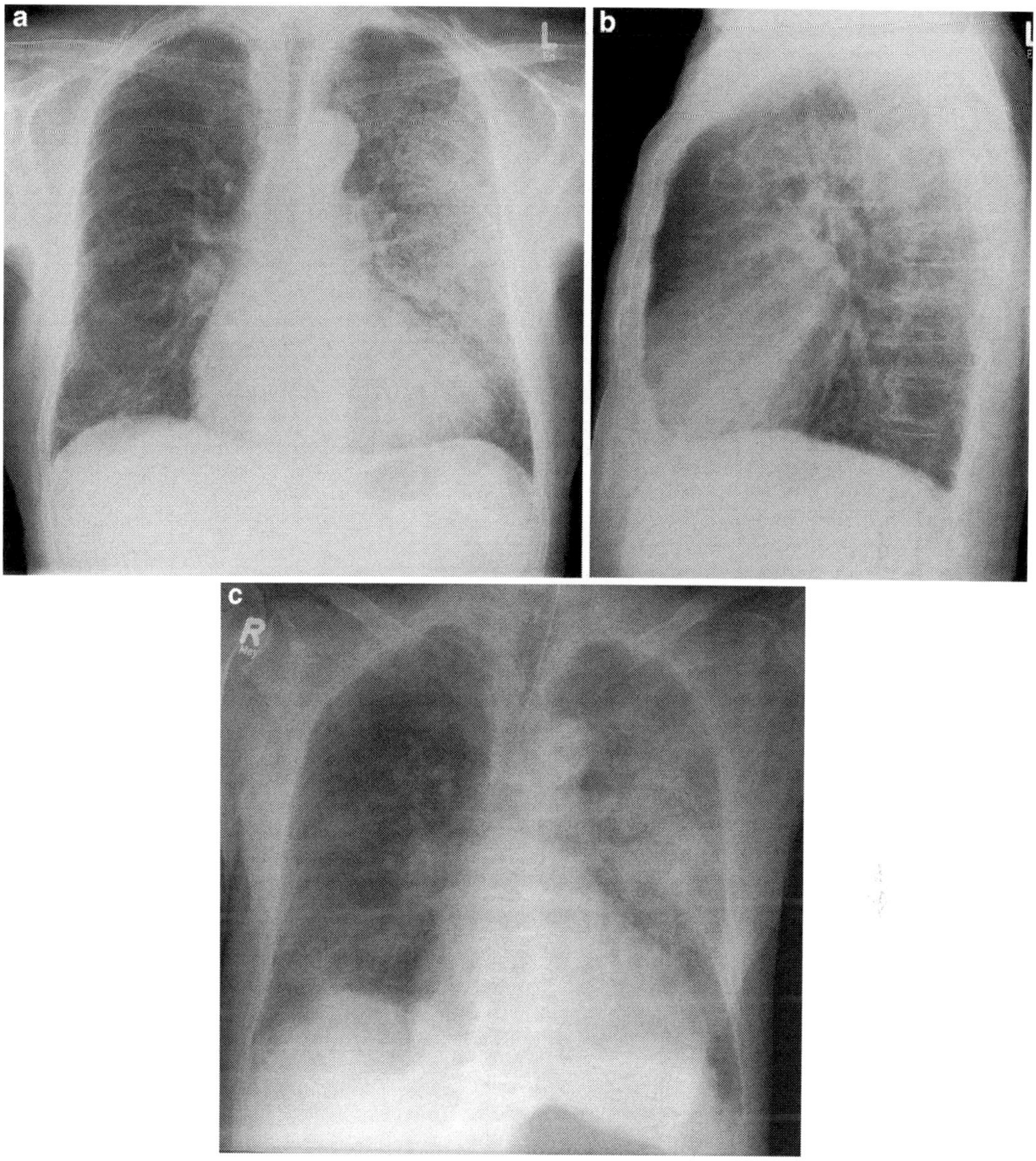

Abb. 20 Thoraxübersicht p.a. (**a** links oben) und lateral (**b** rechts oben) eines 85-jährigen Mannes mit einer mikrobiologisch gesicherten Oberlappenpneumonie links durch Legionella pneumophila der Serogruppe 1. Röntgenmorphologisch zeigten sich ein bronchopneumonisches Mischbild aus retikulonodulären Verschattungen, Mattglasverschattungen und Konsolidierungen mit positiven Bronchoalveologrammen. Auch rechts im Mittel- und Unterfeld waren in der p.a.-Aufnahme (**a**) bereits diskrete Mischbilder aus retikulonodulären und Mattglasverschat-tungen nachweisbar. Bei rascher klinischer Verschlechterung wurden eine Intubation und eine Vasopressortherapie notwendig. Die röntgenologische Verlaufskontrolle a. p. im Liegen (**c** unten) erfolge sieben Stunden nach der Standardübersicht und zeigte rasch zunehmende konsolidierende Infiltrate links und auch rechts pulmonal mit einem neuen auslaufenden Pleuraerguss links (Zwerchfellunschärfe in der Liegendaufnahme!). Trotz aller intensivmedizinischen Maßnahmen nahm diese Pneumonie 24 Stunden später einen tödlichen Ausgang

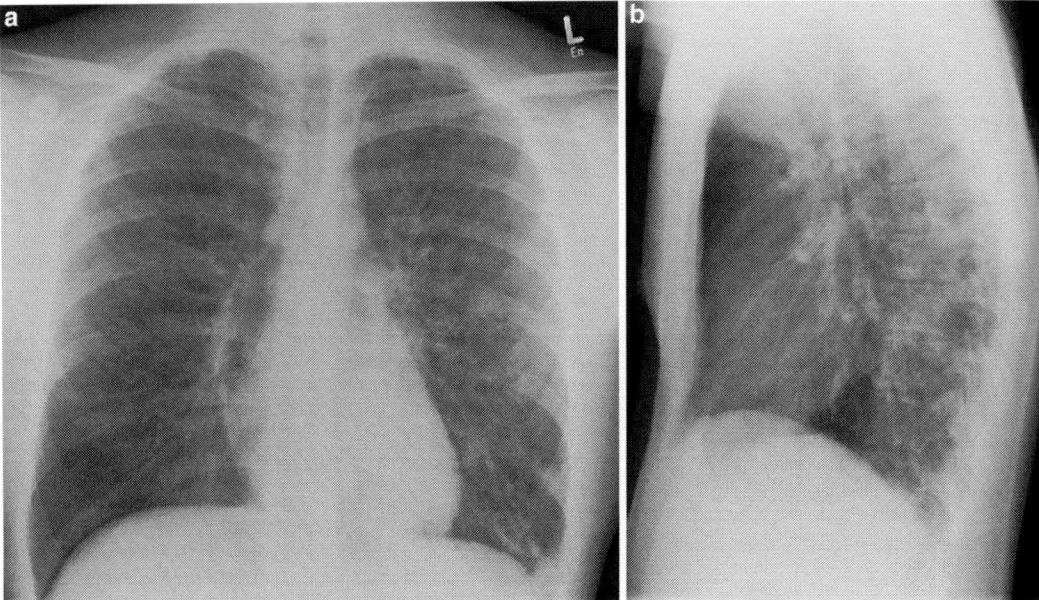

Abb. 21 Thoraxübersicht eines 17-jährigen Mannes mit einer mikrobiologisch nachgewiesenen Pneumonie durch Mycoplasma pneumoniae, welche röntgenmorphologisch mit in Haufen verteilten kleinen, unscharfen, teilweise konfluierenden retikulonodulären Verschattungsmustern in den Unterlappen links ausgedehnter als rechts zur Darstellung kam

1.4.9 Pseudomonas aeruginosa

Die Pseudomonas-Pneumonie wird in ihrer Manifestation häufig überlagert von der meist vorhandenen Lungengrunderkrankung (COPD oder Bronchiektasen). Meist liegt eine Bronchopneumonie mit fleckförmigen Verschattungen vor. Die Pseudomonas-Pneumonie ist häufig rasch progredient, es kommt dabei zu homogenen Verschattungen, Einschmelzungen und Kavitationen.

1.4.10 Synopsis: Vergleiche verschiedener Ätiologien

Vergleicht man die Verschattungsmuster, die mit verschiedenen Erregern einhergehen, so können keine spezifischen Muster identifiziert werden. Versuche, Prädiktionsregeln für bestimmte Erreger zu generieren, sind entsprechend gescheitert.

Eine mögliche Ausnahme kann die Mykoplasmen-Pneumonie beim jungen Patienten sein, sofern sie sich auch klinisch in typischer Weise präsentiert. Dennoch ist es möglich, bestimmte Erreger mit Häufungen bestimmter Verschattungsmuster und der Tendenz zur raschen Zunahme der Verschattung in Verbindung zu bringen. Diese Assoziationen sind in Tab. 3 zusammengefasst.

2 Die Röntgen-Thorax-Liegendaufnahme

Bei einigen Patienten mit schwerer ambulant erworbener Pneumonie muss auf eine Röntgen-Thorax-Liegendaufnahme zurückgegriffen werden. Diese weist eine Reihe von erheblichen Nachteilen auf, darunter die Verbreiterung des Herzens (mit Reduktion des beurteilbaren Lungenvolumens) sowie das Fehlen einer zweiten Ebene (mit „toten Ecken" vor allem links dorsal des Herzens). Eine linksseitige basale Pneumonie geht in der Liegendaufnahme mit einer Trübung des Zwerchfellschattens einher.

In Zweifelsfällen kann daher eine CT des Thorax (ohne Kontrastmittel) indiziert sein.

Abb. 22 Thoraxübersicht p.a. einer scit vier Wochen über trockenen Husten und Abgeschlagenheit klagenden 42 jährigen Frau mit einer jetzt mikrobiologisch gesicherten Pneumonie durch Mycoplasma pneumoniae. Es zeigte sich ein Mischbild einer interstitiellen und bronchopneumonischen Infiltration bestehend aus konfluierenden retikulonodulären, alveolären und Milchglas-Verschattungsmustern rechts mit Maximum im Mittel- und Unterlappen. Vereinzelte retikulonoduläre Verdichtungen waren auch links pulmonal nachweisbar

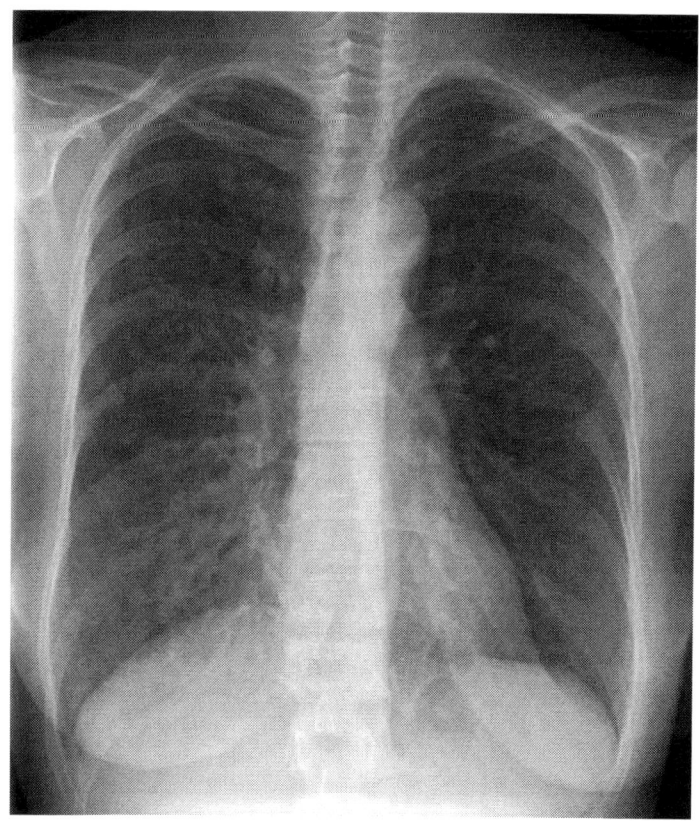

3 Die Dynamik der Rückbildung von Verschattungen

Die Rückbildung der Verschattungen im Rahmen einer ambulant erworbenen Pneumonie unterliegt einer Reihe von Einflussfaktoren, darunter Alter, Raucherstatus, Komorbidität, Schweregrad der Pneumonie und Erreger.

Grundsätzlich gilt: je älter der Patient, je komorbider und je ausgedehnter die Pneumonie, desto länger die Rückbildungszeiten. Das Rauchen ist ebenfalls ein nachteiliger Faktor. Es kommen jedoch noch erregerspezifische Faktoren hinzu. Dabei benötigen Verschattungen durch Legionella spp. und Pneumokokken (besonders mit Bakteriämie) länger als solche mit anderen „atypischen" Erregern wie Mykoplasmen oder Chlamydien (Abb. 33).

Diese Zusammenhänge begründen, warum kurzfristige Kontrollen des Röntgen-Thoraxbildes bei einem Patienten, der auf die Therapie anspricht, nicht indiziert sind.

In der Literatur wird kontrovers diskutiert, ob überhaupt Kontrollaufnahmen im Verlauf bei Patienten mit Therapieansprechen durchgeführt werden sollen. Die Ausbeute pathologischer Befunde bei Nichtrauchern ist tatsächlich gering. Mindestens bei Rauchern sollte jedoch zum Ausschluss eines malignen Geschehens eine Kontrollaufnahme nach ca. 4 Wochen durchgeführt werden.

▶ **Merke** Die Diagnose der Pneumonie bleibt aufgrund der möglichen „mimics" einer Pneumonie (insbesondere möglicher unerkannter maligner Prozesse) bis zur vollständigen Rückbildung der klinischen Symptomatik und der Verschattungen (Ausnahme: eindeutige Residuen) eine begründete Arbeitsdiagnose.

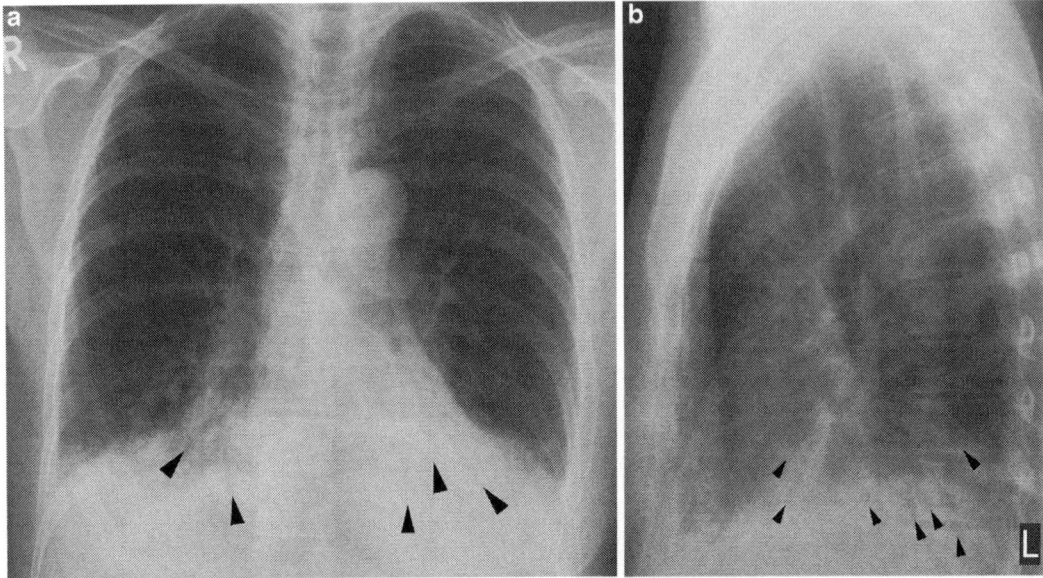

Abb. 23 Bilder einer 58-jährigen Patienten mit einer ambulant erworbenen Pneumonie, die sich röntgenologisch als Mischbild aus bronchopneumonischen und alveolären Infiltraten mit positiven Bronchopneumogrammen (Pfeile) in beiden Unterlappen, im Mittellappen und der Lingula präsentierte. Mikrobiologisch wurde ein Ampicillin-resistenter Hämophilus influenzae-Stamm diagnostiziert

Abb. 24 Röntgenübersicht des Thorax a. p. einer 63-jährigen Patientin mit einem Mischbild aus einer Bronchopneumonie und Lobärpneumonie des Mittellappens und rechten Unterlappens durch Hämophilus influenzae

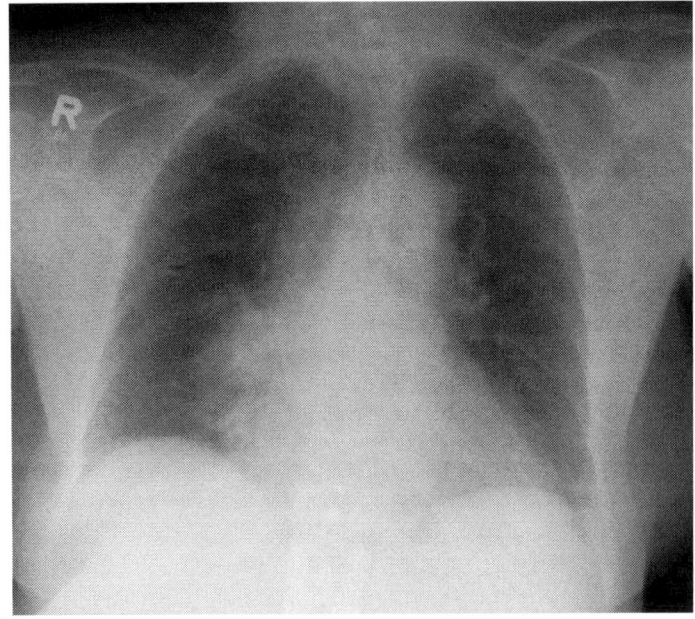

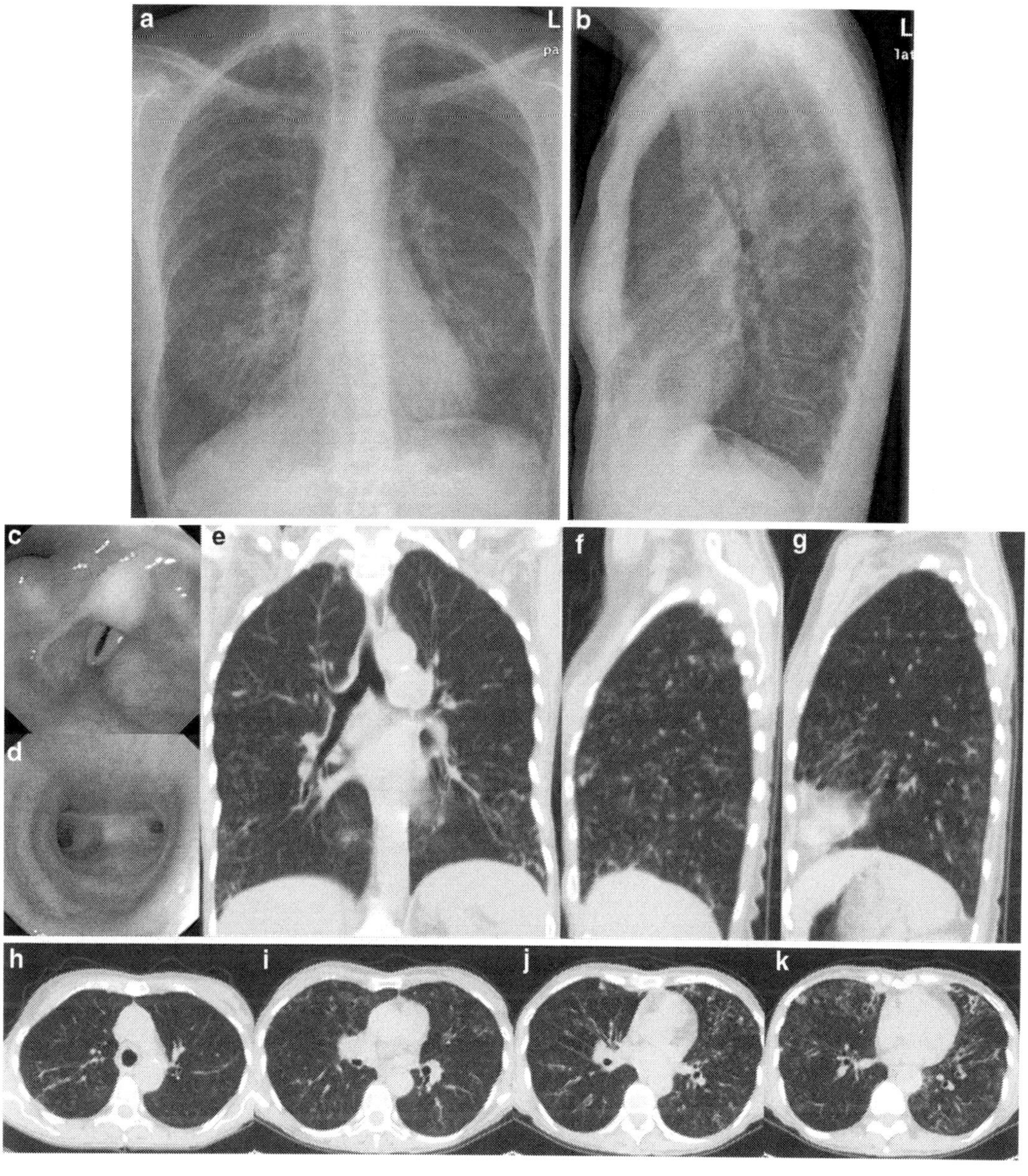

Abb. 25 Bilder einer 68-jährigen Patientin, welche mit Fieber bis 39 Grad Celsius und einer mäßigen Leukozytose in der Aufnahmestation aufgenommen wurde. In einer Röntgenübersicht in zwei Ebenen (**a-b**) wurde der Verdacht auf eine interstitielle Pneumonie mit feinnodulären bis miliaren Verschattungen geäußert. In einer wenige Stunden später durchgeführten CT (**c-f** unten: transversale Schichten, **g** oben Mitte links: koronare Rekonstruktion, **h** oben Mitte: sagittale Rekonstruktion rechts pulmonal, **i** oben rechts: sagittale Rekonstruktion links pulmonal) zeigten sich neben verdickten Bronchialwänden disseminierte zentrilobuläre bronchiale Tree-in-Bud-Verschattungsmuster. Bronchoskopisch (**j-k** oben links) waren putride Schleimauflagerungen auf der Glottis und der Carina nachweisbar. Mikrobiologisch konnte Hämophilus influenzae nachgewiesen werden

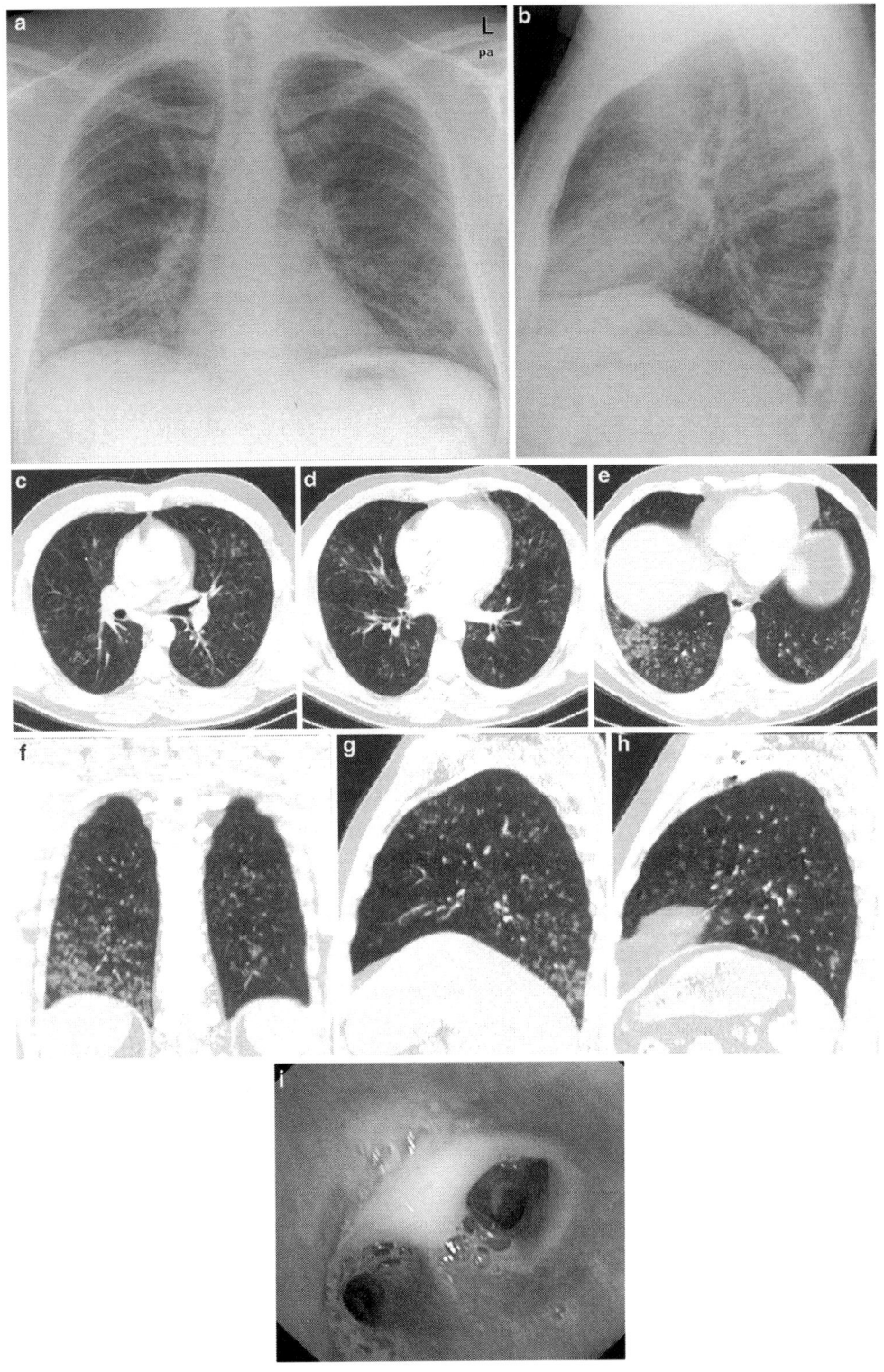

Abb. 26 (Fortsetzung)

4   Radiologische Residuen einer Pneumonie

Residuen einer ambulant erworbenen Pneumonie sind mit bis zu ca. 30 % nicht selten und umfassen streifige Verdichtungen sowie pleurale Verdickungen. In der Regel kommt ihnen keine funktionelle Relevanz zu.

5   CT des Thorax

5.1   Allgemeines

Eine CT des Thorax ist aufgrund des Aufwands und der viel höheren Strahlenbelastung in der Regel nicht indiziert. Mögliche Indikationen können unklare Befunde sein, vor allem in der Röntgen-Thorax-Liegendaufnahme, die Differenzierung von Infiltraten und Erguss sowie die Identifizierung von Einschmelzungen und Abszessen. Schließlich ist eine Angio-CT indiziert, wann immer der Verdacht auf eine Infarktpneumonie besteht.

5.2   Befunde in der CT in Studien

Die CT ist erwartungsgemäß der Röntgen-Thoraxaufnahme hinsichtlich der Sensitivität in der Identifizierung von Verschattungen überlegen. Des Weiteren erlaubt diese auch eine wesentlich bessere Differenzierung von Verschattungsmustern, insbesondere von retikulonodulären und Milchglasverschattungen (Abb. 2 und 17).

Ausschließlich in der CT sind Verschattungen erkennbar, die Summationen von bronchialen und bronchiolären Entzündungsprozessen darstellen. Es finden sich verdickte Bronchien, „tree in bud"--Muster sowie bronchioläre Verschattungen. Solche Bronchitiden/Bronchiolitiden gehen gehäuft auf Haemophilus influenzae, aber auch auf „atypische" Erreger wie Mykoplasmen, Chlamydien und Viren zurück (Abb. 26).

6   Sonographie des Thorax

Die Sonographie des Thorax hat in den letzten Jahren an Bedeutung gewonnen. Sonographisch können nicht nur Pleuraergüsse detektiert und intrapleurale Prozesse wie Membran- und Kammerbildungen abgebildet werden, sondern auch pleuranahe Verschattungen abgegrenzt und charakterisiert werden.

6.1   Reichweite der Methode

Die gesunde, normal belüftete Lunge ist aufgrund der Totalreflexion sonographisch nicht zugänglich; mit der Pleura endet die sonographische Reichweite. Ein Schallfenster entsteht jedoch dann, wenn subpleural gelegene luftarme oder luftfreie Prozesse vorliegen.

Grundlage für die sonographische Darstellung von Lungenverschattungen, d. h. eines akustischen Schallfensters, sind die Ausfüllung der Alevoli mit entzündlichem Exsudat. Allerdings sind nur ca. zwei Drittel der Lungenoberfläche einer sonographischen Beurteilung zugänglich; verborgen bleiben vor allem die Lungenhili, die obere Thoraxapertur, das hintere Mediastinum sowie die Paravertebralregion.

Abb. 26 Bilder eines 41-jährigen Patienten, welcher mit akut einsetzendem hohen Fieber und Schüttelfrost aufgenommen wurde. In einer Röntgenübersicht in zwei Ebenen (**a-b**) wurde eine disseminierte feinnoduläre bis miliare Verschattung beschrieben, so dass zum Ausschluss einer miliaren Tuberkulose eine CT (**c-e** oben: transversale Schichten, **f** unten links: koronare Rekonstruktion, **g** unten Mitte: sagittale Rekonstruktion rechts pulmonal, **h** unten rechts: sagittale Rekonstruktion links pulmonal) durchgeführt wurde. CT-morphologisch kamen disseminierte rosettenförmige zentrilobuläre Tree-in-Bud-Verschattungsmuster mit Maximum im rechten Unterlappen zur Darstellung. Bronchoskopisch (**i**) waren putride Schleimauflagerungen auf den Bronchialaufzweigungen nachweisbar. Mikrobiologisch ließ sich Hämophilus influenzae als Ursache der Pneumonie sichern

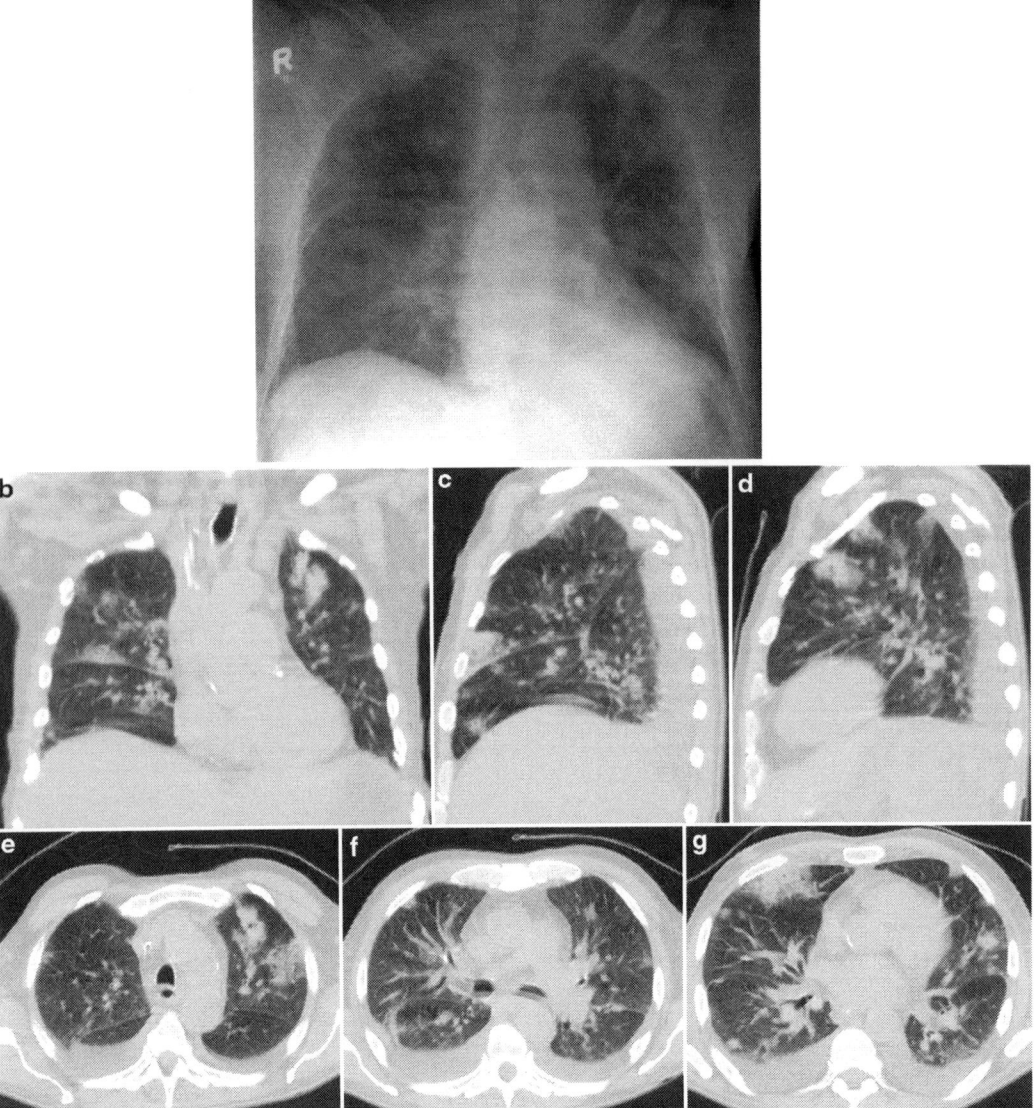

Abb. 27 Bilder eines 62-jährigen Patienten mit Z. n. Rektumkarzinom, welcher wegen einer Sepsis notfallmäßig eingewiesen und intubiert werden musste. In der Blutkultur wurde mikrobiologisch Staphylokokkus aureus nachgewiesen. Eine nach Intubation und ZVK-Anlage durchgeführte Röntgenübersicht im Liegen (**a**) zeigte fleckig-alveoläre und konfluierende rundherdförmige Verdichtungen in beiden Lungen. In einer im Anschluss zur Sepsis-Fokussuche durchgeführten CT von Thorax und Abdomen zur Verifizierung (Thorax-CT: **b-d** unten: axiale Schichten, **e** oben links: koronare Rekonstruktion, **f** oben Mitte: sagittale Rekonstruktion rechts pulmonal, **g** oben rechts: sagittale Rekonstruktion links pulmonal) kamen multiple ein bis drei Zentimeter große Rundherde zur Darstellung, welche teilweise zentrale Lufteinschlüsse aufwiesen und sich bei der CT-Verlaufskontrolle unter antimikrobieller Therapie (nicht gezeigt) zu kavitierenden Ringschatten wandelten. Bilateral konnten auslaufende begleitende Pleuraergüsse dokumentiert werden

Abb. 28 Röntgen-
Thoraxübersicht p.a. einer
65 jährigen Patientin mit
einer bakteriämischen
Pneumonie des rechten
Unterlappens durch
Klebsiella pneumoniae mit
einem Mischbild aus
Konsolidierungen,
retikulonodulären
Verschattungen und
Milchglasverschattungen

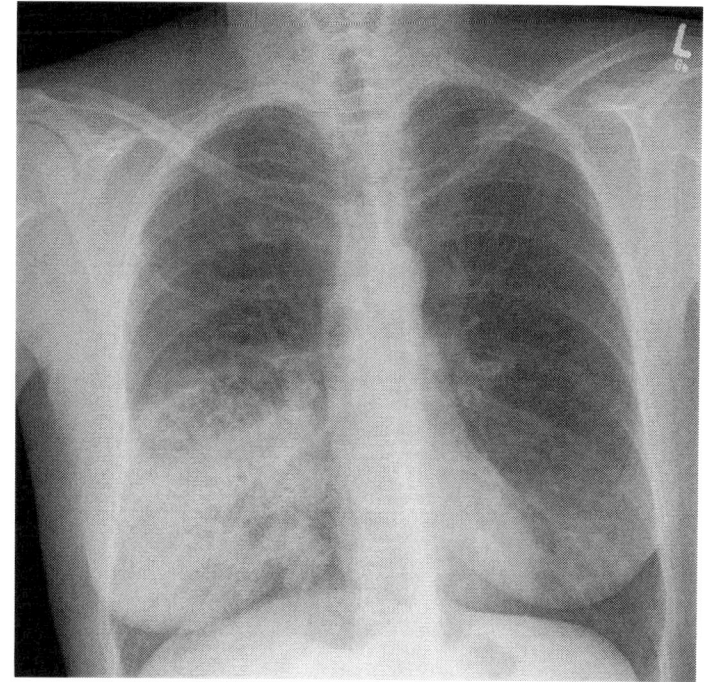

Abb. 29 Röntgen-Thorax-
Liegendaufnahme einer
88-jährigen Patientin mit
einer konsolidierenden
Pneumonie des rechten
anterioren
Oberlappensegmentes mit
positiven
Bronchopneumogrammen
und mit
Milchglasverschattungen
im linken Unterlappen
durch Klebsiella
pneumoniae
(mikrobiologisch gesichert)
mit geringen auslaufenden
Begleitergüssen beidseits,
erkennbar an der
beidseitigen
Zwerchfellunschärfe in der
Liegendaufnahme

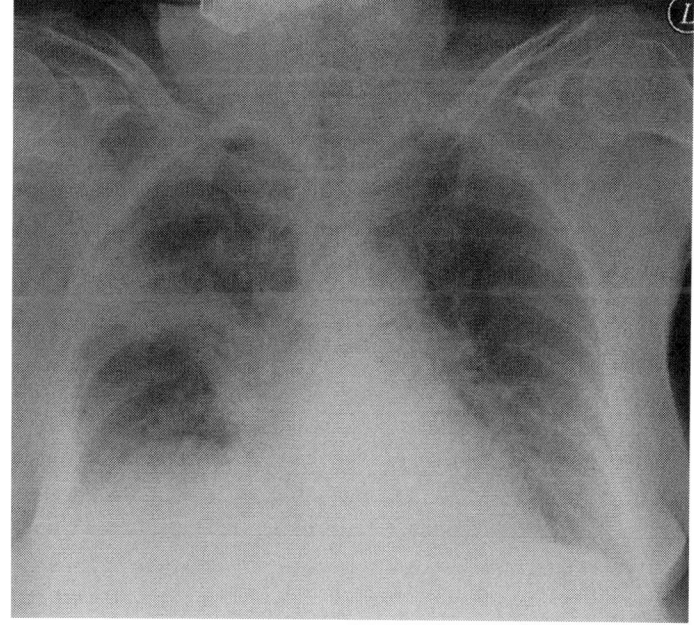

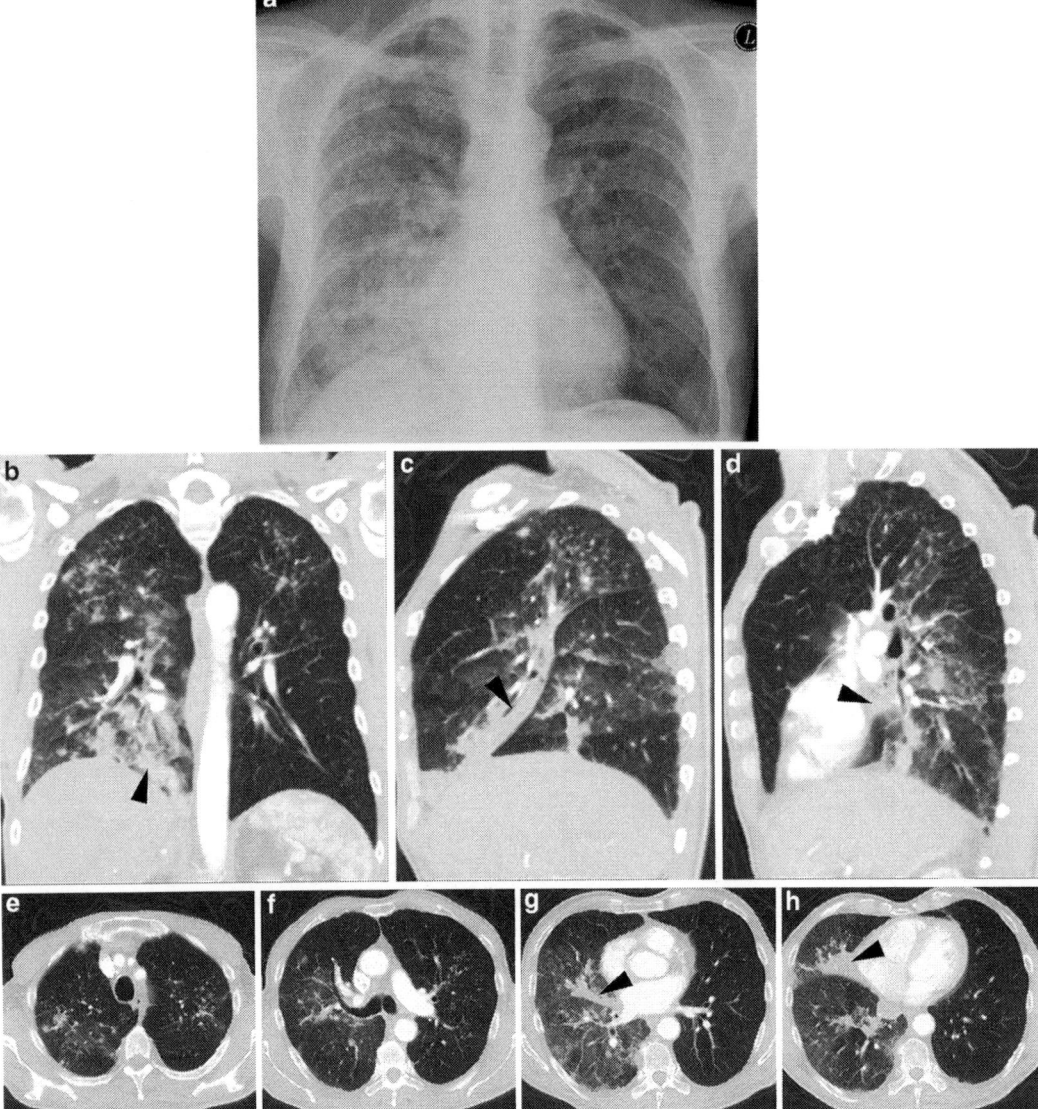

Abb. 30 Bilder eines 79-jährigen Patienten, akut einsetzendem hohen Fieber, Schüttelfrost, Husten und Dyspnoe aufgenommen. In einer Röntgenübersicht im Liegen (**a**) wurden retikulonoduläre Verschattungen im linke Oberfeld und ein Mischbild aus Milchglasverschattungen und retikonodulären Verschattungen rechts pulmonal sowie eine Mittellappen-Konsolidierungen nachgewiesen. Eine im Ausschluss durchgeführte CT (**b-e** unten: transversale Schichten, **f** oben links: koronare Rekonstruktion, **g-h** oben Mitte bis rechts: sagittale Rekonstruktionen rechts pulmonal) zeigte analog zur Röntgenübersicht retikulonoduläre Verdichtungen im linken Oberlappen und ein Mischbild aus Milchglasverschattungen und retikonodulären Verschattungen sowie Mittellappen-Konsolidierungen (Pfeile) rechts pulmonal. Mikrobiologisch ließ sich Escherichia coli als Ursache der Pneumonie sichern

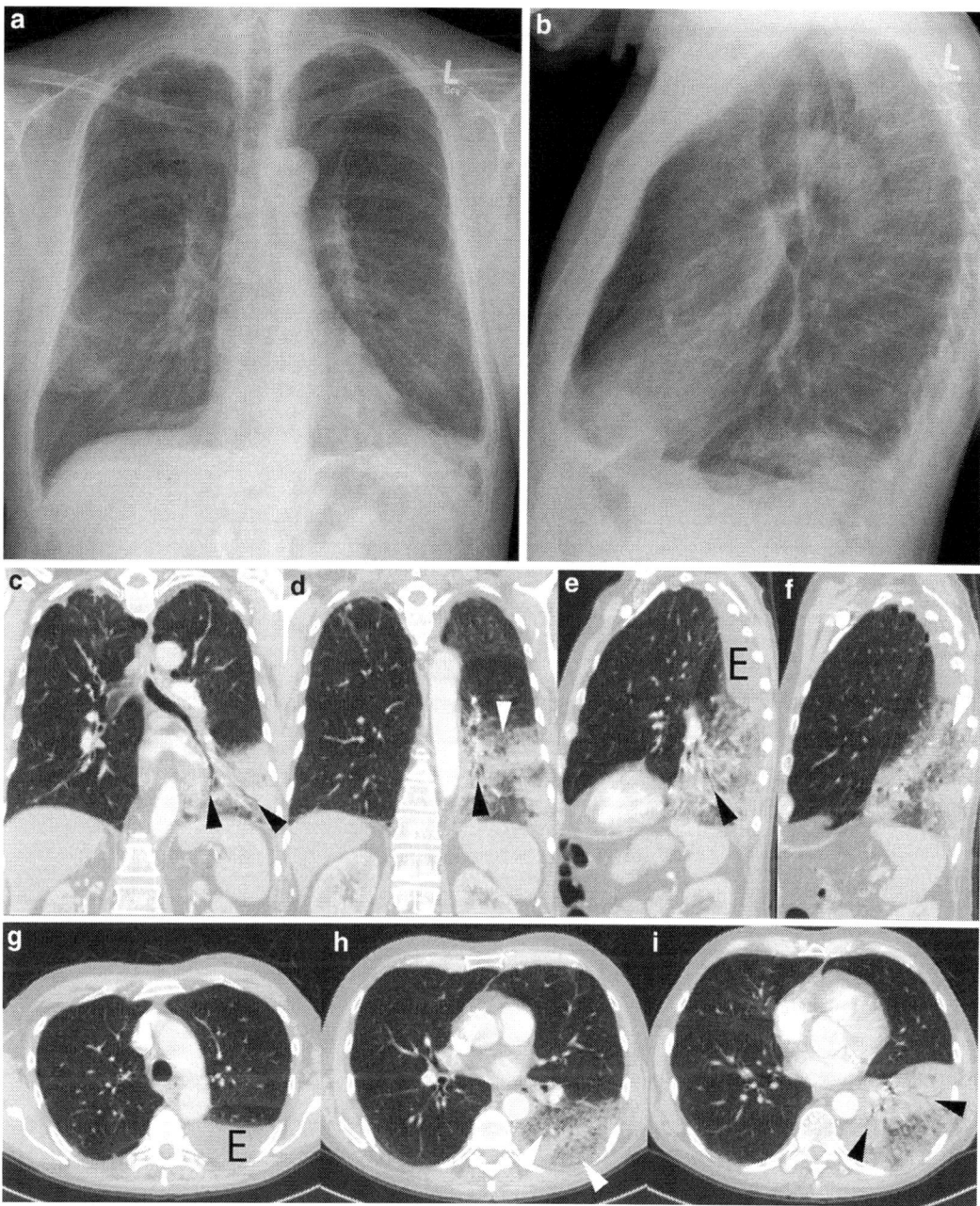

Abb. 31 (Fortsetzung)

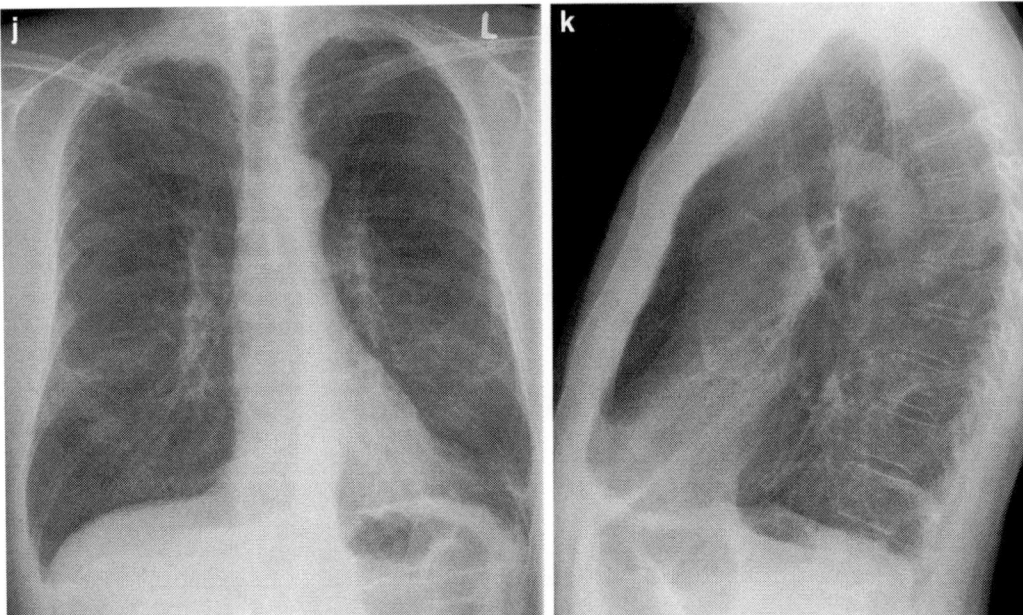

Abb. 31 Bilder eines 64-jährigen Patienten, der wegen hohen Fiebers wegen, Schüttelfrost, Husten mit Auswurf und Dyspnoe in die Klinik aufgenommen wurde und der eine positive Blutkultur für Escherichia coli zeigte. In einer Röntgenübersicht in zwei Ebenen (**a-b**) wurden konsolidierende Verschattungen mit positiven Bronchopneumogrammen im posterobasalen Unterlappensegment links mit einem begleitenden Randwinkelerguss nachgewiesen. Wegen einer klinischen Verschlechterung wurde drei Tage später eine CT (**c-e** unten: transversale Schichten, **f-g** oben links: zwei koronare Rekonstruktion, **h-i** oben rechts: zwei sagittale Rekonstruktionen links pulmonal) durchgeführt. Computertomographisch waren im Lungenfenster im Vergleich zur Röntgenübersicht progrediente alveoläre konsolidierende Verdichtungen in den posterobasalen und late-robasalen Unterlappensegmenten mit positiven Bronchopneumogrammen (schwarze Pfeile) und einem „bulging fissure sign" (in **e**) nachweisbar. Neu gegenüber der Röntgenaufnahme zeigten sich neben einer Zunahme des nach kranial ansteigenden Pleuraergusses (**e**) zusätzliche Mischbilder aus Milchglasverschattungen und retikulären interlobulären sowie intralobulären Verdichtungen (weiße Pfeile) als Ausdruck eines sog. Pflastersteinreliefs bzw. eines sog. „crazy-paving-pattern". Eine nach testgerechter Umstellung der Antibiotikatherapie durchgeführte Röntgenverlaufskontrolle in zwei Ebenen (**j-k**) 14 Tage nach der Erstuntersuchung (**a-b**) und 11 Tage nach der CT zeigte eine signifikante Regredienz der pneumonischen Infiltrate. Es waren nur noch geringe narbige Residuen sichtbar

6.2   Typische Befunde

6.2.1   Parenchymatöse Befunde

Die mit Exsudat gefüllten Alveolen stellen sich als echoarmer, unregelmäßiger Bereich unterschiedlicher Größe und Form dar. Im pleuranahen Bereich lässt sich das Flüssigkeitsalveologramm abbilden, ein homogenes, echoarmes Band. Im entzündeten Lungengewebe imponieren zahlreiche Lufteinschlüsse, dem Bronchopneumogramm entsprechend (Abb. 34 und 35). Zudem kann ein Fluidobronchogramm identifizierbar sein, das sekretgefüllten Bronchien entspricht; eine Abgrenzung gegenüber Gefäßen ist dopplersonographisch möglich.

Im Verlauf der Pneumonie kommt es zu einer zunehmenden Wiederbelüftung, so dass auch zunehmende Luftreflexe darstellbar werden.

Als Residuen einer Pneumonie, die rückgebildet werden, aber auch im Sinne einer Verschwartung verbleiben können, stellen sich Unebenheiten der Pleuraoberfläche mit Wiederholungsechos bzw. Kometenschweifartefakten dar.

Abb. 32 Liegend-Thoraübersicht eines 55 jährigen Patienten mit alveolären Verschattungsmustern und mit positiven Bronchopneumogrammen links pulmonal mit Maximum im linken Oberlappen einschließlich der Lingula mit einem begleitenden auslaufenden Pleuraerguss links. Es ließ sich eine Escherichia-coli-Pneumonie sichern

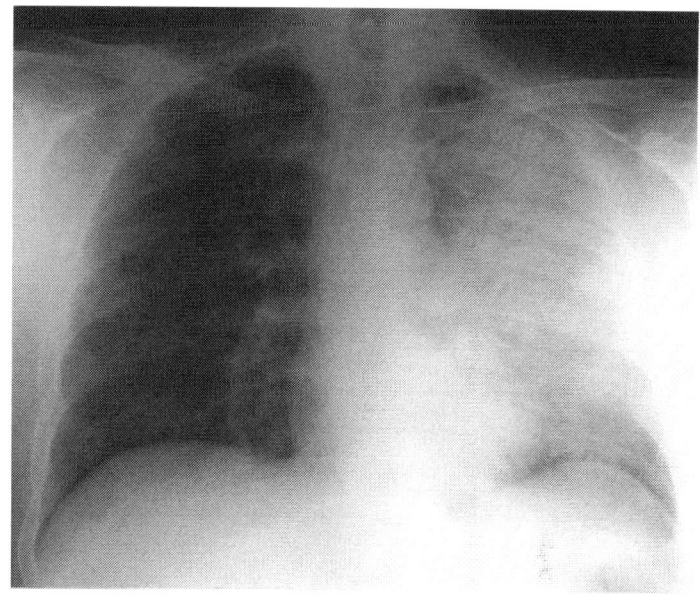

Tab. 3 Assoziationen von Verschattungsmustern und -ausbreitungen mit Erregern. Dargestellt sind Ränge der Häufigkeitsverteilung (nach Macfarlane et al. 1984)

Erreger	Homogene Verschattung	Multilobäre Ausbreitung	Pleuraerguss	Lymphadenopathie	Rasche Progredienz der Verschattung
Streptococcus pneumoniae	3	2	2	–	3
Streptococcus pneumoniae (bakteriämischer Verlauf)	2	1	1	–	2
Legionella pneumophila	1	3	3	–	1
Mycoplasma pneumoniae	4	4	4	1	4
Chlamydia psittaci	4	4	5	–	5

6.2.2 Pleurale Befunde

Der im Normalfall starke Pleurareflex, der durch Übergang ins belüftete Lungengewebe entsteht, ist echoärmer und deutlich schmaler. Ein Pleuraerguss ist aufgrund der höheren Sensitivität gegenüber dem Röntgen-Thoraxbild häufig darstellbar.

6.2.3 Vaskuläre Befunde

Pneumonische Verschattungen finden sich häufig gut perfundiert.

6.3 Stellenwert der Sonographie des Thorax

Die Sonographie hat trotz ihrer Limitationen zwei große Stärken:

1. Sie geht ohne Strahlenbelastung einher und ist daher beliebig wiederholbar. Sie eignet sich daher besonders für Situationen, in denen keine zeitnahe Röntgen-Thoraxaufnahme verfügbar ist, für Verlaufsuntersuchungen und für Schwangere.

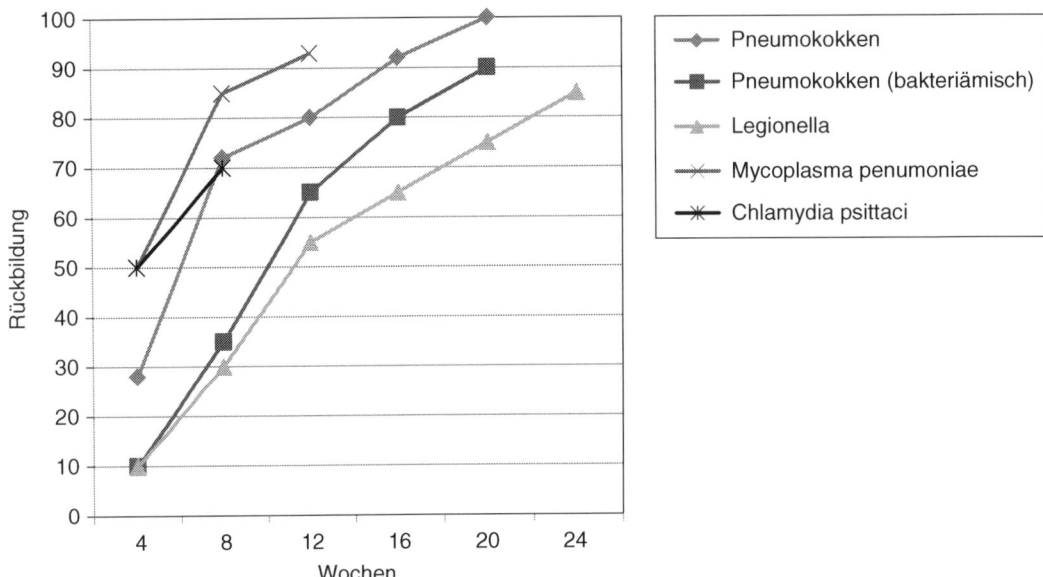

Abb. 33 Dauer der Rückbildung von Verschattungen (nach: Macfarlane 1984) % Rückbildung versus Wochen

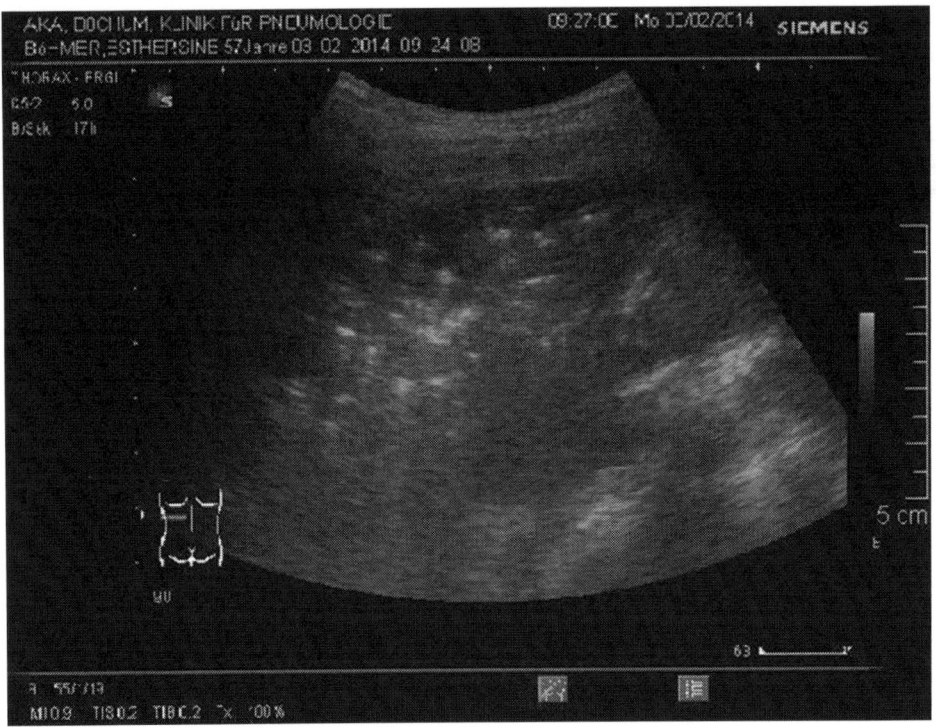

Abb. 34 Untersuchung im Sitzen, axialer Schnitt links. Ventral echoarme Lunge, in der Mitte des Bildes Lungen-parenchymverdichtung. Die Reflexe entsprechen einem Pneumobronchogramm. Rechts Milzanschnitt

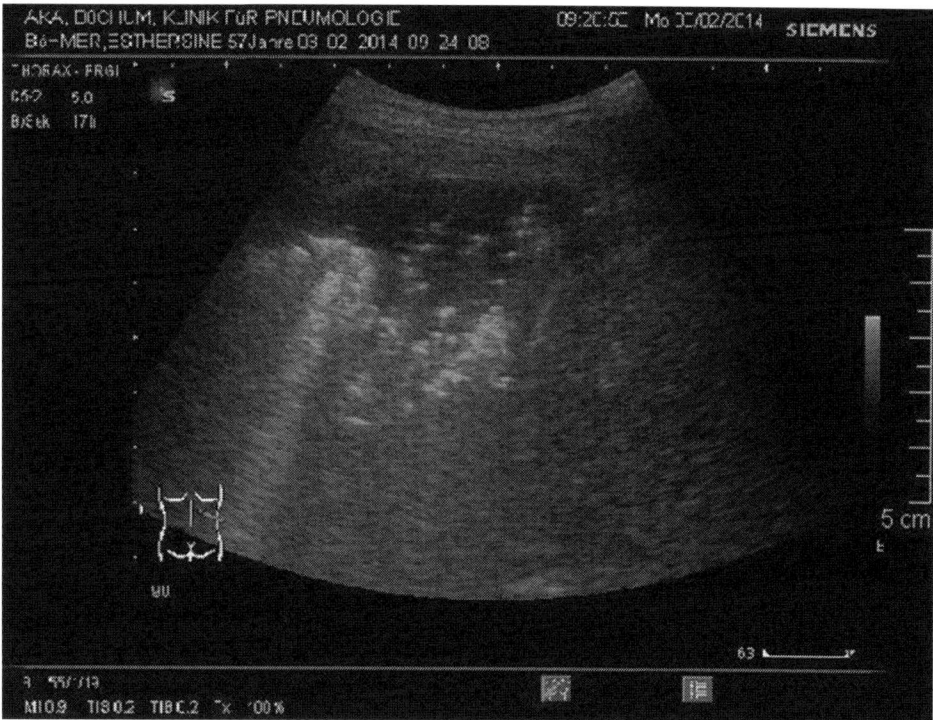

Abb. 35 Untersuchung im Sitzen, Schrägschnitt rechts. Ventral echoarme Lunge, in der Mitte des Bildes Lungen-
parenchymverdichtung, ausgedehnte Hepatisation. Rechts Leberanschnitt mit verwachsener Grenzfläche

Tab. 4 Sonomorphologische Kriterien einer Pneumonie
(nach Kroegel und Reißig 1999)

Echogenität	Echoarm
Größe	Variabel
Form	Variabel
Echotextur	Inhomogen
Echostruktur	Grobkörnig
Kontur	Unregelmäßig und unscharf begrenzt
Oberflächenbeschaffenheit	Positives Flüssigkeitsalveologramm
Atemverschieblichkeit	Gegeben
Lufteinschlüsse	Positives Bronchopneumogramm
Fluidobronchogramm	Bei Sekretverhalt
Pleuraerguss	Häufig
Pleuraoberfläche	Unscharf, unregelmäßig; ggf. Kometenschweifphänomen
Perfusion	Gleichmäßige Perfusion aller Bereiche in normal konfigurierten Gefäßen

2. Sie stellt die sensitivste Methode zum Nachweis
eines Pleuraergusses sowie eines komplizierten
parapneumonischen Ergusses bzw. Empyems dar.

Des Weiteren kann sie bei schweren Pneumonien auf der Intensivstation wertvolle Informationen liefern und die Schwächen der Liegendaufnahme zum Teil kompensieren.

Tabelle 4 fasst die sonomorphologischen Kriterien einer Pneumonie zusammen.

7 Weiterführende Literatur

Standard-Lehrbücher der radiologischen und sonographischen Thoraxdiagnostik:

– Lange S. (2010) Radiologische Diagnostik der
Throaxerkrankungen. Ein Lehrbuch und Atlas,
4. Aufl. Thieme Verlag

– Kroegel C, Reissig A. (1999)Transthorakale Sonographie. Grundlagen und Anwendung. Thieme Verlag

Fünf Arbeiten, die sehr deutlich die diagnostischen Grenzen der Röntgen-Thoraxaufnahme in der Diagnose der ambulant erworbenen Pneumonie beschreiben:

– Young M, Marrie TJ (1994) Interobserver variability in the interpretation of chest roentgenograms of patients with possible pneumonia. Arch Intern Med 154:2729–2732
– Albaum MN, Hill LC, Murphy M, Li YH, Fuhrman CR, Britton CA, Kapoor WN, Fine MJ (1996) Interobserver reliability of the chest radiograph in community-acquired pneumonia. PORT Investigators. Chest 110:343–350
– Hopstaken RM, Witbraad T, van Engelshoven JM, Dinant GJ (2004) Inter-observer variation in the interpretation of chest radiographs for pneumonia in community-acquired lower respiratory tract infections. Clin Radiol 59:743–752
– Boersma WG, Daniels JM, Löwenberg A, Boeve WJ, van de Jagt EJ (2006) Reliability of radiographic findings and the relation to etiologic agents in community-acquired pneumonia. Respir Med 100:926–932
– Pauls S, Krüger S, Richter K, Muche R, Marre R, Welte T, Billich C, Gonschior S, Schumann C, Boll D, Aschoff AJ, Suttorp N (2007) Interobserver agreement in the assessment of pulmonary infiltrates on chest radiography in community-acquired pneumonia. Rofo 179:1152–1158

Die einzige Arbeit, die die radiologischen Muster von Pneumonien durch Staphylococcus aureus ausführlich beschreibt:

– Macfarlane J, Rose D (1996) Radiographic features of staphylococcal pneumonia in adults and children. Thorax 51:539–540

Unverändert die beste Arbeit zum Vergleich der Präsentation und Rückbildung von Verschattungen bei ambulant erworbener Pneumonie:

– Macfarlane JT, Miller AC, Roderick Smith WH, Morris AH, Rose DH (1984) Comparative radiographic features of community acquired Legionnaires' disease, pneumococcal pneumonia, mycoplasma pneumonia, and psittacosis. Thorax 39:28–33

Weitere wichtige Arbeit zur Rückbildungsdynamik von Verschattungen bei ambulant erworbener Pneumonie:

– Mittl RL Jr, Schwab RJ, Duchin JS, Goin JE, Albeida SM, Miller WT (1994) Radiographic resolution of community-acquired pneumonia. Am J Respir Crit Care Med 149:630–635

Zwei Arbeiten zur CT bei ambulant erworbener Pneumonie; die zusätzliche Information rechtfertigt nicht die hohe Strahlenbelastung dieser Untersuchung:

– Tanaka N, Matsumoto T, Kuramitsu T, Nakaki H, Ito K, Uchisako H, Miura G, Matsunaga N, Yamakawa K (1996) High resolution CT findings in community-acquired pneumonia. J Comput Assist Tomogr 20:600–608
– Syrjälä H, Broas M, Suramo I, Ojala A, Lähde S (1998) High-resolution computed tomography for the diagnosis of community-acquired pneumonia. Clin Infect Dis 27:358–363

Aktuell bedeutendste Arbeit zur diagnostischen Aussagekraft der Sonographie des Thorax bei Patienten mit ambulant erworbener Pneumonie bei Erstuntersuchung und im Verlauf:

– Reissig A, Copetti R, Mathis G, Mempel C, Schuler A, Zechner P, Aliberti S, Neumann R, Kroegel C, Hoyer H (2012) Lung ultrasound in the diagnosis and follow-up of community-acquired pneumonia: a prospective, multicenter, diagnostic accuracy study. Chest 142:965–972

Labordiagnostik

Santiago Ewig

1 Allgemeine Parameter

Die in der Routine bestimmten Laborparameter tragen wenig zur Diagnose einer ambulant erworbenen Pneumonie bei. Eine Leukozytose kann für eine Infektion bzw. Pneumonie sprechen, ist aber wenig spezifisch. Andererseits definieren Leukozyten- bzw. Neutrophilenzahlen unterhalb von 1000 bzw. 500 µg eine Pneumonie unter Immunsuppression (hier unter Neutropenie).

Parameter wie Transaminasen, Nierenretentionsparameter, Elektrolyte und Blutzucker können Ausdruck einer spezifischen Ätiologie (ohne diese valide prädizieren zu können), des Schweregrades der Pneumonie und/oder der Dekompensation einer Komorbidität sein (Tab. 1).

Serum-Natrium und Serum-Glucose sind zudem prognostisch aussagekräftig. Je höher der Blutzucker, desto höher steigt das Letalitätsrisiko. Dies ist auch für Patienten gültig, die keine Diabetiker sind (Abb. 1). Allgemein weisen Diabetiker die schlechtere Prognose auf (Abb. 2).

2 Biomarker – Charakteristik

Biomarker haben zuletzt ein großes Interesse auf sich gezogen. Sie wurden hinsichtlich ihres Prädiktionswertes für die Diagnose, der zugrundeliegenden Erreger bzw. Erregergruppen, ihres prognostischen Wertes, im Rahmen von Therapiealgorithmen sowie für die Therapiesteuerung (Therapieansprechen und Dauer der antimikrobiellen Therapie) evaluiert. Insbesondere das Prokalzitonin (PCT) ist intensiv untersucht worden und hat bereits vielerorts den Einzug in die klinische Praxis gefunden.

2.1 C-reaktives Protein (CRP)

Das CRP ist seit langem in der klinischen Routine verankert. Es handelt sich um ein Akute-Phase-Protein; seinen Namen hat das CRP über die Präzipitation mit dem C-Polysaccharid von Streptococcus pneumoniae.

CRP wird im Rahmen der inflammatorischen Antwort in der Leber vor allem über IL-6 gebildet. Bakterielle Infektionen stellen den stärksten, aber keineswegs einzigen Stimulus dar. Funktionell kann das CRP das Komplementsystem aktivieren.

S. Ewig (✉)
Thoraxzentrum Ruhrgebiet, Kliniken für Pneumologie und Infektiologie, EVK Herne und Augusta-Kranken-Anstalt, Bochum, Deutschland
E-Mail: sewig@versanet.de

© Springer-Verlag Berlin Heidelberg 2016
S. Ewig (Hrsg.), *Ambulant erworbene Pneumonie*,
DOI 10.1007/978-3-662-47312-2_9

Tab. 1 Bedeutung verschiedener allgemeiner Laborparameter

Parameter	Spezifische Ätiologie	Schweregrad	Dekompensation der Grundkrankheit(en)
Hämoglobin (Anämie)	–	Hämopytsen/Hämoptoe	–
Thrombozyten (Thrombozytopenie)	–	Schwere Sepsis/Schock Thormbopenie und Thrombozytose (<100.000/μL bzw. >400.000/μL) Erhöhtes Risiko für Tod	–
CK	Legionella spp.	–	–
Transaminasen, Cholestaseparameter	Legionella spp. Mycoplasma spp.	Schwere Sepsis/Schock	Akut auf chronische Herzinsuffizienz
Kreatinin	–	Schwere Sepsis/Schock Erhöhtes Risiko für Tod	Akut auf chronische Niereninsuffizienz
Natrium	Legionella spp. Streptococcus pneumoniae (Hyponatriämie)	Hypo- und Hypernatriämie (<130 bzw. >150 mmol/L) Erhöhtes Risiko für Tod	Akut auf chronische Herz-, Nieren-, Leberinsuffizienz Diabetes mellitus
Kalium (Hyper-, Hypokaliämie)	–	–	Akut auf chronische Herz-, Nieren-, Leberinsuffizienz Diabetes mellitus
Erhöhte Serum-Glucose	–	Abgestuft erhöhtes Risiko für Tod	Diabetes mellitus

Die Kinetik des CRPs ist relativ träge und erreicht erst in bis zu 24–48 h nach Beginn der Inflammation ihren Höhepunkt. Die Ausschüttung von CRP wird durch Steroide gehemmt.

▶ **Cave** Das CRP stellt keinen „Infektparameter" dar, wie häufig in der Klinik zu hören. Es handelt sich vielmehr um einen Marker einer Inflammation auf infektiöser, aber auch nicht-infektiöser Grundlage.

2.2 Procalcitonin (PCT)

Das PCT ist als 116-Aminosäuren-Peptid ein Prohormon ohne eigene hormonelle Aktivität. Es kann über Endotoxine, Zytokine (IL-1β, TNF-α, IL-6) oder die zelluläre Immunantwort (Monozyten, aktivierte Adipozyten) freigesetzt werden. Umgekehrt kann diese über Interferon-γ gehemmt werden.

PCT-Spiegel sind bei Gesunden sehr niedrig, steigen relativ spezifisch bei bakteriellen Infektionen an, weniger bei viralen Infektionen und anderen inflammatorischen Prozessen.

Gegenüber dem CRP zeigt das PCT den Vorteil eines rascheren Anstiegs mit einem Höhepunkt 12–24 h nach Beginn der Inflammation. Die PCT-Ausschüttung wird durch Steroide weniger gehemmt.

2.3 Adrenomedullin (ADM)

ADM wird vor allem in Gefäßwänden bzw. Endothelien, glatten Muskelzellen, Fibroblasten, aber auch in der Lunge und in den Nieren und Nebennieren freigesetzt. Die Wirkungen sind sehr vielfältig und komplex und sicherlich noch nicht vollständig verstanden.

Es handelt sich um ein Peptid mit vasodilatatorischer Wirkung; zudem führt ADM zu einer Reduktion des oxidativen Stresses, hat protektive

Abb. 1 Bedeutung der Serum-Glukose in der Gesamtgruppe bzw. bei Patienten ohne und mit Diabetes (aus: Lepper et al. 2012; mit freundlicher Genehmigung)

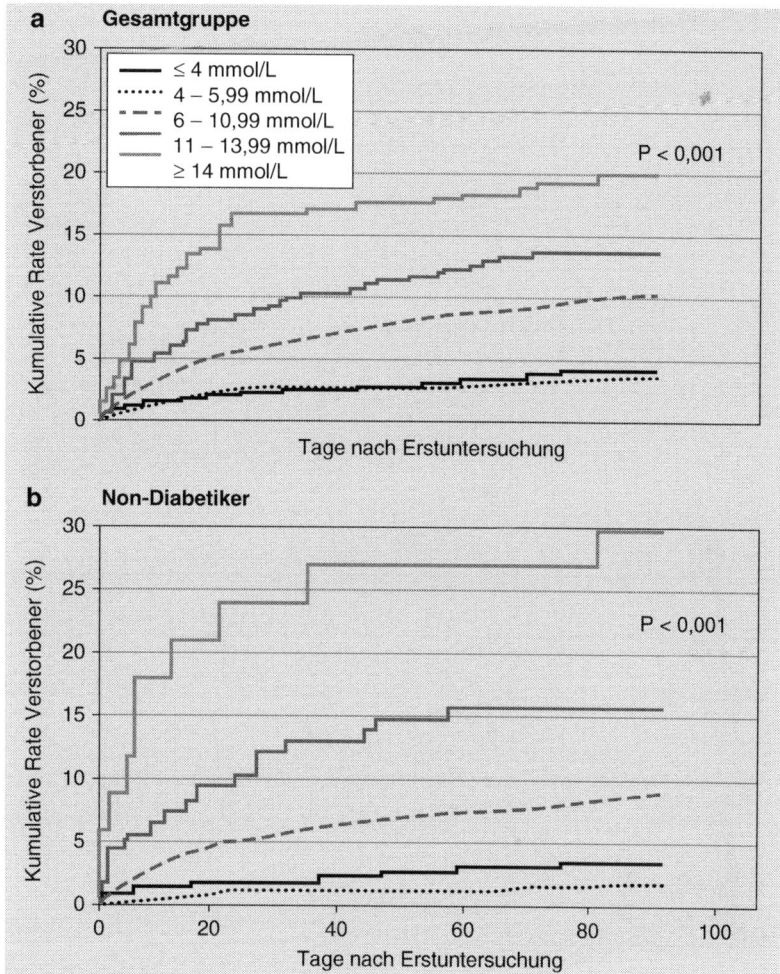

Effekte gegen Hypoxie und inhibiert die Endothelzell-Apoptose. Im Ergebnis führen diese Effekte zu einer protektiven Wirkung gegen Gefäßschäden bzw. gegen Atherosklerose. Darüber hinaus bestehen Hinweise auf angiogenetische Effekte.

2.4 Andere Biomarker

2.4.1 MR-pro AVP (Copeptin)

Copeptin ist ein 39-Aminosäuren Peptid mit hormoneller Wirkung, ähnlich dem Vasopressin (ADH). Es stammt aus dem C-terminalen Ende des Prohormons Vasopressin.

Die Wirkung des Copeptins ist noch nicht eindeutig geklärt. Gegenüber dem ADH besteht der Vorteil vor allem in der Stabilität des Copeptins im Serum oder Plasma über bis zu 7 Tage bei Raumtemperatur.

2.4.2 MR-pro ANP

Natriuretische Peptide werden von Herzmuskelzellen auf den Reiz einer erhöhten Wandspannung hin ausgeschüttet. Das atriale natriuretische Peptid (ANP), das B-Typ natriuretische Peptid (BNP) sowie ihre terminalen Fragmente pro-ANP und pro-BNP sind die wichtigsten Substanzen innerhalb dieser Gruppe. BNP hat einen festen Stellenwert in der Diagnostik der Herzinsuffizienz. ANP hat jedoch nur eine sehr kurze

Abb. 2 Bedeutung der
Serum-Glukose in der
Gesamtgruppe bzw. bei
Patienten ohne und mit
Diabetes

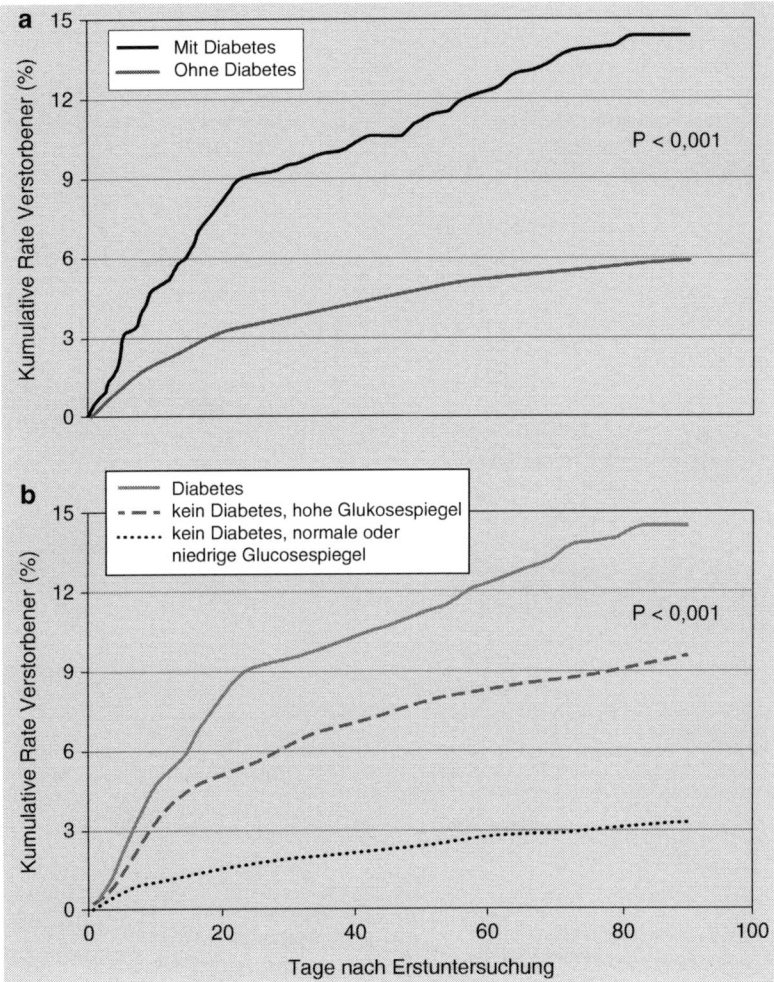

Halbwertszeit von 2–5 Minuten, während pro-ANP stabiler ist. MR-pro ANP ist das für die klinische Routine geeignetste Substrat.

2.4.3 CT-pro ET1
CT-pro-Endothelin-1 ist ein stabiler Vorläufer des Endothelin-1. Dabei handelt es sich um stark vasokonstringierende Peptide, die vor allem im Endothel gebildet werden.

2.4.4 D-Dimere
D-Dimere sind Metaboliten, die im Rahmen der Fibrinentstehung freiwerden. D-Dimere haben einen festen Stellenwert im Rahmen der Diagnostik der Lungenembolie.

3 Biomarker – Aussagekraft bei ambulant erworbener Pneumonie

3.1 Biomarker zur Diagnose einer ambulant erworbenen Pneumonie

3.1.1 Spezifische Diagnose einer Pneumonie
Inflammatorische Parameter wie die Leukozytenzahl und das CRP sowie das PCT finden sich in der Regel im Vergleich zu Gesunden erhöht und stützen im Gesamtkontext die Diagnose einer ambulant erworbenen Pneumonie.

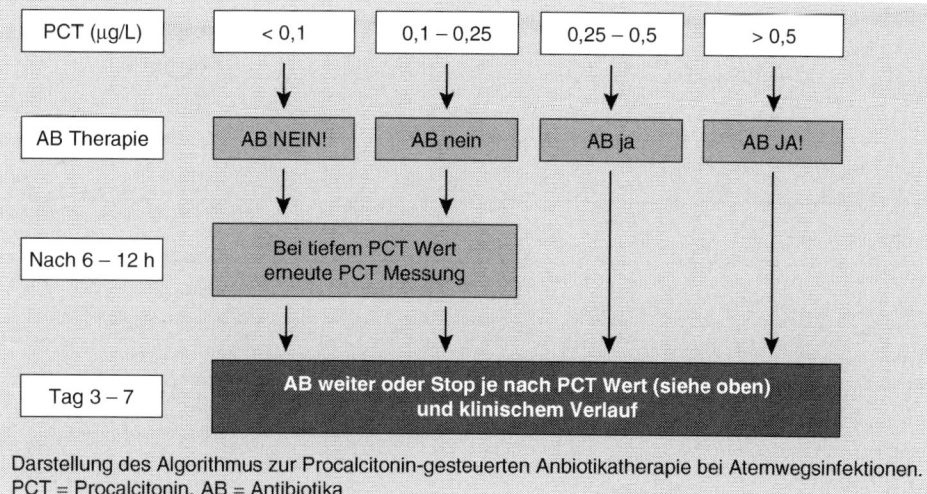

Darstellung des Algorithmus zur Procalcitonin-gesteuerten Anbiotikatherapie bei Atemwegsinfektionen. PCT = Procalcitonin, AB = Antibiotika

Abb. 3 PCT-gestützter Therapiealgorithmus für Patienten mit tiefen Atemwegsinfektionen. Für Werte < 0,1 bzw. > 0,5 gilt eine klare Empfehlung gegen bzw. für eine antimikrobielle Therapie, für die Zwischenwerte eine eher negative bzw. eher positive Empfehlung, die der Kliniker im Einklang mit dem klinischen Befund bewerten soll. Die zweite Messung ist eine Option, wenn der Verdacht besteht, dass die erste Bestimmung nicht am Gipfel der PCT-Ausschüttung erfolgt ist. In diesem Algorithmus ist ab Tag 3 bis maximal Tag 7 gleichzeitig auch die Dauer der antimikrobiellen Therapie nach derselben Logik determiniert. Es gilt grundsätzlich, dass der Kliniker die Empfehlung immer zugunsten des klinischen Befunds überstimmen kann („overruling")

Verglichen mit der klinischen Diagnose ist der zusätzliche diagnostische Wert der inflammatorischen Parameter sowie des PCT für die Unterscheidung der Pneumonie von anderen Konditionen unter dem Bild einer tiefen Atemwegsinfektion gering. Während etwa das PCT mit einem Trennwert von 0,25 µg/L rechnerisch die Prädiktion einer Pneumonie verbessert, ist es jedoch als solches keineswegs geeignet, unabhängig von klinischen Kriterien allein eine Pneumonie zu diagnostizieren.

Dies gilt insbesondere für die Diagnostik im ambulanten Bereich bzw. für die Prädiktion leichtgradiger Pneumonien.

3.1.2 Biomarker-gestützter Therapiealgorithmus ohne spezifische Diagnosestellung

Im Hinblick auf die evidente antimikrobielle Übertherapie von tiefen Atemwegsinfektionen (insbesondere akute Exazerbationen der COPD) wurde von der Schweizer Arbeitsgruppe um Beat Müller der viel beachtete Ansatz verfolgt, auf eine diagnostische Differenzierung der unterschiedlichen Entitäten innerhalb des Syndroms der „tiefen Atemwegsinfektion" zugunsten eines PCT-gesteuerten Algorithmus zu verzichten. In einem solchen ist nicht relevant, ob eine akute Bronchitis, eine akute Exazerbation der COPD, eine Influenzavirusinfektion oder eine ambulant erworbene Pneumonie vorliegt, sondern ob über das Signal des Biomarkers eine antimikrobielle Therapie empfohlen werden soll oder nicht (Abb. 3).

Tatsächlich konnte gezeigt werden, dass durch einen solchen Algorithmus (trotz nicht seltenen „overrulings", also Überstimmen der Biomarker-gestützten Empfehlung) der Anteil der antimikrobiell behandelten Patienten deutlich reduziert werden kann, ohne dass Patienten ohne antimikrobielle Therapie einen schlechteren Ausgang aufweisen – auch nicht solche mit ambulant erworbener Pneumonie.

Dieser Ansatz ist insofern problematisch, als nicht klar ist, was das PCT eigentlich genau misst, so dass unklar bleibt, ob die Reduktion der antimikrobiellen Therapierate nicht lediglich reflektiert, dass die meisten der untersuchten Patienten

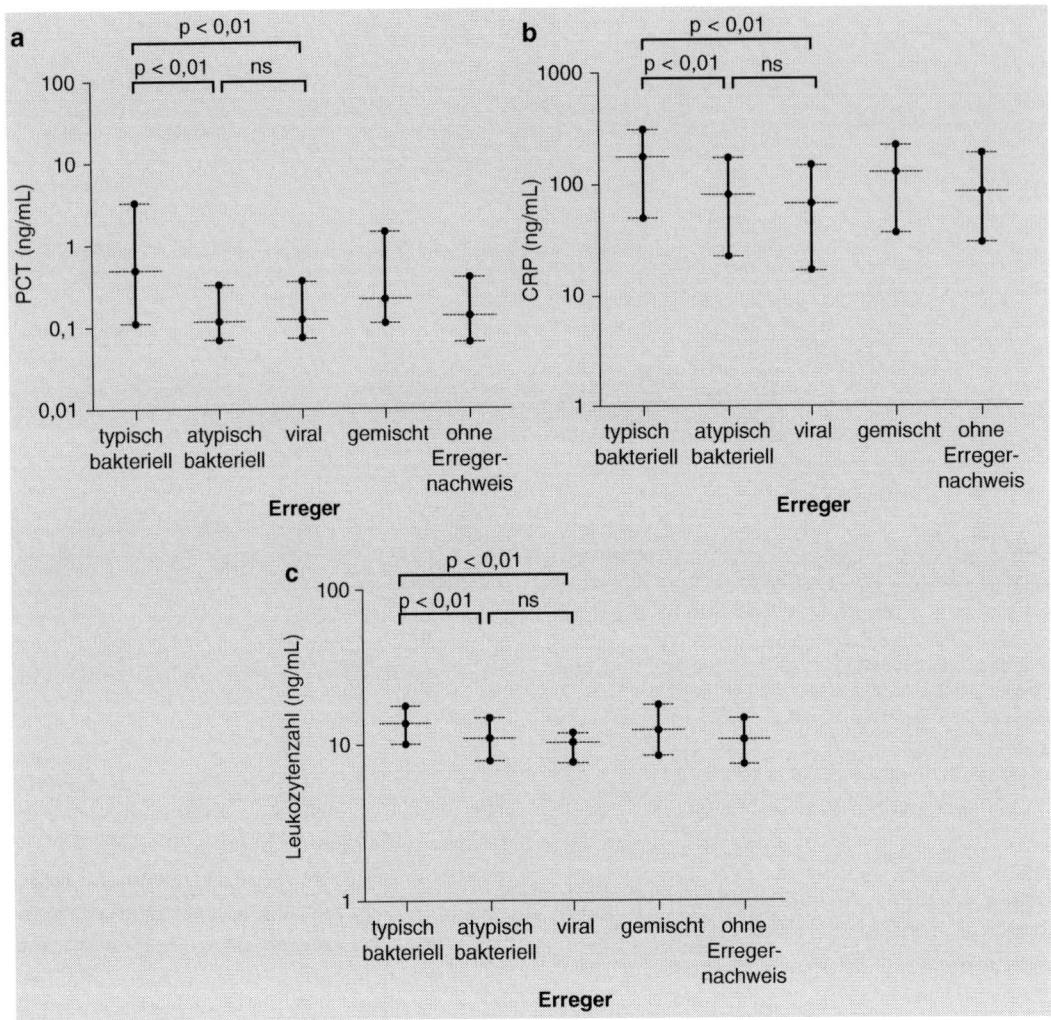

Abb. 4 Differenzierung von ambulant erworbener Pneumonie mit verschiedenen Erregergruppen (typisch bakteriell, atypisch bakteriell, viral, gemischt, kein Erregernachweis) durch PCT (**a**), CRP (**b**) und Leukozyten (**c**) (aus: Krüger et al. 2009; mit freundlicher Genehmigung)

tatsächlich überhaupt keine antimikrobielle Therapie brauchen. So gesehen könnte man ähnliche Ergebnisse mit jedem beliebigen Parameter erzielen, solange der Schwellenwert für eine Therapie hoch angesetzt wird. Andererseits reicht die Anzahl der untersuchten Patienten mit tatsächlicher ambulant erworbener Pneumonie nicht aus, um die Sorge auszuräumen, dass diese ohne antimikrobielle Therapie einen schlechteren Ausgang nehmen könnten. Schließlich handelt es sich um Monocenter-Studien, die in dieser Form von keiner anderen Gruppe reproduziert worden sind.

3.2 Biomarker zur ätiologischen Differenzierung bei ambulant erworbener Pneumonie

Sowohl Leukozyten als auch CRP und PCT zeigen eine (begrenzte) Spezifität für bakterielle Erreger versus Viren auf. Alle inflammatorischen Parameter weisen bei „typischen bakteriellen" Erregern, speziell Streptococcus pneumoniae, im Mittel höhere Werte auf als alle andere Erregergruppen bzw. einzelne „atypische bakterielle" Erreger (Abb. 4 und 5). Jedoch sind diese nicht

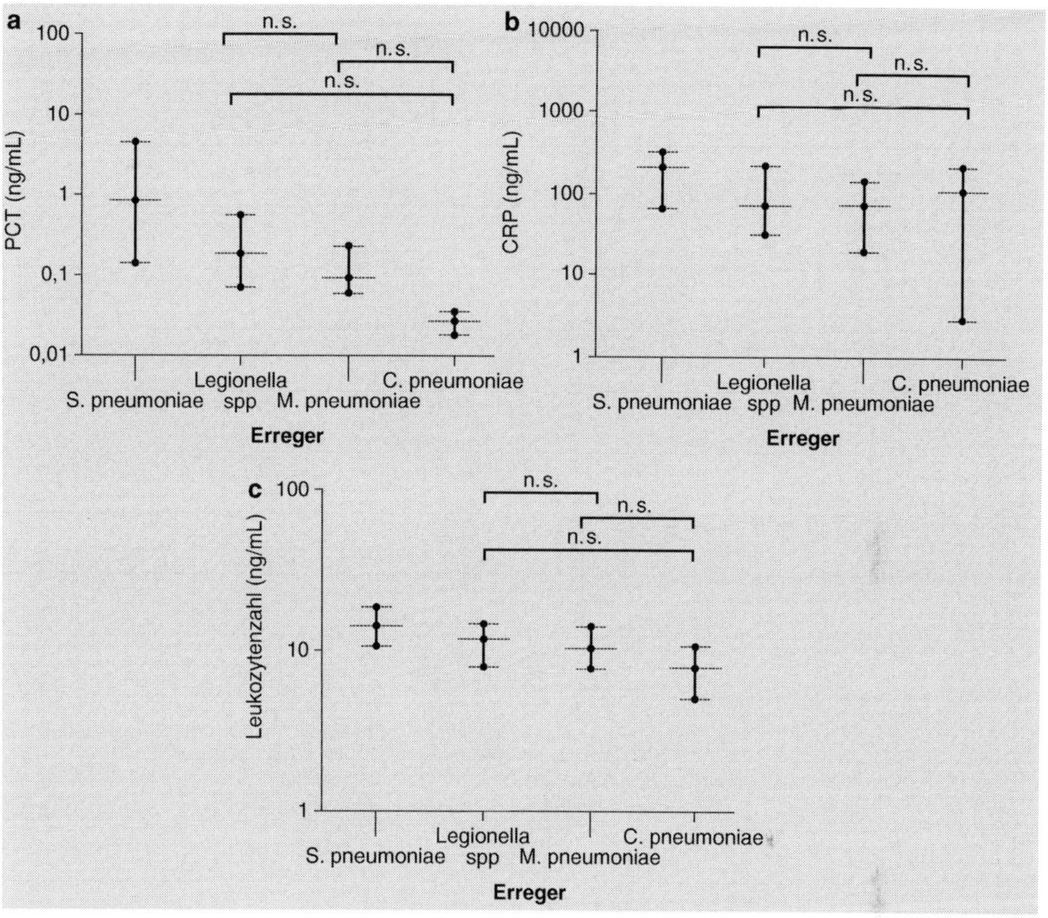

Abb. 5 Differenzierung von ambulant erworbenen Pneumonien durch Streptococcus pneumoniae. Legionella spp., Mycoplasma pneumoniae und Chamydophila durch PCT (a), CRP (b) und Leukozyten (c) (aus: Krüger et al. 2009; mit freundlicher Genehmigung)

geeignet, beim individuellen Patienten zwischen unterschiedlichen Erregergruppen trennscharf zu differenzieren. Somit kommt Inflammationsparametern keine klinische Relevanz in der Erregeridentifikation zu.

3.3 Prognostischer Wert der Biomarker

Eine Reihe von Biomarkern haben eine gute bis sehr gute prognostische Aussagekraft gezeigt, darunter PCT, MR-pro AVP (Copeptin), MR-pro ANP, MR-pro ADM, CT-pro ET1 sowie D-Dimere. Demgegenüber sind Leukozyten und CRP als prognostische Parameter nicht aussagekräftig.

Innerhalb der Biomarker erwies sich das MR-pro ADM (Adrenomedullin) als bester Prognoseparameter (Abb. 6). Alle Prognoseparameter, so auch MR-pro ADM, zeigen die besten Prädiktionen, wenn sie mit einem klinischen Score, z. B. dem CRB-65, kombiniert werden (Abb. 7).

Schließlich sind auch die Serum-Glucose und das freie Cortisol potente und unabhängige Prädiktoren eines letalen Ausgangs einer ambulant erworbenen Pneumonie (Abb. 8). Auch das Cortisol zeigt die besten Prädiktionswerte zusammen mit dem klinischen CRB-65 Score.

Allerdings muss einschränkend erwähnt werden, dass die Trennwerte für einen schlechten Ausgang mitunter in den Studien unterschiedlich sind und nicht in unabhängigen Populationen

Abb. 6 Prädiktionen eines
letalen Ausgangs (binnen
30 Tagen) einer ambulant
erworbenen Pneumonie
durch Leukozyten, CRP,
PCT, MR-pro AVP
(Copeptin), MR-pro ANP,
MR-pro ADM und CT-pro
ET1 im Vergleich (aus:
Krüger et al. 2010; mit
freundlicher Genehmigung)

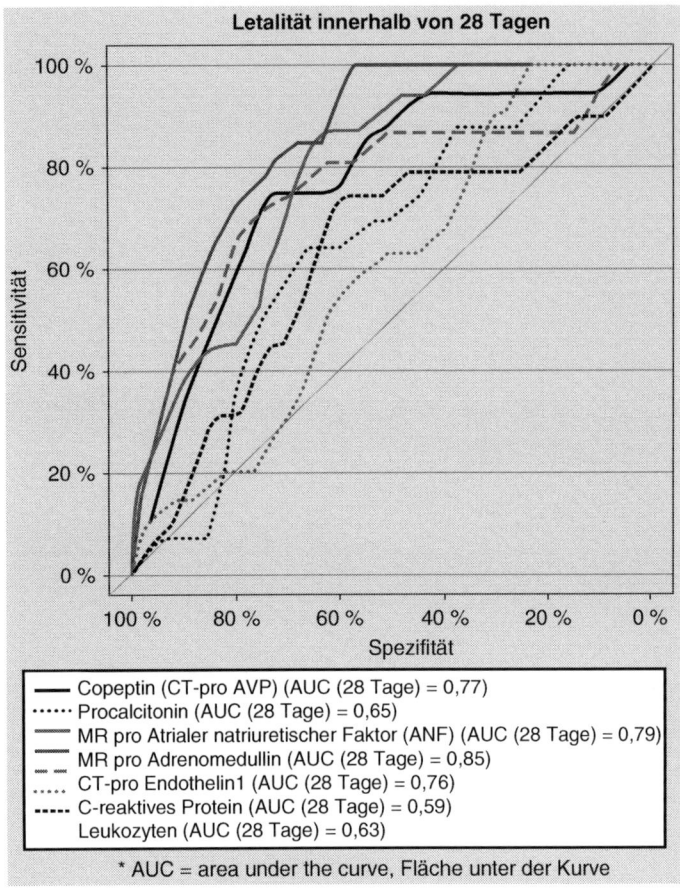

validiert bzw. standardisiert worden sind. Zudem konnte gezeigt werden, dass zumindest die Biomarker CRP und PCT ihre prognostische Potenz nach antimikrobieller Vorbehandlung weitgehend einbüßen.

3.4 Biomarker zur Bestimmung des Therapieansprechens

Inflammatorische Parameter können eingesetzt werden, um das Therapieansprechen zu überprüfen. Dies gilt sowohl für das CRP als auch für das PCT bei stationären Patienten, im ambulanten Bereich wurde nur das PCT hinreichend untersucht. Beide Parameter können 72 h nach Beginn der antimikrobiellen Therapie bestimmt werden; ein Abfall gegenüber dem Ausgangswert zeigt ein Therapieansprechen an, umgekehrt sollte

ein fehlender Abfall Anlass geben, das Bestehen eines Therapieversagens zu erwägen und ggf. entsprechende diagnostische und therapeutische Maßnahmen einzuleiten.

▶ **Cave** Der Wert des CRPs kann aufgrund seiner trägeren Kinetik zum Zeitpunkt des Therapiebeginns noch im Aufstieg begriffen und zum Kontrollzeitpunkt noch nicht hinreichend gefallen sein. Dies bedeutet – bei klinischer Stabilität – noch kein Therapieversagen. In diesen Fällen sollte eine dritte Bestimmung weitere 48 h später erfolgen.

Sehr hohe Werte sowohl von CRP als auch PCT stellen einen Risikofaktor für ein Therapieversagen nach 48 h dar. Bei schweren Pneumonien stellt ein Abfall des CRP-Wertes von <60 %

Abb. 7 Prädiktion eines letalen Ausgangs (binnen 30 Tagen) einer ambulant erworbenen Pneumonie durch CRB-65 und Kombination von CRB-65 und MR-pro ADM

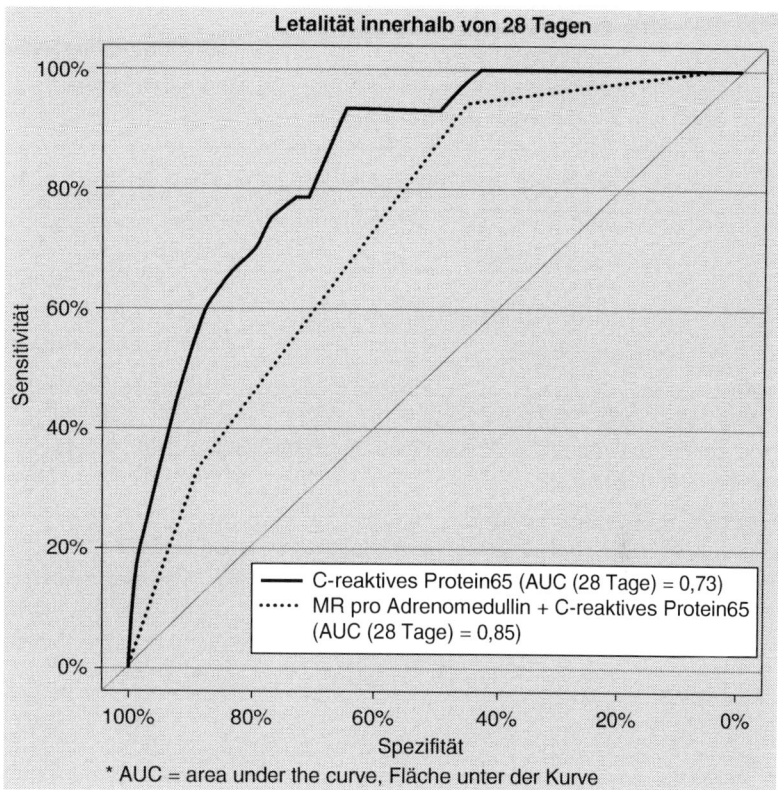

Abb. 8 Prädiktion eines letalen Ausgangs (binnen 30 Tagen) einer ambulant erworbenen Pneumonie durch Cortisol (aus: Kolditz et al. 2012; mit freundlicher Genehmigung)

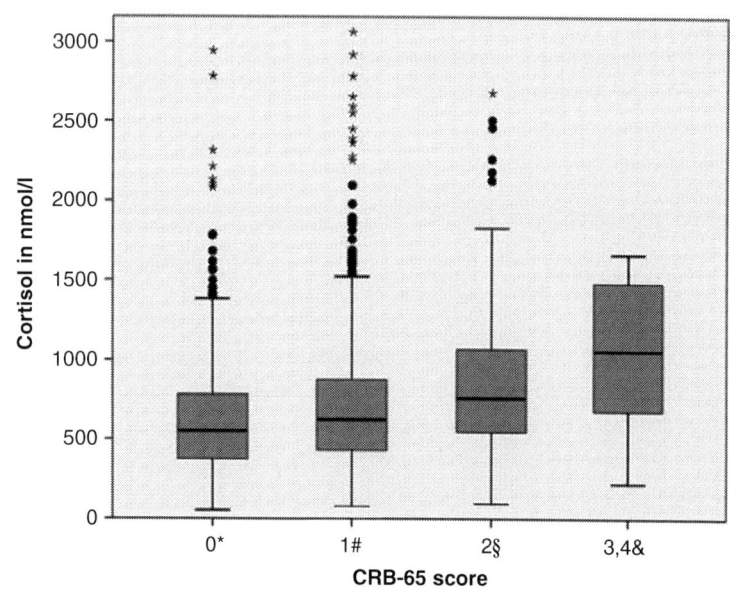

nach 72 h und <90 % nach 7 Tagen einen Risikofaktor für eine inadäquate Therapie dar.

> ▶ **Merke** In der Praxis sollte einer der beiden Parameter (CRP oder PCT) bestimmt werden. Die Bestimmung beider Parameter erbringt keine zusätzlichen Informationen.

3.5 Biomarker zur Bestimmung der Therapiedauer

Durch den Einsatz von PCT-gesteuerten Algorithmen kann die antimikrobielle Therapiedauer von Patienten mit ambulant erworbener Pneumonie verkürzt werden. Die Ergebnisse eines solchen Algorithmus sind jedoch strikt abhängig vom Vorgehen in der Kontrollgruppe. Vergleicht man diese mit der angemessenen Standardtherapie von 7 Tagen, so finden sich in der Therapiedauer allenfalls Unterschiede in beiden Gruppen von ca. einem bis anderthalb Tagen.

> ▶ **Merke** Ein PCT-gesteuerter Algorithmus ist nicht geeignet, die Therapiedauer relevant zu verkürzen, sofern die 7-Tages-Regel beachtet wird.

3.6 Biomarker zur Diagnose einer schweren Sepsis bzw. eines septischen Schocks

Das PCT ist bei hospitalisierten Patienten ein Prädiktor für eine schwere Sepsis bzw. einen septischen Schock. Dabei liegt der Referenzwertbereich deutlich höher als im Rahmen der Diagnostik tiefer Atemwegsinfektionen (schwere Sepsis/septischer Schock ab 2 μg/L). Zuweilen werden extrem hohe Werte im drei- bis vierstelligen Bereich gefunden). Hohe Werte gehen mit einer schlechteren Prognose einher.

Allerdings muss mit ca. 20 % falsch negativen und positiven Ergebnissen gerechnet werden. Zudem kann das PCT nicht hinreichend sicher zwischen infektiöser und nicht-infektiöser Inflammation im Rahmen der Sepsis unterscheiden.

Das PCT muss daher auch im intensivmedizinischen Setting im Kontext aller sonstigen Befunde interpretiert werden.

3.7 Kritische Wertung

Bis heute ist für viele Biomarker nicht eindeutig geklärt, welche Rolle diese eigentlich in der Pathophysiologie der Pneumonie spielen und welchen Prozess erhöhte Werte reflektieren. Während CRP und D-Dimere Teil der Entzündungsreaktion sind, ist die Bedeutung der Biomarker PCT, aber auch MR-ADM, MR-pro AVP (Copeptin), MR-pro ANP und CT-pro ET1 weniger eindeutig. Obwohl die Schlussfolgerung naheliegt, dass die prognostische Potenz der kardiovaskulären Marker MR-ADM, MR-pro AVP, MR-pro ANP und CT-pro ET1 die kardiovaskulären Komplikationen der Pneumonie reflektiert, ist dies nicht sicher belegt.

Trotz zum Teil beeindruckender Ergebnisse in einer Reihe von Studien bleibt die Bedeutung der Biomarker in der klinischen Praxis begrenzt. Zu beachten ist auch der weitgehende Verlust der prognostischen Potenz der Biomarker (CRP und PCT) nach einer antimikrobiellen Vorbehandlung.

Insbesondere in der ambulanten Praxis sind neue Biomarker praktisch nicht angekommen. Dies gilt auch für die für die Praxis potentiell attraktiven Biomarker-gestützten Therapiealgorithmen. Dies ist nicht zuletzt auf die fehlende Verfügbarkeit bzw mangelnde Validität. Validität von Schnelltests zurückzuführen, aber natürlich auch auf Mängel in der Infrastruktur sowie auf die Kosten. Zudem handelt es sich um komplexe Konstruktionen, denen ein hohes Maß an Skepsis und Widerstand entgegengebracht wird. Gerade im ambulanten Bereich können jedoch Biomarker-gestützte Therapiealgorithmen hilfreich sein, indem sie die Häufigkeit der inadäquaten Verschreibung von antimikrobiellen Substanzen verringern.

Im Krankenhaus ist das CRP etabliert, während die Verbreitung des PCT sehr unterschiedlich ist. Andere Biomarker haben das Stadium der Evaluation noch nicht verlassen.

Tab. 2 Möglicher Einsatz von Biomarkern in der klinischen Praxis

Biomarker	CRP		PCT		ADM	
	Amb	Stat	Amb	Stat	Amb	Stat
Diagnose Pneumonie	(+)	(+)	(+)	(+)	–	–
Prädiktion Erregergruppen im individuellen Fall	–	–	–	–	–	–
Prognose Pneumonie	–	(+)	–	+	–	++
Überprüfung Therapieansprechen	(+)	++	(+)	++	–	–
Steuerung antimikrobielle Therapiedauer	–	–	–	+	–	–
Sepsis-Diagnose	–	–	–	+	–	–
Biomarker-gestützter Therapiealgorithmus	–	–	++	+	–	–

(+) = Einsatz fraglich bzw. Aussage limitiert oder nicht belegt; + = Einsatz möglich und belegt; ++ = Einsatz sinnvoll und belegt
Amb = im ambulanten Setting; Stat = im stationären Setting

▶ **Cave** Zu warnen ist auf jeden Fall vor einem unkritischen „Glauben" an Biomarker, insbesondere an das PCT. Biomarker müssen wie jeder andere Befund im klinischen Kontext kritisch interpretiert werden und dürfen keinesfalls als eindeutige Handlungsanweisungen missverstanden werden. Auch innerhalb von Biomarkergestützten Therapiealgorithmen ist das „overruling", d. h. die Überstimmung der durch das Ergebnis vorgeschlagenen Handlung im Falle eines konträren klinischen Urteils, konstitutiv vorgesehen!

Tab. 2 gibt einen Überblick, wie die drei zur Zeit wichtigsten Biomarker sinnvoll eingesetzt werden können. Die prognostische Aussagekraft des ADM ist noch nicht vergleichend mit derjenigen der Serum-Glucose untersucht worden.

4 Weiterführende Literatur

Eine der wenigen Arbeiten, die sich mit Auffälligkeiten in der klinischen Laborroutine bei bakteriellen Pneumonien beschäftigt. Hypokaliämie, Hypokalzämie, Hypophosphatämie und Hyperalbuminämie erwiesen sich dabei als Prädiktoren einer schweren Verlaufsform:

– Sankaran RT, Mattana J, Pollack S, Bhat P, Ahuja T, Patel A, Singhal PC (1997) Laboratory abnormalities in patients with bacterial pneumonia. Chest 111:595–600

Verblüffend kleine und einfache Studie, die zeigt, was andere große Studien bestätigen konnten: das CRP ist als Marker zur Unterscheidung von akuter Exazerbation der COPD und ambulant erworbener Pneumonie ebenso geeignet wie bei letzterer Gruppe zur Überprüfung des Therapieansprechens:

– Smith RP, Lipworth BJ (1995) C-reactive protein in simple community-acquired pneumonia. Chest 107:1028–1031

Überzeugender Beleg für den Wert der CRP-Bestimmung zur Überprüfung des Therapieansprechens auch bei Patienten mit schweren ambulant erworbenen Pneumonien:

– Bruns AHW, Oosterheert JJ, Hak E, Hoepelman AIM (2008) Usefulness of consecutive C-reactive protein measurements in follow-up of severe community-acquired pneumonia. Eur Respir J 32:726–732

Eine Reihe von Arbeiten aus dem CAPNETZ zu Biomarkern bzw. Hormonen bei Patienten mit ambulant erworbener Pneumonie:

– Krüger S, Ewig S, Giersdorf S, Hartmann O, Frechen D, Rohde G, Suttorp N, Welte T and the CAPNETZ study group (2015) Dysnatremia, vasopressin, and atrial natriuretic peptide in patients with community-acquired pneumonia. Results from the German competence network CAPNETZ 2014. Resp Med 108:1696–1705

– Lepper PM, Ott S, Nüesch E, von Eynatten M, Schumann C, Pletz MW, Mealing NM, Welte T, Bauer TT, Suttorp N, Jüni P, Bals R, Rohde G; German Community Acquired Pneumonia Competence Network (2012) Serum glucose levels for predicting death in patients admitted to hospital for community acquired pneumonia: prospective cohort study. BMJ 344:e3397

– Krüger S, Ewig S, Papassotiriou J, Kunde J, Marre R, von Baum H, Suttor N, Welte T; CAPNETZ Study Group (2009) Inflammatory parameters predict etiologic patterns but do not allow for individual prediction of etiology in patients with CAP: results from the German competence network CAPNETZ. Respir Res 10:65

– Krüger S, Ewig S, Kunde J, Hanschmann A, Marre R, Suttorp N, Welte T; CAPNETZ Study Group (2009) C-terminal provasopressin (copeptin) in patients with community-acquired pneumonia – influence of antibiotic pre-treatment: results from the German competence network CAPNETZ. J Antimicrob Chemother 64:159–162

– Krüger S, Ewig S, Kunde J, Hartmann O, Suttorp N, Welte T; CAPNETZ Study Group (2010) Pro-atrial natriuretic peptide and pro-vasopressin for predicting short-term and long-term survival in community-acquired pneumonia: results from the German Competence Network CAPNETZ. Thorax 65:208–214

– Krüger S, Ewig S, Giersdorf S, Hartmann O, Suttorp N, Welte T; GermanCompetence Network for the Study of Community Acquired Pneumonia (CAPNETZ) Study Group (2010) Cardiovascular and inflammatory biomarkers to predict short- and long-term survival in community-acquired pneumonia: results from the German Competence Network, CAPNETZ. Am J Respir Crit Care Med 182:1426–1434

– Kolditz M, Höffken G, Martus P, Rohde G, Schütte H, Bals R, Suttorp N, Pletz MW; CAPNETZ Study Group (2012) Serum cortisol predicts death and critical disease independently of CRB-65 score in community-acquired pneumonia: a prospective observational cohort study. BMC Infect Dis 12:90

– Krüger S, Ewig S, Kunde J, Hartmann O, Marre R, Suttorp N, Welte T; CAPNETZ Study Group (2010) Assessment of inflammatory markers in patients with community-acquired pneumonia-influence of antimicrobial pre-treatment: results from the German competence network CAPNETZ. Clin Chim Acta 411: 1929–1934

Methodisch beste Arbeit zur Reduktion der Dauer der antimikrobiellen Therapie durch Biomarker. Zwar gelingt der Nachweis, dass eine Biomarker-gesteuerte Strategie eine Verkürzung der Therapiedauer ermöglicht, jedoch nicht in Bereiche, die relevant außerhalb der ohnehin angestrebten Limitation auf maximal 7 Tage liegen:

– Bouadma L, Luyt CE, Tubach F, Cracco C, Alvarez A, Schwebel C, Schortgen F, Lasocki S, Veber B, Dehoux M, Bernard M, Pasquet B, Régnier B, Brun-Buisson C, Chastre J, Wolff M; PRORATA Trial Group (2010) Use of procalcitonin to reduce patients' exposure to antibiotics in intensive care units (PRORATA trial): a multicentre randomised controlled trial. Lancet 375: 463–474

Diagnose

10

Santiago Ewig und Matthias Bollow

1 Definition

1.1 Diagnostische Kriterien

Die typische Klinik einer ambulant erworbenen Pneumonie umfasst ein akutes Krankheitsbild mit Fieber, Malaise, Husten und Dyspnoe; extrapulmonale Symptome können zusätzlich auftreten. In klinischen Studien wird entsprechend häufig die Definition der ambulant erworbenen Pneumonie an ein Infiltrat in der Röntgen-Thoraxaufnahme sowie mindestens zwei der genannten Symptome geknüpft. Diese pragmatische Definition ist zumeist ausreichend, kann jedoch bei älteren Patienten aufgrund der Altersabhängigkeit der Ausprägung der Symptomatik problematisch sein.

Inflammatorische Parameter wie Leukozytenzahl, CRP und/oder PCT können als diagnostische Kriterien hinzugezogen werden, sind jedoch meist nur in der Notaufnahme bzw. im Krankenhaus innerhalb des erforderlichen kurzen Zeitfensters von wenigen Minuten bzw. Stunden verfügbar.

1.2 „Typische" und „atypische" Pneumonien

Auch wenn eine typische Klinik der ambulant erworbenen Pneumonie beschrieben werden kann, kommt dem Begriff einer „typischen Pneumonie" (gegenüber einer „atypischen") kein eigener systematischer oder operativer Sinn zu.

Die ursprüngliche Absicht der Begrifflichkeit war von der Annahme getragen, dass eine Beziehung von „typischen" (pyogenen) bzw. „atypischen" (intrazellulären bakteriellen bzw. viralen) Erregern und der klinischen Symptomatik besteht, so dass sich aus der klinischen Präsentation differentialtherapeutische Empfehlungen ableiten ließen. Auch wenn für bestimmte Erreger signifikante Charakteristika in der klinischen Präsentation bestehen, sind diese jedoch nicht hinreichend prädiktiv, um differente Therapieentscheidungen im individuellen Fall zu ermöglichen. Des Weiteren werden diese Charakteristika mit zunehmendem Alter immer weniger prädiktiv.

> ▶ **Merke** Die diagnostische Zuordnung einer ambulant erworbenen Pneumonie zu einer „typischen" bzw. „atypischen" Form ist irreführend und daher obsolet.

S. Ewig (✉)
Thoraxzentrum Ruhrgebiet, Kliniken für Pneumologie und Infektiologie, EVK Herne und Augusta-Kranken-Anstalt, Bochum, Deutschland
E-Mail: sewig@versanet.de

M. Bollow
Klinik für diagnostische und interventionelle Radiologie und Nuklearmedizin, Augusta-Kranken-Anstalt, Bochum, Deutschland
E-Mail: bollow@augusta-bochum.de

© Springer-Verlag Berlin Heidelberg 2016
S. Ewig (Hrsg.), *Ambulant erworbene Pneumonie*,
DOI 10.1007/978-3-662-47312-2_10

1.3 Arbeitsdiagnose und definitive Diagnose

1.3.1 Arbeitsdiagnose

Im Rahmen der Behandlung ist streng genommen immer nur eine Arbeitsdiagnose der Pneumonie möglich, da aufgrund der möglichen Differentialdiagnosen, die initial nicht alle sicher ausgeschlossen werden können, die letzte Sicherung erst durch die Dokumentation der Rückbildung der Symptome und Befunde der Pneumonie sowie der Infiltrate in der Röntgen-Thoraxaufnahme möglich wird.

Eine allgemein anerkannte Definition der Diagnose einer ambulant erworbenen Pneumonie ist nicht verfügbar. Daher erscheint es sinnvoll, die drei Dimensionen der klinischen Symptomatik, der klinischen Untersuchungsbefunde sowie der Befunde der Röntgen-Thoraxaufnahme heranzuziehen, in denen eine ambulant erworbene Pneumonie klinisch erfasst werden kann.

Es gelten dann folgende diagnostische Grundsätze:

a. Die Diagnose einer Pneumonie erfordert den Nachweis eines neu aufgetretenen Infiltrats in der Röntgen-Thoraxaufnahme, da die Symptome und Befunde einer Pneumonie alleine nicht sensitiv und spezifisch genug sind.
b. Zusätzliche Symptome und Befunde einer Pneumonie werden in der Regel angetroffen.
c. Bei älteren Patienten ist mit einer oligosymptomatischen Präsentation zu rechnen, die in Einzelfällen ausschließlich allgemeine und/oder extrapulmonale Befunde umfasst.
d. Im ambulanten Setting stellen angesichts der Limitationen in der Verfügbarkeit und der Aussagekraft der Röntgen-Thoraxaufnahme bei leichtgradigen Pneumonien kurzfristige Nachuntersuchung(en) bzw. eine zeitnahe Überprüfung des therapeutischen Vorgehens mögliche Lösungen des diagnostischen Problems dar. Biomarker-gestützte Strategien erfordern eine besondere Infrastruktur. Alternativ muss eine stationäre Einweisung erfolgen.
e. Bei älteren bettlägerigen Patienten erschweren die Limitationen der Röntgen-Thorax-Liegen-

daufnahme ebenfalls die Diagnostik. Hier ist eine Low-dose-CT oftmals der einzige Weg, den Nachweis eines Infiltrats zu führen.

Die Forderung nach einem Infiltratnachweis darf allerdings nicht so verstanden werden, dass es grundsätzlich keine Pneumonien ohne einen solchen Nachweis geben könnte. Dies ist vielmehr sehr wohl möglich, zum einen über die Dynamik der Infiltratentstehung, die der klinischen Symptomatik immer erst nachfolgt („Ein Infiltrat kommt zuletzt und geht zuletzt."), aber auch über Schwierigkeiten des Infiltratnachweises durch technische Limitationen (z. B. Liegendaufnahme, fehlende Seitaufnahme) sowie vorbestehende Verschattungen im Rahmen anderer Grunderkrankungen. Eine Untersuchung konnte sogar zeigen, dass Patienten mit klinischem Verdacht auf eine Pneumonie ohne Infiltratnachweis ein erhöhtes Risiko für unerwartete Komplikationen aufweisen. Dies wiederum kann sich sowohl aus der Unterschätzung der Dynamik einer Pneumonie als auch aus der Verkennung möglicher Differentialdiagnosen ergeben. Besteht demnach der klinische Verdacht auf eine ambulant erworbene Pneumonie, sollte dieser aufrechterhalten werden, bis eine alternative Diagnose gesichert werden kann.

▶ **Cave** Die Arbeitsdiagnose einer ambulant erworbenen Pneumonie ist erst dann gesichert, wenn zusammen mit einer passenden klinischen Symptomatik ein Infiltratnachweis vorliegt. Andererseits schließt ein fehlender Infiltratnachweis eine ambulant erworbene Pneumonie erst dann aus, wenn eine alternative Diagnose gestellt werden kann.

1.3.2 Definitive Diagnose

Wie erwähnt, gilt angesichts einiger Differentialdiagnosen, die eine Pneumonie nachahmen können (sogenannter „mimics"), grundsätzlich der Vorbehalt, dass es sich zunächst immer um eine Arbeitsdiagnose handelt, die erst durch den Verlauf mit vollständiger Rückbildung der Symptomatik und des Infiltrats (oder – selten – post mortem) definitiv gesichert werden kann.

Daher sollte der Rückgang der Inflammationsparameter sowie der Infiltrate in der Röntgen-Thoraxaufnahme dokumentiert werden. Das Zeitfenster, in dem dieses geschieht, ist im Falle eines Therapieansprechens für erstere klein (in der Regel 72 h), für letztere erheblich länger (mindestens 4 Wochen). Im Falle eines Therapieversagens verlängert sich dieses entsprechend.

2 Schwierigkeiten der Diagnostik von tiefen Atemwegsinfektionen (LRTI)

Diagnostisch besteht die Herausforderung darin, die (initial leichtgradige) Pneumonie von einer akuten Bronchitis bzw. einer akuten Exazerbation der COPD (untere Atemwegsinfektionen, engl.: „lower respiratory tract infections", LRTI) abzugrenzen (Abb. 1).

Diese differentialdiagnostische Abgrenzung ist von hoher Relevanz, da eine Indikation zur antimikrobiellen Therapie nur für die Pneumonie und definierte Konstellationen bei der akuten Exazerbation der COPD besteht. In Zeiten einer hohen Influenzaaktivität ist zudem die Erkennung von Bronchitiden durch Influenzavirus therapeutisch relevant, da diese einer antiviralen Therapie zugeführt werden sollten. Der Bemühung um eine angemessene (bzw. restriktive) Indikationsstellung für eine antimikrobielle Therapie kommt schließlich über den individuellen Patienten hinaus angesichts weltweit zunehmender mikrobieller Resistenzen eine hohe Bedeutung zu.

Die klinischen Symptome und Befunde einer ambulant erworbenen Pneumonie allein sind jedoch wie erwähnt nicht hinreichend sensitiv bzw. spezifisch. Lediglich ein fokaler Befund bei der Auskultation ist mit einem akzeptablen positiven und ein negativer Auskultationsbefund mit einem hohen negativen Prädiktionswert für ein Infiltrat in der Röntgen-Thoraxaufnahme assoziiert. Die Röntgen-Thoraxaufnahme bleibt daher Voraussetzung für eine fundierte Arbeitsdiagnose der ambulant erworbenen Pneumonie.

Im ambulanten Setting steht allerdings häufig keine Infrastruktur zur Verfügung, die es erlauben würde, jeden Patienten mit klinischem Verdacht

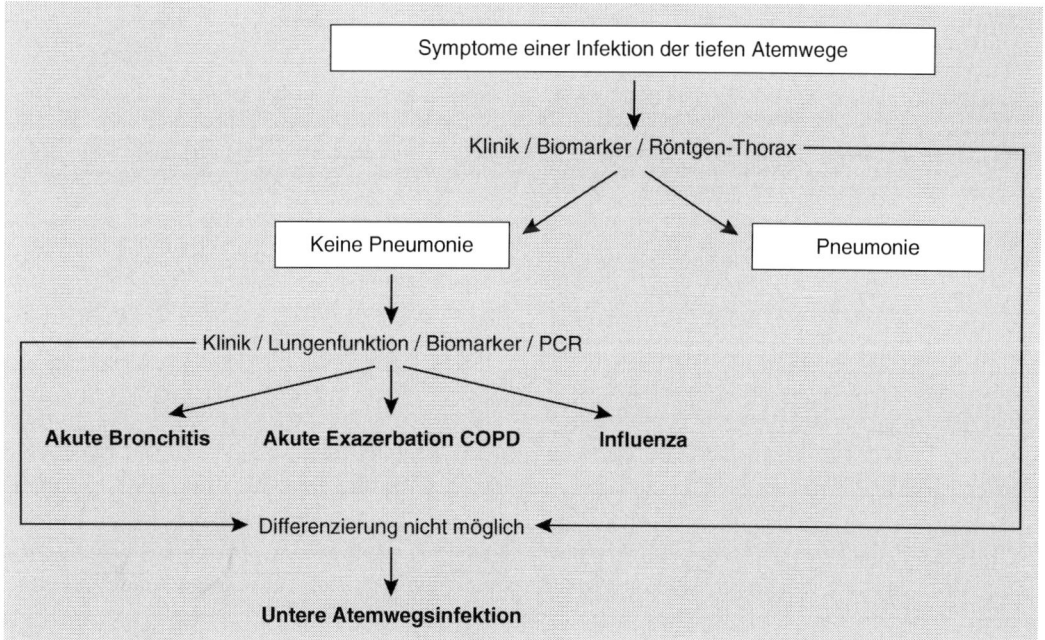

Abb. 1 Differentialdiagnose der tiefen Atemwegsinfektionen

Tab. 1 Differentialdiagnose der tiefen Atemwegsinfektionen in der ambulanten Praxis

Tiefe Atemwegsinfektion	Positive Kriterien	Negative Kriterien	Antimikrobielle Therapie
Akute Bronchitis	Akuter Beginn Husten und Auswurf Ggf. Fieber	Keine obstruktive Ventilationsstörung bzw. COPD Keine Symptome und Befunde einer Influenza Keine Symptome und Befunde einer Pneumonie Ggf. Biomarker negativ Ggf. PCR auf Influenza negativ	nein
Influenzavirusinfektion	Influenzasaison und hohe Influenzaaktivität in der Region Akute Erkrankung Fieber/Schüttelfrost Husten; Heiserkeit Malaise Kopf-, Glieder- und/oder Muskelschmerzen	Keine	In der Regel nein Ausnahme: Zeichen der bakteriellen Superinfektion und der Pneumonie
Akute Exazerbation der COPD	COPD Zunahme des Hustens, der Auswurfmenge und/oder Änderung der Auswurffarbe	Keine Symptome und Befunde einer Pneumonie	Anthonisen I (alle drei klinischen Kriterien erfüllt) oder Putrider Auswurf plus eines der zwei anderen Kriterien oder CRP oder PCT erhöht
Ambulant erworbene Pneumonie	Fieber Husten, Auswurf Malaise Extrapulmonale Symptome Zeichen der schweren Sepsis (Bewusstseinstrübung, Hypotension) Fokaler Auskultationsbefund	Keine	Immer

auf eine ambulant erworbene Pneumonie einer Röntgenuntersuchung des Thorax in einem Zeitfenster zuzuführen, das für die Therapieentscheidung relevant bleibt (also ca. 3–6 Stunden). Selbst jedoch wenn eine solche zur Verfügung steht, bleibt die Limitation der Röntgen-Thoraxaufnahme in der Identifikation von (geringfügigen) Infiltraten bestehen.

Tabelle 1 zeigt deutlich die Schwierigkeiten der Differentialdiagnose auf. Die Diagnose einer akuten Bronchitis ist stark auf den Ausschluss der anderen drei möglichen Diagnosen gestützt, die einer akuten Exazerbation auf den Ausschluss der Pneumonie. Andererseits gibt es eine Reihe von

Überschneidungen (Influenza mit akuter Exazerbation und Pneumonie, akute Exazerbation mit Pneumonie). Aus Abb. 1 geht hervor, dass zuweilen die nicht-pneumonischen tiefen Atemwegsinfektionen nicht abgegrenzt werden können.

Dieses diagnostische Dilemma ist bis auf Weiteres nicht eindeutig aufzulösen. Von Bedeutung ist allerdings die Tatsache, dass sich differentialdiagnostische Probleme in erster Linie in der Erkennung von ambulant erworbenen Pneumonien mit leichtgradigem Schweregrad ergeben. Eine antimikrobielle Therapie bei akuter Exazerbation der COPD ist jedoch in keinem Fall und bei leichtgradiger ambulant erworbener Pneumonie wahrscheinlich auch nur marginal vital prognostisch relevant, sondern bewirkt allenfalls bzw. lediglich eine Krankheitsverkürzung.

Vor diesem Hintergrund erscheinen folgende Grundsätze vertretbar:

a. Bei Patienten mit Symptomen und Befunden einer unteren Atemwegsinfektion, die den Verdacht auf eine Pneumonie ergeben und bei denen eine Röntgen-Thoraxaufnahme nicht zeitgerecht durchgeführt werden kann oder bei denen kein eindeutiger Nachweis einet Verschattung zu führen ist, kann auf eine kalkulierte antimikrobielle Therapie zunächst verzichtet werden, wenn folgende Voraussetzungen gegeben sind:
   – Es besteht ein Krankheitsbild ohne Vitalfunktionsstörungen und ohne Malaise.
   – Es besteht kein fokaler Auskultationsbefund.
   – Eine Nachuntersuchung nach 24 h und nach Bedarf darüber hinaus ist gewährleistet.
b. Andernfalls sollte eine antimikrobielle Therapie erfolgen und eine Röntgen-Thoraxaufnahme veranlasst werden. Die fortbestehende Indikation für die antimikrobielle Therapie sollte anhand des Befundes der Röntgen-Thoraxaufnahme bzw. der erneuten klinischen Untersuchung spätestens nach 72 h überprüft werden. Alternativ sollte eine stationäre Einweisung erwogen werden.

Eine alternative Strategie basiert auf dem Einschluss von Biomarkern. Prokalzitonin ist in diesem Zusammenhang am besten untersucht. Diese Strategie wird im Kap. ▶ Labordiagnostik dargestellt. Sie erfordert allerdings ebenfalls eine besondere diagnostische Infrastruktur und wird daher oftmals nicht realisiert.

> ▶ **Merke** Im ambulanten Setting sind nicht auflösbare diagnostische Unsicherheiten am besten durch kurzfristige Nachuntersuchung(en) bzw. zeitnahe Überprüfung des therapeutischen Vorgehens oder durch stationäre Einweisung zu bewältigen. Alternativ stehen Biomarker-basierte Strategien zur Verfügung, die aber ebenfalls eine besondere Infrastruktur voraussetzen.

3   Fallstricke der Diagnostik

3.1   Herzinsuffizienz

Eine dekompensierte Herzinsuffizienz ist in der Regel klinisch und radiologisch zuverlässig zu diagnostizieren. Differentialdiagnostische Probleme entstehen, wenn eine solche Herzinsuffizienz mit klinischen Zeichen einer Pneumonie, jedoch ohne sicher lokalisierbare Infiltrate vorliegt. In diesen Fällen zeigt sich oft erst im Verlauf, ob Infiltrate bestanden haben oder nicht, da sich diese langsamer als die Stauungszeichen zurückbilden.

Umgekehrt ist eine Lungenstauung bei ausgeprägten Infiltraten nur schwer abzugrenzen. Klinische Zeichen der Überwässerung zusammen mit der Echokardiographie ergeben hier am ehesten Klarheit. Ob die Messung des Biomarkers BNP hier weiterhilft, ist fraglich.

> ▶ **Cave** Es gibt keine „Stauungspneumonie" und keine „hypostatische Pneumonie". Dieser im deutschen Sprachraum in der Klinik sehr verbreitete Begriff hat keine Entsprechung in der Literatur. Es gibt nur Pneumonien mit – zugrundeliegender oder als Komplikation der Pneumonie entstandener – Herzinsuffizienz. Die Begriffe „Stauungspneumonie" bzw. „hypostatische Pneumonie" sind lediglich Verlegenheitsbegriffe, die von der Notwendigkeit einer klaren Unterscheidung beider Entitäten entbinden soll.

3.2   Pleuraergüsse

Pleuraergüsse können radiologisch der vorherrschende Befund sein. Sie können Ausdruck einer isolierten Pleuritis, einer Pleuropneumonie mit vorherrschendem Erguss sowie einer allein oder zusätzlich bestehenden dekompensierten Herzinsuffizienz sein. Zudem können sich Pleuraergüsse zu komplizierten parapneumonischen Ergüssen bis hin zum Empyem entwickeln.

In Zweifelsfällen sollte der Erguss möglichst komplett evakuiert werden, um die Ergussflüssigkeit sowie die Lunge ohne Ergussüberlagerung untersuchen zu können.

▶ **Merke** Jeder parapneumonische Erguss, der über einen Randwinkelerguss hinausgeht, muss umgehend punktiert werden, um einen komplizierten parapneumonischen Erguss bis hin zum Empyem auszuschließen.

3.3 Lungenembolie

Lungenembolien sind häufig und manifestieren sich nicht selten als „Pneumonie" – tatsächlich handelt es sich um eine Infarktpneumonie in dem der Embolie nachgeschalteten Versorgungsbereich, die superinfiziert sein kann oder auch nicht (Abb. 2 und 3).

Eine Lungenembolie bzw. Infarktpneumonie sollte immer in Betracht gezogen werden, wenn umschriebene, ggf. dreiecksförmige periphere Infiltrate vorliegen, zudem in allen Fällen, in denen das Ausmaß von Dyspnoe bzw. Ventilations-/Perfusionsverteilungsstörung, das in der Blutgasanalyse erkennbar wird, in einem Missverhältnis zur Ausdehnung der Infiltrate steht. Zusätzliche klinische Zeichen wie Thoraxschmerz oder Hämoptysen können den Verdacht weiter erhärten, müssen jedoch nicht vorliegen.

▶ **Merke** Umschriebene, periphere Infiltrate sowie eine ausgeprägtere respiratorische Insuffizienz, als man nach Infiltratausdehnung vermuten würde („kleiner Schatten, viel Dyspnoe"), sollten den Verdacht auf eine Lungenembolie bzw. Infarktpneumonie lenken und Grund zur Durchführung einer Angio-CT sein.

3.4 Andere chronische Lungenerkrankungen

Grundsätzlich gilt, dass alle chronischen Lungenerkrankungen mit ausgedehnten Verschattungen den Nachweis von neu aufgetretenen Infiltraten erschweren bis unmöglich machen können (z. B. Sarkoidosen, Pneumokoniosen, aber auch Tumore). In diesen Fällen muss im Zweifel eine Pneumonie angenommen und entsprechend behandelt werden.

4 Differentialdiagnosen der Pneumonie

Eine Reihe von pneumologischen Erkrankungen kann sich klinisch und/oder radiologisch ähnlich einer ambulant erworbenen Pneumonie manifestieren (sogenannte „mimics"):

– Dekompensierte Herzinsuffizienz
– Lungenembolie
– Exogen-allergische Alveolitis (Hypersensitivitätspneumonitis)
– Idiopathische Lungenfibrose und andere Lungengerüsterkrankungen
– Kryptogen-organisierende Pneumonie (COP)
– Eosinophile Lungenerkrankungen
– Retentionspneumonien
– Alveolarzellkarzinom (bzw. broncho-alveoläres Karzinom)

Häufig werden diese erst im Rahmen eines Therapieversagens bzw. auffälligen Verlaufs erkannt. Bei einigen „mimics" handelt es sich um echte Pneumonien auf dem Boden bzw. als Komplikation einer anderen Grunderkrankung (z. B. Retentionspneumonien bei Tumoren oder Fremdkörpern, Infarktpneumonien). Andere teilen mit der Pneumonie nur bestimmte klinische Symptome und Befunde (z. B. exogen-allergische Alveolitis, fibrosierende Lungenerkrankungen, Herzinsuffizienz). Schließlich ähneln andere lediglich radiologisch einer Pneumonie (z. B. Alveolarzellkarzinom, eosinophile Lungenerkrankungen, COP). Letztere, die COP, stellt mitunter eine Komplikation einer ambulant erworbenen Pneumonie dar.

Zur weiteren Diagnostik sei auf das Kap. ▶ Therapieversagen verwiesen.

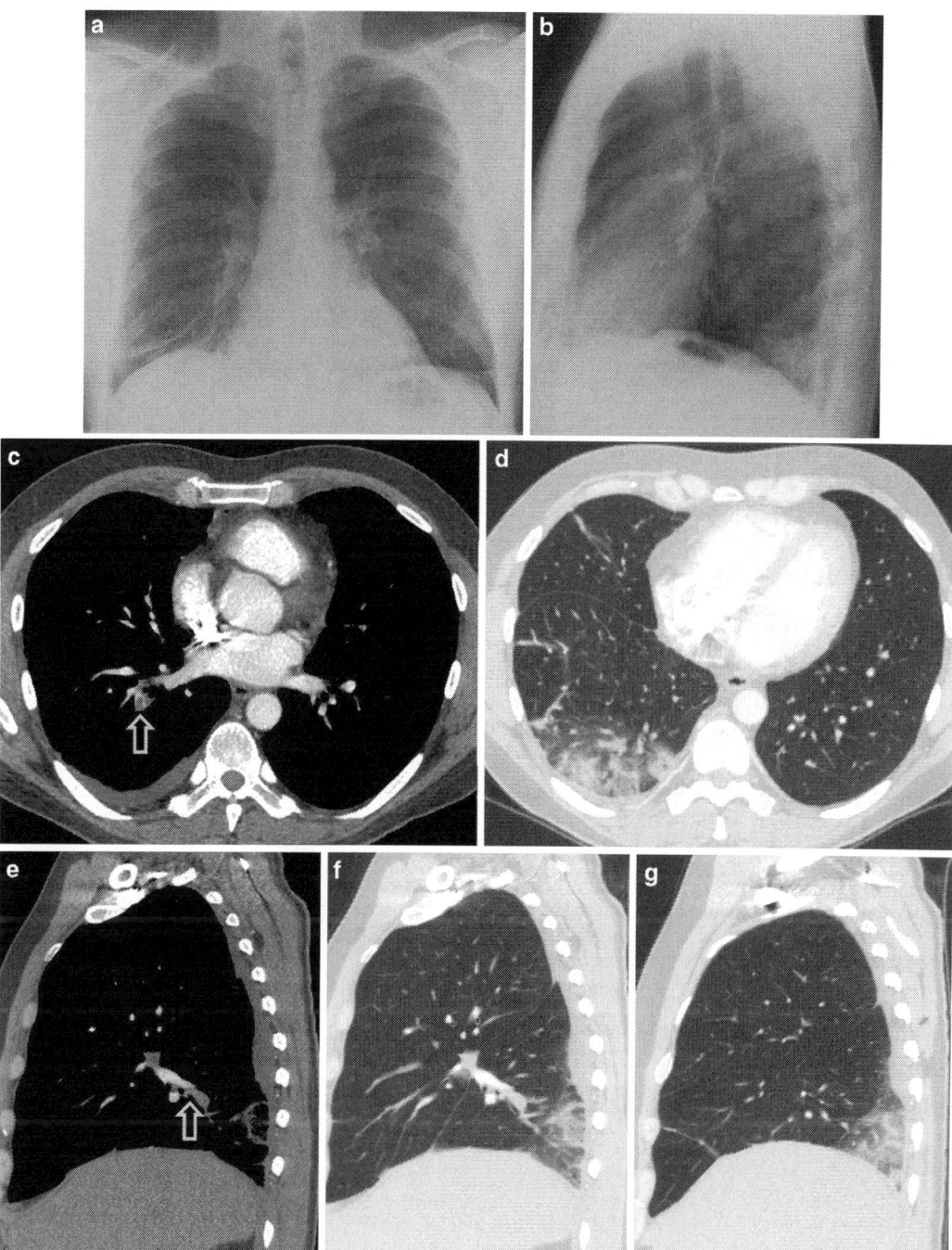

Abb. 2 Klinisches Bild einer ambulant erworbenen Pneumonie. In der Thoraxübersicht p.a. (**a** oben links) zeigten sich streifige rechts basale Verdichtungen in Kombination mit einem Randwinkelerguss im rechten Sinus phrenicostalis. In der lateralen Projektion (**b** oben rechts) kam eine pleuraständige Konsolidierung im rechten Unterlappen zur Darstellung. Aufgrund einer zum Ausmaß des Infiltrats dysproportionalen Dyspnoe erfolgte eine kontrastmittelgestützte CT (**c** Mitte links: transversale Schicht im Weichteilfenster. **d** Mitte rechts: transversale Schicht im Lungenfenster. **e** unten links: sagittale Rekonstruktion rechts pulmonal im Weichteilfenster. **f-g** unten Mitte bis rechts: zwei sagittale Rekonstruktionen rechts pulmonal im Lungenfenster). Segmentale thrombembolische Kontrastmittelaussparungen in den Segmentarterien 9 und 10 rechts (Pfeile) mit nachgeschalteten Lungeninfarzierungen und einem Begleiterguss. Rechtsherzbelastungszeichen lagen nicht vor

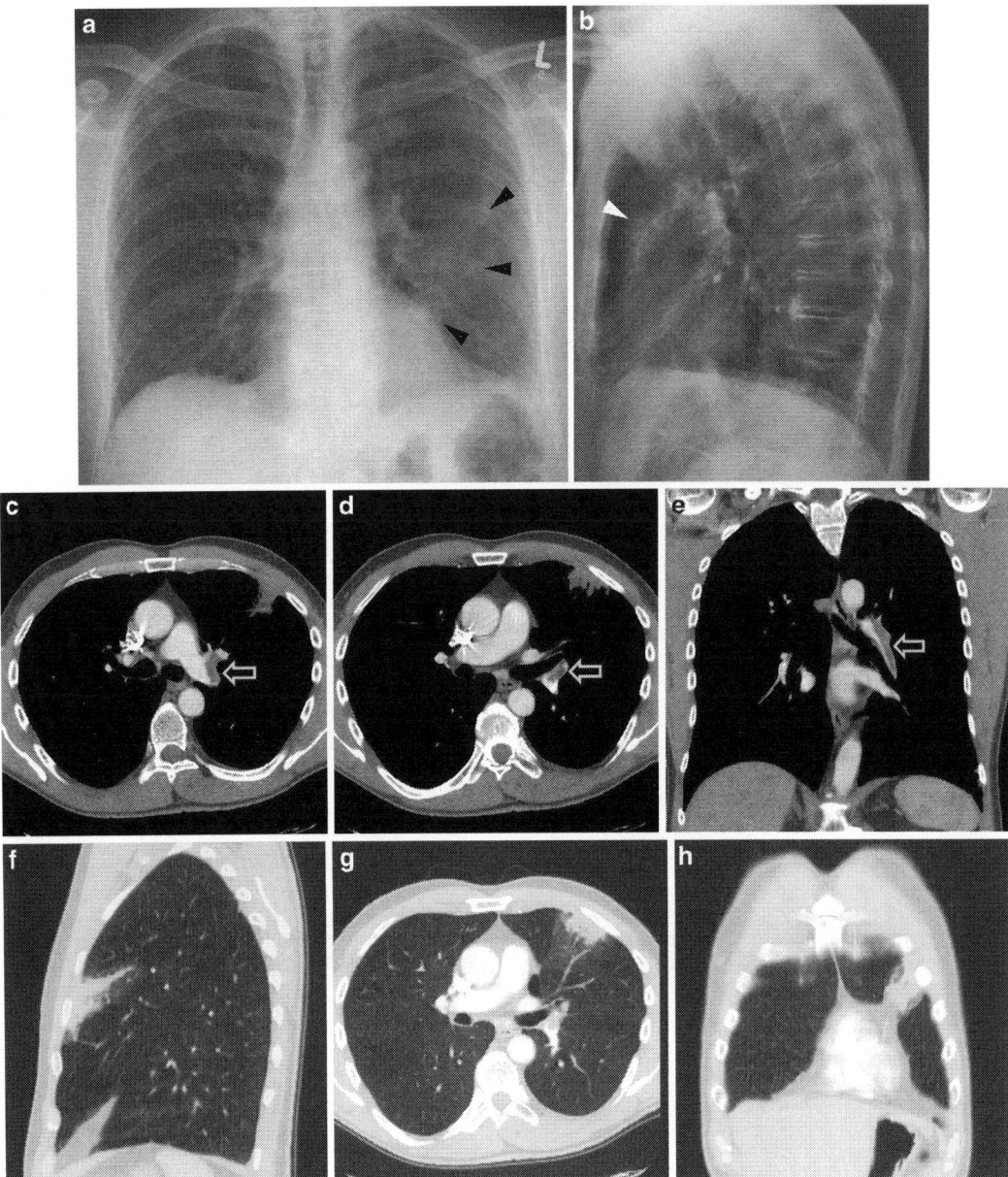

Abb. 3 Klinisches Bild einer ambulant erworbenen Pneumonie. Thoraxübersicht in zwei Ebenen (**a-b** oben). Konsolidierungen in der Lingula (Pfeilspitzen). Kontrastmittelgestützte CT (**c-d** zweite Spalte links bis Mitte: transversale Schichten im Weichteilfenster. **e** zweite Spalte rechts: koronare Rekonstruktion im Weichteilfenster. **f** unten links: sagittale Rekonstruktion links pulmonal im Lungenfenster. **g** unten Mitte: transversale Schicht im Lungenfenster. **h** unten rechts: koronare ventrale Rekonstruktion im Lungenfenster) mit Nachweis einer Lungenarterienembolie mit sattelförmigen thrombembolischen Kontrastmittelaussparungen in der Lingula- und Unterlappenarterie (offene gelbe Pfeile) und Ausbildung eines peripheren Lingula-Infiltrates geführt werden. Das Infiltrat entspricht einem Lungeninfarkt

5 Weiterführende Literatur

Zwei klassische Darlegungen der Herausforderungen in der Diagnostik tiefer Atemwegsinfektionen in der Praxis, die erste aus amerikanischer, die zweite aus britischer Sicht:

* Macfarlane J (1999) Lower respiratory tract infection and pneumonia in the community. Semin Respir Infect 14:151–162
* Metlay JP, Kapoor WN, Fine MJ (1997) Does this patient have community-acquired pneumonia? Diagnosing pneumonia by history and physical examination. JAMA 278:1440–1445

Der negative Prädiktionswert der klinischen Untersuchung für das Vorhandensein von Infiltraten in der Röntgen-Thoraxaufnahme ist hoch, der positive sehr niedrig:

* Lieberman D, Shvartzman P, Korsonsky I, Lieberman D (2003) Diagnosis of ambulatory community-acquired pneumonia. Comparison of clinical assessment versus chest X-ray. Scand J Prim Health Care 21:57–60

Die bislang einzige Arbeit, die das wichtige Thema hospitalisierter Patienten mit Symptomatik einer Pneumonie, aber ohne Infiltratnachweis behandelt. Die Arbeit belegt, dass Patienten ohne Infiltratnachweis ein höheres Lebensalter und höheren Pneumonie-Schwergrad, ein differentes Erregerspektrum (mehr andere Streptokokken-Species als S.pneumoniae, mehr Enterobakterien) sowie eine vergleichbare Letalität aufwiesen.

Hospitalisierte Patienten mit der Symptomatik einer Pneumonie ohne Infiltratnachweis sollten daher genauso behandelt werden wie solche mit Infiltraten:

* Basi SK, Marrie TJ, Huang JQ, Majumdar SR (2004) Patients admitted to hospital with suspected pneumonia and normal chest radiographs: epidemiology, microbiology, and outcomes. Am J Med 117:305–311

Zwei Arbeiten, die Biomarker(CRP und PCT) im Vergleich bzw. in der Ergänzung zur klinischen Evaluation auswerten. Beide zeigen, dass Biomarker die diagnostische Sicherheit erhöhen können. Dies gilt jedoch nur, sofern auch infrastrukturell die Voraussetzungen gegeben sind, das Ergebnis der Messung zeitnah verfügbar zu haben; dies dürfte aktuell lediglich im stationären Setting gegeben sein:

* Almirall J, Bolíbar I, Toran P, Pera G, Boquet X, Balanzó X, Sauca G, Community-Acquired Pneumonia Maresme Study Group (2004) Contribution of C-reactive protein to the diagnosis and assessment of severity of community-acquired pneumonia. Chest 125:1335–1342
* Müller B, Harbarth S, Stolz D, Bingisser R, Mueller C, Leuppi J, Nusbaumer C, Tamm M, Christ-Crain M (2007) Diagnostic and prognostic accuracy of clinical and laboratory parameters in community-acquired pneumonia. BMC Infect Dis 7:10

Santiago Ewig

1 Der Schweregrad der Pneumonie als Grundlage des Behandlungskonzepts

Die Erhebung des Schweregrads der Pneumonie ist eine der wichtigsten Maßnahmen in der Behandlung dieser Patienten, da der Schweregrad die Grundlage für Entscheidungen über die erforderliche klinische Überwachung, Auswahl der Therapie und sowie der initialen kalkulierten antimikrobiellen Therapie darstellt. Dies gilt auch und gerade dann, wenn aus guten Gründen von dem sich aus dem Schweregrad ergebenden Vorgehen abgewichen wird.

Klinisch tritt eine schwere Pneumonie durch eine schwere akute respiratorische Insuffizienz sowie ggf. das Vorliegen einer schweren Sepsis bzw. eines septischen Schocks in Erscheinung. Im Zusammenhang mit der akuten schweren Pneumonie können zusätzlich auch pulmonale oder extrapulmonale Komplikationen der Pneumonie bzw. Komplikationen von schweren Grundkrankheiten Ursachen eines tödlichen Verlaufs sein.

Die Herausforderung der Schweregradbestimmung liegt daher darin, hochkomplexe pathophysiologische Abläufe, die das Risiko für einen letalen Verlauf der Pneumonie bestimmen, in möglichst wenigen einfachen Parametern erfassbar zu machen und entsprechend prädiktive Regeln des Letalitätsrisikos zu entwickeln. Pneumonie-spezifische Instrumente der Risikoerhebung sind dabei den generischen (d. h. solchen, die eine Risikoerhebung unabhängig von der jeweilig bestehenden akuten Erkrankung darstellen) überlegen.

2 Prognostische Faktoren

In vielen Studien wurden prognostische Faktoren der Pneumonie untersucht. Systematisch muss man dabei Parameter, die bei Aufnahme erfassbar sind, von solchen unterscheiden, die erst im Verlauf auftreten und erfasst werden können. Des Weiteren werden prognostische Faktoren entsprechend ihrem Bezug zu Charakteristika des Patienten bzw. zur akuten Pneumonie unterteilt.

Aus den weitgehend übereinstimmenden Ergebnissen ergeben sich demnach die in Tab. 1 dargestellten prognostischen Faktoren.

Betrachtet man die Pneumonie-assoziierten Risikofaktoren in ihrer Gesamtheit, so fällt auf, dass die weitaus meisten mit einem letalen Verlauf assoziierten Faktoren eine akute respiratorische Insuffizienz bzw. eine schwere Sepsis bzw. einen septischen Schock reflektieren. Lediglich die radiologischen Parameter stellen eine Art von Parametern dar, die sich nicht in eine die beiden genannten Grundkategorien subsumieren lässt.

S. Ewig (✉)
Thoraxzentrum Ruhrgebiet, Kliniken für Pneumologie und Infektiologie, EVK Herne und Augusta-Kranken-Anstalt, Bochum, Deutschland
E-Mail: sewig@versanet.de

© Springer-Verlag Berlin Heidelberg 2016
S. Ewig (Hrsg.), *Ambulant erworbene Pneumonie*,
DOI 10.1007/978-3-662-47312-2_11

Tab. 1 Mit einem letalen Verlauf der Pneumonie assoziierte Faktoren

Bei Aufnahme	
Patientenbezogen	
Alter	Sehr junges Alter (<2 Jahre) und steigend ab dem 50. Lebensjahr
Geschlecht	Männlich
Komorbidität	Kardial Pulmonal* Renal Hepatisch ZNS Diabetes mellitus Tumorerkrankungen
Funktionsstatus	ADL-Score $\geq$ 14
Pneumoniebezogen	
Akute respiratorische Insuffizienz	Atemfrequenz $\geq$ 30/min PaO_2/F_1O_2 < 240 Notwendigkeit der umgehenden Intubation und Beatmung
Hypotonie	<120 mmHg systolisch oder $\leq$ 60 mmHg diastolisch
Schwere Sepsis, septischer Schock	Hypotonie plus Organversagen, Katecholaminpflichtigkeit trotz Rehydratation
Nierenversagen	Stündliche Urinportion < 40 mL; Kreatinin $\geq$ 2 mg/dl
Bewusstseinstrübung	
Leukopenie	<4000/µL
Thrombopenie	<100.000/µL
Gerinnungsstörung	
Harnstoff-N	>7 mmol/L
Albumin	<3,5 g/dL
Serum-Natrium	<130 mmol/L
Hyper- oder Hypoglykämie (letzteres bei Nichtdiabetikern)	$\geq$250 mg/dL
Laktatdehydrogenase (LDH)	>260 U/L
Metabolische Azidose	pH < 7,35
Bilaterale Infiltrate	
Multilobäre Infiltrate	>2 befallene Lungenlappen
Pleuraergüsse	Beidseits
Thoraxschmerzen	Sind prognostisch günstig!
Im Verlauf	
Progrediente Infiltrate	Progredienz binnen 48 h zusammen mit fehlendem Ansprechen auf Therapie

*Die prognostische Bedeutung der pulmonalen Grunderkrankung ist abhängig vom Schweregrad der Lungenerkrankung; geringeren Schweregraden scheint keine prognostische Relevanz zuzukommen

3 Der „pneumonia severity index" – ein Meilenstein in der Risikoerhebung

Im Jahr 1997 publizierten Michael Fine und Mitarbeiter erstmals einen Pneumonie-spezifischen Risikoscore, den „pneumonia severity index, PSI". Ziel dieses Scores war es, Patienten mit einem niedrigen Letalitätsrisiko zu identifizieren, um die Entscheidung über eine ambulante Behandlung auf eine sichere Basis zu stellen.

Auf der Grundlage einer sehr großen Datenbasis wurde dieser Score abgeleitet und auch validiert. Wie aus Abb. 1, Tab. 2 und 3 deutlich wird, handelt es sich um einen komplexen Score, der in fünf Risikoklassen mündet. Risikoklasse I ergibt sich bei Patienten, die < 50 Jahre alt sind und keine der definierten Grunderkrankungen sowie keine der definierten Vitalfunktionsstörungen auf-

Abb. 1 PSI-Berechnung,
1. Schritt: Liegt
Risikoklasse 1 vor?

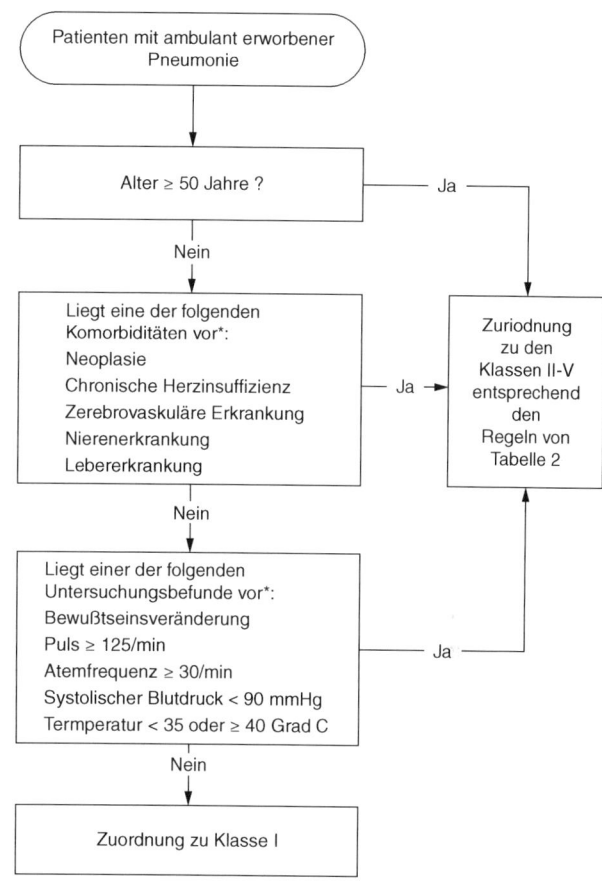

weisen. Das Letalitätsrisiko beträgt in dieser Klasse < 0,5 %. Erfüllt ein Patient eines der genannten Kriterien, ist die Errechnung eines Punktescores aus 20 Variablen erforderlich. Dieser Punktescore ergibt vier weitere Risikoklassen. Die Klassen II und III weisen dabei ein Letalitätsrisiko von bis zu 3 % auf, während dieses in den Klassen IV und V auf ca. 8–10 % bzw. 25–30 % ansteigt. Somit ergeben sich drei übergeordnete Risikoklassen, nämlich drei mit niedrigem und jeweils eine mit mittlerem und hohem Risiko.

Der „pneumonia severity index, PSI" nach Michael Fine und Mitarbeitern
In der originalen Studie wurden die am meisten pathologischen Messwerte innerhalb der ersten 48 h nach Krankenhausaufnahme zugrundegelegt.

Der PSI wird in drei Schritten errechnet:

1. Prüfung, ob Risikoklasse 1 vorliegt (Abb. 1); ist dies der Fall, erübrigen sich die beiden anderen Schritte, andernfalls erfolgt
2. die Berechnung des Punktescores (Tab. 2). Aus diesem ergibt sich
3. die Zuordnung zu den Risikoklassen II–V (Tab. 3).

Ein Vergleich mit den in Tab. 1 zusammengefassten Parametern zeigt sehr deutlich, dass der PSI-Score die große Mehrzahl der identifizierten prognostischen Parameter erfasst und gewichtet.

Dieser Score wurde in mehreren Studien hinsichtlich seiner Prädiktionen innerhalb und außerhalb der USA in verschiedenen Populationen va-

Tab. 2 PSI-Berechnung, 2. Schritt: Wenn Risikoklasse 1 nicht vorliegt, Berechnung des Punktescores. Aus 20 Variablen ergibt sich der Punktescore

Variable	Punkte
Demographischer Faktor	Alter in Jahren
- Alter	Frauen: Alter in Jahren minus 10
- Geschlecht	
Wohnsitz in einer Pflegeeinrichtung	+10
Komorbidität*	+30
- Neoplasie	+20
- epatisch	+10
- Chronische Herzinsuffizienz	+10
- Zerebrovaskuläre Erkrankung	+10
- Renal	
Klinische Untersuchungsbefunde	+20
- Bewusstseinsveränderung**	+20
- Atemfrequenz $\geq$ 30/min	+20
- Systolischer Blutdruck $<$ 90 mmHg	+15
- Temperatur $<$ 35° oder $\geq$ 40 °C	+10
- Herzfrequenz $\geq$ 125/min	
Labor- und Röntgenbefunde	+30
- Arterieller pH $<$ 7.35	+20
- Harnstoff-N $\geq$ 30 mg/dL (bzw. 7 mmol/L)	+20
- Serum-Natrium $<$ 130 mmol/L	+10
- Serum-Glucose $\geq$ 250 mg/dL (bzw. 14 mmol/L)	+10
- Hämatokrit $<$ 30 %	+10
- PaO$_2$ $<$ 60 mmHg oder O$_2$-Sättigung $<$ 90 %	+10
- Pleuraerguss	

*Definitionen der Komorbiditäten:
Neoplasie: alle malignen Tumore mit Ausnahme von Plattenepithel- oder Basalzellkarzinomen der Haut, die aktiv behandelt oder innerhalb eines Jahres vor der akuten Pneumonieepisode diagnostiziert wurden
Hepatische Komorbidität: klinische oder histologische Diagnose einer Leberzirrhose oder einer anderen Lebererkrankung (z. B. chronische Hepatitis)
Chronische Herzinsuffizienz: systolische oder diastolische Herzinsuffizienz, nach klinischen oder apparativen Kriterien
Zerebrovaskuläre Insuffizienz: Schlaganfall oder transitorisch-ischämische Attacke oder Schlaganfall-Residuen in der CT oder im MRT des Schädels
Renale Komorbidität: chronische Niereninsuffizienz, anamnestisch oder laborchemisch dokumentiert
**Definition der Bewusstseinsveränderung:
Desorientierung hinsichtlich Person, Zeit und Ort, die nicht vorbesteht und nicht durch einen Stupor- oder Komazustand erklärt ist

Tab. 3 PSI-Berechnung, 3. Schritt: Zuordnung zu Risikoklassen II-V. Die dritte Spalte gibt die mit der jeweiligen Risikoklasse prädizierte Letalität an

Risikoklassen	Punkte	Letalität
I	–	$<$0,5 %
II	$\leq$70	$<$1 %
III	71–90	1–3 %
IV	91–130	8–13 %
V	$>$130	25–35 %

lidiert. Übereinstimmend ergaben sich stets vergleichbare Prädiktionen. Darüber hinaus konnte auch validiert werden, dass in den Niedrigrisikoklassen II und III ein minimales Letalitätsrisiko besteht und in der Regel eine sichere ambulante Behandlung möglich ist.

Der PSI-Score wird somit seinem Anspruch gerecht, zuverlässig Patienten mit niedrigem Risiko zu identifizieren. Darüber hinaus erlaubt er eine Risikoeinschätzung auch der Gesamtpopulation. Ohne Zweifel war der PSI-Score ein Meilenstein in der Risikoerhebung von Patienten mit Pneumonie.

Entgegen den ursprünglichen Zielen des PSI-Scores wurde er jedoch weniger in der klinischen Praxis eingeführt als vielmehr in klinischen Studien zum Standard in der Schweregradklassifikation. Der Grund dafür liegt offensichtlich darin, dass der Score aufgrund seiner Komplexität für die Routine wenig geeignet ist. Eine Reihe von Faktoren sind im ambulanten Bereich nicht ohne Weiteres rasch verfügbar (z. B. Harnstoff-N, Blutgase, Röntgen-Thoraxaufnahme), andererseits bedarf es beim weitaus größten Teil der Patienten einer relativ aufwendigen Berechnung des Scores.

Weitere Schwächen des PSI-Scores traten deutlich zu Tage. Der PSI gewichtet das Alter unverhältnismäßig hoch, so dass das Risiko jüngerer Patienten im Einzelfall potentiell unterschätzt wird. Die Liste der Komorbiditäten ist begrenzt, so dass schwere, aber in diesem Score nicht geführte Komorbiditäten keine Gewichtung finden. Pulmonale Komorbiditäten werden gar nicht aufgeführt, was sich nach heutigem Wissen daraus erklärt, dass die COPD als häufigste pulmonale Komorbidität nur in ihren fortgeschrittenen Stadien prognostische Relevanz hat.

Ein häufiges Missverständnis des PSI auch in Studien besteht darin, Patienten mit Risikoklassen IV und V als „schwere Pneumonien" anzusehen. Das erhöhte Letalitäts-Risiko dieser Patienten ergibt sich jedoch vielfach nicht aus einer akuten respiratorischen Insuffizienz und/oder einer schweren Sepsis bzw. eines septischen Schocks, sondern aus dem fortgeschrittenen Alter zusammen mit einer ausgeprägten Komorbidität. Entsprechend sind die Prädiktionen des PSI-Scores für die Aufnahme auf der Intensivstation durchgehend ungenügend.

Da der PSI dessen ungeachtet heute in vielen Studien zur Charakterisierung des Schweregrades der eingeschlossenen Population herangezogen wird, ist für die Interpretation dieser Studien die Vertrautheit mit dem Score unentbehrlich.

4   CURB, CURB-65, CRB-65

In einer sehr gründlichen multizentrischen Studie der British Thoracic Society (BTS) aus dem Jahre 1987, die auch heute noch lesenswert ist, wurden aus einer prognostischen Analyse erstmals drei prädiktive Regeln entwickelt, die das Letalitätsrisiko des individuellen Patienten angaben. Diese Regeln bestanden aus den vier Parametern Atem-

frequenz, Blutdruck, Bewusstseinstrübung und Harnstoff-N. Auch diese Regeln wurden mehrfach validiert und ergaben recht gute Prädiktionen.

John McFarlane (Nottingham) war der erste, der diese vier Parameter zu einer prädiktiven Regel zusammenführte, zunächst unter dem Akronym „CURB". Es zeigte sich eine überraschend gute Prädiktion, aus der drei Risikoklassen (I–III) resultieren. Der CURB-Score wurde in einer großen Studie validiert, in denen die guten Prädiktionen bestätigt werden konnten. Offenbar unter dem Eindruck des PSI-Scores wurde dem CURB mit dem Alter noch ein fünfter Parameter hinzugefügt („CURB-65"). Andererseits wurde zunächst für den ambulanten Bereich aus Praktikabilitätsgründen der „CRB-65" vorgeschlagen, da der Parameter Harnstoff-N zumindest im ambulanten Bereich häufig nicht verfügbar ist (Tab. 4 und 5).

In mehreren Studien konnte gezeigt werden, dass die drei Varianten CURB, CURB-65 und CRB-65 sowohl in ambulant als auch in stationär behandelten Patientenpopulationen vergleichbare Prädiktionen erbrachten. Ebenso zeigte sich eine Vergleichbarkeit von PSI, CURB-65 und CRB-65. Tendenziell zeigte sich der PSI-Score in der Prädiktion des geringen, der CURB-65 und seine Varianten in der des hohen Risikos leicht überlegen. Diese Unterschiede scheinen jedoch klinisch kaum relevant.

Der Vergleich der C-Scores mit dem PSI kommt somit zu dem verblüffenden Ergebnis, dass eine kinderleicht berechenbare prädiktive Regel mit vier bzw. fünf simplen, sozusagen „barfuß" erhebbaren Parametern vergleichbar gute Prädiktionen des Letalitätsrisikos zeigt wie eine solche mit 20 kompliziert gewichteten Parametern, die außer klinischen auch noch laborchemische und radiologische Parameter einschließt. Offenbar reichen das Alter, die respiratorische Insuffizienz und zwei bzw. drei Kriterien der schweren Sepsis aus, um zu einer vergleichbaren Prädiktion des Letalitätsrisikos zu kommen. Neueste Daten scheinen allerdings darauf hinzuweisen, dass der Einschluss der Parameter Oxygenierung und Komorbiditäten noch bessere Prädiktionen des Schweregrades eröffnet. Diese Daten müssen jedoch noch extern validiert werden.

Tab. 4 Der Risikoscore nach CURB, CURB-65 und CRB-65, 1. Schritt: Berechnung des Punktescores: Der CURB-Score verwendet die ersten vier Variablen, der CURB-65-Score alle fünf Variablen, der CRB-65-Score lässt die zweite Variable aus. Diese Scores werden in zwei Schritten errechnet. Die Addition der Punkte ergibt eine Risikoklasse (hier nur für CRB-65 ausgeführt)

Variable	Englische Bezeichnung, die in den Akronymen Verwendung findet (Bestandteile des Akronyms fettgedruckt)	Punkte
Bewusstseinstrübung, pneumonieassoziiert	**C**onfusion	1
Harnstoff-N ≥ 30 mg/dL (bzw. 7 mmol/L)	**U**rea	1
Atemfrequenz ≥ 30/min	**R**espiratory rate	1
Systolischer Blutdruck < 90 mmHg oder diastolischer Blutdruck ≤ 60 mmHg	**B**lood pressure	1
Alter ≥ 65 Jahre	Age ≥ **65**	1

Tab. 5 Der Risikoscore nach CURB, CURB-65 und CRB-65, 2. Schritt: Zuordnung zu Risikoklassen I-III. Die dritte Spalte gibt die mit der jeweiligen Risikoklasse prädizierte Letalität an

Risikoklasse	Punkte	Letalität
I	0	<1 %
II	1–2	8–13 %
III	3–4 oder invasive Beatmung bei Aufnahme*	25–35 %

*Der Zusatz wurde erst in der Auswertung der BQS-Daten gemacht, da eine Atemfrequenz bei beatmeten Patienten meist nicht zu erheben ist

Eine prädiktive Regel wie der CRB-65 lässt sich ohne zusätzliche Kosten ambulant und in der Notaufnahme im Krankenhaus in kürzester Zeit erheben und empfiehlt sich daher heute als zur Zeit einfachstes und insofern bestes Instrument der Schweregraderhebung bei Erstuntersuchung eines Patienten mit Pneumonie.

Dennoch weist der CRB-65-Score drei wesentliche Limitationen auf:

1. Bei jungen Patienten in Altersklassen < 65 Jahre kann es zu Unterschätzungen des Schweregrades kommen, da jüngere Patienten eine respiratorische Insuffizienz besser kompensieren können als ältere.
2. Der Score kann in Altersklassen > = 65 Jahre, insbesondere bei Patienten aus Seniorenheimen sowie mit Bettlägerigkeit, kein Niedrigrisiko mehr identifizieren, da die Basis-Letalität in

diesen Gruppen bereits sehr hoch ist (siehe Kap. ▶ Die ambulant erworbene Pneumonie als terminale Komplikation am Lebensende). In diesen Populationen sind die Bestimmung der Funktionalität und somit Erwägungen zur Prognose der Patienten zusätzliche, zuweilen die wichtigsten Faktoren, die bei der Entscheidung zur Hospitalisation der Berücksichtigung bedürfen.

3. Der CRB-65 Score ist ebenso wie der PSI-Score nicht geeignet, die Entscheidung über die Notwendigkeit einer intensivierten Therapie zu leiten.

▶ **Cave** Analog zum PSI-Score ist das Missverständnis eines höheren Risikoscores als „schwere Pneumonie" zu vermeiden. Entsprechend sind die Prädiktionen des CRB-65 für die Aufnahme auf einer Intensivstation unzureichend.

Aus diesem Grunde bedarf es eines gesonderten Instruments zur Prädiktion der „schweren Pneumonie".

5 „ATS-Kriterien" – ein Meilenstein in der Erkennung schwerer Verläufe

Welcher Patient hat eine „schwere Pneumonie" und muss auf die Intensivstation? Erstmals wurden Kriterien für eine „schwere Pneumonie" in der Leitlinie der „American Thoracic Society,

Tab. 6 ATS-Kriterien, geordnet nach Aufnahme- und Verlaufskriterien

Aufnahmekriterien	Atemfrequenz > 30/min Schwere respiratorische Insuffizienz ($PaO_2/F_IO_2 < 250$) Bilaterale Infiltrate in der Röntgenthoraxaufnahme Multilobäre Infiltrate (>2 Lappen in der Röntgenthoraxaufnahme) Systolischer Blutdruck < 90 mmHg Diastolischer Blutdruck < 60 mmHg
Kriterien bei Aufnahme oder im Verlauf	Notwendigkeit der Intubation und invasiven Beatmung Zunahme der Infiltrate in der Röntgenthoraxaufnahme um ≥ 50 % bei gleichzeitig fehlendem klinischen Ansprechen Septischer Schock (Notwendigkeit der Vasopressortherapie > 4 h) Nierenversagen (Serum-Kreatinine ≥ 2 mg/dl oder Zunahme um ≥ 2 mg/dl bei einem Patienten mit chronischer Niereninsuffizienz und/oder Dialyse)

Tab. 7 Modifizierte ATS-Kriterien. Obwohl die zweite prädiktive Regel keine überlegenen Prädiktionen als die erste erbrachte, wurde die zweite Regel als „modifizierte ATS-Kriterien" der ATS-Leitlinie 2001 zugrundegelegt

1. prädiktive Regel	Zwei oder drei der folgenden klinischen Parameter bei Aufnahme (= Minor-Kriterien): - Systolischer Blutdruck < 90 mmHg - Multilobäre Infiltrate (>2 Lappen in der Röntgenthoraxaufnahme) - Schwere respiratorische Insuffizienz ($PaO_2/F_IO_2 < 250$) ODER Eines der beiden klinischen Parameter bei Aufnahme oder im Verlauf (= Major-Kriterien): - Notwenigkeit der Intubation und invasiven Beatmung - Zunahme der Infiltrate in der Röntgenthoraxaufnahme um ≥ 50 % bei gleichzeitig fehlendem klinischen Ansprechen - Septischer Schock (Notwendigkeit der Vasopressortherapie > 4 h)
2. prädiktive Regel	Identische Minor-Kriterien, zusätzlich als Majorkriterium (eines von drei): Nierenversagen (Serum-Kreatinine ≥ 2 mg/dl oder Zunahme um ≥ 2 mg/dl bei einem Patienten mit chronischer Niereninsuffizienz und/oder Dialyse)

ATS" von 1993 angegeben. Es handelte sich dabei um zehn Kriterien, darunter sechs klinische, drei radiologische und eines aus der Blutgasanalyse (Tab. 6). Eine „schwere Pneumonie" wurde definiert als Vorliegen eines dieser zehn Kriterien, und für diese Fälle sollte eine Aufnahme auf der Intensivstation erwogen werden.

Diese Kriterien wurden 1998 validiert. Es zeigte sich, dass diese sehr sensitiv (98 %), aber nur gering spezifisch (32 %) waren, und somit sehr viele Patienten als Kandidaten für die Aufnahme auf der Intensivstation identifizierten, die vom Kliniker jedoch als nicht schwergradig angesehen und auf Normalstation behandelt wurden.

Ausgehend von diesem Ergebnis erfolgte der Versuch, eine bessere prädiktive Regel zu konstruieren.

6 Modifizierte ATS-Kriterien

Als Referenz für eine „schwere Pneumonie" wurde die Entscheidung von Ärzten zu einer Aufnahme auf die Intensivstation angesehen. Die

zehn ATS-Kriterien wurden auf fünf bzw. sechs reduziert, diese wiederum klassifiziert in Minor- und Major-Kriterien, um einerseits die Kriterien zu gewichten und andererseits zwischen Aufnahme- und Verlaufsparametern zu unterscheiden (Tab. 7). Die neu entstandene Regel zeigte eine sehr viel bessere Spezifität bei noch akzeptabler Sensitivität. Die Hinzunahme des Kriteriums „akutes Nierenversagen" veränderte die Prädiktionen nicht wesentlich.

In ihrer zweiten Variante wurde diese prädiktive Regel als „modifizierte ATS-Kriterien" in das Update der ATS-Leitlinie von 2001 aufgenommen. Zwischenzeitliche Validierungen erbrachten identische Ergebnisse im selben Krankenhaus, aber höchst unterschiedliche Prädiktionen in anderen Krankenhäusern. Konsistent konnte lediglich ein exzellenter negativer Prädiktionswert reproduziert werden.

Diese Limitationen haben neue Anstrengungen hervorgebracht, bessere prädiktive Regeln zu ent-

Tab. 8 Neueste IDSA/ATS-Kriterien: Eine „schwere Pneumonie" besteht bei Vorliegen von drei Minor oder einem Major-Kriterium

Minor-Kriterien	- Atemfrequenz $\geq$ 30/min - Schwere respiratorische Insuffizienz ($PaO_2/F_1O_2 < 250$) Alternativ für diese beiden Kriterien: - Notwendigkeit der nichtinvasiven Beatmung - Multilobäre Infiltrate (>2 Lappen in der Röntgenthoraxaufnahme) - Bewusstseinstrübung - Harnstoff-N $\geq$ 20 mg/dL - Leukoyztopenie < 4.000/µL (Pneumonieassoziiert) - Thrombozytopenie < 100.000/µL - Hypothermie < 36 °C (Körperkerntemperatur) - Hypotension mit Notwendigkeit einer aggressiven Flüssigkeitstherapie
Zusätzliche Kriterien sollten „erwogen" werden: Hypoglykämie bei Nichtdiabetikern, akuter Alkoholismus/Alkoholentzug, Hyponatriämie, metabolische Azidose oder erhöhter Laktatspiegel, Leberzirrhose, Asplenie	
Major-Kriterien	Notwenigkeit der Intubation und invasiven Beatmung Septischer Schock (Notwendigkeit der Vasopressortherapie > 4 h)

wickeln. Der Versuch, als Referenz nicht die Aufnahme auf der Intensivstation, sondern die beiden Major-Kriterien der ATS sowie die Letalität heranzuziehen, hat sich in Zirkelschlüssen verfangen: Die herangezogenen Major-Kriterien wurden mit großem Aufwand in einzelne Variablen dekonstruiert, um schließlich zu prädizieren, was die Major-Kriterium ja bereits ausgesagt haben. Andererseits ist im aktuellen Update der IDSA/ATS-Leitlinie wieder der Versuch erkennbar, durch Vermehrung der Schweregradkriterien bessere Prädiktionen zu erzielen, was nur sehr beschränkt möglich ist (Tab. 8).

Die Analyse der Gründe für die variierenden Prädiktionen der modifizierten ATS-Kriterien erbrachte die Einsicht, dass das Referenzkriterium „Aufnahme auf der Intensivstation" für eine „schwere Pneumonie" nur sehr bedingt belastbar ist. Welcher Patient auf einer Intensivstation aufgenommen wird, hängt von der Struktur des je-

weiligen Krankenhauses ab. Besteht zum Beispiel eine Intermediate-Care-Station, so werden tendenziell auf der Intensivstation nur noch intubierte Patienten aufgenommen. Zieht man als Referenzkriterium die Intermediate-Care-Station und die Intensivstation zusammen, so bleiben immer noch die Fälle unberücksichtigt, die in bestimmten Krankenhäusern auf Normalstation eine Überwachung erhalten, die derjenigen einer Intermediate-Care-Station gleichkommt.

Grundlegend aus dieser Diskussion ist die Einsicht, dass ausschlaggebend für die Identifikation des Vorliegens einer „schweren Pneumonie" weniger die Aufnahme auf der Intensivstation ist als vielmehr die Entscheidung zur intensivierten Überwachung und ggf. auch Therapie.

Bisher wurden nur in einer Untersuchung ältere und multimorbide Patienten, die trotz Erfüllung von Schweregradkriterien in Anbetracht einer infausten Gesamtprognose nicht mehr auf Intensivstation aufgenommen wurden, aus der Analyse ausgeschlossen; in dieser zeigten sich entsprechend bessere Prädiktionen einer schweren Pneumonie der ATS-Minor-Kriterien.

7 Neuere Entwicklungen: SMART-COP- und PIRO-Score

Diesen Ansatz verfolgt der SMART-COP-Score, da dieser als Referenz einer „schweren Pneumonie" nicht mehr die Aufnahme auf der Intensivstation, sondern die Applikation einer (nichtinvasiven oder invasiven) Beatmung und/oder Kreislauftherapie zugrundelegt. Somit ist sichergestellt, dass unabhängig von der Intensivstation alle Patienten erfasst werden, die in welchem Rahmen auch immer eine intensivierte Therapie erhalten haben. Der SMART-COP-Score besteht aus acht Variablen, der Punktescore ergibt vier Risikoklassen. Diese definieren ein Risikoverhältnis, d. h. wieviele Patienten bei Vorliegen des entsprechenden Scores eine entsprechende Therapie benötigen werden (Tab. 9).

Die Prädiktionen scheinen denen der modifizierten ATS-Kriterien leicht überlegen zu sein;

Tab. 9 Das SMART-COP-System

Akronym	Variable	Punkte
S	Systolischer Blutdruck < 90 mmHg	2
M	Multilobäre Infiltrate	1
A	Albumin < 3,5 g/dL	1
R (respiratory rate)	Atemfrequenz ≤50 Jahre: $\geq$ 25/min >50 Jahre: $\geq$ 30/min	1
T	Tachykardie $\geq$ 125/min	1
C (confusion)	Bewußtseinstrübung (Pneumonie-assoziiert)	1
O (oxygen)	PaO_2 ≤50 Jahre: < 70 mmHg >50 Jahre: < 60 mmHg oder O_2-Sättigung ≤50 Jahre: $\leq$ 93 % >50 Jahre: $\leq$ 90 % oder PaO_2/F_1O_2 ≤50 Jahre: < 333 >50 Jahre: < 250	2
P	Arterieller pH < 7,35	2

Tab. 10 Prädiktionen für die Notwendigkeit einer (nicht-invasiven oder invasiven) Beatmung bzw. Kreislaufthe-rapie (mit Flüssigkeit und/oder Vasopressoren) (IRVS = intensive respiratory or vasopressor support)

Punkte	Risiko für Notwendigkeit IVRS	Verhältnis Notwendigkeit IVRS
0–2	Geringes Risiko	–
3–4	Mittleres Risiko	1 von 8
5–6	Hohes Risiko	1 von 3
$\geq$7	Sehr hohes Risiko	2 von 3

Für den Gebrauch im ambulanten Bereich können Albumin, arterieller pH und Oxygenierung weggelassen werden (= SMRTC). Hier ergeben sich Risikoverhältnisse ab 2 Punkten von 1:10, 3 Punkten 1:6 und $\geq$ 4 Punkten von 1:3

Validierungsstudien stehen jedoch noch aus (Tab. 10). Insgesamt liegt die Bedeutung dieses Ansatzes mehr darin, als Endpunkt für die Prädiktion nicht die Notwendigkeit der Intensivtherapie, sondern das Vorliegen einer Beatmungspflichtigkeit bzw. Volumentherapie bei schwerer Sepsis/ Schock herangezogen zu haben.

Der PIRO-Score entspringt aus der Vorstellung, dass eine komplexere Prädiktionsregel, die mehrere Dimensionen des pathophysiologischen Geschehens abbildet, diesem komplexen Geschehen auch besser gerecht wird und somit bessere Prädiktionen erlaubt. So beinhaltet der PIRO-Score vier Dimensionen: Prädisposition, Schädigung und Immunreaktion des Wirtes sowie Organdysfunktionen (Tab. 11). Jedoch sind die Variablen, die die einzelnen Dimensionen abbilden, weiterhin sehr simpel (z. B. schwere Hypoxämie für das komplexe Geschehen der Immunantwort im Lungenkompartiment mit entsprechenden Ventilations-/Perfusionsstörungen), so dass keine wesentlichen Verbesserungen der prädiktiven Potenz erwartet werden sollten.

8 schwere Sepsis und septischer Schock

Aus der Intensivmedizin stammt die Risikoeinteilung der Sepsis. Die schwere Sepsis, definiert als Sepsis-induzierte Hypoperfusion bzw. organische Dysfunktion, geht mit einer hohen Letalität von bis zu 20% einher, ist aber durch eine komplexe Intervention oft beherrschbar. Der septische Schock ist definiert als Hypotonie trotz aggressiver Volumentherapie und aufgrund des häufigen Multiorganversagens mit einer Letalität von bis zu 50% assoziiert.

9 Prädiktion der klinischen Verschlechterung

Die Notwendigkeit einer intensivierten Therapie ist nicht bei allen Patienten mit Pneumonie bereits bei Aufnahme evident. Nach CAPNETZ-Daten entwickelt sich eine Verschlechterung mit Notwendigkeit einer intensivierten Therapie in 4 % nach 3 Tagen und 5 % nach 7 Tagen. Diese Verläufe sind mit einer hohen Letalität verbunden.

Prädiktoren solcher Verläufe sind neben den Vitalparametern fokale Herdzeichen, Sauerstoff-Langzeittherapie und multilobäre Infiltrate. Den IDSA/ATS-Kriterien kommt ein hoher negativer Prädiktionswert zu.

Tab. 11 Das PIRO-System

Akronym	Übergeordnete Variable	Variable	Punkte
P	Prädisposition	Alter > 70 Jahre	1
		Komorbidität	1
		- COPD	
		- Immunsuppression	
I (insult)	Schädigung, Infektion	Multilobäre Infiltrate	1
		Bakteriämie	1
R (response)	Immunantwort	Septischer Schock	1
O	Organdysfunktion	Schwere Hypoxämie	1
		Akutes Nierenversagen	1
		ARDS	1

Risikoscore für Letalität und Aufnahme auf Intensivstation:
0–2 Punkte: niedriges Risiko; 3 Punkte: mittleres Risiko; 4 Punkte: hoch; $\geq$ 5 Punkte: sehr hoch

10 Beitrag der Biomarker zur Risikoerhebung

Neue Möglichkeiten der Risikoerhebung ergeben sich auch aus der Entwicklung der Biomarker. Bisher sind das Prokalzitonin (PCT) sowie das Adrenomedullin (ADM) evaluiert worden. Die beiden Biomarker leisten offenbar vergleichbar gute Prädiktionen wie der CRB-65- bzw. PSI-Score. Dies allein ist jedoch angesichts der höheren Kosten und späteren Verfügbarkeit der Biomarker noch kein Fortschritt.

Offenbar messen Risikoscores und Biomarker jedoch nicht dasselbe. Insofern eröffnet sich die Chance, beide Instrumente zu verknüpfen. Tatsächlich konnte gezeigt werden, dass PCT innerhalb der drei CRB-65-Klassen noch einmal eine Risikostratifizierung erlaubt. Sollten diese Ergebnisse bestätigt werden können, wäre eine bedeutsame Weiterentwicklung der Risikoerhebung von Patienten mit Pneumonie eröffnet.

11 Praktischer Gebrauch der Risikoscores

Alle Patienten mit Pneumonie sollten initial mittels des CRB-65-Risikoscores evaluiert werden. Der CRB-65 empfiehlt sich aufgrund seiner unschlagbaren Einfachheit. Für die Kalkulation des Scores werden die Parameter zum Zeitpunkt der Erstuntersuchung bzw. der stationären Aufnahme zugrundegelegt.

▶ **Cave** Alle Instrumente der Risikoerhebung, auch der CRB-65-Score, dienen dazu, das klinische Urteil zu validieren bzw. zu dokumentieren. Das klinische Urteil steht im Zweifelsfalle immer über dem Score.

Patienten in der Risikoklasse 1 (CRB-65 = 0) können aus prognostischer Sicht ambulant behandelt werden. Bei CRB-65 = 1 (außer, wenn das Kriterium das Lebensalter ist) und CRB-65 = 2 besteht in der Regel eine Indikation zur Hospitalisation. Patienten in Risikoklasse 3 (CRB-65 = 3 und 4) müssen hospitalisiert werden, es sei denn, es besteht angesichts der Gesamtprognose des Patienten kein kuratives Therapieziel mehr und eine suffiziente palliative Therapie kann unter ambulanten Bedingungen gewährleistet werden.

Es gilt jedoch zu überprüfen, ob andere Faktoren außerhalb der Schweregradkriterien vorliegen, die eine stationäre Aufnahme nahelegen. Bestehen Diskrepanzen zwischen dem klinischen Eindruck und dem CRB-65-Score, so ist wie erwähnt immer das klinische Urteil führend. Im Zweifel sollte ein Patient immer stationär aufgenommen werden.

▶ **Praxistipp** Für den Fall einer stationären Aufnahme trotz niedrigem CRB-65-Score sollte in der Krankenakte immer der Grund für die stationäre Aufnahme angegeben werden.

Ein einfacher Algorithmus für die Praxis im Krankenhaus geht aus Abb. 2 hervor. Nach diesem werden hospitalisierte Patienten (in der Regel

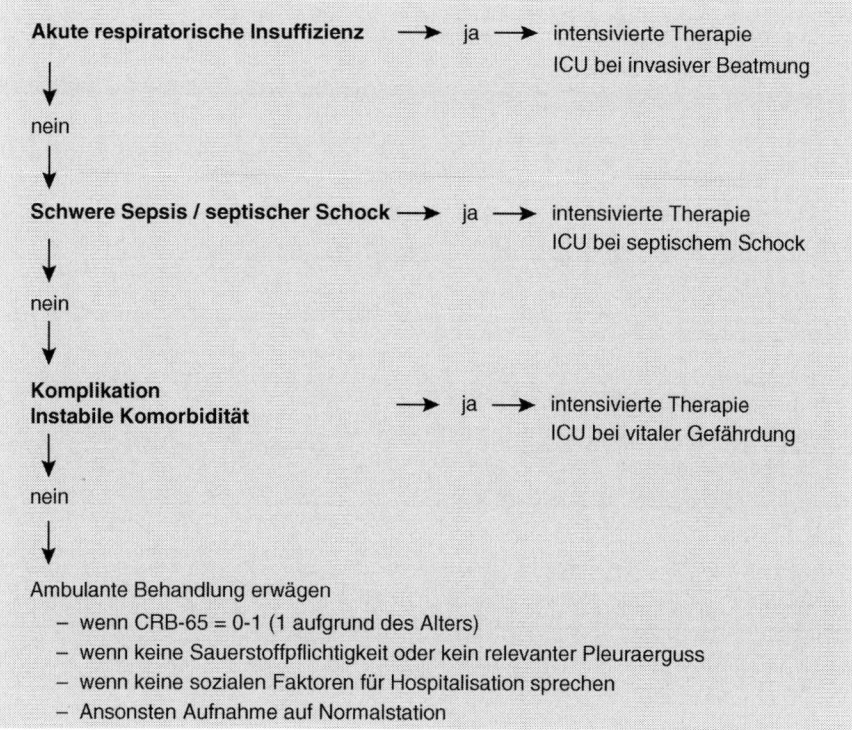

Abb. 2 Möglicher Algorithmus für die Entscheidung über das Therapiesetting. Auf die Intensivstation sollten alle Patienten mit Notwendigkeit der invasiven Beatmung sowie septischem Schock aufgenommen werden. Alle übrigen hospitalisierten Patienten werden nach diesem Algorithmus zugeordnet bzw. behandelt

Risikoklasse 2 (CRB-65 = 1 und 2) und 3 (CRB-65 = 3 und 4 entsprechend) auf das Vorliegen von Kriterien einer akuten respiratorischen Insuffizienz bzw. einer schweren Sepsis bzw. eines septischen Schocks sowie von Komplikationen bzw. dekompensierten Komorbiditäten untersucht. Die Beachtung der ATS-Minor-Kriterien kann bei der Beurteilung über das Vorliegen der jeweiligen Kriterien eine Orientierung sein. Eine strikte Indikation zur Aufnahme auf einer Intensivstation liegt nur im Falle einer Notwendigkeit der invasiven Beatmung bzw. eines septischen Schocks bzw. einer vital gefährdenden Komplikation bzw. dekompensierten Komorbidität vor; ansonsten ist eine intensivierte Überwachung bzw. Therapie ausreichend. Diese kann auf einer Intermediate-Care-Station oder auf der Intensivstation erfolgen.

Sollten die Patienten der Risikoklasse 1 (CRB-65 = 0) oder 2 (CRB-65 = 1 (aufgrund des Alters)) zugehören, kann unter bestimmten Umständen (normale oder kompensierte Oxyge-

nierung und keine dekompensierte Komorbidität) eine ambulante Behandlung entschieden werden.

12   Ausblick

Die Entwicklung der Risikoscores bedeutet einen wichtigen Fortschritt in der Pneumoniebehandlung. Sie erlauben eine mehr oder weniger einfache Validierung des klinischen Urteils über den Schweregrad der Pneumonie bzw. die Notwendigkeit einer intensiven Therapie. Allerdings dürfen sie nicht dazu missbraucht werden, das unabhängige klinische Urteil abzuwerten bzw. an seine Stelle zu treten. Ganz abzulehnen sind mögliche Versuche von Kostenträgern, diese Instrumente für die Prüfung einer etwaigen Fehlallokation von Patienten mit Pneumonie einzusetzen. Dazu sind sie weder entwickelt bzw. validiert worden noch geeignet.

Eine stationäre Aufnahme kann unabhängig vom Schweregrad bzw. Risikoscore auch aus

Gründen notwendiger Prozeduren (z. B. Sauer-
stoffapplikation, Pleuraergussdrainage), einer instabilen Komorbidität sowie auch aus sozialen
Gründen erforderlich sein. Andererseits ist das
Alter ≥ 65 Jahre alleine durchaus kein Grund,
einen Patienten mit Pneumonie auch regelhaft
stationär aufzunehmen.

Ebenso sind Kriterien für die Identifikation
von Patienten mit einem Risiko für eine akute
klinische Verschlechterung trotz initial niedrigem
Letalitätsrisiko identifiziert worden. Alle Patienten, die hospitalisiert sind und Schweregradkriterien aufweisen, sind als Risikopatienten anzusehen und in den ersten 48–72 h entsprechend
engmaschig zu überwachen.

Inwieweit ein erhöhtes Letalitätsrisiko im Rahmen einer Pneumonie überhaupt eine Hospitalisation begründet, wird mit zunehmendem Lebensalter bzw. zunehmender Komorbidität immer
weniger eindeutig. Ältere bzw. komorbide Menschen erfahren nicht selten nach ihrer Hospitalisation eine Verschlechterung ihres Allgemeinzustan-
des hinsichtlich ihrer geistigen Leistungsfähigkeit
und/oder Mobilität. Darüber hinaus tragen sie das
größte Risiko für nosokomiale Infektionen und
andere Komplikationen. Insofern muss bei diesen
Patienten auch bei erhöhtem Letalitätsrisiko eine
ambulante Behandlung erwogen werden. Dies gilt
insbesondere dann, wenn auf eine ggf. initial oder
im Verlauf erforderliche Aufnahme auf Intensivstation verzichtet werden würde.

Besteht demnach keine Indikation zu einer intensivierten Überwachung oder Therapie (also ein
geringes oder mittleres Risiko) und bestehen keine Kontraindikationen von Seiten des Patienten
(z. B. Unfähigkeit zur oralen Therapie), so stellt
die ambulante Behandlung eine Alternative dar,
wenn die notwendige Versorgungsqualität auch
ambulant sichergestellt werden kann (z. B. wiederholte Untersuchung nach spätestens 48 h, tägliche pflegerische Visite).

Das Letalitätsrisiko von Patienten aus Pflegeeinrichtungen ist verglichen mit gleichaltrigen Patienten, die zu Hause wohnen, deutlich erhöht, vor allem
bei schlechtem funktionalen Status bzw. Bettlägerigkeit. Dieses erhöhte Risiko bildet bislang kein
Risikoscore hinreichend ab. Aus diesem Grunde
wird es in Zukunft erforderlich sein, den funktion-

ellen Status als zusätzliche Variable für alle Patienten ab 65 Jahre in die Risikoscores einzubeziehen.

13   Weiterführende Literatur

Herleitung und Validierung des „Pneumonia severity index, PSI":

– Fine MJ, Auble TE, Yealy DM, Hanusa BH,
  Weissfeld LA, Singer DE, Coley CM, Marrie TJ,
  Kapoor WN (1997) A prediction rule to identify
  low-risk patients with community-acquired pneumonia. N Engl J Med 336:243–250

Klassische Arbeit der neueren Zeit zur ambulant erworbenen Pneumonie. Enthält eine prognostische Analyse, die die später als „CURB"
bezeichneten Kriterien erstmals herleitet, hier
noch in einer prognostischen „Dreierregel":

– The British Thoracic Society and the Public
  Health   Laboratory   Service   (1987)
  Community-acquired pneumonia in adults in
  British hospitals in 1982–1983: a survey of
  aetiology, mortality, prognostic factors and
  outcome. Q J Med 62:195–220

Herleitung und Validierung des „CURB-65"
Schweregradscores:

– Lim WS, van der Eerden MM, Laing R
  et al (2001) Defining community acquired
  pneumnia severity on presentation to hospital:
  an international derivation and validation study. Thorax 56:296–301

Validierung des „CURB-Scores":

– Ewig S, de Roux A, Bauer T, García E, Mensa J,
  Niederman M, Torres A (2004) Validation of predictive rules and indices of severity for community acquired pneumonia. Thorax 59:421–427

Validierung des „CRB-65"-Scores bei ambulant und stationär behandelten Patienten der CAP-
NETZ-Population:

– Bauer TT, Ewig S, Marre R, Suttorp N, Welte T, CAPNETZ Study Group (2006) CRB-65 predicts death from community-acquired pneumonia. J Intern Med 260:93–101

Validierung des CRB-65-Scores anhand von mehr als 600000 stationär behandelten Patienten. Während der Score bis zum Alter von 65 Jahren gute Prädiktionen zeigt, kann dieser im höheren Alter zwar immer noch drei Gruppen mit unterschiedlicher Letalität, aufgrund der hohen Letalität in dieser Gruppe jedoch keine Niedrigrisikogruppe mehr prädizieren:

– Ewig S, Bauer T, Richter K, Szenscenyi J, Heller G, Strauss R, Welte T (2013) Prediction of in-hospital death from community-acquired pneumonia by varying CRB-age groups. Eur Respir J 41:917–922

Weiterentwicklung des CRB-65-Scores durch Einschluss der Parameter Oxygenierung und Komorbidität. Eine externe Validierung steht noch aus:

– Kolditz M, Ewig S, Schütte H, Suttorp N, Welte T, Rohde G, The CAPNETZ Study Group (2015) Assessment of oxygenation and comorbidities improves outcome prediction in patients with community-acquired pneumonia with a low CRB-65 score. J Intern Med. doi:10.1111/joim.12349 [Epub vor Druck]

Erstmalige Angabe von zehn Schweregradkriterien für Patienten mit ambulant erworbenen Pneumonie zur Definition einer schweren Verlaufsform:

– Niederman MS, Bass JB Jr, Campbell GD, Fein AM, Grossman RF, Mandell LA, Marrie TJ, Sarosi GA, Torres A, Yu VL, American Thoracic Society, Medical Section of the American Lung Association (1993) Guidelines for the initial management of adults with community-acquired pneumonia: diagnosis, assessment of severity, and initial antimicrobial therapy. Am Rev Respir Dis 148:1418–1426

Herleitung des ATS-Schweregradscores. Ausgangsstudie für eine Vielzahl anderer zum Thema der Prädiktion schwererVerlaufsformen der ambulant erworbenen Pneumonie:

– Ewig S, Ruiz M, Mensa J, Marcos MA, Martinez JA, Arancibia F, Niederman MS, Torres A (1998) Severe community-acquired pneumonia. Assessment of severity criteria. Am J Respir Crit Care Med 158:1102–1108

Erstmalige Angabe des „modified ATS-Scores" für schwere Verlaufsformen der ambulant erworbenen Pneumonie:

– Mandell LA, Wunderink RG, Anzueto A, Bartlett JG, Campbell GD, Dean NC, Dowell SF, File TM Jr, Musher DM, Niederman MS, Torres A, Whitney CG, Infectious Diseases Society of America, American Thoracic Society (2007) Infectious Diseases Society of America/American Thoracic Society consensus guidelines on the management of community-acquired pneumonia in adults. Clin Infect Dis 44(Suppl 2): 27–72

Validierung des „modified ATS-Scores", die zeigt, das zusätzliche Parameter innerhalb des Schweregradscores nur von begrenztem Wert sind:

– Liapikou A, Ferrer M, Polverino E, Balasso V, Esperatti M, Piñer R, Mensa J, Luque N, Ewig S, Menendez R, Niederman MS, Torres A (2009) Severe community-acquired pneumonia: validation of the Infectious Diseases Society of America/American Thoracic Society guidelines to predict an intensive care unit admission. Clin Infect Dis 48:377–385

Die beste Arbeit zum Thema der Prädiktion schwerer Verlaufsformen, da sie die immer auch tautologischen Major-Kriterien ausschließt und ebenso Patienten, für die keine kurativen Therapieziele mehr gelten:

– Chalmers JD, Taylor JK, Mandal P, Choudhury G, Singanayagam A, Akram AR, Hill AT (2011) Validation of the Infectious Diseases Society of

America/American Thoratic Society minor criteria for intensive care unit admission in community-acquired pneumonia patients without major criteria or contraindications to intensive care unit care. Clin Infect Dis 53:503–511

Erstbeschreibung des „SMART-COP" Scores. Als Referenz werden die Notwendigkeit der Beatmung (nichtinvasiv oder invasiv) sowie der Kreislauftherapie im Rahmen der schweren Sepsis bzw. des septischen Schocks herangezogen:

– Charles PG, Wolfe R, Whitby M, Fine MJ, Fuller AJ, Stirling R, Wright AA, Ramirez JA, Christiansen KJ, Waterer GW, Pierce RJ, Armstrong JG, Korman TM, Holmes P, Obrosky DS, Peyrani P, Johnson B, Hooy M, Australian Community-Acquired Pneumonia Study Collaboration, Grayson ML (2008) SMART-COP: a tool for predicting the need for intensive respiratory or vasopressor support in community-acquired pneumonia. Clin Infect Dis 47:375–384

Validierung des „PIRO-Scores":

– Rello J, Rodriguez A, Lisboa T, Gallego M, Lujan M, Wunderink R (2009) PIRO score for community-acquired pneumonia: a new prediction rule for assessment of severity in intensive care unit patients with community-acquired pneumonia. Crit Care Med 37:456–462

Übersicht der Studien zum Thema Prädiktion schwerer Verlaufsformen der ambulant erworbenen Pneumonie mit Vorschlag eines einfachen Algorithmus für die klinische Praxis:

– Ewig S, Woodhead M, Torres A (2011) Towards a sensible comprehension of severe community-acquired pneumonia. Intensive Care Med 37:214–223

Fokus auf die Prädiktion der erst im Verlauf schweren Pneumonien. Diese Gruppe ist selten (4 % nach 3 Tagen und 5 % nach 7 Tagen) aber aufgrund der hohen Letalität wichtig. Die IDSA Minor-Kriterien hatten einen niedrigen positiven

und hohen negativen Prädiktionswert. Vitalfunktionsstörungen und Organdysfunktionen sind prädiktiv:

– Kolditz M, Ewig S, Klapdor B, Schütte H, Winning J, Rupp J, Suttorp N, Welte T, Rohde G; CAPNETZ study group (2015) Community-acquired pneumonia as medical emergency: predictors of early deterioration. Thorax 70: 551–558

Diese Arbeit belegt überzeugend die Validität des Ansatzes, den Schweregrad nach Vorliegen einer akuten respiratorischen Insuffizienz bzw. einer schweren Sepsis zu klassifizieren:

– Aliberti S, Brambilla AM, Chalmers JD, Cilloniz C, Ramirez J, Bignamini A, Prina E, Polverino E, Tarsia P, Pesci A, Torres A, Blasi F, Cosentini R (2014) Phenotyping community-acquired pneumonia according to the presence of acute respiratory failure and severe sepsis. Respir Res 15:27

„Proof of concept" Studie: die Identifikation von Patienten mit schwerer Pneumonie, gekoppelt an ein Programm der „early goal directed therapy", kann eine deutliche Reduktion der Letalität der ambulant erworbenen Pneumonie erreichen:

– Lim HF, Phua J, Mukhopadhyay A, Ngerng WJ, Chew MY, Sim TB, Kuan WS, Mahadevan M, Lim TK (2014) IDSA/ATS minor criteria aid pre-intensive care unit resuscitation in severe community-acquired pneumonia. Eur Respir J 43:852–862

Aktueller Stand der Risikostratifizierung von hospitalisierten Patienten mit ambulant erworbener Pneumonie unter Einbeziehung von Klinik, Scores und Biomarkern:

– Kolditz M, Ewig S, Höffken G (2013) Management-based risk prediction in community-acquired pneumonia by scores and biomarkers. Eur Respir J 41:974–984

Santiago Ewig und Sören Gatermann

1 Methoden der mikrobiologischen Diagnostik

Die Möglichkeiten der mikrobiologischen Erregeridentifikation bei Patienten mit ambulant erworbener Pneumonie umfassen die klassischen Verfahren (Kultur und Serologie) sowie neuere nichtmolekulare (Antigentests) und molekulare Verfahren (PCR).

1.1 Sputum

Das Sputum ist ein wertvolles Material mit relativ hoher Ausbeute, wenn es korrekt gewonnen und verarbeitet wird. Umgekehrt liefert es irreführende Ergebnisse, wenn die Voraussetzungen der adäquaten Materialgewinnung und -verarbeitung missachtet werden.

Sputum sollte unter Aufsicht gewonnen werden, um sicherzustellen, dass tatsächlich Sekret aus den unteren Atemwegen und nicht Speichel abgegeben wird. Dazu gehört die visuelle Inspektion der Sputumprobe; nur eitriges (gelblichgrünes) Sekret ist verwertbar.

▶ **Cave** Sputum ist nicht Speichel!

Eine prinzipielle Limitation der Methode besteht darin, dass nur ca. 50 % der Patienten mit ambulant erworbener Pneumonie ein Sputum produzieren; vor allem bei älteren Patienten ist der Anteil von solchen ohne Sputumproduktion hoch.

Des Weiteren muss sichergestellt sein, dass die Sputumprobe spätestens innerhalb von 4 h, besser sogar von 2 h verarbeitet werden kann. Eine Verarbeitung nach bis zu 12 h ist einzig möglich, wenn die Probe bei 4 °C gekühlt wird. Werden diese Erfordernisse nicht erfüllt, besteht das Risiko, dass wichtige Erreger wegen Autolyse absterben (z. B. gerade auch Streptococcus pneumoniae), andererseits Enterobakterien und Candida spp. überwuchern.

▶ **Cave** Eine Verarbeitung von respiratorischen Sekreten muss innerhalb von maximal 4 h erfolgen. Viele Kliniken haben die mikrobiologische Diagnostik externalisiert, zum Teil in grotesk weit vom Klinikum entfernte Institute, so dass die Transportzeit durchaus 24 h und mehr beträgt. Dies bedeutet, dass respiratorische Sekrete nicht mehr adäquat untersucht werden können. Die Klinikträger müssen darüber informiert werden, dass dies einen gravierenden Verlust an Behandlungsqualität bedeutet.

S. Ewig
Thoraxzentrum Ruhrgebiet, Kliniken für Pneumologie und Infektiologie, EVK Herne und Augusta-Kranken-Anstalt, Bochum, Deutschland
E-Mail: sewig@versanet.de

S. Gatermann (✉)
Institut für Hygiene und Mikrobiologie, Abteilung für Medizinische Mikrobiologie, Ruhr-Universität, Bochum, Deutschland

© Springer-Verlag Berlin Heidelberg 2016
S. Ewig (Hrsg.), *Ambulant erworbene Pneumonie*,
DOI 10.1007/978-3-662-47312-2_12

Tab. 1 Qualitätskriterien einer Sputumprobe nach Murray und Washington

Neutrophile Granulozyten	Plattenepithelien	Qualität
>25/Gesichtsfeld	<10/Gesichtsfeld	Gut
>25/Gesichtsfeld	>10/Gesichtsfeld	Fraglich
<25/Gesichtsfeld	<10/Gesichtsfeld	Fraglich
<25/Gesichtsfeld	>10/Gesichtsfeld	Schlecht

Tab. 2 Qualitätskriterien nach RC Bartlett (aus: Medical Microbiology, Quality Cost and clinical relevance, 1974; p27; John Wiley and sons, New York). Demnach werden Proben nur untersucht, wenn sie mindestens +1 Punkt erreichen

Kriterium		Punkte
Neutrophile	10–25/Gesichtsfeld	+1
	>25/Gesichtsfeld	+2
Mukus		+1
Plattenepithelien	10–25/Gesichtsfeld	- 1
	>25/Gesichtsfeld	- 2

Zur Aufarbeitung gehört ein Grampräparat aus dem Material, das auch zur Beurteilung der Probenqualität herangezogen wird. Nur Proben, die > 25 Neutrophile sowie < 10 Plattenepithelien pro Gesichtsfeld (Gesamtvergrößerung 100-fach) aufweisen, stammen sicher aus den tiefen Atemwegen und dürfen für weitere Untersuchungen herangezogen werden (Tab. 1). Alternativ kann der Punktescore nach Bartlett Verwendung finden (Tab. 2).

Es ist wichtig, dass das Ergebnis dieser Untersuchung dem Einsender mitgeteilt wird, bei nicht erfüllten Qualitätskriterien ist das Ergebnis der Erreger- und Resistenzbestimmung sehr kritisch zu werten (Abb. 1).

► **Cave** Proben, die die Qualitätskriterien nicht erfüllen, dürfen nicht zur Erregeridentifikation herangezogen werden.

Diagnostisch verwertbar sind insbesondere Präparate, die eine vorherrschende Bakterienspezies ergeben. Ein solches Präparat lässt in einigen Fällen sogar eine Erregeridentifikation zu, z. B. im Falle des Vorliegens von grampositiven, bekapselten Diplokokken (= Streptococcus pneumoniae) (Abb. 2).

Der dritte Schritt umfasst die Anlage einer Kultur mit Erregeridentifikation und Resistenztestung (Abb. 3 und 4).

Tabelle 3 fasst die Verarbeitungsschritte von Sputumproben zusammen.

► **Merke** Eine sichere Erregeridentifikation ist somit dann gegeben, wenn in einem mikroskopisch validierten Präparat aus den unteren Atemwegen in der Gramfärbung sowie Kultur eine identische vorherrschende Bakterienspezies nachweisbar ist. In jedem anderen Fall darf ein Ergebnis der Sputumkultur nicht als diagnostisch gewertet werden! Insbesondere gilt, dass Candida spp. nie (!) Erreger einer ambulant erworbenen Pneumonie sind.

Ohne antimikrobielle Vorbehandlung ergeben sich maximal ca. 25 % positive Ergebnisse aus Sputumproben, nach einer solchen in weniger als 10 %.

In den Kulturen der Sputumproben werden entsprechend dem erwartbaren Erregerspektrum am häufigsten Streptococcus pneumoniae, seltener Haemophilus influenzae, Staphylococcus aureus und Enterobakterien gefunden, noch seltener Pseudomonas aeruginosa. Der Nachweis von Legionella spp. ist prinzipiell möglich, erfordert jedoch ein Spezialmedium (CBYE) und gelingt dennoch nur selten.

Die Angabe der angezüchteten Bakterien muss grundsätzlich mindestens semiquantitativ erfolgen, damit vorherrschende Spezies von solchen mit deutlich geringerer Keimzahl unterschieden werden können. Dies gilt vor allem für die gramnegativen Enterobakterien und Pseudomonas aeruginosa.

► **Cave** Es konnte gezeigt werden, dass nur solche Kulturen mit Wachstum von Enterobakterien und Pseudomonas aeruginosa valide sind, die die Qualitätskriterien sowie ein Wachstum in großer Menge (bzw. hoher Keimzahl) aufwiesen. Patienten mit Sputumproben, die diese Kriterien erfüllten, wiesen eine um den Faktor 4 erhöhte Letalität auf.

Störfaktoren umfassen präanalytisch die inkorrekte Abnahme, eine Vorbehandlung mit Antibio-

Abb. 1 Nachweis typischer Mischflora im Sputumpräparat. Im Grampräparat fallen große Epithelzellen auf, an denen ein Vielzahl unterschiedlicher Bakterienmorphologien haften. Granulozyten fehlen weitgehend. Dies ist das typische Bild eines nicht adäquat gewonnenen Sputums. Vergrößerung 1000x

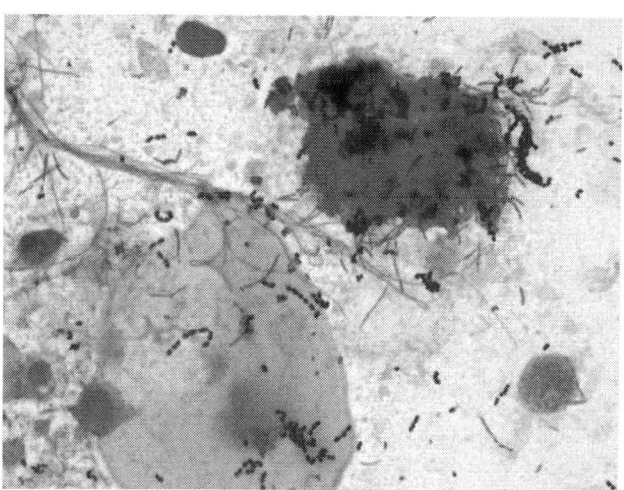

Abb. 2 Gramfärbung des Sputums. Mikroskopischer Nachweis von Pneumokokken. Man sieht eine deutlich vorherrschende grampositive Diplokokken, die bei näherer Betrachtung einen Halo aufweisen. Dieser enspricht der in der Färbung nicht positiv darstellbaren Kapsel. Im Hintergrund schwach angefärbte, z. T. zerstörte Granulozyten. Vergrößerung 1000x

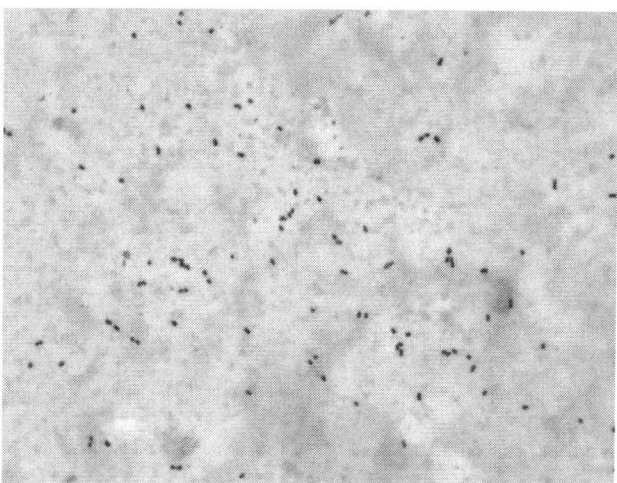

tika und die zu lange Transportzeit, analytisch den Verzicht auf das orientierende Präparat und fehlende Konsequenz aus nachgewiesen schlechter Sputumqualität und postanalytisch insbesondere die fehlende Berücksichtigung des Grampräparates in der Interpretation des Befundes.

1.2 Blutkulturen

Blutkulturen sind prinzipiell stets verfügbar. Auch hier sind jedoch die Voraussetzungen zur Gewinnung aussagekräftiger Proben penibel zu beachten (Tab. 4).

Immer sollten 2 × 2 Blutkulturflaschen aus zwei verschiedenen Punktionsstellen gewonnen werden. Die Flaschen müssen jeweils mit dem vom Hersteller angegebenen Blutvolumen (in der Regel 10 mL) befüllt werden.

Auch bei Blutkulturen hängt die Ausbeute von der antimikrobiellen Vorbehandlung ab. Die Ausbeute der Blutkulturen beträgt bei Patienten mit ambulant erworbener Pneumonie ohne antimikrobielle Vorbehandlung bis zu 20 %, nach einer solchen < 10 %.

▶ **Cave** Die Ausbeute von Blutkulturen hängt entgegen landläufiger Meinung nicht von der Präsenz oder der Entwicklung von Fieber („Abnahme bei Fieberanstieg") ab.

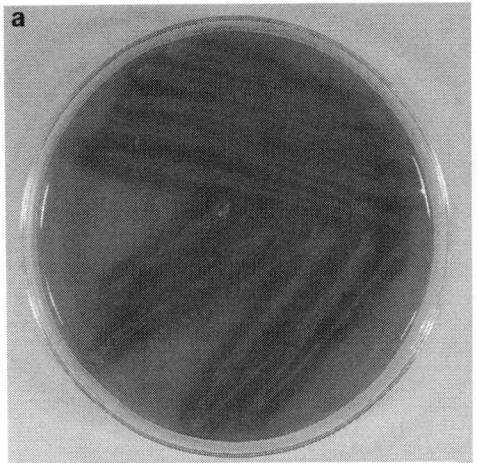 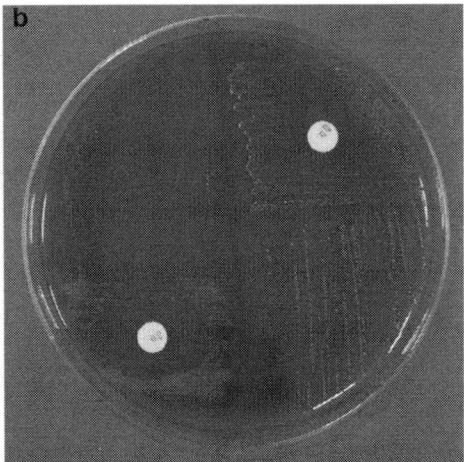

Abb. 3 (**a**) Kultur von S. pneumoniae. Typische glänzend-grüne leicht schleimige Kolonien auf Blutagar. Diese Morphologie korreliert mit der Kapselbildung der Bakterien (**b**) Streptococcus pneumoniae in der Kultur.

Wachstum auf Blutagar mit α-Hämolyse. Differenzierung von vergrünenden Streptokokken durch Empfindlichkeit im Optochin-Test

Abb. 4 Kultur von Legionella pneumophilaKolonien nach mehrtägiger Bebrätung. Spezialnährmedium BCYE („buffered charcoal yeast extract").

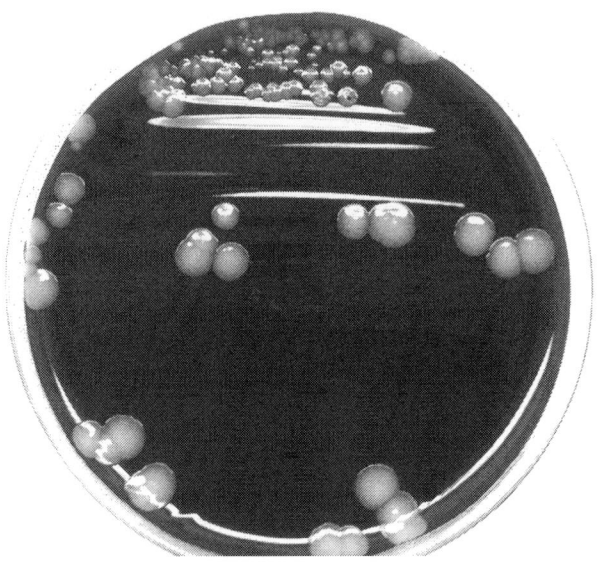

Mit Abstand am häufigsten wird in der Blutkultur Streptococcus pneumoniae gefunden, alle anderen Nachweise sind selten und betreffen überwiegend Enterobakterien (vor allem Klebsiella pneumoniae).

Störfaktoren sind präanalytisch die antimikrobielle Vorbehandlung und insbesondere die Abnahme unzureichender Blutmengen bzw. einer zu geringen Zahl von Blutkulturflaschen. Diese Fehler führen zu falsch negativen Ergebnissen.

Die Missachtung einer sterilen Punktionstechnik bzw. Inokulation der Blutkulturflaschen hat dagegen falsch-positive Nachweise von koagulasenegativen Staphylokokken zur Folge. An der Schnittstelle zwischen Präanalytik und Laboranalyse spielt die Transportzeit eine große Rolle, weil Kulturen des häufigsten erwarteten Erregers, der Pneumokokken, bei zu langer Inkubation vor Eintreffen in das Labor bereits wegen des ausgeprägten Hangs zur Autolyse abgestorben und nicht

Tab. 3 Verarbeitungsschritte von Sputumproben

Gewinnung unter visueller Kontrolle	Sputum?
Verarbeitung binnen 4 h	Erfolgt?
Qualitätscheck nach Murray	Gute Qualität?
Keine weitere Verarbeitung, wenn eines der drei Kriterien nicht erfüllt werden kann	
Gramfärbung	Vorherrschende Erregerart?
Kultur	Erregeridentifizierung?
Resistenztestung	Erfolgt?
Erreger gesichert, wenn Nachweis in Gramfärbung und Kultur	
Resistenztestung nach Erreger	

Tab. 4 Methodik der Gewinnung, Lagerung und des Transports von Blutkulturen

1. Definition Blutkultur, erforderliche Anzahl der Blutkulturen	Eine Blutkultur = zwei Flaschen (1 aerob/1 anaerob) Erforderliche Anzahl: zwei Blutkulturen (d. h. 2 × 2 Flaschen) aus zwei verschiedenen Abnahmestellen
2. Entnahmezeitpunkt	Vor Beginn der antimikrobiellen Therapie Entnahme unabhängig von einer Körpertemperatur
3. Entnahmetechnik	Hygienische Händedesinfektion Einmalhandschuhe Hautdesinfektion, Abwischen mit sterilisierten Tupfern (Pur-Zellin), erneute Hautdesinfektion, Einwirkzeit mindestens 30 Sekunden Punktion ohne erneute Venenpalpation
4. Entnahmemenge	10 mL Blut in je eine BK-Flasche, demnach 40 mL (Herstellerangaben beachten)
5. Inokulation der Blutkulturflaschen	Desinfektion der Durchstich-Gummimembran, Einwirkzeit 30 Sekunden Lagerung der unbeimpften Blutkulturflaschen bei Raumtemperatur
6. Transport	Möglichst umgehend ins Labor Wenn nicht sofort möglich: Lagerung bei Raumtemperatur

mehr nachweisbar sein können. Bei der postanalytischen Interpretation ist bei jedem Nachweis von Enterobakterien kritisch zu fragen, ob diese nicht Ausdruck einer Infektion der Harnwege bzw. des Abdomens sind.

Nachweise von koagulasenegativen Staphylokokken sind meist Ausdruck einer Kontamination durch nicht richtig durchgeführte Kulturgewinnung, selten weisen sie auf eine gleichzeitig bestehende andere Infektion, meist in Assoziation mit Fremdmaterialien hin. Sie sind nie Erreger einer ambulant erworbenen Pneumonie.

Es liegen widersprüchliche Daten darüber vor, inwieweit eine Bakteriämie eine schwere Pneumonie reflektiert. Die Aussagekraft der Blutkultur ist demnach auf die sichere Identifikation des Erregers beschränkt.

1.3 Antigentests

1.3.1 Antigentests für bakterielle Erreger

Antigentests liegen die Methoden der Latex-Agglutination, Enzymimunoessays (EIA) oder Immunchromatographie zugrunde.

Insgesamt zwei Antigentests sind zur Zeit bei ambulant erworbener Pneumonie relevant: der Pneumokokken- sowie der Legionellen-Antigentest.

Beide Tests sind als Schnelltests verfügbar, die ein Ergebnis innerhalb von ca. 15 Minuten ergeben können. Somit können diese auch bettseitig

angelegt und ausgewertet werden. Wir bevorzugen den Binax-Now-Test; hierbei handelt es sich um einen immunchromatographischen Test, der ein Antigen aus dem Urin nachweist. Ein positiver Nachweis ist an der Entwicklung einer roten Bande neben der Kontrollbande erkennbar. Die Ausbeute kann durch eine Anreicherung des Urins verbessert werden, beeinträchtigt jedoch den Charakter des Tests als „Schnelltest".

Grundsätzlich kann der Antigentest auch in Pleuraergussflüssigkeit und der BALF mit guter Aussagekraft zur Anwendung kommen.

Tab. 5 Diagnostische Aussagekraft des Pneumokokken-Antigentests zusammen mit der Gramfärbung und der Kultur. Ergebnisse einer Studie von 220 Patienten mit ambulant erworbener Pneumonie (Roson B et al., Clin Infect Dis, 2004)

Sensitivität 60 %, Spezifität 100 %	
Sensitivität - bei schweren Pneumonien - bei Fällen mit positivem Gram-Präparat - bei bakteriämischen Verläufen	94 % (versus nicht schwere Fälle) 97 % (versus 55 % bei negativem) 92 % (versus 74 % bei nicht bakteriämischen)
Positives Ergebnis bei negativer Gram-Färbung	26 %
Negatives Ergebnis bei positiver Gram-Färbung	22 %

Der Pneumokokken-Antigentest weist eine Sensitivität von ca. 50–75 % und eine Spezifität von 90–95 % auf. Die niedrige Rate an falsch-positiven Tests bedeutet, dass ein positiver Test auch als ein solcher verwertet werden kann, ein negativer jedoch in keinem Fall bedeutet, dass Pneumokokken nicht die Erreger sind.

Die Sensitivität ist bei schweren Verläufen und Bakteriämien höher (Tab. 5).

Der Pneumokokken-Antigentest trägt unabhängig zu einer Erhöhung der Pneumokokken-Nachweise bei und ist daher eine sinnvolle Ergänzung (Tab. 5).

Vorteile dieses Tests sind neben der raschen Verfügbarkeit des Ergebnisses vor allem die meistens gegebene Verfügbarkeit des Untersuchungsmaterials Urin sowie die Unabhängigkeit von der antimikrobiellen Vorbehandlung.

Ein wichtiger Störfaktor ist eine zurückliegende Infektion mit Pneumokokken, diese kann zu falsch-positiven Ergebnissen führen. Dies gilt vor allem für Patienten mit COPD (und für Kinder).

Der Legionellen-Antigentest weist dieselben Vorteile sowie eine höhere Sensitivität von 80–90 % und eine Spezifität nahe 100 % auf. Die Sensitivität steigt dabei mit dem Schweregrad der Pneumonie. Leider identifiziert der Test zuverlässig nur Legionella pneumophila der Serogruppe 1. Er identifiziert damit zwar die häufigsten Serotypen, ist jedoch nicht geeig-

net, die ca. 10 % non-pneumophila Serogruppe-1-Erreger zu erfassen.

Auch hier gilt demnach: Ein positiver Test ist praktisch beweisend (wenn nicht eine kürzlich zurückliegende Legionelleninfektion bestanden hat, was extrem unwahrscheinlich ist), ein negativer Test schließt eine Legionellen-Pneumonie nicht aus.

1.3.2   Antigentests für virale Erreger

Für Influenzavirus A und B sowie für RS-Viren stehen Antigentests zur Verfügung, die ebenfalls als Schnelltests konzipiert sind. Diese werden aus Rachenabstrichen durchgeführt. Die Sensitivität und Spezifität dieser Tests ist jedoch beschränkt, so dass heute die PCR aus Rachenabstrichen empfohlen wird.

1.4   Pleuraerguss

Ein Pleuraerguss, der über einen Winkelerguss hinausgeht, muss punktiert und die gewonnene Flüssigkeit untersucht werden. Dies begründet sich nicht nur aus diagnostischen Potentialen, sondern auch aus der Notwendigkeit, einen komplizierten parapneumonischen Erguss bzw. ein Empyem auszuschließen bzw. nachzuweisen.

Bei der Pleuraergusspunktion sind strikt aseptische Kautelen zu beachten, ansonsten steigt nicht nur das Risiko falsch positiver Befunde, sondern auch das einer iatrogenen Infektion des Pleuraraumes.

Die Pleuraergussflüssigkeit sollte in ein steriles Röhrchen eingefüllt werden. Dies erlaubt die Durchführung verschiedener Untersuchungstechniken, während die Inokulation in Blutkultur- oder Transportmedien manche Verfahren ausschließt.

Isolate aus Pleuraerguss, die nicht Hautkeime (vor allem koagulasenegative Staphylokokken) darstellen, sind immer beweisend. Insofern ist Pleuraergussflüssigkeit ein sehr wertvolles Material. Am häufigsten werden auch hier Streptococcus penumoniae gefunden, seltener Enterobakterien. Im Rahmen eines pleuropneumonischen Gesche-

Tab. 6 Methodik der Gewinnung einer bronchoalveolären Lavageflüssigkeit (BALF)

1. Bestimmung des Zielsegmentes in der Röntgen- oder CT-Aufnahme	Grundregel: - Bei lokalisierten Infiltraten möglichst das meisten betroffenen Segment planen - Bei diffusen Infiltraten: Standardsegmente Mittellappen oder Lingula
2. Bronchoskopie unter Standardbedingungen. Einführen des Bronchoskops	- Möglichst wenig/keine Lokalanästhesie sowie keine Aspiration
3. Aufsuchen des Zielsegments, Wedgen des Bronchoskops im Zielsegment	
4. Eingabe der BAL-Lösung	Eingabe von z. B. 6 × 20 mL körperwarmer 0,9%iger NaCL-Lösung über den Arbeitskanal - Jede Eingabe von 20 mL wird anschließend per Hand reaspiriert (nicht mit einer Absaugung). - Bei Reaspiration auf bronchialen Kollaps achten, ggf. Aspiration unterbrechen und mit geringerem Druck fortsetzen. - Die erste reaspirierte Portion wird verworfen. - Die folgenden fünf Portionen werden gepoolt, indem die Aspirate über eine sterile Gaze in einem Gefäß gesammelt werden. - Die Mindestmenge an bronchoalveolärer Lavageflüssigkeit (BALF) soll 30 mL betragen. Wird diese nicht erreicht, - können weitere bis zu 4 × 20 mL in dasselbe Segment gegeben werden bzw. - kann alternativ diese Menge in einem anderen benachbarten Segment gegeben werden.
5. Absaugung	Nach Ende der Aspirationen wird das Bronchoskop zurückgezogen und die Restflüssigkeit abgesaugt.

hens mit Empyembildung finden sich zudem häufiger Streptokokken aus der Viridans-Gruppe (z. B. S. milleri) sowie Anaerobier (z. B. Peptostreptokokken, Prevotella spp.).

1.5 Bronchoskopische Materialien

Eine Bronchoskopie ist in der Regel nur bei invasiv beatmeten Patienten zu erwägen. Patienten mit leicht- bis mittelgradiger Pneumonie sind zu gesund, solche mit schwerer respiratorischer Insuffizienz zu krank für eine Bronchoskopie. Insofern ergibt sich die Option einer Bronchoskopie überhaupt nur unmittelbar nach Intubation und Stabilisierung sowie bei Therapieversagen. Bronchoskopische Materalen sind entsprechend selten.

Bronchoskopische Aspirate können valide Untersuchungsmaterialien sein, sofern vor der Aspiration tatsächlich keine Absaugung vorgenommen worden ist und das Material nativ

gewonnen und verarbeitet worden ist. Ihr Stellenwert entspricht dann der Sputumprobe.

Häufig wird eine bronchoalveoläre Lavageflüssigkeit (BALF) gewonnen. Auch dieses Untersuchungsmaterial ist in seiner Aussagekraft analog der Sputumprobe streng an eine penibel beachtete Methodik der Gewinnung gebunden (Tab. 6) und auch hier gilt die 4-Stunden-Regel der Weiterverarbeitung.

Bei Patienten mit ambulant erworbener Pneumonie sollte die BALF auf Bakterien einschließlich Legionellen und Mykobakterien, Aspergillen und Viren (Influenzavirus, ggf. andere) untersucht werden. Eine Untersuchung auf Erreger wie Pneumocystis jirovecii oder Zytomegalovirus ist nur indiziert, wenn eine schwere Immunsuppression vermutet wird; bei ambulant erworbener Pneumonie ist mit diesen nicht zu rechnen.

Trennwerte für die Identifikation von Erregern pro koloniebildende Einheiten (KBE) aus der

BALF sind für die ambulant erworbene Pneumonie nicht validiert. Daher ist die Art des Erregernachweises (z. B. Streptococcus pneumoniae) ein besseres Argument für die Validität des Ergebnisses als die Keimlast als solche.

1.6   Serologie

Serologische Methoden bestehen weitgehend aus dem Prinzip der Untersuchung gepaarter Proben, zu Beginn und 14–28 Tage nach Ende der Behandlung, mit einem vierfachen Titeranstieg als Kriterium für eine diagnostische Serokonversion. Aus diesem Grund sind serologische Untersuchungen für größere epidemiologische Untersuchungen geeignet, für klinische Belange jedoch weitgehend ohne Wert, denn ein Erregernachweis nach Ablaufen der Akutphase kann keine therapeutischen Konsequenzen beinhalten. Zudem besteht – auch für epidemiologische Untersuchungen – das Problem, dass von in der Akutphase verstorbenen Patienten naturgemäß kein zweites Serum gewonnen werden kann, was jedoch gerade in diesen Fällen von besonderem Interesse wäre.

Die serologisch diagnostizierbaren Erreger gehen aus Tab. 7 hervor.

Erkennbar sind es besonders auch respiratorische Viren, die serologisch untersucht werden können. Die genannten Limitationen bringen es mit sich, dass die Bedeutung der Viren bei Patienten mit ambulant erworbener Pneumonie im klinischen Alltag oft unterschätzt wird.

Methodisch besonders problematisch ist die Serologie für Chlamydophila pneumoniae; nicht alle Autoren erkennen ihre Wertigkeit überhaupt an.

Eine serologische Untersuchung, die auch im klinischen Alltag relevant sein kann, ist die Bestimmung von IgM-Antikörpern bei Mycoplasma pneumoniae; hier sind nachweisbare IgM-Titer (nicht IgG!) bereits als solche diagnostisch. Des Weiteren können Serologien auf Erreger in der klinischen Routine bedeutsam sein, bei denen eine Durchseuchung der Bevölkerung (also hohe Prävalenz von IgG-Titern) nicht zu erwarten ist, z. B. Chlamydia psittaci und Coxiella burnetii.

Tab. 7 Serologische Methoden in der Diagnostik der ambulant erworbenen Pneumonie

Erreger	Methode
Mycoplasma pneumoniae	Enzymimmunassay (EIA)
Chlamydophila pneumoniae	Mikroimmunfluoreszenz (MIF)
Legionella pneumophila Serogruppe 1 und weitere Serogruppen sowie Non-pneumophila Stämme	Indirekte Immunfluroeszenz (IFT) Enzymimmunassay (EIA)
Coxiella burnetii	Indirekte Immunfluoreszenz (IFT) ELISA
Influenza A	Verschiedene Nicht empfohlen, besser PCR
Influenza B	Verschiedene Nicht empfohlen, besser PCR
Parainfluenza 1–3	Verschiedene Nicht empfohlen, besser PCR
Adenovirus	Verschiedene Nicht empfohlen, besser PCR
RS-Virus	Verschiedene Nicht empfohlen, besser PCR

1.7   Molekulare Diagnostik

Die molekulare Diagnostik gilt seit Jahren als vielversprechende Entwicklung der Zukunft; in der Klinik hat sie jedoch nur eine begrenzte Bedeutung.

Die PCR kann grundsätzlich in Serum oder Atemwegsmaterialien auf prinzipiell alle relevanten Erreger untersucht werden. Geräte wie z. B. der LightCycler sind in der Lage, in kurzer Zeit PCRs auf mehrere Erreger durchzuführen.

Die prinzipielle Limitation der PCR besteht in ihrer hohen Sensitivität; ein Nachweis ist daher insbesondere dann problematisch, wenn es sich um potentielle Kolonisationskeime handelt. Aussagekräftiger sind entsprechend PCR-Untersuchungen auf „atypische Erreger" wie Viren, Legionellen, Mycoplasma pneumoniae und Chlamydien.

Hohe Relevanz kommt aktuell dem Nachweis von Influenzaviren sowie besonderen neu zirkulierenden pandemischen Viren zu. Legionellen können mittels PCR diagnostiziert werden, es fehlt jedoch noch eine Standardisierung der Methodik; zudem ist der Antigentest schneller als die PCR.

2   Mikrobiologische Diagnostik im Alltag

2.1   Mikrobiologische Diagnostik im Alltag – wann?

Der allgemein bestehende hohe Kostendruck im Gesundheitswesen begründet die Frage, ob eine mikrobiologische Diagnostik bei einer akuten Erkrankung, deren Erregerspektrum bekannt und weitgehend konstant ist, überhaupt notwendig ist. Die Tatsache, dass kein Beleg dafür vorliegt, dass eine Erregerdiagnostik quo ad vitam oder anderer Endpunkte prognostisch relevant sind, lässt diese Frage umso berechtigter erscheinen. Da die kontinuierliche Untersuchung des Erregerspektrums in unterschiedlichen Regionen im Rahmen von Studien offenbar gewährleistet ist, Veränderungen des Erregerspektrums somit ohnehin erfasst würden, zielt die Frage demnach nur auf die Relevanz der individuellen Diagnostik in der klinischen Routine.

Tatsächlich scheint eine mikrobiologische Diagnostik im ambulanten Bereich in der Regel entbehrlich. Leichtgradige, in der Regel einfach mit Aminopenicillinen zu behandelnde Verläufe mit ihrer sehr geringen Letalität (<1 %) rechtfertigen keine kostspielige Diagnostik.

Anders liegen die Dinge bei hospitalisierten Patienten. Patienten mit einem Schweregrad, der eine Hospitalisation rechtfertigt, weisen eine Letalität von ca. 5–10 % auf. Die antimikrobielle Therapie ist komplexer und unterliegt der Forderung, stets so gezielt wie möglich zu erfolgen. Bei einer akuten Erkrankung, deren häufigster Erreger Streptococcus pneumoniae darstellt, ist die Option einer Penicillin-Monotherapie relevant; andererseits gilt es auch, seltene Erreger wie Legionellen oder Enterobakterien und Pseudomonas aeruginosa gezielt zu behandeln.

▶ **Cave** Ohne mikrobiologische Diagnostik steht ein Szenario vor Augen, in dem jeder Patient mit Infiltraten in der Röntgen-Thoraxaufnahme undifferenziert die sogenannte „breite Abdeckung" bekommt – Öl ins Feuer angesichts der weltweiten Resistenzsituation.

Des Weiteren darf auch nicht vergessen werden, dass dem Erregernachweis ein hoher edukativer Wert zukommt; nur durch eine mikrobiologische Diagnostik lernen junge Ärzte die unterschiedlichen Krankheitsbilder der Pneumonie kennen, werden mit ihren möglichen Verläufen vertraut und gewinnen hinreichend therapeutische Erfahrung, die den Patienten zu Gute kommt.

▶ **Merke** Diese Argumente stechen allerdings nur dann, wenn die Vorgaben zur Gewinnung und Verarbeitung der diagnostischen Materialien beachtet werden; andernfalls ist die Ausbeute einer „Routinediagnostik" minimal und tatsächlich lediglich ein Kostentreiber.

2.2   Mikrobiologische Diagnostik im Alltag – wieviel?

In der mikrobiologischen Diagnostik bei stationären Patienten können eine Basisdiagnostik sowie eine erweitere Diagnostik unterschieden werden.

Die Basisdiagnostik umfasst eine Untersuchung des Sputums, der Blutkulturen sowie einen Legionellen-Antigentest. Im Falle eines Pleuraergusses kommt Pleuraergussflüssigkeit dazu. Gegebenenfalls können ein IgM auf Mycoplasma pneumoniae bzw. eine PCR auf Influenzavirus zusätzlich durchgeführt werden, in begründeten Verdachtsfällen auch auf Chlamydia psittaci und Coxiella burnetii.

Die erweiterte Diagnostik beinhaltet zudem die Untersuchung bronchoskopisch gewonnener Materialien sowie den Pneumokokken-Antigentest.

Eine Synopsis geeigneter Materialien für die Errergerdiagnostik der ambulant erworbenen Pneumonie geht aus Tab. 8 hervor.

Tab. 8 Synopsis der mikrobiologischen Erregerdiagnostik: geeignete Materialien für definierte Erreger in der Akutdiagnostik

	Sputum	BALF	Blutkultur	Antigentest	Pleuraerguss	PCR	Serologie
Streptococcus pneumoniae	+	+	+	+	+	(+)	-
Staphylococcus aureus	+	+	+	-	+	-	-
Haemophilus influenzae	+	+	+	-	+	-	-
Enterobakterien	+	+	+	-	+	-	-
Pseudomonas aeruginosa	+	+	+	-	+	-	-
Legionella spp.	(+)	+	-	+	-	(+)	-
Mycoplasma pneumoniae (IgM)	-	-	-	-	-	+	+
Chlamydia pneumophila	-	-	-	-	-	+	-
Chlamydia psitacci	-	-	-	-	-	-	+
Coxiella burnetii	-	-	-	-	-	-	+
Influenzaviren	-	+	-	(+)	-	+	-
Andere Viren	-	+	-	-	-	+	-

+ = bei korrekter Gewinnung und Interpretation diagnostisch verwertbar
(+) = möglich, aber selten diagnostisch bzw. von fraglicher Bedeutung

2.3 Spezielle Erwägungen bei ambulant erworbenen Pneumonien von Reiserückkehrern

In diesen Fällen sind (zumindest in unserem Land) seltene Erreger in Betracht zu ziehen. Tab. 9 gibt einen Überblick über mögliche Erreger und ihre Diagnose.

Tab. 9 Synopsis möglicher reiseassoziierter Pneumonien und ihrer Diagnostik

Erreger	Diagnostik
Burkholderia pseudomallei (Meloidose)	Ausstrich Kultur respiratorischer Sekrete Blutkultur
Leptospirose	Serologie (Mikroskopischer Aggutinationstest, MAT) Blutkultur, Urin
Francisella tularensis (Tularämie)	Kultur respiratorischer Sekrete Blutkultur
Brucellose, M. Bang	Kultur respiratorischer Sekrete Blutkultur Serologie
Yersisnia pestis (Pest)	Kultur respiratorischer Sekrete Blutkultur
Hantavirus	PCR respiratorischer Sekrete
Coronaviren	PCR respiratorischer Sekrete

2.4 Pneumonien nach Beinahe-Ertrinken

Diese Form der Pneumonie betrifft in erster Linie jüngere und nicht komorbide Patienten. Die Letalität ist mit 60 % dennoch sehr hoch.

Das Risiko für eine Pneumonie sowie das Erregerspektrum bemisst sich nach der Art der Aspiration von Wasser (höheres Risiko bei Süßwasser, kontaminiertem und warmem Wasser) sowie einer ggf. zusätzlich möglichen Aspiration von Mageninhalt (Tab. 10). Pilzerreger wie Aspergillus und Pseudoallescheria boydii (bzw. die asexuelle Form, Scedosporium apiospermium) scheinen wichtige Erreger zu sein.

Eine besondere Form der Pneumonie nach Beinahe-Ertrinken scheint die im Rahmen der Flutung durch Katastrophen (Erdbeben, Tsunamis) darzustellen. Sinus und Atemwege bzw. Lunge sind in solchen Situationen sehr häufig betroffen.

In einer Studie aus Witten-Herdecke von 17 intensivtherapiepflichtigen Opfern der Tsunami-Katastrophe von 2004 wiesen alle Patienten eine Pneumonie auf, drei eine schwere Sinusitis. Ein weites Erregerspektrum wurde gefunden, u. a. MRSA, Enterococcus faecalis und faecium, Klebsiella pneumoniae, Enterobacter spp., Proteus spp. Acinetobacter baumanii, Stenotrophomonas maltophilia, Burkholderia, Aeromonas sowie Bacteroides spp.

Tab. 10 Erreger von Pneumonien nach Beinahe-Ertrinken (nach Ender und Dolan 1997)

Erreger	Süßwasser	Salzwasser	Kontaminiertes, stehendes Wasser
Grampositive			
Streptococcus pneumoniae	++	+	
Staphylococcus aureus	?	?	
Gramnegative			
Aeromonas spp.	+++	+	+
Burkholderia pseudomallei	++		+
Chromobacterium violaceum	++		++
Francisella philomiragia	?	++	
Klebsiella pneumoniae		+	
Legionella spp.	+		
Neisseria mucosa		+	
Pseudomonas aeruginosa	+	?	++
Shewanella putrefaciens		+	
Vibrio species	?	+	
Pilze			
Aspergillus spp.	?	+	+
Pseudallescheria boydii	?	?	+++

+++ = häufig; ++ = gelegentlich, + = selten, ? = möglich nach experimentellen Daten

3 Häufige Fehler in der Durchführung und Interpretation mikrobiologischer Untersuchungen

3.1 Häufige Fehler in der Durchführung mikrobiologischer Untersuchungen

Grundsätzlich gilt, dass die Aussagekraft aller klinischen Tests von der Vortest-Wahrscheinlichkeit abhängt. Dies bedeutet, dass alle diagnostischen Verfahren nur bei Patienten ihre beschriebene Aussagekraft haben, für die diese Tests auch entwickelt worden sind, also Patienten mit der begründeten Arbeitsdiagnose ambulant erworbene Pneumonie.

▶ **Cave** Ein nicht seltener Fehler besteht z. B. darin, Antigentests bei Patienten mit einem noch unklaren Krankheitsbild und/oder noch unklaren Infiltraten anzuordnen. Dies ist definitiv ein inadäquates Vorgehen, das zu falschen Schlussfolgerungen führen kann.

Aufgrund der Abhängigkeit der diagnostischen Aussagekraft von Untersuchungen respiratorischer Materialien von einer antimikrobiellen Vorbehandlung sollten alle Materialien vor einer solchen Behandlung gewonnen werden. Hier gilt es allerdings, zügig zu handeln, um keine Verzögerung der ersten Gabe der antimikrobiellen Therapie zu verursachen.

▶ **Cave** Die mikrobiologische Diagnostik sollte zügig erfolgen. In keinem Fall ist eine relevante Verzögerung der ersten Gabe der antimikrobiellen Therapie hinzunehmen.

Vor jeder mikrobiologischen Diagnostik muss das 4-Stunden-Fenster der Verarbeitung beachtet und sichergestellt werden. Ggf. muss etwa ein gesonderter Transport für eine BALF geordert werden, um dieses Zeitfenster einhalten zu können.

▶ **Cave** Respiratorische Materialien, die nicht innerhalb des 4-Stunden-Fensters verarbeitet werden können bzw. bei denen die Kühlung nicht eingehalten werden kann, sollten besser gar nicht gewonnen und zur Verarbeitung geschickt werden.

Tab. 11 Checkliste zur korrekten Interpretation mikrobiologischer Befunde

Material	Fragen	Check
Sputum, Bronchialsekret, BALF	Probe validiert? Gute Qualität? Erreger plausibel?	✓ ✓ ✓
Blutkulturen	Erreger plausibel? Hautkeim? Mögliche alternative Quellen eines Erregers: urogenital? abdominell?	✓ ✓ ✓
Antigentests	Keine zurückliegende Infektion mit Pneumokokken bzw. Legionellen?	✓
Pleuraergussflüssigkeit	Erreger plausibel?	✓
PCR	Möglicher Kolonisationserreger?	✓
Serologie	Einzel- oder gepaartes Serum? IgM oder IgG?	✓ ✓

Bei allen diagnostischen Verfahren muss wie beschrieben penibel darauf geachtet werden, dass sie korrekt durchgeführt werden.

▶ **Cave** Häufige Fehler in der Gewinnung respiratorischer Materialien bestehen in der Einsendung von Speichel statt Sputum sowie der fehlerhaften Durchführung der bronchoalveolären Lavage (Absaugen oder Spülen vor Lavage, mangelndes Wedgen im bronchialen Ostium, mangelnde Rückgewinnung durch Bronchialkollaps bei zu starkem Saugen).

▶ **Cave** Blutkulturen zählen zu den altbewährten Methoden der mikrobiologischen Diagnostik. Es ist daher zu vermeiden, die korrekte Gewinnung und Lagerung für selbstverständlich zu halten und somit systematische Fehler zu übersehen.

3.2 Häufige Fehler in der Interpretation mikrobiologischer Untersuchungen

Diese wurden bereits ausführlich dargestellt. Um sie zu vermeiden, kann ein Abgleich mit der Checkliste in Tab. 11 hilfreich sein.

4 Weiterführende Literatur

Diese Arbeit begründet die Notwendigkeit einer mikroskopischen Untersuchung auf Neutrophile und Plattenepithelzellen als Qualitätskriterien für ein valides Sputum

- Murray PR, Washington JA II (1975) Microscopic and bacteriological analysis of expectorated sputum. Mayo Clin Proc 50:339–344
- Diese Arbeit gehört unter die Ewig, Schlochtermeier-Arbeit

Diese Daten aus einem Universitätsklinikum und einem Krankenhaus der Primärversorgung in Deutschland zeigen, dass eine „Routinediagnostik" bzw. das Sputum ohne die Beachtung der Regeln zur Gewinnung und Bearbeitung diagnostisch keinen Wert hat

- Ewig S, Schlochtermeier M, Göke N, Niederman MS (2002) Applying sputum as a diagnostic tool in pneumonia: limited yield, minimal impact on treatment decisions. Chest 121:1486–1492

Hervorragende Arbeit zum Wert des BINAX NOW Schnelltests auf Pneumokokken, die zusätzlich den relativen Wert von Antigentest und Gramfärbung ausarbeitet

– Rosón B, Fernández-Sabé N, Carratalà J, Verdaguer R, Dorca J, Manresa F, Gudiol F (2004) Contribution of a urinary antigen assay (Binax NOW) to the early diagnosis of pneumococcal pneumonia. Clin Infect Dis 38:222–226

Drei Studien zu Antigentests zur Diagnose der Legionellen-Pneumonie. Der BINAX-NOW Test ist dabei vergleichbar zu den beiden anderen, Latex-Agglutination und Enzymimunoessay (EIA)

– Domínguez J, Galí N, Matas L, Pedroso P, Hernández A, Padilla E, Ausina V (1999) Evaluation of a rapid immunochromatographic assay for the detection of *Legionella* antigen in urine samples. Eur J Clin Microbiol Infect Dis 18:896–898
– Yzerman EP, den Boer JW, Lettinga KD, Schellekens J, Dankert J, Peeters M (2002) Sensitivity of three urinary antigen tests associated with clinical severity in a large outbreak of Legionnaires' disease in The Netherlands. J Clin Microbiol 40:3232–3236
– Dirven K, Ieven M, Peeters MF, van der Zee A, De Schrijver K, Goossens H (2005) Comparison of three *Legionella* urinary antigen assays during an outbreak of legionellosis in Belgium. J Med Microbiol 54:1213–1216

Wie in anderen Studien gleichermaßen bestätigt, reflektiert eine Bakteriämie nicht konsistent den Schweregrad der ambulant erworbenen Pneumonie. Der Wert der Blutkulturen ist somit auf einen sicheren Erregernachweis beschränkt

– Campbell SG, Marrie TJ, Anstey R, Dickinson G, Ackroyd-Stolarz S (2003) The contribution of blood cultures to the clinical management of adult patients admitted to the hospital with community-acquired pneumonia: a prospective observational study. Chest 123:1142–1150

Zwei Arbeiten, die den Wert der Bronchoskopie zur ätiologischen Diagnose der ambulant er-

worbenen Pneumonie untersucht haben. Obwohl beide Arbeiten gute Ergebnisse zeigen, hat sich die Bronchoskopie als diagnostische Methode in dieser Indikation aufgrund nur begrenztem Wert der Ergebnisse bzw. des hohen Risikos bei schwerkranken Patienten als Standard nicht durchgesetzt

– Ortqvist A, Kalin M, Lejdeborn L, Lundberg B (1990) Diagnostic fiberoptic bronchoscopy and protected brush culture in patients with community-acquired pneumonia. Chest 97:576–582
– Jiménez P, Saldías F, Meneses M, Silva ME, Wilson MG, Otth L (1993) Diagnostic fiberoptic bronchoscopy in patients with community-acquired pneumonia. Comparison between bronchoalveolar lavage and telescoping plugged catheter cultures. Chest 103:1023–1027

Bisher einzige Übersicht zum Thema. Beschreibt Epidemiologie, Pathophysiologie, Erregerspektrum, Diagnostik und Therapie dieser seltenen Pneumonieform:

– Ender PT, Dolan MJ (1997) Pneumonia associated with near-drowning. Clin Infect Dis 25:896–907

Beeindruckende Fallserie aus Witten-Herdecke über Opfer des großen Tsunamis 2004 in Südostasien:

– Maegele M, Gregor S, Yuecel N, Simanski C, Paffrath T, Rixen D, Heiss MM, Rudroff C, Saad S, Perbix W, Wappler F, Harzheim A, Schwarz R, Bouillon B (2006) One year ago not business as usual: wound management, infection and psychoemotional control during tertiary medical care following the 2004 tsunami disaster in Southeast Asia. Crit Care 10: R50. doi:10.1186/cc4868

Antimikrobielle Therapie

13

Santiago Ewig und Sören Gatermann

1 Wirkmechanismen von antimikrobiellen Substanzen (Pharmakodynamik, PD)

Die antibakteriellen Wirkmechanismen von antibakteriellen Substanzen umfassen grundsätzlich folgende Ansatzpunkte (Tab. 1):

- Hemmung der Zellwandsynthese
- Hemmung der Proteinsynthese
- Hemmung der DNA- oder RNA-Synthese
- Störung der DNA-Topologie
- Schädigung der Membranintegrität

1.1 ß-Laktame

Die bakterielle Zellwand ist zusammengesetzt aus Polysacchariden, die über Peptide miteinander verknüpft sind. Die Zellwandsynthese erfolgt über folgende Schritte:

S. Ewig (✉)
Thoraxzentrum Ruhrgebiet, Kliniken für Pneumologie und Infektiologie, EVK Herne und Augusta-Kranken-Anstalt, Bochum, Deutschland
E-Mail: sewig@versanet.de

S. Gatermann
Institut für Hygiene und Mikrobiologie, Abteilung für Medizinische Mikrobiologie, Ruhr-Universität, Bochum, Deutschland
E-Mail: soeren.gatermann@rub.de

- Produktion eines Disacharids aus N-Acetyl-Glucosamin und N-Acetyl-Muraminsäure, das an der Muraminsäure mit einem Pentapeptid verknüpft ist, im Zytoplasma
- Bindung des Komplexes an einen Lipidcarrier
- Ausschleusung und Einbindung in die Peptidoglykan-Wand
- Die Zellwand gibt dem Bakterium eine hohe osmotische Resistenz.
- Die Einbindung dieser Elemente in die Peptidoglykan-Wand wird durch eine Familie von Enzymen, sogenannte Peptidoglykansynthetasen, ermöglicht. Unterscheiden kann man dabei
- Transglykosidasen (diese verbinden die Disacharide miteinander und mit dem wachsenden Peptidoglycanstrang) und
- Transpeptidasen (diese verbinden die Pentapeptide miteinander).

Eine Carboxypeptidase schließt die Zellwandsynthese durch Abspaltung eines D-Alanins ab.

ß-Laktame sind strukturelle Analoga der terminalen D-Alanin-D-Alanin der Pentapeptide. ß-Laktame inhibieren die Transpeptidierung durch kovalente Bindung an das aktive Zentrum der Transpeptidase, die somit inaktiviert wird. Wegen dieser Bindung von ß-Laktamen an die zellwandaufbauenden Enzyme werden diese auch – nicht ganz korrekt – als Penicillin-bindende Proteine (PBP) bezeichnet.

© Springer-Verlag Berlin Heidelberg 2016
S. Ewig (Hrsg.), *Ambulant erworbene Pneumonie*,
DOI 10.1007/978-3-662-47312-2_13

Tab. 1 Wirk- und Resistenzmechanismen antimikrobieller Substanzen

Substanz	Wirkmechanismen	Resistenzmechanismen
ß-Laktame	Hemmung der Zellwandsynthese (Peptidoglykan) durch Blockierung der bakteriellen Transpeptidase (PBP)	1. Beeinträchtigung der Penetration 2. Modifikation des Angriffspunktes (PBP) 3. ß-Laktamase-Bildung 4. Efflux
Makrolide, Lincosamide, Streptogramine (MLS$_B$)	Hemmung der Proteinsynthese durch Hemmung der Peptidyltransferase an der 50S-Untereinheit der Risbosomen	1. Modifikation des Angriffspunktes durch Änderung der Konformation der 50S-Untereinheit der Ribosomen (MLS$_B$-Phänotyp) 2. Efflux (M oder MS-Phänotyp)
Tetracycline	Hemmung der Proteinsynthese durch Blockierung der Bindung von Aminoacyl-tRNA an der 50S Untereinheit der Ribosomen	1. Efflux 2. Modifikation des Angriffspunktes durch ribosomale Protektion vor Blockierung
Fluorchinolone	Hemmung der bakteriellen Topoisomerasen II (DNA-Gyrasen) und IV	1. Modifikation des Angriffspunktes durch veränderte Sequenzen der Topoisomerasen 2. Efflux 3. Beeinträchtigung der Penetration

Die Transglykosidierung wird nicht durch ß-Laktame beeinflusst. Die stattfindende Inhibition der Carboxypeptidase hat keinen antimikrobiellen Effekt.

Die Wirkungsunterschiede zwischen den einzelnen ß-Laktamen beruhen auf Unterschieden in der Penetration der äußeren Membran gramnegativer Bakterien, in der Affinität zu verschiedenen PBPs sowie in der ß-Laktamase-Festigkeit.

Aufgrund dieser Mechanismen sind z. B. folgende Bakterien natürlich resistent:

- Bakterien mit fehlender Zellwand (z. B. Mykoplasmen)
- Bakterien im Ruhestadium (ohne Zellwandsynthese)
- L-Formen (= zellwandlose)
- Enterokokken und Listerien gegen Cephalosporine und manche E. faecium gegen Ampicillin
- Klebsiella spp. und Enterobacter spp. gegen Ampicillin
- viele gramnegative Bakterien gegen Penicillin

Eine Besonderheit stellen intrazelluläre Bakterien (z. B. Legionellen und Chlamydien) dar, weil ß-Laktame nicht in eukaryote Zellen penetrieren und somit selbst in vitro empfindliche intrazelluläre Bakterien damit in ihrer Nische nicht erreicht werden können.

1.2 ß-Laktamase-Inhibitoren

Obwohl sie streng genommen keine zellwandwirksamen Antibiotika sind, sollen diese Substanzen hier genannt werden, weil sie den ß-Laktamen Wirksamkeit zurück geben können. Ein häufiger Resistenzmechanismus gegen ß-Laktame ist die Bildung von Enzymen, die diese Antibiotika zerstören, sogenannte ß-Laktamasen (s. unten). Inhibiert man diese Enzyme, gewinnt man die Wirkung der ß-Laktame zurück.

Die derzeit verfügbaren ß-Laktamase-Inhibitoren sind nun selbst ß-Laktame, die auch von den ß-Laktamasen gespalten werden, aber kovalent gebunden in deren aktivem Zentrum verbleiben, so dass die ß-Laktamasen irreversibel inaktiviert werden.

ß-Laktamase-Inhibitoren haben keine nennenswerte eigene antibiotische Aktivität und müssen deshalb immer in Kombination mit einem wirksamen ß-Laktam gegeben werden.

1.3 Makrolide und Lincosamide (Clindamycin)

Diese Substanzen hemmen die Proteinsynthese. An der 50-S-Untereinheit der Ribosomen binden zwei RNA-Moleküle: die Peptidyl-tRNA (das wachsende Peptid, Donorseite) und die Aminoacyl-tRNA (die neue Aminosäure, Akzeptorseite). Die Polypeptid-Elongation über die beiden RNA-Moleküle wird durch die Peptidyl-Transferase vermittelt. Nach dem Peptidyltransfer muss das elongierte Peptid an die Peptidyl-Seite transloziert werden. Beide Schritte werden durch Substanzen der MLS$_B$-Gruppe (Makrolide, Lincosamide, Streptogramin-B) durch Bindung an eine Tasche der rRNA gehemmt.

1.4 Tetracycline

Tetracycline führen über eine Blockierung der Bindung der Aminoacyl-tRNA an der Akzeptor-Seite der Ribosomen zu einer reversiblen Hemmung der Proteinsynthese.

1.5 Fluorchinolone

Der Angriffspunkt der Fluorchinolone sind die bakteriellen Topoisomerasen. Diese Enzyme sind für die regelrechte Struktur und Funktion der bakteriellen DNA essentiell. Zur Zeit sind vier Topoisomerasen bekannt.

Die Topoisomerase II (DNA Gryase) hat die Aufgabe, das DNA-Molekül zu Schleifen zu falten und spiralig zu verdrillen („supercoiling"). Dies ist erforderlich, um das lange DNA-Molekül soweit zu verkleinern, dass es in der Zelle Platz findet. Die Topoisomerase II besteht aus einem Tetramer aus zwei A- und B-Untereinheiten. Damit die DNA abgelesen werden kann, muss sie entspiralisiert werden. Dieser Schritt wird durch Schneiden der DNA, Durchziehen des darunter liegenden Stranges und Wiederverknüpfung erreicht. Die GyrA bewirkt das Aufschneiden und Verknüpfen der DNA, während die GyrB die Verdrillung ermöglicht. Diese Untereinheiten werden durch die gyrA und gyrB Gene kodiert.

Die Topoisomerase IV bewirkt daneben auch die Trennung von zwei DNA-Molekülen nach der Replikation („Decatenierung"). Sie besteht ebenfalls aus einem Tetramer (ParC und ParE, kodiert durch parC- und parE-Gene, bzw. GlrA und GlrB bei grampositiven Bakterien).

Eine Hemmung des Ligaseanteils der genannten Enzyme (das ist der Anteil, der die Wiederverknüpfung ermöglicht) bewirkt letztlich, dass die Bakterien ihre eigene DNA zerschneiden.

▶ **Hinweis** Diese Mechanismen sind sehr anschaulich in einem Kurzfilm hinterlegt. http://www.youtube.com/watch?v=EYGrEIV yHnU

Die Hemmung der beiden Enzyme ist bei grampositiven und gramnegativen Mikroorganismen unterschiedlich ausgeprägt, steht jedoch auch in Abhängigkeit von der einzelnen Substanz.

2 Pharmakokinetik (PK)

Im Folgenden werden nur die wichtigsten Gruppeneigenschaften der Substanzklassen beschrieben und Besonderheiten einzelner Substanzen innerhalb der Gruppe hervorgehoben.

2.1 ß-Laktame

2.1.1 Allgemeine Merkmale

ß-Laktam-Antibiotika sind ganz überwiegend nicht magensäurestabil und nur unzureichend resorbierbar. Ausnahmen sind Amoxicillin bzw. Sultamicillin. Einige orale ß-Laktame (z. B. Sultamicillin, Cefuroxim-Axetil) werden über eine Veresterung (Pro-Drug) besser resorbierbar; nach Spaltung durch Esterasen sind sie systemisch verfügbar.

▶ **Cave** Die Plasmaspiegel bei oralen Cephalosporinen bleiben jedoch unbefriedigend; entweder, indem sie – im Vergleich zu Amoxicillin bzw. Sultamicillin – nur mäßige Spiegel erreichen oder indem sie selten ausreichend lange oberhalb der MHK des Erregers bleiben. Daher werden orale Cephalosporine nicht empfohlen.

Das Verteilungsvolumen ist klein und entspricht etwa dem Extrazellulärraum. Biologische Membranen werden nur wenig oder gar nicht permeiert. Die antibakterielle Aktivität ist am höchsten im leicht sauren Milieu.

ß-Laktame weisen eine sehr große therapeutische Breite auf. Die meisten ß-Laktame haben kurze Eliminations-Halbwertszeiten und werden überwiegend renal ausgeschieden.

2.1.2 Substanzen im Vergleich

Penicilline Penicillin G weist, sofern es wirksam ist, häufig sehr niedrige MHKs auf, so dass auch Erreger in schwerer zugänglichen Kompartimenten noch erreicht werden können. Es hat außerdem die größte therapeutische Breite der ß-Laktam-Antibiotika, was ebenfalls die Therapie in Fällen möglich macht, die sonst nicht zugänglich wären. Es wird oral nicht resorbiert und muss wegen seiner relativ kurzen Halbwertszeit häufig (bis zu 6-mal) dosiert werden.

Cephalosporine Ceftriaxon nimmt unter den ß-Laktamen bzw. Cephalosporinen eine Sonderstellung ein, da es durch eine Eiweißbindung von ca. 90 % eine hohe Eliminationshalbwertszeit von ca. 8 h aufweist und zu ca. 40 % biliär eliminiert wird.

Carbapeneme Imipenem führt nur in Kombination mit Cilastatin zu der erforderlichen Verweildauer im Plasma, indem es das Enzym Dehydropeptidase I hemmt, das ansonsten das Imipenem inaktivieren würde. Aus diesem Grunde kann eine Steigerung der Standarddosis im Gegensatz zu Meropenem nur in engen Grenzen erfolgen.

2.2 Makrolide

2.2.1 Allgemeine Merkmale

Makrolide haben ein hohes Verteilungsvolumen, die Konzentrationen im Gewebe sind durchweg höher als im Plasma. Es besteht eine ausgeprägte Anreicherung intrazellulär, vor allem auch in Phagozyten.

Makrolide werden überwiegend hepatisch metabolisiert und biliär eliminiert.

2.2.2 Substanzen im Vergleich

Clarithromycin ist aufgrund der tendenziell besseren Resorption bzw. geringeren Toxizität gegenüber Erythromycin sowohl oral als auch intravenös das Makrolid der Wahl.

Azithromycin weist sehr niedrige Plasmakonzentrationen auf (ca. 0,4 mg/L nach 250 mg), dafür die höchste Anreicherung in Phagozyten. Die Eliminationshalbwertszeit ist mit 20–40 h extrem lang.

2.3 Tetracycline

Als Substanz ist im Wesentlichen nur noch Doxycyclin in Gebrauch. Die Resorptionsrate ist mit > 90 % sehr hoch, allerdings auch störanfällig. Aufgrund der hohen Lipophilie ist die Anreicherung intrazellulär hoch. Die Ausscheidung erfolgt überwiegend biliär, so dass bei Niereninsuffizienz keine Dosisreduktion erforderlich ist.

2.4 Fluorchinolone

2.4.1 Allgemeine Merkmale

Die wichtigste Eigenschaft der Fluorchinolone besteht in ihrem hohen Verteilungsvolumen. Dieses belegt die sehr gute Gewebegängigkeit und die intrazelluläre Anreicherung. Fluorchinolone sind somit sehr gut geeignet zur Therapie intrazellulär gelegener Erreger (z. B. sogenannte „atypische bakterielle Erreger").

Des Weiteren werden die in Frage kommenden Substanzen sämtlich gut bis sehr gut oral resorbiert (Ciprofloxacin ca. 70 %, Levofloxacin und Moxifloxacin ca. 90–95 %), sofern keine Störfaktoren vorliegen.

2.4.2 Substanzen im Vergleich

Ciprofloxacin und Levofloxacin werden überwiegend renal, Moxifloxacin hepatisch ausgeschieden. Daher ist bei den beiden Erstgenannten bei Niereninsuffizienz eine Dosisanpassung erforderlich.

3 Grundlagen der antimikrobiellen Therapie – PK/PD

Die Wirksamkeit einer antimikrobiellen Therapie hängt davon ab, ob es gelingt, eine antimikrobielle Substanz in einer Konzentration an den Ort der Infektion zu bekommen, die zu einer wirksamen Abtötung oder Wachstumshemmung eines Erregers führt und vom Körper hinreichend gut toleriert wird.

Das Verhältnis der Pharmakokinetik (was geschieht mit einer Substanz im Körper?) und Pharmakodynamik (was geschieht im Körper durch die Substanz?) wird als PK/PD-Verhältnis ausgedrückt. Durch PK/PD-Verhältnisse kann die Wirksamkeit einer antimikrobiellen Substanz in einer bestimmten Dosierung modelliert werden.

3.1 Zeitabhängige und konzentrationsabhängige Wirkcharakteristik antimikrobieller Substanzen

Aus den Beziehungen von Pharmakokinetik und Pharmakodynamik der antimikrobiellen Substanzen lassen sich Wirkcharakteristika sowie Dosierungsschemata herleiten. Dabei ist zu beachten, dass eine Sicherung einer Wirkung durch korrekte Dosierung auch die beste Methode darstellt, die Ausbreitung von Resistenzen zu verhindern.

Von grundlegender Bedeutung ist die Unterscheidung der zeit- von der konzentrationsabhängigen Wirksamkeit. Antimikrobielle Substanzen, die zeitabhängig wirksam sind, sollten möglichst lange, mindestens aber 50 % der Zeit mit ihrem Wirkspiegel oberhalb der MHK des zu behandelnden Bakteriums liegen (Zeit > MHK). Demgegenüber sollten konzentrationsabhängige Substanzen eine möglichst hohe initiale Serumkonzentration erzielen (C_{max}/MHK). Ein intermediärer Typ vereint beide Wirkcharakteristika (AUC/MHK).

Definitionen nach Wiedemann

Die wichtigsten PK/PD-Indizes umfassen (Abb. 1):

- %T > MHK: Kumulativer Prozentsatz der Zeit über 24 h, in der die Konzentration der antimikrobiellen Substanz während der pharmakokinetischen Steady-State-Bedingungen über der MHK des Erregers liegt
- C_{max}/MHK: Maximale Plasmakonzentration C_{max} dividiert durch die MHK des Erregers
- AUC/MHK bzw. AUC24/MHK: Fläche unter der Konzentrations-Zeit-Kurve über 24 h dividiert durch die MHK des Erregers

Die Zuordnung der einzelnen antimikrobiellen Substanzklassen zur Wirkcharakteristik geht aus Tab. 2 hervor.

3.2 Konsequenzen für die adäquate Dosierung antimikrobieller Substanzen zur Verhinderung eines Therapieversagens

Durch PK/PD-Modellierung lässt sich zeigen, dass Penicillin auch dann noch eine wirksame Substanz gegen Streptococcus pneumoniae mit einer erhöhten MHK ist, wenn eine hohe Dosis gewählt wird und an den Zielort gebracht werden kann. In einem hohen Dosisbereich bleibt Penicillin auch dann noch wirksam, wenn die MHK zwischen 1 und 2 mg/L liegt. Dies gilt für Pneumonien; bei Meningitis kann aufgrund der geringeren Penetration der ZNS-Schranke die Wirksamkeit bereits kritisch vermindert sein.

Die Standarddosierungen der in Frage stehenden antimikrobiellen Substanzen beruhen auf entsprechenden Zulassungsstudien. Sie können dennoch Unterdosierungen darstellen, die durch das PK/PD-Modell aufgedeckt bzw. korrigiert werden können.

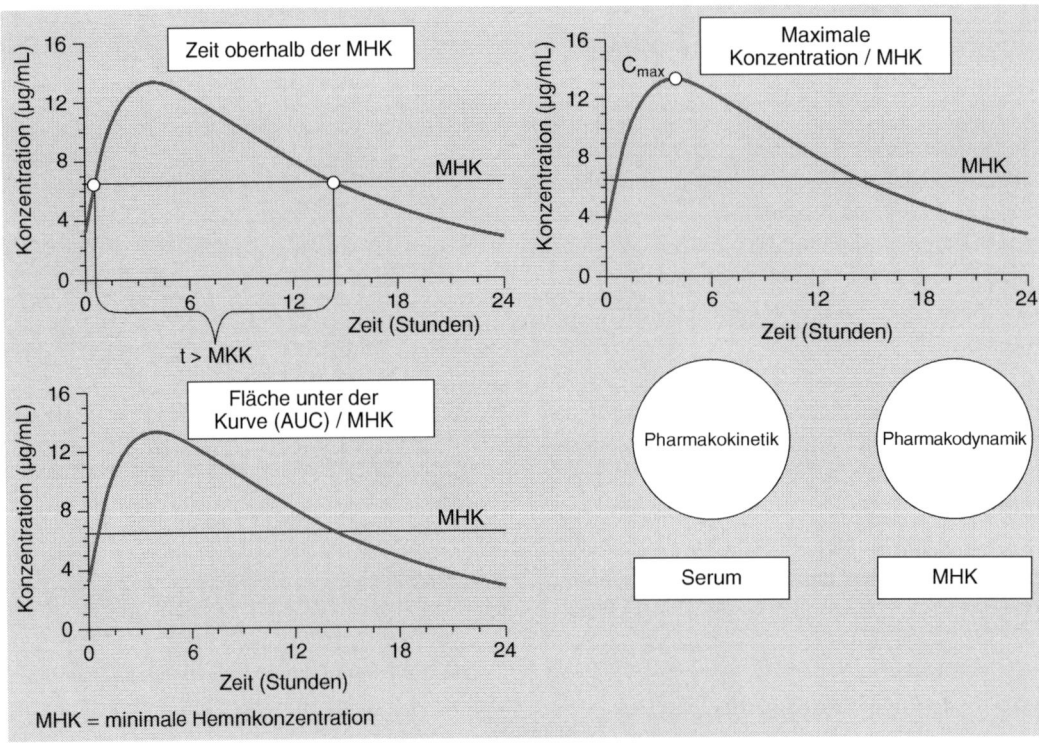

Abb. 1 Typen der Wirksamkeit von antimikrobiellen Substanzen, **a** (oben links) Zeitabhängige Wirkcharakteristik, **b** (oben rechts) Konzentrationsabhängige Wirksamkeit, **c** (unten) Intermediärtyp

Tab. 2 Wirkcharakteristika einzelner antimikrobieller Substanzklassen

Zeitabhängig wirksame antimikrobielle Substanzen (%T > Max)	Konzentrationsabhängig wirksame antimikrobielle Substanzen (C_{max}/MHK)	Intermediärtypen (AUC/MHK)
ß-Laktame	Aminoglykoside	Fluorchinolone
Makrolide	Fluorchinolone	
Tetracycline		
Lincosamine (Clindamycin)		

Fehler in der Dosierung antimikrobieller Substanzen bei Patienten mit ambulant erworbener Pneumonie geschehen häufiger in zwei Patientengruppen:

1. Patienten mit leichtgradiger, ambulant behandelbarer Pneumonie: Hier werden häufig, obwohl in der deutschen Leitlinie ausdrücklich anders empfohlen, orale Cephalosporine eingesetzt. In den zugelassenen Dosierungen bzw. Dosierungsintervallen wird jedoch von keiner Substanz dieser Gruppe der erforderliche Wirkspiegel 50 % der Zeit oberhalb der MHK erreicht. Tatsächlich gehen orale Cephalosporine häufiger mit einem Therapieversagen einher. Orale Cephalosporine sollten daher grundsätzlich vermieden werden.

▶ **Cave** Orale Cephalosporine sind keine adäquate Therapie bei Patienten mit ambulant erworbener Pneumonie!

2. Patienten mit schwergradiger, intensivtherapiepflichtiger Pneumonie: Nach neuesten Daten können Standard-Dosierungen in diesen

Fällen aufgrund der veränderten Pharmakokinetik im Organismus unter Schock eine eindeutige Unterdosierung zur Folge haben. Trotz „richtiger" Therapieauswahl kann es dadurch zum Therapieversagen bis hin zu einem letalen Ausgang kommen.

Aktuell können noch keine allgemeinverbindlichen Richtlinien in dieser Situation gegeben werden. Allerdings spricht schon jetzt viel dafür, dass die Zeit $>$ MHK deutlich über den oben genannten 50 % liegen muss. Dies kann erreicht werden, indem man in diesen Fällen bei ß-Laktamen eine Ladedosis appliziert und bei bestimmten ß-Laktamen als Substanzen eine kontinuierliche Infusion (statt einer intermitterenden) gibt. Dies gilt auch und gerade im Falle einer Niereninsuffizienz.

Es zeichnet sich ab, dass in Zukunft die adäquate Dosierung individuell gefunden werden muss; dabei kommt der Messung der Serumspiegel der antimikrobiellen Substanzen eine führende Bedeutung zu.

3.3 Konsequenzen für die adäquate Dosierung antimikrobieller Substanzen zur Verhinderung einer Resistenzentwicklung

Wie erwähnt, geht eine adäquate Dosierung nicht nur mit einem gewünschten positiven Therapieeffekt einher, sondern trägt auch zu einer Verhinderung einer Resistenzentwicklung bei. Eine nicht vollständig wirksame antimikrobielle Therapie selektiert solche Gruppen innerhalb der Bakterienpopulation, die eine verringerte Empfindlichkeit haben. Bei wiederholter Therapie mit der gleichen Substanz(gruppe) muss dann die Dosis (noch) höher sein, um wirksam zu bleiben. So können Mehrschrittmutationen selektiert werden.

Nicht immer ist die Induktion einer Resistenz jedoch schon unmittelbar mit einem Therapieversagen verbunden. Vielmehr kann es dazu kommen, dass schleichende Erhöhungen der MHK selektiert werden, die erst bei wiederholter Therapie mit derselben Substanz zu einem Therapieversagen führen. Zudem können sich verminderte Empfindlichkeiten in Populationen durchsetzen, ohne dass diese sogleich erkannt werden.

Ein gutes Beispiel ist die Therapie einer ambulant erworbenen Pneumonie mit Ciprofloxacin. Im Rahmen dieser Therapie mit einer Substanz, die eine vergleichsweise hohe MHK gegenüber Streptococcus pneumoniae aufweist, kann es im Rahmen einer Zweischrittmutation schnell zu einer Resistenzentwicklung kommen, die dann auch alle anderen Chinolone (z. B. Moxifloxacin) betrifft. Hier zeigt sich der zugleich individuell wie epidemiologisch negative Effekt der Therapie mit einem Chinolon, das bereits eine hohe Ausgangs-MHK aufweist.

▶ **Cave** Ciprofloxacin als initiale kalkulierte Monotherapie ist bei Patienten mit ambulant erworbener Pneumonie kontraindiziert!

3.4 Stärken und Limitationen der PK/PD-Modelle

PK/PD-Modelle reflektieren Wirkcharakteristika antimikrobieller Substanzen bzw. Substanzklassen, mit denen adäquate Dosierungen abgeschätzt werden können. Im besten Fall ergeben sich Grenzwerte, die einen Therapieerfolg mit hoher Wahrscheinlichkeit voraussagen.

Dennoch müssen die Limitationen der Modelle bzw. die aus ihnen resultierenden Grenzwerte stets bewusst bleiben. So handelt es sich bei der Pharmakokinetik einer antimikrobiellen Substanz nicht um eine starre Größe, sondern diese kann je nach Patient und Infektion stark variieren. Ebenso muss bedacht werden, dass die Konzentrationen der antimikrobiellen Substanzen im Plasma bestimmt werden, nicht aber am Infektionsort. Letztere Konzentrationen können sich aber je nach Penetration der Substanz deutlich unterscheiden. Auch kann die MHK stark abhängig von der Methodik ihrer Bestimmung sein.

Zusammenfassend muss somit festgestellt werden, dass kein Index einen Grenzwert für alle Substanzen bzw. Erreger ergibt, der regelmäßig einen Therapieerfolg garantiert. Vielmehr müssen solche Indizes bzw. Grenzwerte in klinischen Studien bei verschiedenen Patientenpopulationen und unterschiedlichen Infektionen validiert werden.

4   Dosierungsempfehlungen für antimikrobielle Substanzen

Tabelle 3 gibt eine Übersicht über Dosierungs- und Applikationsempfehlungen von antimikrobiellen Substanzen bei Patienten mit ambulant erworbener Pneumonie.

▶ **Cave** Viele antimikrobielle Substanzen müssen bei Niereninsuffizienz in der Dosis reduziert werden. Dies gilt jedoch nicht für die erste Dosis! Diese sollte vielmehr in voller Höhe erfolgen, da es insbesondere bei schweren Infektionen auf die Erzielung eines raschen, hinreichend hohen Wirkspiegels ankommt.

Zur kontinuierlichen Gabe antimikrobieller Substanzen Grundsätzlich kann eine solche bei ß-Laktamen erwogen werden (Vergrößerung der %T > MHK), allerdings nur bei ß-Laktamen mit ausreichender Stabilität bei Außentemperatur. Nicht geeignet sind Ampicillin, Amoxicillin/Clavulansäure und Ampicillin/Sulbactam aufgrund des Risikos der Allergisierung sowie Ceftriaxon und Imipenem/Cilastatin aufgrund einer ungenügenden Stabilität.

Ein möglicher Vorteil ergibt sich jedoch nur für Patienten mit schwerer Pneumonie, vor allem, wenn eine schwere Sepsis bzw. ein septischer Schock vorliegt.

Aktuell liegen für folgende Substanzen belastbare Daten vor:

–   Piperacillin bzw. Piperacillin/Tazobactam
–   Ceftazidim
–   Meropenem

Die Dosierungen in dieser Applikationsform sind noch nicht vereinheitlicht. Eine Zulassung dieser Applikationsformen besteht für keine dieser Substanzen.

Die Empfehlungen der Hersteller zur Art der Lösungsmittel und Konzentrationen der Antibiotika-Lösungen sind strikt einzuhalten. Abweichungen können eine erheblich eingeschränkte Stabilität bewirken.

Bei kontinuierlicher Gabe von β-Laktam-Antibiotika ist hierfür ein eigener Zugang oder ein eigenes Lumen erforderlich, da zahlreiche Inkompatibilitätsreaktionen mit anderen Arzneimitteln auftreten.

5   Resistenzmechanismen

Unter den bakteriellen Resistenzen werden die natürliche und die erworbene Resistenz unterschieden.

Unter einer natürlichen Resistenz werden Lücken im Wirkspektrum von antimikrobiellen Substanzen verstanden, die ganze Bakteriengruppen (Spezies, Genus, Familie, Ordnung) betreffen, ohne dass es für ihre Entwicklung einer Mutation oder der Aufnahme zusätzlicher DNA bedarf. So sind beispielsweise gramnegative Bakterien natürlich (d. h. immer) resistent gegen Vancomycin (weil dies nicht durch die äußere Membran penetriert), grampositive Bakterien resistent gegen Colistin (weil grampositive keine äußere Membran, den Wirkort des Colistin, besitzen) und das Genus Klebsiella immer resistent gegen Ampicillin (weil alle Klebsiellen eine chromosomal kodierte Penicillinase besitzen).

Bei der erworbenen Resistenz werden zwei Formen unterschieden:

–   Die Mutations-bedingte Resistenz: Diese entstehen durch Punktmutationen (typisch: Chinolone, Rifampicin) oder Rearrangements von DNA (Inversionen, Duplikationen, Deletionen), die zu geringerer Affinität des Antibiotikums zum Substrat oder zu unterschiedlicher Expression schon vorhandener Resistenzgene führen. Klassisch werden dabei bei Therapiebeginn vorexistente, antibiotikaresistente Mutanten durch die Therapie selektiert.
–   Die Plasmid- oder Transposon-bedingte Resistenz: Hierbei werden über unterschiedliche Mechanismen zusätzliche DNA-Abschnitte in die Bakterienzelle eingebracht. Wenn diese zusätzliche DNA für Proteine kodiert, die die Resistenz gegen Antibiotika erhöhen, wird der Empfänger weniger anfällig für diese Medikamente.

Tab. 3 Dosierungsempfehlungen von antimikrobiellen Substanzen bei Patienten mit ambulant erworbener Pneumonie

Arzneimittel	Standarddosierung oral	Standarddosierung i.v.	Dosisreduktion bei Niereninsuffizienz (exakte Dosisangaben siehe Tab. 4)	Art der Anwendung	Dauer der Applikation	Haltbarkeit bei Raumtemperatur
Penicilline						
Penicillin G	–	4 × 5 Mega	ja	i.v. kont. Infusion	30 min 4 × 5 Mega über jeweils 4 h	6 h
Ampicillin	3 × 1 g	3 × 1 g	ja	i.v.	30 min	6 h (Allergisierungspotential steigt mit Dauer der Infusion)
Amoxicillin/ Clavulansäure oder Ampicillin/ Sulbactam	3 × 2,2 g 2 × 750 mg	3 × 2,2 g 3 × 3 g	ja ja	i.v.	30 min	1 h (Allergisierungspotential steigt mit Dauer der Infusion)
Piperacillin oder Piperacillin/ Tazobactam	–	3 × 4 g 3 × 4,5 g	ja	i.v. kont. Infusion	30 min Piperacillin: 2 g Ladungsdosis über 30 min 8 g/24 h Piperacillin/ Tazobactam: 3 x 4 h	24 h
Cephalosporine						
Cefuroxim	–	3 × 1,5 g	ja	i.v.	30 min	24 h
Ceftriaxon	–	2 × 1 g	nein	i.v.	30 min	6 h
Ceftazidim	–	3 × 2 g	ja	i.v. kont. Infusion	30 min 1 g Ladungsdosis (30 min) 2 × 2 g über jeweils 12 h	18 h
Carbapeneme						
Imipenem/ Cilastatin	–	3 × 1 g	ja	i.v.	30 min pro 500 mg	4 h

(Fortsetzung)

Tab. 3 (Fortsetzung)

Arzneimittel	Standarddosierung oral	Standarddosierung i.v.	Dosisreduktion bei Niereninsuffizienz (exakte Dosisangaben siehe Tab. 4)	Art der Anwendung	Dauer der Applikation	Haltbarkeit bei Raumtemperatur
Meropenem	–	3 × 1 g	ja	i.v. kont. Infusion	30 min 2 g Ladungsdosis, 3–4 g/24 h	8 h (in Aqua) 2 h (in Glc. 5 %)
Fluorchinolone						
Ciprofloxacin	2 × 500 bis 750 mg	3 × 400 g	ja	i.v.	60 min	24 h
Levofloxacin	1 × 500 mg	1 bis 2 × 500 mg	ja	i.v.	60 min pro 500 mg	3 h
Moxifloxacin	1 × 400 mg	1 × 400 mg	nein	i.v.	60 min	24 h
Makrolide						
Clarithromycin	2 × 500 mg	2 × 500 mg	ja	i.v.	60 min	6 h
Tetracycline						
Doxycyclin	2 × 100 mg initial, dann 1 × 100 mg	1 bis 2 × 100 mg	nein	–	–	–
Andere						
Vancomycin	–	15 mg/kg Adaptation nach Talspiegel (15–25)	ja	i.v. kont. Infusion über 24 h	60 min (bei > 1 g: Verlängerung Infusionszeit auf 2 h) Cave: „red man syndrome" bei kürzerer Infusionszeit	Sofort verwenden
Clindamycin	3 × 600 mg	3 × 600 mg	nein	i.v.	30 min	24 h
Linezolid	2 × 600 mg	2 × 600 mg	nein	i.v.		

i.v. = i.v. Kurzinfusion

Bei i.v. Kurzinfusion: cave Restvolumen im Schlauch, kann ca. 20 mL betragen; für Verabreichung auch des Restvolumens sorgen

Tab. 4 Dosierungen einiger wichtiger antimikrobieller Substanzen bei Niereninsuffizienz

Substanz	GFR (ml/min)	Hämo- bzw. Peritonealdialyse	CVVD/CVVDH/ CCVVDHF
Penicillin G	45: 3 x 5 Mega 10: 2 x 5 Mega	3 x 5 Mega	3 x 5 Mega
Ampicillin/ Sulbactam	30: Dosierungsintervall 12 h 15: Dosierungsintervall 24 h	1 x 3 g nach Dialyse	2 x 3 g
Piperacillin/ Tazobactam	20: 2 x 4,5 g	2 x 4,5	2 x 4,5
Meropenem	25: 2 x 1–2 g 10: 2 x 1 g <10: 1 x 0,5 g		
Clarithromycin	30: 2 x 250 mg	1 x 1 g nach Dialyse	3 x 1 g
Ciprofloxaacin oral Ciprofloxacin i.v.	30: 1 x 500 mg 30: 1 x 400 mg	1 x 500 mg 1 x 400 mg	1 x 500 mg 1 x 400 mg
Vancomycin	50: 50 % der Initialdosis 30: 30 % der Initialdosis 10: 10 % der Initialdosis Immer Adaptation nach Talspiegel	1 x 1 g, je nach Membran ein- bis dreimal pro Woche nach Dialyse	1 x 1 g, Adaptation nach Talspiegel

Die zusätzliche DNA kann über vier mögliche Mechanismen in die Zelle gelangen:

– Transformation (Aufnahme freier DNA)
– Transduktion (DNA-Transfer durch Bakteriophagen)
– Konjugation (Plasmide über Paarungsbrücke)
– Konjugative Transposition (Transposone; Transfer nichthomologer Gene durch eigene, recA-unabhängige Rekombinationsenzyme, sogenannte „Transposasen")

Häufig treten Resistenzgene innerhalb sogenannter Integrons in Clustern auf. Dies ist auf die Bereitstellung einer Insertionsstelle für Resistenzgene aus fremder DNA in diesen Integrons zurückzuführen. Durch Integrons eingefangene Gene werden als „Genkassetten" bezeichnet.

Im Prinzip stellt zusätzliche DNA einen Nachteil für das Bakterium dar, denn diese muss während der Replikation energieintensiv synthetisiert werden. Auch die Synthese der kodierten Proteine verursacht metabolische Kosten, so dass Gene, deren Expression in Abwesenheit des Antibiotikums reprimiert ist, einen Vorteil darstellen.

Allgemeine bakterielle antimikrobielle Resistenzmechanismen umfassen:

1. die Modifikation oder Protektion des Angriffspunktes,
2. die enzymatische Inaktivierung der antimikrobiellen Substanz,
3. die Beeinträchtigung der Permeabilität,
4. die Expression von Effluxpumpen,
5. die Umgehung eines Stoffwechselweges.

Die Tab. 1 fasst Wirk- und Resistenzmechanismen im Überblick zusammen. Möglichkeiten der erworbenen Resistenz werden im Folgenden entlang dieser Mechanismen beschrieben.

5.1   ß-Laktame

Modifikation der PBP Streptococcus pneumoniae hat fünf hochmolekulare (1A, 1B, 2A, 2X, 2B) und ein niedermolekulares PBP (3). PBP 2X und 2B sind für die Zellwandsynthese essentiell. Penicillin-empfindliche Stämme haben sehr gleichförmige PBP-Gene, Penicillinresistente Stämme hingegen eine hohe PBP-Gen-Variabilität. Diese Variabilität erklärt sich aus Geninsertion durch homologe Rekombination von Genfragmenten resistenter Bakterien (überwiegend andere Streptococcus spp.). Sie bewirkt eine niedrigere Affinität der PBP zu ß-Laktamen und dadurch eine verringerte Empfindlichkeit.

Staphylococcus aureus kann eine Methicillin-Resistenz über die Synthese Pencillin-resistenter Transpeptidasen (PBP 2a) erwerben. Diese wird genetisch kodiert durch mecA bzw. mecC, einer zusätzlichen DNA. „Das PBP 2a" (Penicillin-bindendes Protein) ersetzt weitgehend die PBPs 1, 2, 3, die ansonsten für die Zellwandsynthese essentiell sind.

Enzymatische Zerstörung der antimikrobiellen Substanz (ß-Laktamasen) ß-Laktamasen hydrolysieren wie PBP den ß-Laktamring; bei ß-Laktamasen wird das Spaltprodukt jedoch freigesetzt, so dass das Enzym weitere Moleküle spalten kann. Im Gegensatz dazu verbleibt bei den PBP das gespaltene ß-Laktam kovalent an das aktive Zentrum des Enzyms gebunden und inaktiviert es irreversibel.

ß-Laktamasen werden durch chromosomale Gene oder durch Plasmide bzw. Transposons kodiert und können wie folgt klassifiziert werden (Tab. 5):

- Ambler-Klassifikation (häufige bzw. wichtige ß-Laktamasen): Dabei werden Serin-ß-Laktamasen in die Gruppen A, C, D eingeteilt und Metalloenzyme in Gruppe B
- Bush-Klassifikation: Diese teilt die ß-Laktamasen entsprechend dem Substratprofil und der Inhibition durch Clavulansäure in vier Gruppen ein:

- 1 = Cephalosporinase (durch Clavulansäure nicht hemmbar) (Ambler C)
- 2 a-f = Penicillinase oder Cephalosporinase (z.T. durch Clavulansäure hemmbar; Ambler A oder D)
- 3 = Carbapenemase (durch Clavulansäure nicht hemmbar) (Ambler B)
- 4 Penicillinas (durch Clavulansäure nicht hemmbar)

Grampositive Bakterien entlassen ihre ß-Laktamasen nach außen ins umgebende Milieu; gramnegative Bakterien konzentrieren ihre ß-Laktamasen im periplasmatischen Raum. Entsprechend bestimmen bei grampositiven Erregern die Eigenschaften der ß-Laktamase und die gebildete Menge die Empfindlichkeit gegenüber ß-Laktamen; bei gramnegativen Erregern ist die Empfindlichkeit demgegenüber auch abhängig von anderen Faktoren, wie z. B. der Penetration des Antibiotikums durch die äußere Membran. Daher kommen häufiger mäßig empfindliche Stämme vor, die durch hohe Dosierungen der antimikrobiellen Substanz wirksam therapiert werden können.

Streptococcus pneumoniae synthetisiert keine ß-Laktamasen. Unter den grampositiven Mikroorganismen bildet besonders Staphylococcus aureus Resistenzen durch ß-Laktamasen aus (80–90 % der Stämme sind ß-Laktamase-Produzenten). Diese werden im Wesentlichen durch Plasmide kodiert. ß-Laktamase-produzierende Stämme, die Oxacillin- (Methicillin-) sensibel sind, bleiben empfindlich auf alle penicillinasefesten Penicilline, ß-Laktam-ß-Laktamase-Inhibitor-Kombinationen sowie Cephalosporine mit Wirkung gegen Staphylococcus aureus.

Bei Enterobakterien muss man zwischen Spezies unterscheiden, die typischerweise in ihrer Wildform keine ß-Laktamase produzieren, wie E. coli oder Proteus mirabilis, und solchen, die typischerweise dieses Enzym bilden, wie Klebsiella pneumoniae, Proteus vulgaris oder z. B. Enterobacter spp. Die erworbenen ß-Laktamasen von E. coli und P. mirabilis sind typischerweise plasmidkodierte Penicillinasen (Ambler A), die durch ß-Laktamase-Inhibitoren gehemmt werden.

Tab. 5 Einteilung der ß-Laktamasen

Klasse	Enzymgruppe	Vertreter		Resistenzen gegen	Inhibition durch Clavulansäure/ Tazobactam
A	Serin-Betalaktamasen				
		Penicillinasen			ja
			Staphylokokken-ß-Laktamasen TEM 1 SHV	Penicillin Ampicillin Piperacillin	
		ESBL			ja
			CTX-M SHV TEM	Ampicillin Piperacillin Cefotaxim Ceftazidim	
B	Metallo-ß-Laktamasen				nein
		NDM IMP VIM L1-ß-Laktamase von S. maltophilia		Penicilline Cephalosporine Carbapeneme	
C	AmpC-ß-Laktamasen („Cephalosporinasen")				nein
		chromosomale ß-Laktamasen von Enterobacter und Citrobacter freundii CMY		Cephalosporine Penicilline Aztreonam	
D	Serin-Betalaktamasen				nein
		klassische OXA-ß-Laktamasen OXA-1 OXA-10 Carbapenemasen OXA-23 OXA-48		Penicilline Penicilline Cephalosporine Penicilline Carbapeneme	

Auch bleiben solche Stämme empfindlich gegen Cefalosporine der 3. Generation (und gegen hohe Dosen der 2. Generation).

Die Gruppe der Enterobacter spp., Citrobacter freundii, Serratia spp., Morganella und Providencia weisen eine induzierbare chromosomal kodierte ß-Laktamase auf (AmpC, Ambler Klasse C). Im Wildtyp wird die ß-Laktamase durch bestimmte ß-Laktame induziert; während der Replikation gibt es regelmäßig allerdings Mutationen, die zu einer stabil dereprimierten ß-Laktamase-Produktion führen. Diese Stämme sind unempfindlich gegen Penicilline, Cephalosporine und Aztreonam; da die AmpC-ß-Laktamase nicht durch ß-Laktamase-Inhibitoren gehemmt wird, wirken die derzeit verfügbaren Kombinationspräparate auch nicht. Einzig verbleibende Option bei ß-Laktamen sind Carbapeneme (und das in Deutschland nicht verfügbare Temocillin). Neben dieser speziest-

ypischen Eigenschaft können erworbene ß-Laktamasen zusätzlich vorliegen.

ß-Laktamasen tragen auch wesentlich zur Resistenz anaerober Bakterien gegenüber ß-Laktamen bei. ß-Laktamasen von Clostridien und Fusobakterien sind stets Penicillinasen, von Bacterioides fragilis wesentlich Cephalosporinasen, zuweilen auch Carbapenemasen.

Sogenannte extended spectrum ß-Laktamasen (ESBL) sind klassisch Mutationen von TEM-1-, TEM-2- und SHV-1-Enzymen, die unter dem Selektionsdruck der Drittgenerations-Cephalosporine selektiert wurden. Die derzeit am weitesten verbreitete Enzymgruppe, die CTX-M-ESBL, stammt jedoch aus Kluyvera spp., einem natürlich in der Umwelt vorkommenden, üblicherweise apathogenen Enterobakterium. ESBL hydrolysieren neben Penicillinen Cephalosporine III und Monobactame. Die ESBL-Gene ihrerseits verbreiten sich meist auf Plasmiden. Die Bedeutung von ESBL liegt in der Einschränkung der Therapie auf wenige ß-Laktame, wesentlich die Carbapeneme. Inwieweit die Kombination Piperacillin/ Tazobactam noch wirksam sein kann, wird derzeit diskutiert.

> ▶ **Merke** Der Kliniker sollte bei Nachweis einer Resistenz gegen Cefotaxim oder Ceftazidim bei E. coli oder Klebsiellen an eine ESBL denken.

Die genaue Differenzierung verschiedener ESBL kann durch eine ESBL-Multiplex-PCR geschehen. Diese ist in der Lage, die relevanten Resistenzgene (blaTEM, blaSHV, blaCTX-M) zu amplifizieren und zu differenzieren. Therapeutisch ist diese Differenzierung nicht relevant, epidemiologisch kann sie es sein.

Beeinträchtigung der Penetration Die Passage von antimikrobiellen Substanzen durch die äußere Bakterienmembran wird durch Porine erleichtert. Die Diffusion dieser Substanzen wird dabei sowohl durch die Anzahl und Größe der Porine als auch durch ihre eigenen physikochemischen Eigenschaften bestimmt. Günstige Eigenschaften der antimikrobiellen Substanzen sind dabei eine geringe Molekülgröße sowie eine hohe Hydrophilie, wie sie etwa bei Imipenem zu finden sind.

Mutationen mit der Folge des Verlustes spezifischer Porine können dabei zu einer ß-Laktam-Resistenz führen. Beispiel ist das Porin OprD, dessen Verlust bei P. aeruginosa zu einer Resistenz gegen Imipenem führt.

Efflux Effluxmechanismen spielen eine zusätzliche Rolle in der Resistenz von P. aeruginosa gegenüber ß-Laktamen.

5.2 Makrolide

Modifikation des Angriffspunktes Diese geschieht durch eine Konformationsänderung als Ergebnis einer Methylierung eines Adenin-Rests und wird durch erm-Gene vermittelt, die ihrerseits durch Plasmide übertragen werden. Der entstehende Phänotyp wird MLS$_B$ genannt, weil er eine Resistenz auch gegen Lincosamide (Clindamycin) und Streptogramin-B-Antibiotika verursacht.

Es gibt daneben bei einigen Spezies (z. B. Mykoplasmen) auch Mutationen der die rRNA kodierenden Gene, die zu einer Veränderung des Angriffspunktes der Makroliden führen.

Die Expression der Methylase kann konstitutiv oder durch Makrolide induzierbar sein. Bei Streptococcus pneumoniae wird das erm-Gen typischerweise konstitutiv exprimiert, so dass Erythromycin und Clindamycin gleichermaßen resistent getestet werden. Bei Staphylococcus aureus kann Clindamycin noch sensibel erscheinen, die Wahrscheinlichkeit einer Mutation zu konstitutiver Expression ist jedoch hoch, so dass Clindamycin trotz In-vitro-Empfindlichkeit bei nachgewiesener Makrolid-Resistenz nicht eingesetzt werden sollte.

Efflux Der Efflux erfolgt über eine ATP-abhängige Pumpe, die unterschiedlich kodiert wird. Bei Streptococcus pneumoniae und Streptococcus pyogenes wird der Efflux über die Gene mefE und mefA kodiert. Die Resistenz ist auf Makrolide beschränkt (M Phänotyp). Bei Staphylococcus aureus wird er über msrA- und msrB-Gene kodiert. Diese Resistenz betrifft Makrolide und Streptogramine (MS Phänotyp). Sofern eine Makrolidresistenz durch Efflux bedingt ist, kann Clindamycin weiterhin eingesetzt werden.

Die relativen Häufigkeiten der beiden Resistenzmechanismen (erm oder mef/msrA) variieren regional erheblich; für Deutschland ist aber bei S. aureus die Makrolidresistenz ganz überwiegend (>90 %) durch ermA oder ermC verursacht, so dass bei nachgewiesener Makrolidresistenz Clindamycin bei dieser Spezies nicht ohne Bestimmung des Resistenzmechanismus angewendet werden darf.

5.3 Tetracycline

Efflux Die erworbene Resistenz ist Plasmidvermittelt. Diese kodieren für aktive Effluxpumpen. Bei gramnegativen Mikroorganismen wird zusätzlich die Penetration durch die äußere Membran beeinträchtigt.

Tab. 6   Resistenzmechanismen von Erregern der ambulant erworbenen Pneumonie

Erreger	Antimikrobielle Substanzklasse	Häufiger Resistenzmechanismus	Alternative Antibiotika
Streptococcus pneumoniae	ß-Laktame	Alterationen der Penicillin-bindenden Proteine (PBP)	Cephalosporine
	Makrolide	Effluxpumpe (mefA) Ribosomale Methylierung (erm B)	ß-Laktame, Clindamycin ß-Laktame
	Fluorchinolone	Mutation der Topoisomerasen (par C, gyr A/B) Effluxpumpe	ß-Laktame, Makrolide
Mycoplasma pneumoniae	Makrolide	Punktmutation in Domäne V des 23S rRNA-Gens	Doxycyclin
Haemophilus influenzae	ß-Laktam	ß-Laktamase (BRO-1, 2)	ß-Laktam/ß-Laktamase-Inhibitor, Cephalosporin Cephalosporine III
	BLNAR (ß-Laktamase non-producers Ampicillin resistent)	Mutationen der PBP	
Staphylococcus aureus	Oxacillin	ß-Laktamase	ß-Laktam/ß-Laktamase-Inhibitor Cephalosporin Vancomycin, Linezolid
		Mec A/C	
Enterobakterien	ß-Laktame	ß-Laktamase	ß-Laktam/Inhibitor-Kombinationen Carbapeneme
	Fluorchinolone	ESBL Mutation der Topoisomerasen (parC, par A/B)	

Modifikation bzw. Schutz des Angriffspunktes Manche resistenten Mikroorganismen sind in der Lage, ein Protein zu produzieren, das das Ribosom vor der Inhibition durch Tetracycline schützt. Dieses Protein wird kodiert durch tetM, O, P, Q, S. Dieser Mechanismus ist der einzige, der bei Streptococcus pneumoniae vorkommt.

5.4   Fluorchinolone

Modifikation des Angriffspunktes Mutationen in gyrA oder gyrB führen durch geringfügige Änderungen der Aminosäuren-Sequenz der Topoisomerase II zu verringerter Bindung der Antibiotika und somit zur Resistenzentwicklung. Aber auch alleinige oder zusätzliche Mutationen der parC-Gene tragen zur Resistenz bei. Dies ist der häufigste und effektivste Resistenzmechanismus gegen Fluorochinolone.

Efflux und reduzierte Membrandurchlässigkeit Bei grampositiven Erregern führt die Hochregulation der Effluxpumpen zu einer Reduktion der intrazellulären Fluorchinolon-Konzentration. Die gesteigerte Expression dieser Effluxpumpen wird z. B. bei Streptococcus pneumoniae und Staphylococcus aureus über die chromosomalen norA- und pmrA-Gene kodiert.

Bei gramnegativen Erregern führen sowohl die Hochregulation der Effluxpumpen als auch eine Reduktion der Diffusion durch bakterielle Membrankanäle zur Resistenzentwicklung.

Target-Protektion Die Bildung eines Proteins (QnrA/B), das die Bindungsstelle der Chinolone blockiert, trägt zur Resistenz bei.

Inaktivierung des Antibiotikums Ein Enzym, das ursprünglich nur Aminoglycoside inaktivierte (AAC6'-Ib), kann auch einige Chinolone, darunter Ciprofloxacin, teilweise inaktivieren (AAC6'-Ib-cr).

Die beiden letztgenannten Mechanismen verursachen allein keine klinisch relevante Resistenz, ihnen wird aber eine Funktion für die schrittweise Resistenzentstehung bei Chinolonen beigemessen.

Die Tab. 6 fasst für die wichtigsten Erreger der ambulant erworbenen Pneumonie die Resistenzmechanismen zusammen.

6   Weiterführende Literatur

Sehr informative Übersicht über Grundregeln der antimikrobiellen Therapie:

- Leekha S, Terrell CL, Edson RS (2011) General principles of antimicrobial therapy. Mayo Clin Proc 86:156–167

Eine ausführliche und genaue Darstellung der Wirkmechanismen von Antibiotika:

- Walsh C (2003) Validated targets and major antibiotic classes. Section II. In: Walsh C (Hrsg) Antibiotics – actions, origins, resistance. ASM Press, Washington, DC, S 11–79

Eine kurze Zusammenstellung der Resistenzmechanismen klinisch wichtiger Bakterien:

- Giedraitiene A, Vitkauskiene A, Naginiene R, Pavilonis A (2011) Antibiotic resistance mechanisms of clinically important bacteria. Medicine (Kaunas) 47:137–461

Kurze Übersicht über die Resistenzmechanismen von Pseudomonas aeruginosa:

- Lambert PA (2002) Mechanisms of antibiotic resistance in *Pseudomonas aeruginosa*. J R Soc Med 95(Suppl 41):22–26

Schafft Ordnung im Salat der PK/PD-Indizes in einer sehr einfachen Sprache, gleichzeitig gute Darstellung der Limitationen des PK/PD-Modells:

- Wiedemann B, Barger A, Fuhst C (2003) Pharmakologische Indizes in der Antibiotika-Therapie. Chemother J 12:45–50

Zwei Arbeiten über die Methodik der PD/PK zur Entwicklung und Anwendung von antimikrobiellen Substanzen:

- Sanchez-Navarro A, Sanchez Recio MM (1999) Basis of anti-infective therapy. Pharmacokinetic-pharmacodynamic criteria and methodology for dual dosage individualization. Clin Pharmacokinet 37:289–304
- Drusano GL (2007) Pharmacokinetics and pharmacodynamics of antimicrobials. Clin Infect Dis 45(Suppl 1): 89–95

Drei Arbeiten, die den Wert des PK/PD-Modells vor allem bei kritisch Kranken mit schweren Infektionen explizieren:

- Lodise TP, Drusano GL (2011) Pharmacokinetics and pharmacodynamics: optimal antimicrobial therapy in the intensive care unit. Crit Care Clin 27:1–18
- Martinez MN, Papich MG, Drusano GL (2012) Dosing regimen matters: the importance of early intervention and rapid attainment of the pharmacokinetic/pharmacodynamic target. Antimicrob Agents Chemother 56:2795–2805
- Beck S, Wicha SG, Kloft C, Kees MG: Pharmakokinetik und Pharmakodynamik der Antibiotikatherapie. Anästhesist 201.

Fokus auf einer individualisierten Dosierung bei schweren Infektionen. Zum Teil noch nicht ohne weiteres in der Praxis implementierbar, schafft die Übersicht jedoch Problembewußtsein und zeigt an, an welchen Lösungen des Problems zur Zeit gearbeitet wird:

- Roberts JA, Abdul-Aziz MH, Lipman J, Mouton JW, Vinks AA, Felton TW, Hope WW, Farkas A, Neely MN, Schentag JJ, Drusano G, Frey OR, Theuretzbacher U, Kuti JL, International Society of Anti-Infective Pharmacology and the Pharmacokinetics and Pharmacodynamics Study Group of the European Society of Clinical Microbiology and Infectious Diseases (2014) Individualised antibiotic dosing for patients who are critically ill: challenges and potential solutions. Lancet Infect Dis 14:498–509

Initiale kalkulierte antimikrobielle Therapie und Therapieführung

14

Santiago Ewig und Sören Gatermann

1 Datenlage

Trotz der Häufigkeit und Bedeutung der ambulant erworbenen Pneumonie ist die Datenlage zur antimikrobiellen Therapie sehr limitiert. Die Ursachen dafür sind folgende:

1. Seit der Vergleichsstudie von Sulfonamiden mit historischen Kontrollen ohne antimikrobielle Therapie, die einen klaren Vorteil für die Sulfonamid-Gruppe erbrachte, erst recht nach Einführung des Penicillins (siehe Kap. ▶ Aspirationspneumonie), kann es keine Placebo-kontrollierte Studie mehr geben, sondern nur noch Vergleichsstudien von zwei verschiedenen antimikrobiellen Therapien.
2. Die meisten vorliegenden Vergleichsstudien, die den Therapieerfolg als primären Endpunkt haben, sind Zulassungsstudien, die die Nicht-Unterlegenheit gegenüber einer Standardtherapie untersuchen. Für den Nachweis der Über-

legenheit einer Therapie fehlt daher die statistische Power.
3. Es kommt hinzu, dass diese Zulassungsstudien meist nur Patienten mit leicht- bis mittelschweren ambulant erworbenen Pneumonien einschließen. Ein Unterschied im Therapieerfolg ist daher von vorneherein sehr unwahrscheinlich. Andererseits gibt es daher keine einzige kontrollierte, prospektiv-randomisierte Studie zu Patienten mit schwerer ambulant erworbener Pneumonie. Solche Studien sind naturgemäß sehr schwer durchzuführen, da Beatmung, Organersatztherapie und Sepsismanagement ebenfalls standardisiert werden müssten.

Vor diesem Hintergrund wird deutlich, dass keine Therapieempfehlung in Leitlinien in ihrer Qualität über eine schwache Evidenz hinauskommt. Diese Empfehlungen müssen sich vielmehr an dem erwartbaren Erregerspektrum, aktuellen Resistenzdaten, pharmakologischen Erwägungen, verfügbaren Daten aus Zulassungsstudien und retrospektiven Fallserien orientieren. Darüber hinaus spielen auch Erwägungen der Resistenzprävention eine Rolle.

2 Initiale kalkulierte antimikrobielle Therapie

Zu Beginn der Therapie von Patienten mit ambulant erworbener Pneumonie ist der Erreger häufig unbekannt. Ein Ergebnis der Gramfärbung ist so

S. Ewig (✉)
Thoraxzentrum Ruhrgebiet, Kliniken für Pneumologie und Infektiologie, EVK Herne und Augusta-Kranken-Anstalt, Bochum, Deutschland
E-Mail: sewig@versanet.de

S. Gatermann
Institut für Hygiene und Mikrobiologie, Abteilung für Medizinische Mikrobiologie, Ruhr-Universität, Bochum, Deutschland
E-Mail: soeren.gatermann@rub.de

© Springer-Verlag Berlin Heidelberg 2016
S. Ewig (Hrsg.), *Ambulant erworbene Pneumonie*, DOI 10.1007/978-3-662-47312-2_14

171

gut wie nie zeitnah verfügbar, einzig die Schnell-tests auf Pneumokokken und Legionellen können im positiven Fall den Weg für eine gezielte anti-mikrobielle Therapie weisen. Daher ist meist eine kalkulierte antimikrobielle Therapie erforderlich. Ihre Auswahl muss sich am zu erwartenden Erre-gerspektrum ausrichten.

Das Grundmuster des Erregerspektrums der ambulant erworbenen Pneumonie ist zumindest in Deutschland, aber auch in der westlichen Welt weitgehend konstant. Es umfasst Streptococcus pneumoniae als mit Abstand häufigstem Erreger, gefolgt von sogenannten „atypischen" (bakteriellen und viralen) Erregern, Haemophilus influenzae und selteneren Erregern (Staphylococcus aureus, Enterobakterien, Pseudomonas aeruginosa).

Aktuell entzündet sich die Diskussion über die relative Bedeutung der „atypischen" Erreger sowie der potentiell multiresistenten Erreger (engl.: „potentially multidrug resistant pathogens, PMDR"). Die führende Bedeutung von Strepto-coccus pneumoniae bleibt aufgrund der hohen Pathogenität des Erregers unumstritten, auch dann, wenn sich Effekte der Herdimmunität der Pneumokokken-Impfung bei Kindern bzw. der Immunität durch Pneumokokken-Impfung des Erwachsenen abzuzeichnen beginnen. Unter den „atypischen" Erregern sind bei mittelschwe-ren und schweren Pneumonien lediglich Influen-zaviren und Legionella spp. prognostisch relevant und erfordern eine spezifische antimikrobielle Therapie. PMDR würden demgegenüber eine gänzlich andere Therapie implizieren; ihre Bedeu-tung ist jedoch umstritten, ebenso Möglichkeiten ihrer Prädiktion. In Deutschland sind diese ent-sprechend den CAPNETZ-Daten aktuell sehr sel-ten. Es bleiben schließlich die ebenso seltenen Besonderheiten der Reise-assoziierten Erreger zu beachten.

Vor dem Hintergrund dieser Deutung der ak-tuellen Datenlage können Empfehlungen für die kalkulierte initiale antimikrobielle Therapie ent-lang eines erwarteten Erregerspektrums gegeben werden. Dabei muss allerdings beachtet werden, dass die relative Häufigkeit und die prognostische Relevanz bestimmter Erreger je nach Schwere-grad der Pneumonie unterschiedlich sind.

Wann immer möglich, sollte die initiale kalku-lierte antimikrobielle Therapie entsprechend Erre-gernachweis und Sensibilität bzw. Resistogramm auf eine gezielte Therapie umgestellt werden.

2.1 Initiale kalkulierte antimikrobielle Therapie bei Patienten mit leichtgradiger Pneumonie ohne Komorbidität

Patienten mit einer leichtgradigen Pneumonie (d. h. ohne Vitalfunktionstörungen) haben eine Letalität von bis zu ca. 1 %. Die antimikrobielle Therapie hat überwiegend die Aufgabe, die Krankheitsdauer zu verkürzen und das Risiko einer Komplikation zu minimieren. Eine relevante Reduktion der ohnehin sehr geringen Letalität erreicht diese wahrscheinlich nicht.

Die häufigsten Erreger sind Streptococcus pneumoniae, gefolgt von Mycoplasma pneumo-niae (bei Patienten <65 Jahren, ansonsten selten), Haemophilus influenzae und Viren. Alle anderen Erreger sind sehr selten. Legionella spp. kommen zwar vor, verlaufen aber auch bei diskordanter (also ineffektiver) Therapie in der Regel selbst-limitierend.

Am wichtigsten ist die sichere Erfassung von Streptococcus pneumoniae. Daher ist ein Penicil-lin (Amoxicillin) Mittel der Wahl. Resistenzen gegenüber Penicillin kommen in Deutschland zur Zeit praktisch nicht vor und spielen daher in diesem Kontext keine Rolle. Ein zusätzlicher ß-Laktamase-Hemmer (Sultamicillin) ist nur sinn-voll, wenn die regionale Prävalenz ß-Laktamase-bildender Haemophilus-influenzae-Stämme bei ca. > 10 % liegt. Die fehlende Aktivität gegen-über „atypischen" bakteriellen Erregern ist auf-grund des meist selbstlimitierenden Verlaufs aller leichtgradigen Pneumonien durch diese „atypi-schen" Erreger, auch der Legionellen-Pneumo-nien, nicht relevant.

Alternativen sind erforderlich, falls der Patient eine Unverträglichkeit oder Allergie gegenüber Penicillin bzw. Amoxicillin aufweist. Die beste Alternative ist ein Fluorchinolon. Unter den Fluorchinolonen ist Moxifloxacin erste Wahl, da es die niedrigsten MHK gegenüber Streptococcus pneumoniae aufweist.

> ▶ **Anmerkung** Die Vorgabe der EMEA, Moxifloxacin nur dann einzusetzen, wenn kein anderes adäquates Mittel zur Verfügung steht, wird damit korrekt eingehalten (siehe Einschätzung weiterer möglicher Alternativen weiter unten).

> ▶ **Cave** Ciprofloxacin ist aufgrund einer geringen Aktivität gegenüber Streptococcus pneumoniae strikt kontraindiziert! Levofloxacin ist zwar gleich wirksam wie Moxifloxacin, weist jedoch eine um etwa 1–2 MHK-Stufen niedrigere Aktivität gegenüber Streptococcus pneumoniae und damit ein höheres Risiko der Resistenzentwicklung auf. Dazu ist es wirksam gegenüber Pseudomonas aeruginosa, so dass das Spektrum in dieser Indikation zu breit erscheint.

Makrolide sind die Mittel mit der höchsten (wiewohl zuletzt sinkenden) Resistenzrate von ca. 10 % gegenüber Streptococcus pneumoniae und daher nicht Mittel erster Wahl. Doxycyclin weist große regionale Unterschiede in der Resistenzrate auf.

Für orale Cephalosporine gibt es keine Indikation.

Dafür gibt es folgende Gründe:

1. Die zugelassenen Dosierungen sind regelhaft unterdosiert
2. Entsprechend gehen diese mit einem erhöhten Risiko für Therapieversagen einher
3. Der Einsatz von Cephalosporinen ist ein Risikofaktor für die Zunahme von Erregern mit ESBL, auch im ambulanten Bereich
4. Cephalosporine sind Ursachen für eine erhöhte Inzidenz von Clostridium difficile

Eine generelle kalkulierte Therapie gegen Influenzaviren ist sicher nicht angezeigt. Liegen typische klinische Zeichen einer Influenzavirusinfektion vor, kann zusätzlich eine kalkulierte Therapie mit Oseltamivir oder Zanamivir erwogen werden, sofern die Zeit vom Symptombeginn

bis zur erstmaligen Vorstellung 48 h nicht wesentlich überschreitet. Dies gilt besonders zu Zeiten einer Influenzavirusepidemie.

> ▶ **Cave** Die Neuraminidasehemmer sind bei Patienten mit gesicherter Pneumonie nicht im Rahmen von kontrollierten Studien evaluiert, sondern lediglich bei solchen mit (überwiegend leichtgradigen) Infektionen der unteren Atemwege. Bei letzteren führt die Gabe von Neuraminidasehemmern zu einer Verkürzung der Krankheitsdauer von ca. 1 bis 1,5 Tagen. Hinweise für eine Wirksamkeit auch bei Pneumonien stammen aus Beobachtungsstudien im Rahmen der H1N1-Epidemie.

Die hier gegebenen Empfehlungen sind allerdings nur dann hinreichend sicher, wenn bei jedem Patienten mit initial leichtgradiger ambulant erworbener Pneumonie nach 24–48 h eine Nachuntersuchung erfolgt. Zudem sollte jeder Patient instruiert werden, sich bei jeder zwischenzeitlichen subjektiven Verschlechterung umgehend zu melden. Die Therapieoptionen für Patienten ohne Komorbidität sind in Tab. 1 zusammengefaßt.

2.2 Initiale kalkulierte antimikrobielle Therapie von Patienten mit leichtgradiger Pneumonie und definierter Komorbidität

Ausnahmen Hausärzte, vor allem solche, die Pflegeheime betreuen, sehen sich heute mit einer Vielzahl von Fällen mit schwerer Komorbidität konfrontiert, die Risikofaktoren für S.aureus, Enterobakterien und Pseudomonas aeruginosa aufweisen bzw. die dokumentiert mit einem oder mehreren dieser Erreger kolonisiert sind.

Tabelle 2 gibt definierte Komorbiditäten wieder, die Risikofaktoren für diese Erreger darstellen. Es handelt sich hier zunächst nicht um Risikofaktoren für (multi)resistente Erreger, sondern für ein erweitertes Erregerspektrum. Im Falle

Tab. 1 Initiale kalkulierte Therapie von Patienten mit leichtgradiger ambulant erworbenen Pneumonie Leitkeime: Streptococcus pneumoniae, Mycoplasma penumoniae (bei Patienten < 65 Jahren, ansonsten selten), Haemophilus pneumoniae und Viren

Antimikrobielle Substanz	Dosis (jeweils oral)
1. Wahl	
Amoxicillin	3 × 1 g
Alternativen bei Unverträglichkeit oder Allergie gegen Penicillin	
Moxifloxacin	1 × 400 mg
Clarithromycin	2 × 500 mg
Doxycyclin	2 × 100 mg Tag 1, danach 1 × 100 mg
Bei klinischem Verdacht bzw. Influenzaepidemie und Symptombeginn bis 48 h vor der Erstvorstellung möglich	
Zusätzlich Osteltamivir*	2 × 75 mg

*Zur kritischen Bewertung der Neuraminidase-Hemmer siehe Text

Tab. 2 Komorbiditäten und ihr Risiko für S.aureus, Enterobakterien bzw. P. aeruginosa

Komorbidität	Erreger
Chronische Herzinsuffizienz	Enterobakterien*
ZNS-Erkrankungen (mit Schluckstörungen)	S.aureus (MSSA)
	Enterobakterien*
	Anaerobier
Schwere COPD, Bronchiektasen	P.aeruginosa
Bettlägerigkeit, PEG	S. aureus (MSSA), Enterobakterien, P. aeruginosa

*z.B. *Klebsiella pneumoniae, Escherichia coli, Serratia spp., Enterobacter spp*

einer bekannten Kolonisation mit MRSA oder P. aeruginosa muss individuell bewertet werden, ob es sich um den aktuell ursächlichen Erreger handelt. Der positive prädiktive Wert der MRSA-Kolonisation für eine Pneumonie durch diesen Erreger ist gering.

Therapeutische Optionen bei Patienten mit definierten Komorbiditäten sind in Tab. 3 wiedergegeben.

Die Kombination mit einen BLI führt zu einer Erweiterung der Wirksamkeit gegen ß-Laktamasebildende H.influenzae, S.aureus und ß-Laktamasebildende Enterobakterien. Die Gewinnung respiratorischer Sekrete zur Erregeridentifikation und Resistenztestung ist bei diesen Patienten besonders wichtig.

Aufgrund der häufig notwendigen intravenösen Therapie wird häufig eine stationäre Behandlung erforderlich werden.

2.3 Initiale kalkulierte Therapie der stationär behandlungspflichtigen Pneumonie

Gemäß den Daten der Aqua-Qualitätssicherung sind in Deutschland aktuell ca. 15 % der hospitalisierten Patienten solche mit niedrigem Risiko. Nach Daten einiger europäischer und amerikanischer Studien weisen von diesen etwa die Hälfte nachvollziehbare Gründe zur Hospitalisation auf, die in Schweregradscores nicht abgebildet werden.

Für Patienten, die keinen Schweregrad-assoziierten Grund für die Hospitalisation und keine Komplikation aufweisen, gelten dieselben Empfehlungen wie für die leichtgradigen Verläufe.

Patienten, die aufgrund von Schweregradkriterien (im weiteren Sinne) hospitalisiert wurden, weisen mindestens eine Vitalfunktionsstörung bzw. eine Komplikation auf. Sie haben bereits eine Letalität von mindestens ca. 5 %, das Risiko steigt mit dem Ausmaß der respiratorischen Insuffizienz, der Entwicklung einer schweren Sepsis bzw. von pulmonalen bzw. extrapulmonalen Komplikationen auf bis ca. 35 %.

Das Erregerspektrum zeigt sich gegenüber den leichtgradigen Verläufen qualitativ verändert, ebenso die prognostische Relevanz der Erreger. Streptococcus pneumoniae ist auch hier der häufigste Erreger, gefolgt von Haemophilus influenzae, Influenzavirus, Legionella spp. und Mycoplasma pneumoniae (bei Patienten <65 Jahren, ansonsten selten). Enterobakterien sind etwas häufiger, ebenso Pseudomonas aeruginosa. Insbesondere Pneumonien durch Streptococcus pneu-

Tab. 3 Optionen für eine initiale kalkulierte Therapie von Patienten mit leichtgradiger ambulant erworbenen Pneumonie bei Patienten mit definierter Komorbidität Leitkeime: MRSA, Enterobakterien, *P. aeruginosa*. Es handelt sich immer um Optionen für Einzelfälle, nicht um einen Standard!

Definierte Komorbidität bzw. Kondition	Antimikrobielle Substanzen	Dosis (jeweils oral)
schwere Herzinsuffizienz, ZNS-Erkrankungen (insbesondere solche mit Schluckstörungen)	Amoxicillin/Clavulansäure	3 × 1 g (bzw. 825/125 mg)
schwere COPD, Bronchiektasen, Bettlägerigkeit, bekannte Kolonisation mit Pseudomonas aeruginosa*	Amoxicillin plus Ciprofloxacin	3 × 1 g oral 2 × 500 mg (< 70 kg) 2 × 750 mg (≥ 70 kg)
	Alternative bei Unverträglichkeit oder Allergie gegen Penicillin Clindamycin plus Ciprofloxacin	3 × 600 mg 2 × 500 mg (< 70 kg) 2 × 750 mg (≥ 70 kg)

*Immer mikrobiologische Diagnostik; ggf. stationäre Therapie erwägen

moniae, Legionella spp., Enterobakterien und Pseudomonas aeruginosa sind mit einer erheblichen Letalität assoziiert.

Es ist daher von höchster Wichtigkeit, dass umgehend (< 1 h nach stationärer Aufnahme) eine adäquate initiale kalkulierte antimikrobielle Therapie eingeleitet wird. Zur Sicherstellung ausreichend hoher Serumspiegel ist dabei in der Regel initial der intravenöse Applikationsweg zu wählen. Bei gesicherter Resorption kann zumindest das Makrolid auch oral gegeben werden.

Eine Kombinationstherapie von Ampicillin/Sulbactam in ausreichender Dosis plus Makrolid (in der Regel Clarithromycin) gilt dabei als Mittel erster Wahl. Die Kombinationstherapie mit einem Makrolid erfolgt jedoch nicht ausschließlich im Hinblick auf das zu erwartende Spektrum, sondern zudem aufgrund antiinflammatorischer Eigenschaften der Makrolide.

Diese umfassen:

1. die Reduktion proinflammatorischer Zytokine
2. die Verminderung der Freisetzung freier Radikaler
3. die Verminderung der polymorphkernigen Leukozytenausschüttung. Es ist noch nicht geklärt, welcher dieser Faktoren ausschlaggebend ist.

Weitere bekannte protektive Mechanismen umfassen die Minderung der Produktion von Virulenzfaktoren und der Biofilmbildung auf bakterieller Seite und antisekretorische Wirkungen sowie Effekte auf Epithelzellbarriere auf Wirtsseite.

In retrospektiven Beobachtungs- und Fall-Kontroll-Studien konnte wiederholt gezeigt werden, dass die ß-Laktam/Makrolid-Kombination bei schweren bakteriämischen Pneumokokken-Pneumonien, aber auch in der Gesamtgruppe mit hospitalisierter und mit schwerer Pneumonie einer Monotherapie mit ß-Laktam bzw. Flourchinolon überlegen war. Jüngst wurde auch eine erste kontrollierte, prospektiv randomisierte Studie zum Vergleich der Mono- versus Kombinationstherapie publiziert, die bei hospitalisierten Patienten eine Gleichwertigkeit der ß-Laktam-Monotherapie gegenüber der Kombination ß-Laktam-Makrolid nicht belegen konnte. Diese Studie stützt somit die Kombinationstherapie.

Für den Fall einer Unverträglichkeit bzw. Allergie gegenüber Penicillin bzw. Ampicillin können Cephalosporine wie Ceftriaxon zum Einsatz kommen, mit dem Risiko einer 10%igen Kreuzallergie. Andernfalls können Fluorchinolone (Moxifloxacin) als Monotherapie gegeben werden.

Tab. 4 Initiale kalkulierte Therapie von Patienten mit hospitalisierter ambulant erworbener Pneumonie. Leitkeime: Streptococcus pneumoniae, Haemophilus influenzae, Influenzavirus, Legionella spp., Mycoplasma pneumoniae (bei Patienten <65 Jahren, ansonsten selten). Enterobakterien sind etwas häufiger, ebenso Pseudomonas aeruginosa. Insbesondere Streptococcus pneumoniae, Legionella spp., Enterobakterien und Pseudomonas aeruginosa sind sämtlich mit einer erheblichen Letalität assoziiert

Antimikrobielle Substanz	Dosis (jeweils i.v.)
1. Wahl	
Ampicillin/Sulbactam* plus Clarithromycin**	3 × 3 g 2 × 500 mg (auch oral möglich)
Alternative bei Unverträglichkeit oder Allergie gegen Penicillin	
Ceftriaxon plus Clarithromycin**	2 × 1 g 2 × 500 mg (auch oral möglich)
Moxifloxacin***	1 × 400 mg
Patienten mit Risikofaktoren für Enterobakterien bzw. P.aeruginosa (schwere COPD, Bronchiektasen, schwere Herzinsuffizienz, ZNS-Erkrankungen (insbesonders solche mit Schluckstörungen), Bettlägerigkeit, bekannte Kolonisation mit Pseudomonas aeruginosa)	
Ampicillin**** plus Ciprofloxacin****	3 × 1 g 3 × 400 mg
Alternative bei Unverträglichkeit oder Allergie gegen Penicillin	
Clindamycin***** plus Ciprofloxacin*****	3 × 600 mg 3 × 400 mg
Bei klinischem Verdacht bzw. Influenzaepidemie und Symptombeginn bis 48 h vor der Erstvorstellung möglich******	
Zusätzlich Osteltamivir******	2 × 75 mg

*Switchtherapie mit Sultamicillin 2 × 750 mg oral
**Wird keine Legionella spp. nachgewiesen, bei Therapieansprechen auf 3 Tage limitieren.
***Switchtherapie 1 × 400 mg oral
****Umstellung nach Erregernachweis, ggf. Switchtherapie Amoxillin 3 x 1 g plus Ciprofloxacin 2 × 500 mg (bis 70 kgKG) bzw. 2 × 750 mg (≥70 kgKG)
*****Umstellung nach Erregernachweis, ggf. Switchtherapie Clindamycin 3 × 600 mg plus Ciprofloxacin 2 × 500 mg (bis 70 kgKG) bzw. 2 × 750 mg (≥70 kgKG)
******Zur kritischen Bewertung der Neuraminidase-Hemmer siehe Text

▶ **Anmerkung** Zu unterscheiden sind echte Penicillin-Allergien von nicht-allergischen Reaktionen. Unter Ampicillin kommt es häufiger zu einem Exanthem, das jedoch keine echte Penicillin-Allergie darstellt, so dass theoretisch Pencilline und Cephalosporine toleriert werden könnten; tatsächlich liegt diese nur in bis zu < 25 % der Fälle vor. Nach Ausheilung kann daher eine allergologische Testung empfohlen werden, um das Vorliegen einer Allergie zu untersuchen.

Patienten mit Risikofaktoren für Enterobakterien bzw. P.aeruginosa sollten eine kal-kulierte antimikrobielle Kombinationstherapie erhalten, die zusätzlich Enterobakterien und Pseudomonas aeruginosa im Spektrum enthält. Ampicillin plus Ciprofloxacin ist eine mögliche Kombination. Bei Unverträglichkeit bzw. Allergie gegenüber Penicillin bzw. ß-Laktamen sind Cefriaxon bzw. Clindamycin plus Ciprofloxacin Alternativen.

Bei Hinweisen auf eine Influenzavirusinfektion bzw. während einer Influenzavirusepidemie kann die Hinzugabe von Oseltamivir erwogen werden.

Tab. 4 fasst die Optionen zur Therapie zusammen.

2.4 Initiale kalkulierte antimikrobielle Therapie der schwergradigen Pneumonie

Schwergradige Pneumonien, also solche mit akuter respiratorischer Insuffizienz und/oder schwerer Sepsis bis hin zum septischen Schock, weisen kein substantiell anderes Erregerspektrum als die übrigen Pneumonien mit Schweregradkriterien und/oder Komplikationen auf. Insofern müssen auch keine anderen Substanzen eingesetzt werden.

▶ **Merke** Der Schweregrad einer Pneumonie ändert zunächst nichts an der Empfindlichkeit der Erreger und erfordert somit keine prinzipiell andere antimikrobielle Therapie. Pneumokokken etwa sind bei leichtgradiger ebenso wie bei schwergradiger Pneumonie gleichermaßen empfindlich auf Penicillin, und in beiden Fällen ist Penicillin (und nicht etwa notwendigerweise z. B. ein Carbapenem bei schweren Pneumonien) Mittel der Wahl.

Allerdings darf bei schweren Pneumonien die initiale kalkulierte Therapie ihr Ziel auf keinen Fall verfehlen, d. h. ihr Spektrum muss angemessen groß sein. Insofern ist das Risiko für bestimmte, auch seltenere, Erreger zu beachten. Dies kann zu einer weiteren Verbreiterung des erforderlichen antimikrobiellen Spektrums führen.

▶ **Merke** Eine breite antimikrobielle Therapie bei schweren Pneumonien begründet sich primär aus der Notwendigkeit, keinen potentiellen Erreger zu verfehlen. Daraus ergibt sich zwingend, dass bei einem Erregernachweis eine Deeskalation bzw. gezielte Therapie anzustreben ist.

Die sichere Erfassung von Streptococcus pneumoniae und Legionella spp. ist bei allen Patienten erforderlich. Somit ist eine kalkulierte antimikrobielle Therapie mit Ampicillin/Sulbactam oder Ceftriaxon plus Makrolid ausreichend. Bei Unverträglichkeit bzw. Allergie gegenüber Penicillin bzw. ß-Laktamen ist eine Monotherapie mit Moxifloxacin möglich, sofern kein septischer Schock vorliegt. Bei Hinweisen auf eine Influenzavirusinfektion bzw. während einer Influenzavirusepidemie kann die Hinzugabe von Oseltamivir erwogen werden.

Patienten mit Risikofaktoren für Enterobakterien und P.aeruginosa sowie Patienten mit schwerer Sepsis oder septischem Schock sollten immer eine kalkulierte antimikrobielle Kombinationstherapie erhalten, die zusätzlich Enterobakterien und Pseudomonas aeruginosa im Spektrum enthält.

Piperacillin/Tazobactam plus Makrolid ist hier erste Wahl, alternativ kommt Imipenem oder Meropenem plus Makrolid in Frage. Bei Unverträglichkeit bzw. Allergie gegenüber Penicillin ist Moxifloxacin plus Ceftazidim eine Option.

Wichtig ist hier jedoch die Beachtung der Definition der ambulant erworbenen Pneumonie, die Pneumonien bis zu 3 Monaten nach vorangehender Hospitalisation als nosokomial klassifiziert!

Tab. 5 fasst die Optionen zur Therapie zusammen.

2.5 Bedeutung und Therapie der ambulant erworbenen Pneumonie durch (multi) resistente Erreger

Es ist wichtig, zwischen Patienten mit definierter Komorbidität und somit einem Risiko für ein erweitertes Erregerspektrum und solchen mit einem Risiko für (multi)resistente Erreger zu unterscheiden.

Multi-resistente Erreger, d.h. MRSA, ESBL-bildende Enterobakterien und Pseudomonas aeruginosa, sind bei Patienten mit ambulant erworbener Pneumonie in Deutschland ausgesprochen selten (<1 %) und sollten daher in der initialen kalkulierten Therapie von Patienten mit CAP nur in begründeten Ausnahmefällen antimikrobiell erfasst werden.

Aktuell gibt es keine verläßlichen Prädiktoren für (multi)resistente Erreger bei Patienten mit ambulant erworbener Pneumonie. Die von der ATS/IDSA 1995 definierte Entität der „Health

Tab. 5 Initiale kalkulierte Therapie von Patienten mit schwergradiger ambulant erworbener Pneumonie. Leitkeime identisch mit hospitalisierter ambulant erworbener Pneumonie

Antimikrobielle Substanz	Dosis (jeweils i.v.)
Keine Risikofaktoren für Enterobakterien und P. aeruginosa	
1. Wahl	
Ampicillin/Sulbactam* plus	3 × 3 g
Clarithromycin**	2 × 500 mg (auch oral möglich)
Alternative bei Unverträglichkeit oder Allergie gegen Penicillin	
Ceftriaxon plus	2 × 1 g
Clarithromycin**	2 × 500 mg (auch oral möglich)
Moxifloxacin***	1 × 400 mg
Risikofaktoren für Enterobakterien und P.aeruginosa (schwere COPD, Bronchiektasen, schwere Herzinsuffizienz, ZNS-Erkrankungen (insbesondere solche mit Schluckstörungen), Bettlägerigkeit, bekannte Kolonisation mit Pseudomonas aeruginosa) und/oder schwere Sepsis/septischer Schock	
1. Wahl	
Piperacillin/Tazobactam plus	3 × 4,5 g
Clarithromycin	2 × 500 mg
Alternative	
Imipenem oder Meropenem plus	jeweils 3 × 1 g
Clarithromycin	2 × 500 mg
Alternative bei Unverträglichkeit oder Allergie gegen Penicillin	
Moxifloxacin plus	1 × 400 mg
Ceftazidim **** Cave Kreuzreaktion mit Penicillinen !	3 × 2 g
Bei klinischem Verdacht bzw. Influenzaepidemie und Symptombeginn bis 48 h vor der Erstvorstellung	
Zusätzlich Osteltamivir	2 × 75 mg

Ein Algorithmus für die Indikation zur initialen kalkulierten antimikrobiellen Therapie, die (multi)resistente Erreger einschließt, kann aktuell nicht angegeben werden. Daher müssen Patienten mit entsprechenden Risikofaktoren individuell auf das Vorliegen von Risikofaktoren evaluiert werden. Zudem muss eine Gewichtung dieser Risikofaktoren erfolgen.

Risikofaktoren für das Vorliegen (multi)resistenter Erreger sind wiederholte antimikrobielle Therapiezyklen sowie längere Hospitalisationen, vor allem eine intensivmedizinische Behandlung. Diese Risikofaktoren sind als solche jedoch noch nicht prädiktiv und müssen daher individuell gewichtet werden (Tab. 6).

Tab. 6 Faktoren für die Gewichtung der Risikofaktoren für (multi)resistente Erreger

Exposition	Risikofaktor	Modifizierende Faktoren
Übertragung von resistenten Erregern	Stark: vorhergehende Hospitalisation Möglich: Dialyse, Pflegeheim	Häufigkeit Dauer Setting (z. B. ICU) Intervention (z. B. invasive Beatmung)
Vorhergehende antimikrobielle Therapie	„Kollateralschäden" der antimikrobiellen Therapie	Spektrum Häufigkeit Dosis und Dauer

Beispiel: Ein Patient, der nur zwei Tage auf einer Normalstation hospitalisiert worden ist und keine antimikrobielle Therapie erhalten hat, wird kein relevantes Risiko für (multi)resistente Erreger aufweisen. Hingegen ist ein Patient, der vier Wochen auf einer Intensivstation behandelt worden ist und mehrere breit wirksame antimikrobielle Therapiezyklen erhalten hat, ein Hochrisikopatient für (multi)resistente Erreger.

Care associated pneumonia" hat eine niedrige Spezifität und impliziert somit eine erhebliche Übertherapie. Zudem war die für Patienten, die die HCAP Definition erfüllten, empfohlene Dreifach-Therapie („double Gram-negative coverage" plus „MRSA-coverage") in mehreren retrospektiven Studien mit einer Übersterblichkeit assoziiert, insbesondere bei Patienten, bei denen kein MRE nachgewiesen wurde.

2.6 Zu einzelnen (multi)resistenten Erregern

MRSA Eine ambulant erworbene Pneumonie MRSA ist in Deutschland bisher weiterhin eine Rarität. Eine konkrete Indikation einer MRSA-wirksamen antimikrobiellen Therapie kann daher nicht angegeben werden. Ebenso ist eine nasopharyngeale Kolonisation mit MRSA kein guter positiver Prädiktor für eine Pneumonie durch MRSA.

Wird im Individualfall eine gegen MRSA wirksame Therapie initial gegeben, ist eine Erregerdiagnostik obligat; sie sollte umgehend abgesetzt werden, wenn MRSA nicht als Erreger belegt werden kann. Wirksame Substanzen umfassen Vancomycin und Linezolid.

ESBL Die Datenlage zu ambulant erworbenen Pneumonien durch ESBL-bildende Enterobakterien ist ausgesprochen schmal. Ob eine enterale Kolonisation mit ESBL-bildenden Enterobakterien einen Risikofaktor für eine Pneumonie durch diese Erreger darstellt, ist unbekannt, jedoch nach aktueller Einschätzung unwahrscheinlich.
ESBL-wirksame Substanzen sind Carbapeneme. Piperacillin-Tazobactam kann ebenfalls wirksam sein. Eine initiale kalkulierte Therapie gegen ESBL ist jedoch aktuell schwerlich begründbar.

P.aeruginosa Multiresistente P.aeruginosa sind bei Patienten zu erwarten, die wiederholte antipseudomonal wirksame Therapiezyklen erhalten haben. Die initiale kalkulierte antimikrobielle Therapie sollte daher eine Kombinationstherapie aus zwei antipseudomonal wirksamen Substanzen umfassen. Nach Vorliegen des Resistogramms sollte auf die wirksamste Substanz de-eskaliert bzw. fokussiert werden.

3   Gezielte Therapie

Wie ausgeführt, ist eine gezielte Therapie von Beginn an selten möglich. Relevante Ausnahmen sind Streptococcus pneumoniae und Legionella spp.

Streptococcus pneumoniae kann nach erfolgtem Nachweis mit Penicillin behandelt werden, bei hospitalisierten Patienten sollte jedoch zusätzlich für mindestens drei Tage ein Makrolid in immunmodulatorischer Indikation hinzugefügt werden. Ggf. kann bei klinischem Verdacht bzw.

während einer Influenzavirusepidemie Oseltamivir hinzugefügt werden.

Legionellen-Pneumonien werden vorzugsweise mit Moxifloxacin oder Levofloxacin behandelt, alternativ mit Azithromycin oder Clarithromycin.

Die übrigen Optionen einer gezielten Therapie sind in Tab. 7 aufgelistet.

4   Therapieführung

Die initiale kalkulierte antimikrobielle Therapie ist nur der erste Schritt in der kausalen Behandlung der ambulant erworbenen Pneumonie. Die Therapie ist im Hinblick auf das Therapieziel bzw. das Therapieansprechen nach 72 h zu überprüfen.

4.1   Festlegung des Therapieziels

Angesichts der Tatsache, dass die ambulant erworbene Pneumonie häufig ein terminales Ereignis bei Patienten in hohem Alter und/oder mit schwerer fortgeschrittener Komorbidität darstellt, ergibt sich die Frage, wie eine Pneumonie als „terminales Ereignis" erfasst werden soll und damit als solches zugelassen werden kann.

Die Erfahrungen mit einer Definition von Pneumonien als „terminales Ereignis" im Rahmen der Aqua-Qualitätssicherung, die einen Wechsel des Therapieziels hin zu einem palliativ-symptomatischen Therapieziel begründet, zeigen, dass ganz erhebliche Unterschiede zwischen den Bundesländern im Verständnis und in der Anwendung dieser Definition bestehen. Hier ergibt sich noch ein weites Feld der Forschung und der Entwicklung hin zu einer sensiblen Kultur des Umgangs mit diesem Thema.

▶ **Anmerkung** Wie aus der Übersicht „Definition der Pneumonie als terminales Ereignis" ersichtlich, wurde 2007 zunächst der Verzicht auf die antimikrobielle Therapie als Surrogat für einen Wechsel auf ein palliatives Therapieziel gewählt. Diese Definition erwies sich als missverständlich. Seit 2011 wird das palliative Therapieziel als

Tab. 7 Optionen der gezielten antimikrobiellen Therapie von Patienten mit ambulant erworbener Pneumonie

Erreger	Substanz	Dosis
Streptococcus pneumoniae	Amoxicillin	3×1 g oral
	Penicillin G	4×5 Mega i.v. oder
		Initialbolus mit 5 Mega, gefolgt von
	Moxifloxacin	20 Mega als 24 h-Infusion
		1×400 mg oral oder i.v.
Staphylococcus aureus	MSSA:	
	Oxacillin	6×2 g i.v.
	Cefuroxim	$3 \times 1,5$ g i.v.
	Clindamycin	3×600 mg oral oder i.v.
	MRSA: Linezolid	2×600 mg oral oder i.v.
Legionella spp.	Moxifloxacin	1×400 mg oral oder i.v.
	Azithromycin	2×250 mg über 3 Tage oral
	Clarithromycin	2×500 mg oral oder i.v.
Mycoplasma pneumoniae	Doxycyclin	2×100 mg Tag 1, dann 1×100 mg
	Clarithromycin	2×500 mg oral oder i.v.
	Moxifloxacin	1×400 mg oral oder i.v.
Chlamydophila pneumoniae	Doxycyclin	2×100 mg Tag 1, dann 1×100 mg
	Clarithromycin	2×500 mg oral oder i.v.
	Moxifloxacin	1×400 mg oral oder i.v.
Coxiella burnetii	Doxycyclin	2×100 mg Tag 1, dann 1×100 mg
	Clarithromycin	2×500 mg oral oder i.v.
	Moxifloxacin	1×400 mg oral oder i.v.
Haemophilus influenzae	Amoxicillin/ Ampicillin	3×1 g oral bzw. i.v.
	ß-Laktamase-Bildner: Sultamicillin bzw. Ampicillin/Sulbactam	2×750 mg oral 3×3 g i.v.
Escherichia coli	Sultamicillin bzw. Ampicillin/Sulbactam	2×750 mg oral 3×3 g i.v.
	Ceftriaxon	2×1 g i.v.
	Ciprofloxacin	3×400 mg i.v. bzw. 2×500 mg (bis 70 kgKG), 2×750 mg ($\geq$70 kgKG oral)
	ESBL:	
	Ertapenem	1×1 g i.v.
	Imipenem	3×1 g i.v.
	Meropenem	3×1 g i.v.
	Ggf. Piperacillin/ Tazobactam	$3 \times 4,5$ g i.v.
Klebsiella pneumoniae	Sultamicillin bzw. Ampicillin/Sulbactam	2×750 mg oral 3×3 g i.v.
	Ciprofloxacin	3×400 mg i.v. bzw. 2×500 mg (bis 70 kgKG), 2×750 mg ($\geq$70 kgKG)
	ESBL:	
	Ertapenem	1×1 g i.v.
	Imipenem	3×1 g i.v.
	Meropenem	3×1 g i.v.
	Ggf. Piperacillin/ Tazobactam	$3 \times 4,5$ g i.v.
Pseudomonas aeruginosa	Nach Resistogramm:	
	Piperacillin	3×4 g i.v.
	Piperacillin/ Tazobactam	$3 \times 4,5$ g i.v.
	Ceftazidim	3×2 g i.v.
	Imipenem, Meropenem	3×1 g i.v.
	Ciprofloxacin	3×400 mg i.v. bzw. 2×500 mg (bis 70 kgKG), 2×750 mg ($\geq$70 kgKG oral)

„Symptomkontrolle" qualifiziert. Offenbar wird diese jedoch ebenfalls noch unterschiedlich verstanden und angewendet.

Definition der Pneumonie als „terminales Ereignis" nach BQS-Qualitätssicherungsprogramm 2009 und Aqua-Qualitätssicherungsprogramm 2011
Version 2009
„Wurde in der Patientenakte dokumentiert, dass im Einklang mit dem Willen des Patienten und ärztl. Einschätzung wegen infauster Prognose der Grunderkrankung auf die antimikrob. Therapie verzichtet oder diese im Verlauf des Aufenthaltes eingestellt wurde?"

– Ausfüllhinweis:
„Der Verzicht auf eine antimikrobielle Therapie ist von erheblicher Tragweite, da die Antibiotikagabe die entscheidende kausale Behandlung dieser Erkrankung darstellt. Dieses Feld wurde eingerichtet, um letale Verläufe von Pneumonien erkennen zu können, die als ein terminales Ereignis einer Erkrankung mit infauster Prognose angesehen werden müssen und die insofern nicht Gegenstand dieser Qualitätssicherung sein können. Die Einstellung einer Therapie in solchen Situationen ist nach aktuell gültiger Rechtsprechung nur möglich, wenn eine solche Einstellung dem Willen bzw. mutmaßlichen Willen des Patienten oder (wenn dieser nicht entscheidungsfähig ist und auch sein mutmaßlicher Wille nicht erhoben werden kann) dem Willen des durch Betreuungsverfügung/Vorsorgevollmacht oder Gerichtsbeschluss eingesetzten Betreuers entspricht. Eine solche Willensbekundung muss schriftlich in der Akte als solche dokumentiert sein. Das Vorliegen einer Patientenverfügung kann bei der Ermittlung eines mutmaßlichen Willens hilfreich sein, ist in diesem Zusammenhang jedoch nicht unbedingt erforderlich."

Version 2011
„Wurde dokumentiert, dass aufgrund der Schwere der Grunderkrankung die Pneumonie-Episode als terminale Manifestation einer chronischen Krankheit eingeschätzt und damit als Therapieziel primär oder im Verlauf die Symptomkontrolle definiert wurde?"

– Ausfüllhinweise:
„In der Patientenakte muss auch dokumentiert werden, dass daraufhin mit Einverständnis des Patienten bzw. des gesetzlichen Betreuers auf eine Therapieeskalation verzichtet oder die Therapie ganz eingestellt wurde.
Der Verzicht auf eine antimikrobielle Therapie oder der vorzeitige Abbruch ist von erheblicher Tragweite, da die Antibiotikagabe die entscheidende kausale Behandlung dieser Erkrankung darstellt.

Dieses Datenfeld darf nur dann mit „ja" beantwortet werden, wenn in der Patientenakte

1. schriftlich dokumentiert wurde, dass aufgrund einer
2. infausten Prognose => einer terminalen Manifestation einer chronischen Erkrankung
3. im Einvernehmen mit den Patienten (s. u.) die antimikrobielle Therapie
4. vorzeitig abgebrochen (d. h. eingestellt) bzw. gänzlich auf diese verzichtet wurde.

Dieses Feld wurde eingerichtet, um letale Verläufe von Pneumonien erkennen zu können, die als ein terminales Ereignis einer Erkrankung mit infauster Prognose angesehen werden müssen und die insofern nicht Gegenstand dieser Qualitätssicherung sein können.
Die Einstellung einer Therapie in solchen Situationen ist nach aktuell gültiger

(Fortsetzung)

Rechtsprechung nur möglich, wenn eine solche Einstellung dem Willen bzw. mutmaßlichen Willen des Patienten oder (wenn dieser nicht entscheidungsfähig ist und auch sein mutmaßlicher Wille nicht erhoben werden kann) dem Willen des durch Betreuungsverfügung/Vorsorgevollmacht oder Gerichtsbeschluss eingesetzten Betreuers entspricht. Eine solche Willensbekundung muss schriftlich in der Akte als solche dokumentiert sein.

Das Vorliegen einer Patientenverfügung kann bei der Ermittlung eines mutmaßlichen Willens hilfreich sein, ist in diesem Zusammenhang jedoch nicht unbedingt erforderlich."

Es ergibt sich heute die Forderung, auch angesichts einer akuten Erkrankung wie der ambulant erworbenen Pneumonie bei Patienten in hohem Alter bzw. fortgeschrittener schwerer Komorbidität, die Frage des Therapieziels in transparenter Weise zu stellen bzw. zu behandeln bzw. zu dokumentieren.

Besteht eine Willenskundgebung des Patienten bzw. liegt eine Patientenverfügung in ausreichender Konkretisierung vor, kann der Patientenwille entsprechend umgesetzt werden. Ansonsten gilt zunächst die Regel, dass die antimikrobielle Therapie begonnen werden muss. Die folgende Zeit muss jedoch dafür genutzt werden, den tatsächlichen bzw. mutmaßlichen Willen des Patienten zu ergründen. Auf dieser Basis sind ggf. Gespräche über die prognostische Situation des Patienten mit dem Betreuer zu führen und Therapieziele festzulegen. Solche Gespräche sind ggf. auch wiederholt im Verlauf der Therapie zu führen. Der Abbruch der antimikrobiellen Therapie stellt dabei nur eine Option innerhalb eines palliativ-symptomatischen Therapieziels dar.

▶ **Cave** Der aktuelle Zustand des Patienten, der durch die akute Erkrankung bedingt ist (hier der Pneumonie), ist am wenigsten als Grundlage für eine prognostische Entschei-

dung geeignet. Entscheidend sind vielmehr die Situation vor der Komplikation der Pneumonie bzw. die Langzeitprognose nach Pneumonie.

4.2 Parameter des Therapieansprechens

Das Therapieansprechen bemisst sich klinisch nach ähnlichen Kriterien wie die initiale Schweregraderfassung (Tab. 8).

Zudem sollte ein inflammatorischer Parameter (CRP oder PCT), der initial bestimmt worden ist, 72 h nach Beginn der initialen antimikrobiellen Therapie wiederholt erhoben werden. Jeglicher Abfall des Wertes signalisiert dabei ein Therapieansprechen.

Tab. 8 Klinische Stabilitätskriterien und Entlassungskriterien. Bei Erfüllung aller Stabilitätskriterien ist ein Therapieansprechen gegeben und eine Deeskalation der antimikrobiellen Therapie möglich

Klinische Stabilitätskriterien	Entlassungskriterien
Entfieberung (<38,3 °C)	=
Atemfrequenz <26/min	=
Sauerstoffsättigung >90 %*	=
Herzfrequenz <90/min	=
Keine (Pneumonie-assoziierte) Bewusstseinstrübung	=
	Umstellung auf orale Applikation der antimikr×obiellen Therapie bzw. Therapie abgeschlossen
	Keine Pneumonie-assoziierten Komplikationen
	Keine instabile Komorbidität
	Fähigkeit zur Selbstversorgung oder durch andere sichergestellte Versorgung zu Hause oder im Pflegeheim

*Ohne Sauerstoff bzw. mit Sauerstoff, sofern eine Sauerstoff-Langzeittherapie vorher bestanden hat

▶ **Cave** Zuweilen ist das CRP initial noch im Anstieg begriffen und wird daher einen Wert aufweisen, der nach 72 h zwar wieder im Abstieg begriffen, aber immer noch höher ausfällt als der initiale Wert. Daher ist das CRP (wie auch das PCT) immer nur im Zusammenhang mit der klinischen Situation zu werten. Ggf. sollte eine dritte Bestimmung weitere 48 h später erfolgen.

4.3 Therapieführung bei Therapieansprechen

Im Falle eines Therapieansprechens ist das Deeskalationsprinzip anzuwenden. Bei hospitalisierten Patienten stellt sich die Frage nach dem Zeitpunkt der Entlassung aus stationärer Behandlung.

Eine Deeskalation muss immer angestrebt werden. Sie kann auf unterschiedliche Weise erfolgen:

- Umstellung von intravenöser auf orale antimikrobielle Therapie,
- Reduktion einer Kombinationstherapie auf eine Monotherapie,
- Einsatz einer gezielten Therapie bei Erregernachweis.

▶ **Merke** „Never change a winning team" ist kein gültiges Prinzip der antimikrobiellen Therapie; es ist wohl auch nicht einmal im Sport sinnvoll!

Umstellung von intravenöser auf orale antimikrobieller Therapie Prinzipiell ist eine Umstellung von intravenöser auf orale Therapie in dem Augenblick möglich, in dem die klinischen Stabilitätskriterien erfüllt sind. Dies ist bei Therapieansprechen in der Regel nach 72 h der Fall. Voraussetzung für eine solche Umstellung ist jedoch immer eine intakte Resorption.

Erfolgt die Umstellung auf ein orales Präparat derselben Substanz (und somit mit identischem Wirkspektrum), so spricht man von Sequenztherapie. Beispiele hierfür sind Ampicillin/ Amoxicillin, Clarithromycin und Moxifloxacin.

Eine Umstellung kann jedoch auch auf ein Präparat einer anderen Substanz (ggf. auch mit nicht identischem oder gar schmalerem Wirkspektrum) erfolgen (z. B. Ceftriaxon auf Amoxicillin).

Die Umstellung sollte wo immer möglich angestrebt werden, da sie gleich wirksam und Voraussetzung für eine Entlassung ist. Darüber hinaus minimiert dieses Vorgehen die Wahrscheinlichkeit von Phlebitiden durch intravenöse Zugänge.

▶ **Merke** Studien haben gezeigt, dass bei Patienten, die auf der Normalstation behandelt werden, prinzipiell auch primär eine orale Therapie gegeben werden kann. Dies gilt vor allem für Substanzen, die gut resorbiert werden (z. B. Amoxicillin, Chinolone). Ein- und Ausschlusskriterien dieser Studien sind zu beachten. Diese Befunde jedenfalls unterstreichen die Möglichkeit und Notwendigkeit einer Umstellung auf eine orale Gabe, sobald ein Therapieansprechen besteht. Dies gilt ausdrücklich auch für Patienten auf der Intensivstation, sofern diese einen stabilen Kreislauf aufweisen und normale Resorptionsverhältnisse angenommen werden können.

Reduktion einer Kombinationstherapie auf eine Monotherapie Die Kombination ß-Laktam/ Makrolid sollte bei Therapieansprechen immer nach 72 h auf eine Monotherapie mit einem ß-Laktam reduziert werden, sofern keine Legionellen-Pneumonie diagnostiziert worden ist.

Auch breite Kombinationen sollten nach 72 h auf eine Monotherapie, möglichst nach Erregernachweis und Resistogramm, umgestellt werden.

▶ **Merke** Dies gilt ausdrücklich auch für Pseudomonas aeruginosa, da eine Zweifachtherapie (bei gegebener Sensibilität) nicht wirksamer ist und das Risiko einer Resistenzentwicklung nicht minimiert, sondern erhöht.

Einsatz einer gezielten Therapie bei Erreger-nachweis Die gezielte Therapie sollte wo immer möglich eingesetzt werden. Die Möglichkeiten der gezielten Therapie sind in Tab. 7 aufgeführt. Eine gezielte Therapie mit schmalem Wirkspektrum ist jedoch praktisch nur bei Streptococcus pneumoniae möglich, alle anderen gezielten Therapien umfassen ein sehr weites Wirkspektrum.

▶ **Anmerkung** Die Reduktion der antimikrobiellen Therapie auf eine Substanz mit schmalem Spektrum stößt allgemein auf große Skepsis, insbesondere die Therapie schwerer Pneumokokken-Pneumonien mit Penicillin. Dem liegt oft das bereits o. g. Missverständnis zugrunde, dass der Schweregrad als solcher eine antimikrobielle Therapie mit breiterem Spektrum verlangt. Berechtigt ist die Frage, ob nicht (unerkannte) Koinfektionen durch eine Therapie mit schmalem Spektrum unbehandelt bleiben und einen schlechteren Ausgang begründen. Hierfür sprechen auch einige Daten. In der Situation eines Therapieansprechens ist jedoch eine Verschlechterung nach Beginn einer gezielten Therapie unwahrscheinlich.

Für alle Formen der Therapiereduktion ist der Nachweis eines typischen, kausalen Erregers hilfreich, weil man sich dann auf Erreger- und Resistenzbestimmung stützen kann. Dies unterstreicht, dass eine mikrobiologische Diagnostik bei hospitalisierten Patienten – insbesondere bei solchen mit Risikofaktoren – zwingend ist.

4.4 Entlassung aus dem Krankenhaus

Eine Entlassung aus dem Krankenhaus ist möglich, wenn alle Stabilitätskriterien erfüllt sind und die antimikrobielle Therapie auf eine orale Applikation umgestellt bzw. abgeschlossen ist, keine Pneumonie-assoziierten Komplikationen oder instabilen Komorbiditäten vorliegen und eine häusliche Versorgung möglich und gewährleistet ist (Tab. 8).

Im Mittel ist eine Entlassung binnen fünf bis sieben Tage nach Therapiebeginn möglich. Damit soziale Gründe einer Entlassung nicht entgegenstehen, ist ein etabliertes Entlassungsmanagement erforderlich.

4.5 Therapiedauer

Die Therapiedauer der ambulant erworbenen Pneumonie bei Therapieansprechen ohne Komplikationen beträgt regelhaft maximal 7 Tage. Wahrscheinlich sind auch kürzere Therapiezeiten (z. B. 3–5 Tage) bei Patienten mit leicht- bis mittelgradiger Pneumonie möglich, wie für Azithromycin bzw. Levofloxacin gezeigt, werden jedoch mangels entsprechender Daten für einige Standardsubstanzen noch nicht empfohlen.

▶ **Cave** Längere Therapiezeiten als sieben Tage erhöhen das Toxizitätsrisiko ohne zusätzlichen Gewinn und üben unnötigen Selektionsdruck aus.

Ausnahmen Zu diskutieren sind längere Therapiezeiten bei Nachweis von Legionella spp. Diese wurden aufgrund der Tatsache empfohlen, dass Legionellen intrazelluläre Erreger sind. Mit Moxifloxacin und Azithromycin reichen sieben Tage dennoch in der Regel aus. Bei schweren Verläufen sind auch zehn Tage vertretbar.

In vielen Lehrbüchern und Übersichten wird für Pseudomonas aeruginosa eine Therapiezeit von 14 Tagen empfohlen. Es trifft zu, dass Pseudomonas aeruginosa nach einer Therapiezeit von nur sieben Tagen häufiger Rezidive ausbildet. Es ist jedoch zu fragen, ob die geringere Rate an Rezidiven bei längerer Therapiedauer nicht mit einer höheren Wahrscheinlichkeit von Resistenzentwicklungen unter Therapie bezahlt wird. Diese erhöht sich etwa ab dem 5. Tag der Therapie. Wird daher eine längere Therapiezeit bei schweren Pseudomonas-Pneumonien erwogen, sollte nach sieben Tagen auf eine ausweislich des Resistogramms wirksame andere Substanzklasse gewechselt werden.

Eine bakteriämische Pneumonie mit Staphylococcus aureus muss 14 Tage behandelt werden. Bei dieser Erkrankung sind außerdem Kontrollblutkulturen nach drei bis fünf Tagen Therapie zu entnehmen.

5 Weiterführende Literatur

Typisch nordeuropäische minimalistische Therapie der ambulant erworbenen Pneumonie hospitalisierter durch Penicillin allein (Penicillin und Aminopenicillin). Obwohl in vielen Fällen wirksam, und als Option in der ERS-Leitlinie zugelassen, dürfte diese Therapie für einige Patienten vor allem mit schweren Verläufen ungenügend sein:

- Kirk O, Glenthøj J, Dragsted UB, Helweg-Larsen J, Aru TM, Benfield TL, Jensen K, Vestbo J, Lundgren JD (2001) Penicillin as empirical therapy for patients hospitalised with community acquired pneumonia at a Danish hospital. Dan Med Bull 48:84–88

Diese Metanalyse scheint die ß-Laktam-Monotherapie bei Patienten mit leichter bis mittelschwerer Pneumonie zu unterstützen, findet jedoch auch, dass Patienten mit Legionellen-Pneumonien von einer Kombinationstherapie mit einem Makrolid profitieren:

- Mills GD, Oehley MR, Arrol B (2005) Effectiveness of beta lactam antibiotics compared with antibiotics active against atypical pathogens in non-severe community acquired pneumonia: meta-analysis. BMJ 330:456

Wichtige Studie, die bei Patienten mit schwerer Bakteriämie durch Streptococcus pneumoniae ein besseres Überleben der Kombinationstherapie versus einer Monotherapie zeigt:

- Baddour LM, Yu VL, Klugman KP, Feldman C, Ortqvist A, Rello J, Morris AJ, Luna CM, Snydman DR, Ko WC, Chedid MB, Hui DS, Andremont A, Chiou CC, International Pneumococcal Study Group (2004) Combination antibiotic therapy lowers mortality among severely ill patients with pneumococcal bacteremia. Am J Respir Crit Care Med 170:440–444

Zwei (retrospektive) Studien (unter vielen anderen), die bei Patienten mit schwerer ambulant erworbener Pneumonie (mit und ohne Bakteriämie durch Streptococcus pneumoniae) einen Vorteil der Kombinationstherapie gegenüber einer Monotherapie mit einem ß-Laktam zeigen:

- Martinez JA, Horcajada JP, Almela M, Marco F, Soriano A, Garcia E, Marco MA, Torres A, Mensa J (2003) Addition of a macrolide to a beta-lactam-based empirical antibiotic regimen is associated with lower in-hospital mortality for patients with bacteremic pneumococcal pneumonia. Clin Infect Dis 36:389–395
- Rodrigo C, Mckeever TM, Woodhead M, Lim WS, British Thoracic Society (2013) Single versus combination antibiotic therapy in adults hospitalised with community acquired pneumonia. Thorax 68:493–495

Aktuelle prospektive kontrollierte Studien zum Vergleich der ß-Laktam-Monotherapie mit einer ß-Laktam-Kombinationstherapie bei hospitalisierten Patienten Garin et al. untersuchten Patienten mit mittelschwerer Pneumonie und konnten eine nicht-Unterlegenheit der Monotherapie nicht belegen. Postma et al. untersuchten überwiegend Patienten mit leichtgradiger Pneumonie und fanden keinen Unterschied zwischen Mono- und Kombinationstherapie:

- Postma DF, van Werkhoven CH, van Elden LJ, Thijsen SF, Hoepelman AI, Kluytmans JA, Boersma WG, Compaijen CJ, van der Wall E, Prins JM, Oosterheert JJ, Bonten MJ; CAP-START Study Group. Antibiotic treatment strategies for community-acquired pneumonia in adults. N Engl J Med. 2015; 372: 1312–1323.

Übersicht über antinflammatorische Therapieansätze der ambulant erworbenen Pneumonie, vor allem auch durch Makrolide:

- Meijvis SC, van de Garde EM, Rijkers GT, Bos WJ. Treatment with anti-inflammatory drugs in community-acquired pneumonia.J Intern Med. 2012; 272: 25–35.

Beispiel für eine kontrollierte, prospektiv randomisierte Studie zur Behandlung von Patienten mit ambulant erworbener Pneumonie von hoher Qualität. Den Vorteil für Moxifloxacin konnten andere Studien nicht bestätigen, wohl aber die Gleichwertigkeit gegenüber der ß-Laktam ± Makrolid-Therapie:

- Finch R, Schürmann D, Collins O, Kubin R, McGivern J, Bobbaers H, Izquierdo JL, Nikolaides P, Ogundare F, Raz R, Zuck P, Hoeffken G (2002) Randomized controlled trial of sequential intravenous (i.v.) and oral moxifloxacin compared with sequential i.v. and oral co-amoxiclav with or without clarithromycin in patients with community-acquired pneumonia requiring initial parenteral treatment. Antimicrob Agents Chemother 46:1746–1754

Retrospektive Studie, die bei intubierten Patienten mit ambulant erworbener Pneumonie einen Vorteil der Kombinationstherapie nur für die Kombination ß-Laktam Makrolid, nicht aber ß-Laktam/Chinolon findet:

- Martin-Loeches I, Lisboa T, Rodriguez A, Putensen C, Annane D, Garnacho-Montero J, Restrepo MI, Rello J (2010) Combination antibiotic therapy with macrolides improves survival in intubated patients with community-acquired pneumonia. Intensive Care Med 36:612–620

Fallserie von vier Patienten, die unter Levofloxacin ein Therapieversagen entwickelten. Illustriert das Problem der Mehrschrittresistenz bei Fluorchinolonen:

- Davidson R, Cavalcanti R, Brunton JL, Bast DJ, de Azavedo JC, Kibsey P, Fleming C, Low DE (2002) Resistance to levofloxacin and failure of treatment of pneumococcal pneumonia. N Engl J Med 346:747–750

Retrospektive, jedoch äußerst instruktive Arbeit zur Therapie der Bakteriämie durch P. aeruginosa. Es zeigt sich, dass die Kombinationstherapie nur dann überlegen ist, wenn der Erreger gegenüber einem der beiden Kombinationspartner resistent war; ist die Monotherapie adäquat, besteht kein Vorteil der Kombinationstherapie mehr:

- Chamot E, Boffi E, Amari E, Rohner P, Van Delden C (2003) Effectiveness of combination antimicrobial therapy for Pseudomonas aeruginosa bacteremia. Antimicrob Agents Chemother 47:2756–2764

Studie aus einer Klinik in Spanien mit großer Erfahrung in er Behandlung der Legionellose; zeigt die deutlich verbesserte Prognose durch Einsatz des Antigentests und die Therapie mit einem Fluochinolon, hier Levofloxacin:

- Mykietiuk A, Carratala J, Fernandez-Sabe N, Dorca J, Verdaguer R, Manresa F, Gudiol F (2005) Clinical outcomes for hospitalized patients with Legionella pneumonia in the antigenuria era: the influence of levofloxacin therapy. Clin Infect Dis 40:794–799

Fasst die verfügbaren Daten zur Therapie der Legionellose mit Moxifloxacin im Vergleich zu anderen Substanzen zusammen:

- Garau J, Fritsch A, Arvis P, Read RC (2010) Clinical efficacy of moxifloxacin versus comparator therapies for community-acquired pneumonia caused by Legionella spp. J Chemother 22:264–266

Adjunktive Therapie

Santiago Ewig

1 Allgemeinmaßnahmen

1.1 Frühmobilisation

Entgegen früherer Praxis ist die Immobilisation bei Pneumonie wo immer möglich zu vermeiden. Die Frühmobilisation innerhalb der ersten 24 h nach stationärer Aufnahme führt zu einer Verkürzung der Hospitalisationsdauer der Patienten mit ambulant erworbener Pneumonie um ca. einen Tag. Die Frühmobilisation ist dabei (einer Studie folgend) definiert als ein Aufenthalt von mindestens 20 Minuten außerhalb des Bettes. Dabei ist nicht entscheidend, ob der Patient geht oder sitzt. Es schließt sich der Versuch an, den Umfang der Mobilisation täglich zu steigern.

> ▶ **Merke** Die Frühmobilisation, definiert als Aufenthalt von mindestens 20 Minuten außerhalb des Bettes, ist mit einer kürzeren Hospitalisationsdauer von ca. einem Tag verbunden. Sie gehört daher in dieser Form zu den Prozessparametern, die im Rahmen des Qualitätssicherungsprogramms erhoben werden.

Patienten mit schwerer Dyspnoe und respiratorischer Insuffizienz bzw. Sepsis-assoziierter Hypotension können naturgemäß nicht frühmobilisiert werden. Eine Mobilisation sollte jedoch so früh wie möglich nach einer klinischen Stabilisierung erfolgen.

1.2 Antikoagulation

Die Antikoagulation mit Heparin in Prophylaxedosis ist bei jeder akuten respiratorischen Insuffizienz angezeigt. In der Regel kommt dabei ein niedermolekulares Heparin zum Einsatz. Unfraktioniertes Heparin sollte bei Patienten mit Niereninsuffizienz (GFR < 30 ml/min) gegeben werden.

2 Therapie der akuten respiratorischen Insuffizienz

2.1 Sauerstoff

Eine akute respiratorische Insuffizienz mit einem $PaO_2 < 60$ mmHg bzw. einer O_2-Sättigung von $< 90\%$ sollte durch eine Sauerstoffgabe behandelt werden. Sauerstoff über Nasensonde mit Flüssen um 1–6 l sind meist ausreichend.

Höhere Dosen (Sauerstoffflüsse bis 10 l) können nur über Nasenmaske wirksam appliziert werden. Bei handelsüblichen Nasenmasken wird bei diesen Flüssen eine F_IO_2 von maximal ca. 0,6 erreicht; nur dichtsitzende Gesichtsmasken

S. Ewig (✉)
Thoraxzentrum Ruhrgebiet, Kliniken für Pneumologie und Infektiologie, EVK Herne und Augusta-Kranken-Anstalt, Bochum, Deutschland
E-Mail: sewig@versanet.de

© Springer-Verlag Berlin Heidelberg 2016
S. Ewig (Hrsg.), *Ambulant erworbene Pneumonie*,
DOI 10.1007/978-3-662-47312-2_15

mit Demandventil erreichen eine F_IO_2 von annähernd 1,0.

Zielwerte sind nicht Normalwerte, sondern eine Sauerstoffsättigung um 90 %. Auch sehr niedrige Sauerstoffsättigungen bis 40 mmHg sind zeitweise tolerabel, sofern keine schwere Herzinsuffizienz bzw. Anämie (Hb < 9 g %) bestehen.

▶ **Cave** Vorsicht ist bei Patienten mit chronischer ventilatorischer Insuffizienz geboten. Höhere Flüsse können die Hypoventilation aggravieren.

Jüngst wurde erstmals bei Patienten mit akutem hypoxämischen respiratorischen Versagen (davon ca. zwei Drittel mit ambulant erworbener Pneumonie) eine Highflow Sauerstofftherapie gegen eine konventionelle Sauerstofftherapie bzw. NIV verglichen.

Es konnte gezeigt werden, dass eine High-flow Sauerstofftherapie im Vergleich zu einer Standard-Sauerstofftherapie bzw. NIV mit vergleichbaren Intubationsraten verbunden war, jedoch einen Überlebensvorteil nach 90 Tagen aufwies.

Sauerstoff wurde dabei durch einen kontinuierlichen Gasfluß von $\geq$ 50L / min und einem initialen FIO2 von 1,0 über großlumige Nasenspangen verabreicht. Es erfolgte eine aktive Befeuchtung. Die FIO_2 wurde nach oximetrisch gemessener Sauerstoffsättigung titriert, der Zielwert war eine Sauerstoffsättigung von mindestens 92%.

2.2 Dyspnoe bzw. Tachypnoe

Die schwergradig erhöhte Atemarbeit bei akuter respiratorischer Insuffizienz kann den Patienten bis zu 40 % des Herzzeitvolumens kosten und daher eine kardio-pulmonale Dekompensation bewirken. Desweiteren ist eine schwere Dyspnoe häufig mit einer hohen Rate an Totraumventilation verbunden (>50 %!).

Es ist daher sinnvoll, Patienten mit schwerer Dyspnoe mit niedrigen Dosen Morphin zu behandeln.

▶ **Merke** Eine schwere Dyspnoe bei Pneumonie sollte mit 10–30 mg Morphin/d, aufgeteilt auf mehrere Dosierungen subkutan, behandelt werden.

2.3 Beatmung

Die Beatmung kann in zweifacher Form, nämlich nichtinvasiv oder invasiv erfolgen. Die invasive Beatmung stellt heute eine Eskalationsstufe der Beatmung dar. Für die Grundsätze der Beatmung wird auf die entsprechenden Lehrbücher verwiesen. Hier sollen nur einige Aspekte zur Sprache kommen, die für die ambulant erworbene Pneumonie besondere Relevanz haben.

2.3.1 Nichtinvasive Beatmung

Der Wert der nichtinvasiven Beatmung (NIV) bei akuter respiratorischer Insuffizienz ist gesichert bei akuter Exazerbation der COPD sowie beim Lungenödem. Die Daten für Patienten mit ambulant erworbener Pneumonie sind weniger eindeutig. Es zeigten sich Versagerraten von bis zu 50%, verbunden mit einer höheren Letalität bei NIV-Versagern. Gezeigt wurde ein positiver Effekt bei Patienten mit COPD als Grunderkrankung. Mutmaßlich spiegelt sich hier wieder, dass die NIV besonders effektiv in der Entlastung der Atempumpe ist, jedoch weniger in der Oxygenierung. Andererseits wurden für die NIV günstige Ergebnisse bei Pneumonien immunsupprimierter Patienten nachgewiesen. Da diese Pneumonien keine spezifische Störung der Lungenmechanik bzw. des Gasaustauschs bewirken, ist nicht ersichtlich, warum die Wirksamkeit der NIV bei ambulant erworbener Pneumonie grundlegend anders ausfallen sollte.

Daher sollte bei jedem Patienten ohne Kontraindikationen vor einer Intubation eine NIV versucht werden. Wichtig ist, den Effekt dieses Versuchs zu dokumentieren und ggf. im Falle einer fehlenden Verbesserung des Gasaustauschs die NIV auch zeitgerecht abzubrechen. Die Abbruchkriterien sollten schriftlich definiert und dokumentiert werden.

Die NIV sollte als assistierte Beatmung begonnen werden. Bei guter Compliance kann rasch auf einen kontrollierten Beatmungsmodus umgestellt werden.

2.3.2 Invasive Beatmung

Für die invasive Beatmung von Patienten mit ambulant erworbenen Pneumonien gelten dieselben Regeln wie für alle anderen Patienten auch.

Wichtig ist die Unterscheidung einer schweren beatmungspflichtigen ein- oder beidseitigen Pneumonie:

- Einseitige Pneumonie: Die einseitige Pneumonie stellt vor das Problem, dass die gesunde Lunge potentiell überbläht oder umgekehrt auf die kranke kein hinreichender PEEP ausgeübt werden kann. Die Patienten sollten prinzipiell auf der gesunden Seite gelagert werden, um den bestmöglichen Gasaustausch zu ermöglichen („down with the good lung").
- Beidseitige Pneumonie: Die beidseitige beatmungspflichtige Pneumonie erfüllt meist die Kriterien eines ARDS. (Über die Problematik dieser Definition siehe Kap. ▶ Komplikationen). Die gesicherten Beatmungsregeln des ARDS sind zu beachten (Stichwort: „low tidal, high PEEP"). Für die zusätzliche Bauchlagerung (bei $PaO_2/F_IO_2 < 100$) wurde mittlerweile ein prognostischer Vorteil belegt, sofern die Bauchlagerung mehr als 16 Stunden/Tag durchgeführt wird.

Ist der Patient intubiert und beatmet, ergibt sich die Möglichkeit, eine bronchoskopische Erregerdiagnostik mittels bronchoalveolärer Lavage durchzuführen. Mit einer Verschlechterung des Gasaustauschs über 24 h hinaus muss dabei gerechnet werden. Dieses Risiko ist dabei entgegen landläufiger Meinung unabhängig vom Lavagevolumen.

3 Verfahren der extrakorporalen Lungenunterstützung

Grundsätzlich ist zu unterscheiden zwischen der ILA („interventional lung assist") und der ECMO.

Bei der ILA handelt es sich um ein pumpenloses, durch eine arterio-venöse Druckdifferenz passiv getriebenes System, das den Blutfluss durch eine Gasaustauschmembran führt. Somit erfolgt eine effektive CO_2-Elimination, der Beitrag zur Oxygenierung hängt direkt vom erzielbaren Blutfluss ab.

Es ist geeignet für Patienten mit schwerer Hypoventilation bzw. respiratorischer Azidose und kommt demnach vor allem bei Patienten mit zugrundeliegender schwerer COPD in Frage, bei denen eine NIV nicht ausreichend wirksam ist.

Bei der ECMO wird zwischen einer veno-venösen und einer veno-arteriellen Form unterschieden. Beide Verfahren sind pumpengetrieben. Der Kreislauf der vv-ECMO läuft von der Vena cava inferior über einen Membranoxygenator, der das Blut mit Sauerstoff anreichert und CO_2 eliminiert. Bei der va-ECMO läuft das Blut hinter dem Membranoxygenator in das arterielle System.

Die vv-ECMO ist für die Therapie des schweren Oxygenierungsversagens geeignet. Die Oxygenierungsleistung hängt dabei vom eingestellten Blutfluss ab. Die va-ECMO wird bei therapierefraktärem kardiogenen Schock eingesetzt, beim ARDS spielt diese komplikationsträchtige Methode keine wesentliche Rolle.

3.1 Indikationen

Eine ILA ist indiziert, wenn bei Patienten mit führendem Atempumpenversagen keine hinreichende CO_2-Elimination erzielt werden kann.

Indikationen für die vv-ECMO ergeben sich in zwei Konstellationen:

1. Lebensbedrohliche Hypoxämie trotz optimaler Sauerstoffzufuhr, Beatmungseinstellung und Bauchlagerung ($PaO_2/F_IO_2 < 100$).
2. Eine akzeptable Oxygenierung ist nur möglich durch aggressive Beatmung, die nicht mehr protektiv (nach ARDS-Network Study) ist (hohe Inspirationsdrücke > 30 cmH_2O, $F_IO_2 > 0.6$, Tidalvolumen > 6 mL/kg Idealkörpergewicht).

Risiken müssen beachtet werden. Dazu zählen vaskuläre Komplikationen (Verletzung, Thrombose, Embolie, Ischämie), systemimmanente Probleme sowie die Aktivierung der Gerinnungs- und Inflammationskaskaden mit Blutungen und weiteren Komplikationsmöglichkeiten.

Im Allgemeinen überwiegen die Vorteile die Risiken. Stets muss jedoch geprüft werden, ob es sich bei der Pneumonie um eine reversible Komplikation bei einem Patienten ohne Komorbidität bzw. ohne eine solche mit infauster Prognose handelt.

In näherer Zukunft sind neue Daten zur Wirksamkeit der ECMO zu erwarten, die erlauben werden, ihren Stellenwert und ihre Indikationen genauer zu definieren.

4 Therapie der schweren Sepsis bzw. des septischen Schocks

4.1 Prinzipien der Sepsis-Therapie

Die Klinik der Sepsis ist sehr vielgestaltig. Es bedarf stets eines Bewußtseins, dass eine Pneumonie sehr rasch in eine schwere Sepsis bzw. einen septischen Schock übergehen kann („high level of suspicion").

Ziele der Therapie sind die umgehende Unterbrechung der Inflammation sowie die medikamentöse Wiederbelebung (durch Volumentherapie und ggf. Katecholamine). sowie Unterbrechung der Inflammation (durch effektive antimikrobielle Therapie) 30 mL ererfüllt weeerfüllt werden.

Der septische Schock stellt die schwerste Komplikation einer Pneumonie mit der höchsten Letalität dar. Die therapeutischen Potentiale können nur gesichert werden, wenn die vorhandenen Optionen zeitgerecht und exakt ausgeführt werden.

Die ersten Maßnahmen nach drei und sechs Stunden und die darauf folgenden Maßnahmen bilden nach der Leitlinie der „Surviving Sepsis Campaign" zwei „bundles". Für die Anwendung solcher Interventionsbündel ist ein verbessertes Überleben nachgewiesen.

Diese beiden „bundels" umfassen:

1) Innerhalb eines Zeitfensters von drei Stunden: Lakatabestimmung, Abnahme von Blutkulturen, Beginn der antimikrobiellen Therapie, Infusion von 30mL/kg Kristalloid-Lösung bei Hypotension oder Laktat $>= 4$ mmmol/L

2) Innerhalb eines Zeitfensters von 6h: Vasopressoren bei Versagen der FFlüssigkeitsreanimation, MAP-Ziel $>= 65$ mmHg, Messung zentralvenöse Sättigung, wiederholte Laktatbestimmung.

4.2 Notfalltherapie der Patienten mit Pneumonie und schwerer Sepsis

Das Konzept der "early goal directed therapy, EGDT", begründet durch Rivers und Mitarbeiter, ist zuletzt durch drei große Studien grundsätzlich erschüttert worden. Eine Überlegenheit eines Protokolls, das das Erreichen definierter Zielparameter bzw. im Falle ihrer Verfehlung weitere eskalierende Maßnahmen vorschreibt, konnte im Vergleich zu einer klinisch orientierten Standardtherapie nicht bestätigt werden. Dies bedeutet jedoch natürlich nicht, dass das Ziel der Therapie weiterhin die Widerherstellung eines suffizienten Kreislaufs sein muss, vielmehr deuten diese Daten darauf hin, dass die Therapie nach klinischem Ermessen (und nicht nach schlecht validierten Erfolgsparametern) gesteuert werden kann. Statt ZVD und gemischtvenöser Sättigung kann dabei die Sonographie bzw. Echokardiographie (Füllungszustand VCI, kardiale Pumpfunktion, rechtsventrikulärer Füllungsdruck) eine Hilfe in der jeweiligen Einschätzung des Therapieerfolgs sein.

Initiale Notfalltherapie der schweren Sepsis
Elemente des Notfallmanagements (Zeitfenster für Maßnahmen 1–5: 1h):

1. Sicherstellung der Volumentherapie (hier definiert als: Wiederbelebung des Kreislaufs (engl. „fluid resuscitation"). Keine Diuretika!
   - 20 ml/kgKG Ringer-Acetat über 30 Minuten (=1,5 l bei 70/80 kgKG)
   - anschließend 1 l/h mit den Zielen:
     a. MAP > ca. 65 mmHg
     b. Stündliche Urinportion 0,5 mL/kgKG (= ca. 30–40 mL bei 70/80 kgKG)

(Fortsetzung)

2. Ggf. Noradrenalin, falls durch Flüssigkeit kein MAP > 65 mmHg erreicht werden kann
   – Dosis: 5–10 µg/KG/min
3. Klärung der Notwendigkeit zur Beatmung (NIV, Intubation); der Trigger zur invasiven Beatmung sollte sich nicht allein an der Blutgasanalyse, sondern am geschätzten Sauerstoffangebot orientieren (liegt demnach höher bei intakter Herzleistung)
4. Falls Intubation erforderlich: protektive Beatmung, z. B. nach folgendem Protokoll: Druckkontrollierte Beatmungsform (BiPAP, PCV)
   – bei PaO_2/F_iO_2 < 150 mmHg bei F_iO_2 ≥ 0.6 und PEEP ≥ 5: Bauchlagerung für 16 Stunden
   – Atemzugvolumen: 6 ml/kgKG bezogen auf Standardkörpergewicht (Berechnung des Standardkörpergewichts: Männer: Gewicht (kgKG) = 50 + 0,91(Größe (cm)−152,4), Frauen: Gewicht (kgKG) = 45,5 + 0,91 (Größe (cm)−152,4))
   – PEEP in Abhängigkeit von der insp. Sauerstoffkonzentration

F_iO_2	0,3	0,4	0,5	0,6	0,7	0,8	0,9	1,0
PEEP mbar	5	5–8	8–10	10	10–14	14	14–18	20–24

   – oberes Druckniveau <= 30 mbar, bei sept. ARDS-Muskelrelaxierung mit Cisatracurium als Perfusor für max. 48 h
   – permissive Hyperkapnie zulassen (bis 100 mmHg pCO_2); Kontraindikation: Hirndruck, (Cor pulmonale)
   – SO_2 90–92 %, I:E-Verhältnis initial 1:1
5. Beginn der kalkulierten antimikrobiellen Therapie
6. Evaluation alle 30 Minuten
   – Volumentherapie fortsetzen, solange ein hämodynamisch positiver Effekt zu verzeichnen ist (maximal über 3 h)
   – Volumentherapie beenden, wenn keine Zeichen der Hypoperfusion mehr nachweisbar sind
7. Bei niedriger Herzleistung
   – Dobutamin 2,5–20 µg/KG/min
8. Bei ausreichender Gewebeperfusion (Lactat < 2 mmol/L, keine Herzinsuffizienz, keine Blutung) Transfusion bei einem Hb-Wert von < 7 g/L.

4.3 Weitere Therapie der Patienten mit Pneumonie und schwerer Sepsis

Nach 6 h zeigt sich, ob ein stabiler Kreislauf ohne den dauerhaften Einsatz von Katecholaminen erzielt werden konnte. Die engmaschige Kontrolle des Laktatwertes gilt als wichtiger Indikator für den Erfolg des initialen „Resuscitaton-Bundles". Sobald ein solcher stabiler Kreislauf vorliegt und keine Zeichen für eine Hypoperfusion bestehen, ist die Volumentherapie im Sinne der „fluid resuscitation" zu beenden.

Andererseits liegt ein manifester septischer Schock vor, wenn die Hypotension refraktär gegenüber der Volumentherapie ist bzw. eine Hypoperfusion (Laktaterhöhung) fortbesteht.

4.4 Therapie der Patienten mit Pneumonie und septischem Schock

Diese besteht aus den Komponenten protektive Beatmung, adäquate Sedierung und adjuvanten Maßnahmen. Die Beatmung sollte den Prinzipien des ARDS-Network-Trials folgen. Weaningprotokolle sind sobald als möglich anzuwenden. Diese setzen ein spezifisches Sedationsprotokoll (mit ggf. kurzfristiger Muskelrelaxation) voraus. Adjuvante Maßnahmen umfassen ein Protokoll des Blutzucker-Managements bei Patienten mit Werten > 180 mg/dl (Zielwert: < 180 mg/dl), eine Nierenersatztherapie (falls indiziert), Thromboseprophylaxe, Stressulkusprophylaxe sowie eine frühe enterale Ernährung.

Die einzige spezifische medikamentöse therapeutische Option darüber hinaus besteht in der Gabe von Hydrocortison (200–300 mg in absteigender Dosierung kontinuierlich über maximal sieben Tage) bei Patienten mit therapierefraktärem septischem Schock. Die Wirksamkeit dieser Maßnahme ist jedoch nicht zweifelsfrei gesichert.

5 Steroide

Eine wichtige Todesursache von Patienten mit ambulant erworbener Pneumonie ist die überschießende inflammatorische Reaktion auf mikrobielle Antigene mit der Folge eines akuten respiratorischen Versagens bzw. einer schweren Sepsis bis hin zum septischen Schock. Kortison als Immunsuppressivum könnte hier eine wichtige Rolle in der adjunktiven Therapie spielen. Nach mehreren Studien bzw. Metaanalysen, die eine mögliche Verkürzung der Hospitalisationszeit ergaben, haben jüngst zwei multizentrische prospektiv randomisierte doppelblinde Studien zum Thema Aufsehen erregt.

In der ersten Studie aus der Schweiz erhielten 785 Patienten mit CAP zusätzlich zur Standardtherapie 50 mg Prednison über 7 Tage oder Placebo. Primärer Endpunkt war die Zeit bis zur klinischen Stabilisierung (definiert als stabile Vitalparameter für mindestens 24 h). Insgesamt wurden 785 Patienten randomisiert. Die mediane Zeit bis zur klinischen Stabilisierung betrug 3 versus 4,4 Tage (HR 1,33, 95 % CI 1,15–1,5, p<0·0001). Pneumonie-assoziierte Komplikationen waren ebenfalls seltener in der Kortison-Gruppe (3 versus 6 %), der Unterschied war allerdings nicht statistisch signifikant. In der Kortison-Gruppe kam es signifikant häufiger zu Hyperglykämien (19 versus 11 %, p=0,001). Ein Unterschied in der Letalität bestand nicht (4 versus 3 %).

In einer zweiten Studie aus Spanien erhielten 120 Patienten mit CAP und einer hohen inflammatorischen Reaktion, definiert als CRP > 15 mg/dL 2 x 0,5 mg/kg Methylprednisolon für 5 Tage innerhalb von 36 h nach Krankenhausaufnahme oder Placebo. Primärer Endpunkt war das klinische Therapieversagen, zusammengesetzt aus drei bzw. fünf Variablen (frühes Therapieversagen: Schock oder Beatmung im Verlauf oder Tod binnen 72 h; spätes Therapieversagen: radiologische Progredienz, persistierendes respiratorisches Versagen, Schock oder Beatmung im Verlauf oder Tod nach 72 h–120 h). Ein Therapieversagen wurde in 13 versus 31 % der Patienten beobachtet (p=0,02). Die Letalität war numerisch mit 10 versus 15 % geringer, dieser Unterschied war jedoch nicht signifikant. Eine Hyperglykämie entwickelte sich in 18 versus 12 %, p = 0,34.

Die Studien werfen jedoch mehr Fragen auf als sie beantworten.

– Endpunkt Zeit bis zur klinischen Stabilisierung. Es fragt sich, ob bei einem Medikament wie Kortison in der Behandlung einer ambulant erworbenen Pneumonie ein anderer Endpunkt als die Reduktion der Letalität überhaupt sinnvoll ist. Welche klinische Relevanz hat etwa die Verkürzung der Zeit bis zur klinischen Stabilisierung, wenn sich diese nicht in eine Reduktion der Morbidität und Letalität übersetzt ? Doch weder die Zeit der antimikrobiellen Therapie noch die Hospitalisationszeit waren unterschiedlich.

– Endpunkt Therapieversagen. Diese zusammengesetzte Variable ist problematisch. Ein Unterschied im frühen Therapieversagen bestand in keiner der drei Sub-Variablen; der signifikante Unterschied ergibt sich aus Unterschieden im späten Therapieversagen, vor allem aus der radiologischen Progredienz sowie der Entwicklung eines septischen Schocks später als 72 h nach Aufnahme. Eine radiologische Progredienz reflektiert jedoch per se kein Therapieversagen, sondern nur zusammen mit klinischer Instabilität. Die späte Entwicklung eines septischen Schocks wiederrum ist ein klinisch mehrdeutiges Ereignis, das nicht mehr ohne weiteres auf die Pneumonie selbst zurückgeführt werden kann. Hier fehlen jedoch nähere Angaben der Autoren. Auch hier übersetzt sich das Therapieversagen nicht in eine Reduktion der Morbidität oder Letalität. Auch die Zeit auf der ICU und die Hospitalisationszeit waren in beiden Gruppen gleich.

– Patientenpopulationen: In der ersten Studie wurden nur 4,8 % auf die Intensivstation aufgenommen, die Letalität betrug nur 3,4 %. Die zweite Studie war diesbezüglich fokussierter (75 % ICU, Letalität 12,5 %. Dennoch wiesen in beiden Studien knapp 50 % bzw. 30 % der Fälle einen PSI Score I-III auf, also eine Pneumonie mit einem sehr geringen Letalitätsrisiko. Somit sind zu einem erheblichen Teil Patienten untersucht worden, die kaum einen klinisch signifikanten Endpunkt erreichen konnten.

- Hyperglykämien: Die Hyperglykämierate war erwartungsgemäß in beiden Studien unter Kortisontherapie erhöht. Die klinische Bedeutung dieser unerwünschten Wirkung bleibt unklar. Sie sollte allerdings angesichts der Daten über die prognostische Bedeutung der Hyperglykämie (unabhängig davon, ob der Patient Diabetiker ist oder nicht) nicht vorschnell als irrelevant betrachtet werden.
- Auffälligkeiten: Die spanische Studie weist eine erhebliche Ungereimtheit darin auf, dass in knapp acht Jahren aus drei großen Krankenhäusern gerade einmal 120 Patienten randomisiert werden konnten. Die Möglichkeit eines Selektions-Bias ist erheblich. Zudem fällt auf, dass in dieser Studie Imbalancen im Ausmaß der inflammatorischen Reaktion zuungunsten der Placebo-Gruppe bestehen.
- Die Frage nach der Wirksamkeit von Kortison als adjunktive Therapie bei Patienten mit CAP bleibt somit unbeantwortet. Eine Indikation für Steroide bestehen lediglich bei Patienten mit COPD und Zunahme der Obstruktion im Rahmen der Pneumonie, eine Option bei therapierefraktärem septischem Schock.

6   Sonstige Therapien

Medikamente, die bisher noch keinen gesicherten Stellenwert in der Therapie der ambulant erworbenen Pneumonie haben, für die es jedoch einige Daten gibt, die auf eine Wirksamkeit hinweisen, umfassen Acetylsalicylsäure (ASS), Statine (über pleiotrope antiinflammatorische Wirkungen) sowie ACE-Hemmer bzw. AT-II Hemmer.

7   Weiterführende Literatur

Metaanalyse zu diversen adjunktoven Therapien bei Patienten mit ambulant erworbener Pneumonie. Eine Reduktion der Letalität konnte für keine der evaluierten Interventionen belegt werden. Für die NIV konnte eine Reduktion nur für die Subgruppe der Patienten mit COPD gezeigt werden:

- Siempos II, Vardakas KZ, Kopterides P, Falagas ME (2008) Adjunctive therapies for community-acquired pneumonia: a systematic review. J Antimicrob Chemother 62:661–668

Zwei Studien, eine mit Enoxaprin, eine mit Dalteparin, die eine Reduktion der tiefen Beinvenenthrombosen bei akuten internistischen Erkrankungen belegen. Eine Reduktion der Letalität ist nicht belegt:

- Samama MM, Cohen AT, Darmon JY, Desjardins L, Eldor A, Janbon C, Leizorovicz A, Nguyen H, Olsson CG, Turpie AG, Weisslinger N (1999) A comparison of enoxaparin with placebo for the prevention of venous thromboembolism in acutely ill medical patients. Prophylaxis in Medical Patients with Enoxaparin Study Group. N Engl J Med 341:793–800
- Leizorovicz A, Cohen AT, Turpie AG, Olsson CG, Vaitkus PT, Goldhaber SZ, PREVENT Medical Thromboprophylaxis Study Group (2004) Randomized, placebo-controlled trial of dalteparin for the prevention of venous thromboembolism in acutely ill medical patients. Circulation 110:874–879

Einzige, aber überzeugende Studie zum Effekt der Frühmobilisation bei Patienten mit ambulant erworbener Pneumonie. Unter Frühmobilisation wird ein Aufenthalt außerhalb des Krankenbetts von mindestens 20 Minuten bereits am ersten Tag verstanden:

- Mundy LM, Leet TL, Darst K, Schnitzler MA, Dunagan WC (2003) Early mobilization of patients hospitalized with community-acquired pneumonia. Chest 124:883–889

High-flow Sauerstoff als Alternative zu konventioneller Sauerstoff-Therapie bzw. NIV mit Vorteilen für High-flow-Sauerstoff in der 90 Tages-Letalität.

Frat JP, Thille AW, Mercat A, Girault C, Ragot S, Perbet S, Prat G, Boulain T, Morawiec E, Cottereau A, Devaquet J, Nseir S, Razazi K, Mira JP, Argaud L, Chakarian JC, Ricard JD, Wittebole X, Chevalier S, Herbland A, Fartoukh M, Constantin JM, Tonnelier JM, Pierrot M, Mathonnet A, Béduneau G, Delétage-Métreau C, Richard JC, Brochard L, Robert R; FLORALI Study Group; REVA Network. High-flow oxygen through nasal cannula in acute hypoxemic respiratory failure. N Engl J Med 2015; 372: 2185–2196.

Erster Beleg in der Literatur für einen Überlebensvorteil der NIV bei Patienten mit schwerer ambulant erworbener Pneumonie. Dieser besteht allerdings nur in der Subgruppe der Patienten mit COPD:

- Confalonieri M, Potena A, Carbone G, Porta RD, Tolley EA, Umberto MG (1999) Acute respiratory failure in patients with severe community-acquired pneumonia. A prospective randomized evaluation of noninvasive ventilation. Am J Respir Crit Care Med 160:1585–1591

Deutschsprachige Übersicht zu den verfügbaren Techniken der extrakorporalen Lungenunterstützung:

- Müller T, Bein T, Philipp A, Graf B, Schmid C, Riegger G (2013) Extrakorporale Lungenunterstützung bei schwerem Lungenversagen des Erwachsenen. Dtsch Ärzteblatt 110:159–166

Aktuelle deutschsprachige Sepsis-Leitlinie:

- Reinhart K, Brunkhorst FM, Bone HG, Bardutzky J, Dempfle CE, Forst H, Gastmeier P, Gerlach H, Gründling M, John S, Kern W, Kreymann G, Krüger W, Kujath P, Marggraf G, Martin J, Mayer K, Meier-Hellmann A, Oppert M, Putensen C, Quintel M, Ragaller M, Rossaint R, Seifert H, Spies C, Stüber F, Weiler N, Weimann A, Werdan K, Welte T, German Interdisciplinary Association for Intensive and Emergency Care Medicine, German Sepsis Society (2010) Prevention, diagnosis, treatment, and follow-up care of sepsis. First revision of the S2k Guidelines of the German Sepsis Society (DSG) and the German Interdisciplinary Association for Intensive and Emergency Care Medicine (DIVI). Anaesthesist 59:347–370

Aktuelle internationale Sepsis-Leitlinie:

- Dellinger RP, Levy MM, Rhodes A, Annane D, Gerlach H, Opal SM, Sevransky JE, Sprung CL, Douglas IS, Jaeschke R, Osborn TM, Nunnally ME, Townsend SR, Reinhart K, Kleinpell RM, Angus DC, Deutschman CS, Machado FR, Rubenfeld GD, Webb S, Beale RJ, Vincent JL, Moreno R, Surviving Sepsis Campaign Guidelines Committee Including the Pediatric Subgroup (2013) Surviving Sepsis Campaign: international guidelines for management of severe sepsis and septic shock, 2012. Intensive Care Med 39:165–228

Metaanalyse der bis 2013 publizierten Studien sowie zwei jüngste kontrollierte Studien zur adjunktiven Therapie mit Steroiden.

- Shafiq M, Mansoor MS, Khan AA, Sohail MR, Murad MH.Adjuvant steroid therapy in community-acquired pneumonia: a systematic review and meta-analysis.J Hosp Med. 2013; 8: 68–75.
- Blum CA, Nigro N, Briel M, Schuetz P, Ullmer E, Suter-Widmer I, Winzeler B, Bingisser R, Elsaesser H, Drozdov D, Arici B, Urwyler SA, Refardt J, Tarr P, Wirz S, Thomann R, Baumgartner C, Duplain H, Burki D, Zimmerli W, Rodondi N, Mueller B, Christ-Crain M. Adjunct prednisone therapy for patients with community-acquired pneumonia: a multicentre, double-blind, randomised, placebo-controlled trial. Lancet. 2015; 385: 1511–1518.
- Torres A, Sibila O, Ferrer M, Polverino E, Menendez R, Mensa J, Gabarrús A, Sellarés J, Restrepo MI, Anzueto A, Niederman MS, Agustí C. Effect of corticosteroids on treatment failure among hospitalized patients with severe community-acquired pneumonia and high inflammatory response: a randomized clinical trial. JAMA. 2015; 313: 677–686.

Komplikationen 16

Santiago Ewig

1 Übersicht

Wichtige Komplikationen, die mit einer ambulant erworbenen Pneumonie verbunden sein können, umfassen den komplizierten parapneumonischen Erguss bzw. das Empyem sowie die Ausbildung von Abszedierungen. Septische Streuungen sind hingegen sehr selten und gehen meist von Abszessen aus.

Die Ausbildung eines akuten Lungenversagens (ARDS) sowie einer schweren Sepsis bzw. eines septischen Schocks stellen weitere schwere Komplikationen dar.

Zuletzt sind zunehmend auch weitere Komplikationen in den Blickpunkt geraten, vor allem solche kardiovaskulärer Natur.

2 Komplizierter parapneumonischer Erguss/Empyem

2.1 Definition und Häufigkeit

Eine Pleuraergussbildung im Rahmen einer ambulant erworbenen Pneumonie ist häufig. In westlichen Ländern ist bei hospitalisierten Patien-ten die parapneumonische Ergussbildung nach der Herzinsuffizienz die zweithäufigste Ursache von Pleuraergüssen. Etwa 90 % der Ergüsse sind unkompliziert und bilden sich ohne weitere Intervention zurück. Die verbleibenden 10 % entwickeln sich jedoch zu komplizierten parapneumonischen Ergüssen bzw. zu Empyemen.

> ▶ **Cave** Komplizierte parapneumonische Ergüsse gehen mit einer erheblichen Morbidität und Letalität einher. Diese Komplikationen können durch frühe Erkennung vermieden bzw. in ihrem Ausmaß limitiert werden.

Unkomplizierte und komplizierte parapneumonische Ergüsse bzw. Empyeme unterscheiden sich durch die Entwicklung bzw. das Stadium eines Entzündungsprozesses in der Pleurahöhle. Diese Unterschiede lassen sich durch eine Reihe von Parametern beschreiben bzw. definieren (Tab. 1).

> ▶ **Merke** Der Unterschied eines komplizierten Ergusses zum Empyem besteht in den Kriterien Pleuradicke, Eiterbildung und Erregernachweis; letzterer kann jedoch auch bei parapneumonischen Ergüssen vorliegen bzw. bei Empyemen fehlen.

Pathophysiologisch gesehen besteht bei unkomplizierten Ergüssen eine Permeabilitätssteigerung der Pleura, die allerdings noch nicht mit einer

S. Ewig (✉)
Thoraxzentrum Ruhrgebiet, Kliniken für Pneumologie und Infektiologie, EVK Herne und Augusta-Kranken-Anstalt, Bochum, Deutschland
E-Mail: sewig@versanet.de

© Springer-Verlag Berlin Heidelberg 2016
S. Ewig (Hrsg.), *Ambulant erworbene Pneumonie*,
DOI 10.1007/978-3-662-47312-2_16

195

Tab. 1 Charakteristika und Definition von unkomplizierten und komplizierten parapneumonischen Ergüssen bzw. Empyemen

	Unkomplizierter Erguss	Komplizierter Erguss	Empyem
Morphologie der Pleura	Weitgehend unversehrt	Fibrinexsudation, Membranbildungen	Ausgeprägte Entzündung mit Pleuraverdickung und Ausbildung von Kammern
Pleuraergusspunktat	Klar	Trübe	Eitrig
pH	$\geq 7,3$	$<7,3$	$<7,2$
LDH	Niedrig, meist <500 U/l	Hoch, meist $>>$ 1000 U/l	Hoch, meist $>>$ 1000 U/l
Glucose	>60 mmol/l	<40 mmol/l	<40 mmol/l
Zytologie	Zellarmer Erguss, wenig Neutrophile	Reichlich Neutrophile	Reichlich Neutrophile
Kultur des Ergusspunktats	Steril	Meist steril, gelegentlich positiv	Häufig positiv

Zerstörung ihrer Oberflächenintegrität verbunden ist (exsudatives Stadium). Dies geschieht erst im Rahmen einer massiven Inflammation als Antwort auf eine Bakterieninvasion (fibro-purulentes Stadium). Schreitet diese weiter fort, kommt es zu einer Invasion von Fibroblasten, die eine Verdickung der Pleuraoberflächen und eine ausgeprägte Kammerbildung innerhalb der Pleurahöhle zur Folge hat. Am Schluss steht eine Schwartenbildung (Stadium der Organisation).

Parapneumonische Ergüsse sind immer Exsudate entsprechend der Definition von Light (Pleuraexsudat liegt vor bei Erfüllung mindestens eines Kriteriums: Pleura-LDH/Serum LDH $> 0,6$; Pleuraeiweiß/Serumeiweiß $> 0,5$; Pleura-LDH $> 2/3$ der Serum LDH).

2.2 Klinische Symptomatik und Befunde

Die klinische Symptomatik ist wenig charakteristisch. Fieber, Husten und Dyspnoe als Ausdruck raumfordernder Ergüsse sind nicht von der Pneumonie-bedingten Symptomatik zu unterscheiden. Einzig der Thoraxschmerz kann als Leitsymptom angesehen werden, wenngleich auch dieser zunächst lediglich Ausdruck einer Pleurareizung und somit ein unspezifisches Symptom ist. Der typische Thoraxschmerz bei komplizierten Ergüssen tritt im Verlauf der Behandlung nach initialer Besserung auf.

▶ **Merke** Ein akuter Thoraxschmerz im Rahmen einer Pneumonie sollte immer die Untersuchung auf das Vorliegen eines komplizierten Ergusses zur Folge haben, insbesondere auch dann, wenn er erst im Verlauf nach initialer Besserung auftritt. Differentialdiagnostisch ist eine Lungenembolie zu erwägen.

In der klinischen Untersuchung können ab einem Ergussvolumen > 500 mL ggf. die physikalischen Zeichen eines Pleuraergusses gefunden werden.

2.3 Erregerspektrum

Neben Streptococcus pneumoniae sind insbesondere alpha-hämolysierende (viridans) Streptokokken vorherrschend. Auch Staphylococcus aureus wird gefunden. Gramnegative Enterobakterien sind demgegenüber seltener zu finden, vor allem kaum bei jüngeren und nicht komorbiden Patienten. Aerob/anaerobe Mischinfektionen werden häufiger angetroffen, die relevanten Anaerobier umfassen vor allem Bacteroides, Fusobakterien, Peptostreptokokken und Prevotella spp. (Tab. 2).

Fehlende Erregernachweise, die in bis zu 35 % beobachtet werden, sind begründet in den Limitationen der Anaerobierdiagnostik sowie einer meist bestehenden antimikrobiellen Therapie.

▶ **Cave** In bis zu einem Drittel der Empyeme werden keine Erreger nachgewiesen!

Tab. 2 Erregerspektrum des parapneumonischen Ergusses/Empyems

Erreger	Häufigkeit
Streptococcus pneumoniae	++
Alpha-hämolysierende (viridans) Streptokokken	+++
– Streptococcus-milleri-Gruppe: S. anginosus, S. constellatus	+++
– intermedius	++
– Streptococcus-oralis-Gruppe: S. mitior, S. mitis, S. sanguis	
Staphylococcus aureus	+
Enterobakterien	(+)
Anaerobier (alleine oder in Mischinfektion) - Peptostreptokokken - Fusobakterien - Bacteroides spp. - Prevotella spp.	+++

+++ = häufig; ++ = in der Häufigkeit nachgeordnet; + selten; (+) = selten und nur bei bestimmten Risikopatienten

2.4 Risikofaktoren

Diese umfassen Alkoholismus, i.v.-Drogenkonsum, Grunderkrankungen wie Lungenkarzinom, Diabetes mellitus, ZNS-Erkrankungen mit Schluckstörungen sowie Ösophaguserkrankungen. Zudem sind folgende Laborparameter prädiktiv: Albumin $<$ 30 g/L, Natrium $<$ 130 mmol/L, Thrombozytose $>$ 400.000/μL, CRP $>$ 10 mg/dL. Eine COPD wurde als protektiver Faktor identifiziert.

2.5 Diagnostik

Aufgrund der unspezifischen bis fehlenden Symptomatik entgehen komplizierte Ergüsse bzw. Empyeme immer wieder der frühen Diagnose. Eine solche ist jedoch wichtig, um die Ausbildung bzw. Ausbreitung und damit die Morbidität und Letalität dieser Komplikation zu limitieren.

Das einzige Mittel, eine solche Komplikation früh zu erfassen, besteht in der Aufrechterhaltung einer hohen Aufmerksamkeit für diese Komplikation. Diese beinhaltet:

– Erfassung des Symptoms Thoraxschmerz initial und im Verlauf

– Augenmerk auf die initiale Röntgenthorax-Aufnahme: Liegt ein Pleuraerguss vor?
– Konsequente Diagnostik:
  – Jeder Thoraxschmerz sollte eine sonographische Untersuchung nach sich ziehen.
  – Jeder Pleuraerguss, der sich in der Röntgen-Thoraxaufnahme darstellt und über einen Winkelerguss hinausgeht, muss unmittelbar sonographisch aufgesucht und probepunktiert werden.

▶ **Cave** „The sun should never set on a parapneumonic effusion!" (S. A. Sahn) (dt.: die Sonne darf niemals über einem parapneumonischen Erguss untergehen.)

Der Thoraxsonographie kommt in der Diagnostik des parapneumonischen Ergusses eine zentrale Bedeutung zu. Sie hat die höchste Sensitivität (Ergüsse bereits ab 10 mL erkennbar), sie erlaubt eine Darstellung der Echotextur (vor allem auch von Septen und Kammern) und sie ist beliebig wiederholbar und daher sehr gut zur Verlaufskontrolle geeignet. Darüber hinaus ist sie unverzichtbar in der Lokalisation einer Punktionsstelle.

Die CT des Thorax mit i.v. KM hat besondere zusätzliche Stärken in der Darstellung der Pleuradicke (pleural reichert sich KM an) sowie der Verhältnisse im Thorax im benachbarten Lungenparenchym. In der Darstellung der Septen und Kammern ist sie der Sonographie unterlegen.

Die Pleuraergusspunktion ergibt bereits optisch und olfaktorisch wichtige Informationen. Wenn die Ergussflüssigkeit bernsteingelb und klar ist, besteht sicher kein komplizierter Erguss, wird hingegen Eiter aspiriert, steht die Diagnose eines Empyems bereits fest. Im Falle einer getrübten Pleuraergussflüssigkeit sind weitere Untersuchungen zwingend (Tab. 3). In manchen Fällen ist die Ergussflüssigkeit übelriechend, zuweilen geradezu bestialisch; diese Geruchsbildung beweist eine anaerobe Infektion des Pleuraraums und bedeutet, dass ein Empyem vorliegt.

Unter den Laborparametern aus der Pleuraergussprobe kommt der pH-Bestimmung die zentrale Bedeutung für therapeutische Entscheidungen zu.

Tab. 3 Untersuchung des Pleuraergusspunktats (Punktat trübe, jedoch kein Eiter)

Untersuchungen	Parameter	Aussage
Biochemisch	Eiweiß, LDH	Trans- oder Exsudat LDH >> 1000 U/l: V. a. komplizierten Erguss bzw. Empyem
	Glucose	Korreliert mit pH, nicht zwingend erforderlich
	pH (Ergussflüssigkeit in BGA-Röhrchen und pH-Bestimmung im BGA-Gerät)	Wichtigster Parameter für weitere therapeutische Entscheidungen
Zytologisch	Neurophile? Tumorzellen?	Hohe Neutrophilenzahl: v. a. komplizierten Erguss bzw. Empyem
Mikrobiologisch	Erreger?	Erregernachweis beweist komplizierten Erguss bzw. Empyem

Ein pH-Wert $\geq$ 7,3 spricht für einen unkomplizierten Reizerguss und kann lediglich beobachtet werden; pH-Werte zwischen $\geq$ 7,2 und < 7,3 entsprechen bereits einem komplizierten parapneumonischen Erguss und sollten in der Regel drainiert werden. pH-Werte < 7,2 müssen in jedem Fall drainiert werden.

Die Glucose-Werte in der Ergussprobe folgen den pH-Werten. Die LDH-Werte reflektieren das Ausmaß der entzündlichen Verletzung der Pleuraoberfläche.

▶ **Merke** Immer eine BGA-Spritze zur pH-Bestimmung und drei Röhrchen für biochemische, zytologische und mikrobiologische Untersuchungen beschicken. Die pH-Bestimmung bei Eiter kann natürlich entfallen.

▶ **Cave** Es muss bei der Gewinnung der Pleuraerguss-Probe sichergestellt sein, dass keine (sauren) Anteile der Lokalanästhesie mit der Ergussflüssigkeit vermengt werden. Ansonsten ergeben sich falsch-positive niedrige pH-Werte!

2.6 Therapie

Die Therapie der komplizierten Ergüsse bzw. Empyeme ist komplex. Sie beinhaltet drei Komponenten, über die differenziert entschieden werden muss:

– die antimikrobielle Therapie,
– die Drainagetherapie,
– die videoassistierte Thorakoskopie (VATS).

2.6.1 Antimikrobielle Therapie
Im Rahmen der Pneumonie ist immer einer antimikrobielle Therapie über 7 Tage indiziert. Ist diese erfolgt, der Patient mit einer Drainage versorgt und klinisch stabil ohne Zeichen einer fortbestehenden Inflammations- bzw. Infektionssymptomatik, kann die antimikrobielle Therapie beendet werden.

Ambulant erworbene komplizierte Ergüsse bzw. Empyeme werden entsprechend der ambulant erworbenen Pneumonie antimikrobiell behandelt. Entsteht diese Komplikation im Verlauf des stationären Aufenthalts, ist eine nosokomiale Situation gegeben und eine antimikrobielle Therapie mit breiterem Spektrum indiziert (z. B. Piperacillin/Tazobactam).

2.6.2 Drainagetherapie
Unkomplizierte Ergüsse werden komplett entleert, falls erforderlich auch wiederholt. Eine Drainage ist nur bei sehr großen und rasch nachlaufenden Ergüssen zu erwägen.

Komplizierte Ergüsse werden immer mit einer Drainage versorgt. Häufig genügt eine Drainage, ggf. wird (bei größeren Kammern) eine zweite erforderlich. Dünnlumige (8–16 French) sind dicklumigen Drainagen (22 bis 36 French) entgegen häufig geäußerter Meinung nicht prinzipiell unterlegen. Die Drainage sollte an eine kontinuierliche Saugdrainage (15–20 cm H_2O) angelegt werden. Spülungen mit isotoner Kochsalzlösung sollten 1- bis 2-mal täglich erfolgen.

▶ **Cave** Das gesamte Drainagesystem muss mindestens einmal täglich auf korrekte Lage, Knickbildungen sowie Funktion kontrolliert werden!

In einer Klinik mit einer Thoraxchirurgie kann bereits bei komplizierten Ergüssen eine VATS eine Option sein, insbesondere im Falle inadäquater Flüssigkeitsmobilisation oder größerer Kammerbildungen. Alternativ kann ein Versuch mit Fibrinolytika (Urokinase oder r-TPA) erwogen werden. Dieser ist besonders bei Patienten in eingeschränktem Allgemeinzustand erwägenswert. In Situationen, in denen beide Möglichkeiten offen stehen, sollte der Wille des Patienten nach ausführlicher Aufklärung entscheidend sein.

Hinweis
Wie wird eine Fibrinolyse des Pleuraraums durchgeführt?

– Tägliche Applikation von 100.000 IE Urokinase in isotoner Kochsalzlösung in den Pleuraraum über liegende Drainage bis maximal sieben Tage
– Abklemmen der Drainage über 2 h, dann Fortführung der Drainagetherapie
– Erfolgskriterium: Steigerung der Drainagerate, vollständige Mobilisierung der Pleuraflüssigkeit
– Sonographische Verlaufskontrollen
– Falls keine Mobilsierung erfolgt: Abbruch der Behandlung mit Urokinase, VATS indiziert

Empyeme und Therapieversager einer Drainagetherapie sollten stets einer VATS zugeführt werden, sofern Gründe des Allgemeinzustands dem nicht entgegenstehen.

3 Lungen-Abszess

3.1 Definition und Häufigkeit

Lungenabszesse sind Einschmelzungshöhlen in jeder Größe auf dem Boden von infektionsbedingten Lungenparenchymnekrosen. Sie können isoliert auftreten oder multipel, auf ein wenige Zentimeter begrenztes Areal begrenzt sein oder flächenartig ganze Lungenlappen betreffen. Für diesen Verlauf einer Pneumonie sind bestimmte Erreger- und Wirtsfaktoren verantwortlich.

Zu unterscheiden sind in diesem Zusammenhang Lungenabszesse als Folge einer Aspiration von solchen ohne Aspiration sowie von sekundären Abszessen (Tab. 4).

3.2 Klinische Symptomatik

Die klinische Symptomatik ist nicht Abszessspezifisch. Es gibt weder eine Leitsymptomatik noch besondere Untersuchungsbefunde. Allerdings können bei Abszessen mit Aspiration typische Risikofaktoren imponieren; hier ist vor allem der schlechte Zahnstatus zu nennen. Eine Halithose kann den Verdacht ebenfalls auf einen Abszess lenken. Bei sekundären Abszessen liegen die entsprechenden Prädispositionen vor (Tab. 4).

3.3 Erregerspektrum

Bei Abszessen mit Aspiration finden sich häufig anaerobe Erreger. Bestimmte Erreger der ambulant erworbenen Pneumonie gehen häufiger mit einer Abszessbildung einher, z. B. Streptococcus pneumoniae mit bestimmten Serotypen (Tab. 4).

3.4 Diagnostik

Lungenabszesse werden ausschließlich über eine Röntgen-Thoraxaufnahme bzw. eine CT des Thorax diagnostiziert. Bei Lungenabszessen mit

Tab. 4 Formen, Risikofaktoren und Erreger der ambulant erworbenen Lungenabszesse

Form des Lungenabszesses	Risikofaktoren	Erreger
Abszess bei Aspiration	Bewusstseinstrübung – Alkoholismus – Epilepsie – i.v. Drogenkonsum Schluckstörungen – Ösophaguserkrankungen – Neurologische Erkrankungen Parodontitis/Gingivitis	Alpha-hämolysierende (viridans) Streptokokken – milleri-Gruppe: S. anginosus, S. constellatus – intermedius – oralis-Gruppe: S. mitior, S. mitis, S. sanguis Anaerobier (alleine oder in Mischinfektion) – Peptostreptokokken – Fusobakterien – Bacteroides spp. – Prevotella spp.
Abszess ohne Aspiration	Siehe Tabelle „Risikofaktoren für eine ambulant erworbene Pneumonie" im Kap. ▶ Epidemiologie. In der rechten Spalte aufgeführte Erreger können einen abszedierenden Verlauf nehmen	Streptococcus pneumoniae, Staphylococcus penumoniae, Legionella spp., Klebsiella spp., Pseudomonas aeruginosa, Aspergillus spp., Rhodococcus equi, Pasteurella multocida
Sekundäre Abszesse	Poststenotisch: – Neoplasie – Fremdkörper Postnekrotisch: – Lungeninfarkt	Ähnlich Abszess bei Aspiration

Aspiration werden bevorzugt abhängige Segmente (S2, S6, S10) befallen. Lungenabszesse weisen meist eine dicke Wand sowie eine Spiegelbildung auf.

Eine wichtige Differentialdiagnose ist die kavernöse Lungentuberkulose. Häufig zeigen sich bei dieser exsudative Begleitherde; eine Spiegelbildung besteht in der Regel nicht.

Multiple kleinere Abszesse bei einem i.v.-Drogenkonsumenten in einem relativ guten Allgemeinzustand sprechen bis zum Beweis des Gegenteils für eine Trikuspidalklappen-Endokarditis mit septischer Streuung.

Eine CT des Thorax mit KM ist anzuschließen, um die Differentialdiagnose zu erleichtern sowie mögliche poststenotische Prozesse zu identifizieren. Anzahl, Lokalisation und Größe der Abszesse und ihre Nähe zur Pleura können bestimmt werden.

Für die Erregerdiagnostik eignen sich Sputum oder ein bronchoskopisch gewonnenes Sekret. Eine Bronchoskopie kann auch zur Überprüfung der spontanen Drainage indiziert sein. Allerdings gelten für die Bronchoskopie besondere Vorsichtsmaßnahmen.

▶ **Cave** Alle bronchoskopischen Eingriffe bei Patienten mit Lungenabszessen sind mit dem Risiko eines Übertritts von Eiter in bisher gesunde Lungenabschnitte auf der ipsi- und/oder kontralateralen Seite mit der möglichen Folge einer schweren Oxygenierungsstörung und Sepsis verbunden. Darüber hinaus ist die Durchführung einer bronchoalveolären Lavage bei Patienten mit Lungenabszessen kontraindiziert.

Hinweis
Folgende Vorsichtsmaßnahmen bei Bronchoskopien von Patienten mit Lungenabszessen sollten daher eingehalten werden:

1. Aufrechterhaltung der Wachheit sowie des Husten- und Schluckreflexes durch zurückhaltende Dosierung der Sedierung sowie der topischen Anästhesie,
2. geringstmögliche Manipulation der Abszesshöhle,

(Fortsetzung)

3. Monitoring der Patienten post Bronchoskopie für mindestens 6 h,
4. Lagerung des Patienten in Seitenlage
(auf der erkrankten Seite)

3.5 Therapie

Die Therapie der Lungenabszesse ist primär konservativ. Sie ruht auf zwei Säulen:

1. der antimikrobiellen Therapie,
2. der Drainage des Eiters, spontan bestehend
oder interventionell hergestellt.

Eine chirurgische Therapie ist nur noch in definierten Ausnahmefällen angezeigt (Abschn. 3.6).

3.5.1 Antimikrobielle Therapie

Die antimikrobielle Therapie entspricht weitgehend derjenigen der ambulant erworbenen
Pneumonie. Aminopenicilline plus ß-Lakata-
maseinhibitor oder Moxifloxacin sind die Substanzen der Wahl für die initiale kalkulierte Therapie. Eine mögliche Alternative stellt die
Kombination von Clindamycin und einem
Cephalosporin II dar.

Die Datenbasis für diese Empfehlungen ist
durchweg schmal und beruht auf dem erwartbaren
Erreger- und Resistenzspektrum. Penicillin G
weist eine Wirklücke bei ß-Lakatamase-bildenden
Stämmen von Bacteroides spp. und Fusobacte-
rium spp. auf. Clindamycin hat keine Wirksamkeit gegenüber Enterobakterien. Metronidazol
alleine hat trotz seiner hohen Wirksamkeit gegenüber allen hier relevanten Anaerobiern wohl aufgrund der Wirklücke gegenüber Viridans-
Streptokokken eine hohe klinische Versagerrate,
Aminopenicilline/ß-Laktamasehemmer sowie
Moxifloxacin weisen demgegenüber durchweg
ein geeignetes Spektrum auf (Tab. 5). Wann
immer möglich, sollte eine gezielte Therapie
anhand des Erregernachweises mit Resistogramm
erfolgen.

▶ **Merke** Die Substanzen der Wahl zur initialen kalkulierten Therapie des Lungenabsz-

Tab. 5 Empfindlichkeit häufiger Lungenabszess-Erreger
gegenüber Moxifloxacin

Erreger	MHK 90
Aerob	
Streptococcus pneumoniae	0,1–0,25
Viridans-Streptokokken	0,06–0,25
Staphylococcus aureus (MSSA)	0,06–1
Klebsiella pneumoniae	0,03–1
Anaerob	
Peptostreptococcus spp.	0,25
Bacteroides fragilis	0,25–4
Fusobacterium spp.	0,12–1
Prevotella spp.	0,25
Atypisch bakteriell	
Legionella spp.	1,0

esses sind Aminopenicilline/ß-Laktamase-
hemmer bzw. Moxifloxacin.

Ein Ansprechen der antimikrobiellen Therapie
(ggf. plus Drainage) ist binnen drei bis sieben
Tagen zu erwarten, erkennbar an klinischer Stabilisierung bzw. durch Rückgang der Inflamma-
tionszeichen. Ein Rückgang der Abszesshöhle ist
innerhalb mehrerer Wochen zu erwarten.

Der wichtigste Unterschied der Therapie zur
ambulant erworbenen Pneumonie besteht in der
Therapiedauer. Lungenabszesse gehören zu den
wenigen respiratorischen Infektionen, die eine
lange Therapiedauer erfordern. In der Regel sollte
sie solange fortgesetzt werden, wie in der
Röntgen-Thoraxaufnahme noch eine Dynamik
der Rückbildung erkennbar ist. In der Regel beträgt die Therapiedauer somit zwei bis drei Monate, zuweilen aber auch länger.

▶ **Merke** Die antimikrobielle Therapie der
Lungenabszesse ist eine Langzeittherapie,
die fortgesetzt wird, bis allenfalls noch Residuen in der Röntgen-Thoraxaufnahme
erkennbar sind.

3.5.2 Drainagetherapie

Zur Therapie der Lungenabszesse muss sichergestellt sein, dass ein Abfluss des Eiters besteht.
Daher ist in in der Regel eine initiale diagnostische Bronchoskopie obligat.

Eine spontane Drainage kann sehr einfach aus der Produktion größerer Sputummengen geschlossen werden. Besteht jedoch keine nennenswerte Sputumproduktion, so sind die Ableitungsostien wahrscheinlich zugeschwollen und ein Abfluss muss interventionell hergestellt werden. Alternativ kann im Rahmen eines schlechten Allgemeinzustands bzw. bei bestimmten Erkrankungen allerdings auch ein mangelnder Hustenstoß vorliegen. In letzteren Fällen können physiotherapeutische Maßnahmen und/oder wiederholte Bronchoskopien mit Bronchialtoilette ausreichend sein.

Besteht jedoch kein spontaner Eiterabfluss, sollte zunächst eine interne Drainage angelegt werden. Hierzu wird ein Katheter zwischen die zugeschwollenen Ostien in die Abszesshöhle gelegt und am oberen Ende an der Nase fixiert (am besten durch Naht).

▶ **Merke** Bei einem Lungenabszess muss ein Eiterabfluss sichergestellt sein, entweder spontan oder, falls dies nicht gegeben ist, durch primär interne Drainage (gemäß der uralten Regel: „ubi pus, ibi evacua").

Die interne Drainage erfolgt in erster Linie entlang des Drainagekatethers durch Eröffnung einer Abflussschiene, weniger wie bei Ergüssen durch den Drainageschlauch selbst.

Gelingt die interne Drainage nicht, so muss eine externe Drainage über CT oder eine chirurgische Resektion durch Lobektomie erfolgen. Voraussetzung für die perkutane Drainage ist der Nachweis eines pleuraständigen Abszesses. Das Passieren der gesunden Lunge im Rahmen der Kathetereinlage sollte aufgrund des Risikos der Hämorrhagie und der bronchopleuralen Fistel vermieden werden.

Hinweis
Die Technik der perkutanen Drainagerainage geht aus Abb. 1 hervor. Von vitaler Bedeutung ist die korrekte Lagerung des

Patienten mit Lagerung auf der kranken Seite zur Vermeidung des Risikos eines Übertritts von Eiter. Nach korrekter Platzierung sollte Aspirat asserviert und anschließend mit steriler Kochsalzlösung gespült werden. Der Katheter sollte anschließend an eine Drainage mit einem Sog von 15–20 cm H_2O angeschlossen werden. Zweimal pro Tag sollte gespült werden. Der Katheter wird bis zur andauernden klinischen und/oder radiologischen Besserung in der Abszesshöhle belassen.

Mögliche Komplikationen der perkutanen Drainage umfassen einen Pneumothorax, eine bronchopleurale Fistel mit Empyembildung sowie eine pulmonale Blutung.

3.6 Chirurgische Therapie: Komplikationen des Lungenabszesses

Mögliche Komplikationen des Lungenabszesses umfassen (Abb. 2):

- eine Ausbreitung der Infektion durch Entleerung der Abszesshöhle,
- eine schwere Sepsis/ein septischer Schock,
- eine schwere pulmonale Blutung,
- eine bronchopleurale Fistelbildung mit Empyem (spontan oder iatrogen).

Eine konservativ nicht beherrschbare Infektion stellt eine klare Indikation für eine chirurgische Sanierung dar. Die schwere pulmonale Blutung kann chirurgisch oder alternativ interventionell (durch Coiling) behandelt werden. Die bronchopleurale Fistelbildung mit Empyem muss einer VATS zugeführt werden.

Eine weitere Indikation zur chirurgischen Therapie kann die Resektion einer Resthöhle oder nicht mehr funktionsfähigen nekrotischen Lungengewebes im Rahmen einer Lobektomie sein.

3.7 Prognose

Die Prognose ist in der Regel gut, 80–90 % der Fälle heilen aus. Dies gilt durchaus auch für ausgedehnte Abszedierungen. Ein hohes Lebensalter, eine prolongierte Symptomatik mit Gewichtsverlust sowie sehr große und multiple kleine Abszesse gehen mit einer schlechteren Prognose einher.

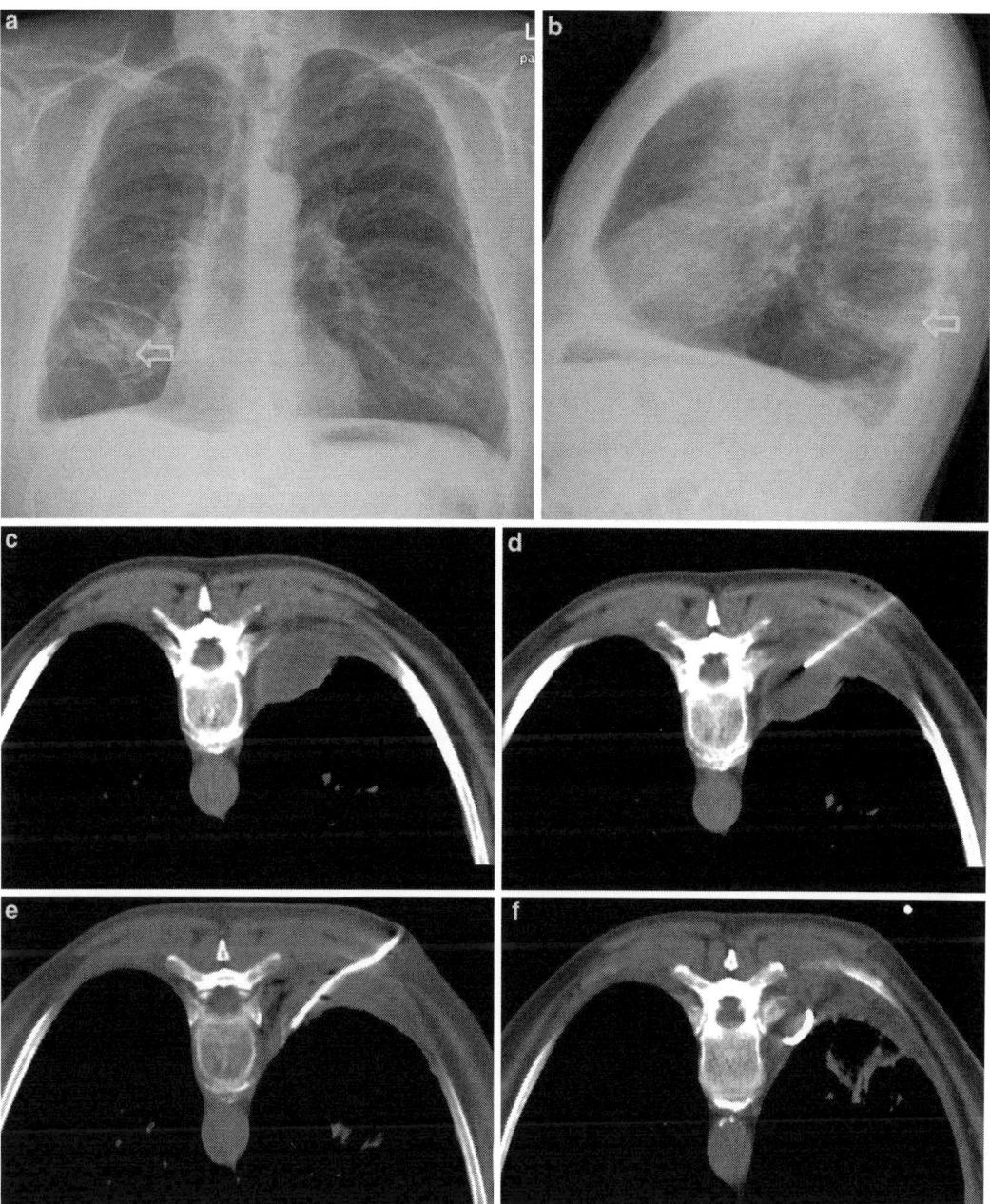

Abb. 1 (Fortsetzung)

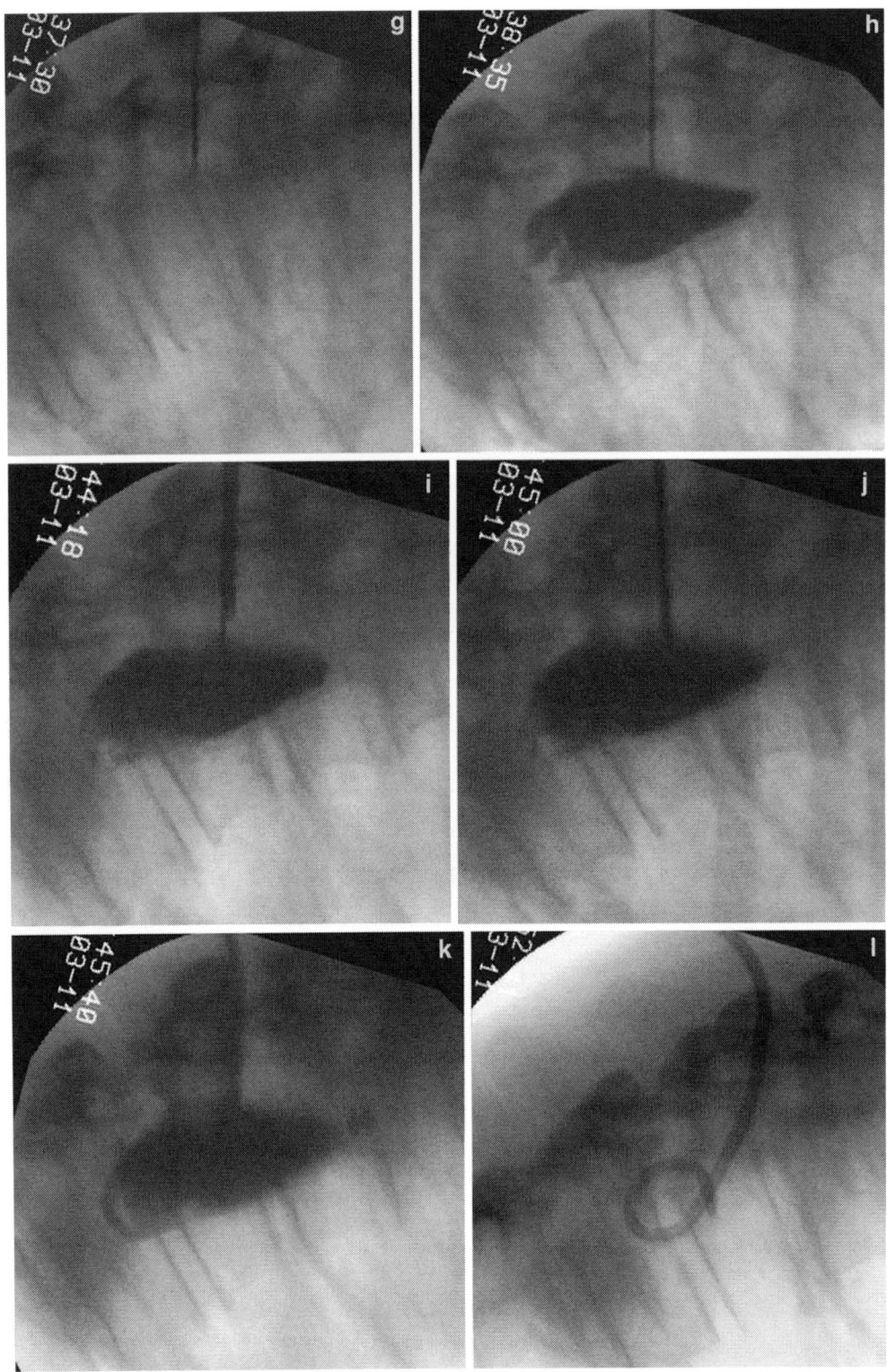

Abb. 1 (Fortsetzung)

4 Akutes Lungenversagen (ARDS)

Die Definitionskriterien für ein akutes Lungenversagen gehen aus Tab. 6 hervor. Diese sogenannte „Berlin-Definition" von 2012 löst das alte Schema der „acute lung injury" (ALI) versus ARDS ab.

Diese Definition ist aufgrund des PEEP-Kriteriums nur bei invasiv beatmeten Patienten anwendbar. Andererseits haben alle Patienten mit ambulant erworbener Pneumonie, die einer invasiven Beatmung bedürfen, aufgrund der sehr hohen PaO_2/F_1O_2-Grenzwerte definitionsgemäß ein ARDS.

Soweit ist mit dem Begriff des ARDS nicht mehr gewonnen, als dass ein Oxygenierungsversagen, das eine invasive Beatmung erforderlich macht, als ein ARDS bezeichnet wird. Patienten mit schwerem Oxygenierungsversagen, die nichtinvasiv beatmet werden können, erfüllen andererseits nicht die ARDS-Kriterien.

Die Wahl der ARDS-Kriterien erlaubt zudem keine Aussage darüber, welcher Typ der Lungenschädigung vorliegt, obwohl es Anhaltspunkte dafür gibt, dass ein pulmonal und ein nichtpulmonal bedingtes ARDS sehr unterschiedlich auf therapeutische Maßnahmen ansprechen.

Ebenso wird pulmonal jede Unterscheidung z. B. zwischen Verschattungen aufgrund einer Lobarpneumonie und eines diffusen Alveolarschadens („diffuse alveolar injury, DAD") sowie eines kapillären Leaks unmöglich.

Der Wert des Begriffs ARDS darf daher mit Fug bezweifelt werden, mehr noch, diese Definition könnte therapeutischen Fortschritten im Wege stehen, da sie undifferenziert verschiedene Formen der Lungenschädigung vereint und einige gar ausschließt.

In diesem Zusammenhang bleibt lediglich festzuhalten, dass ein Fortschreiten der Pneumonie hin zu einem Oxygenierungsversagen mit Notwendigkeit der invasiven Beatmung als Komplikation möglich ist und dass das ARDS entsprechend den Kriterien des ARDS-Network-Trials beatmet werden muss (siehe Kap. ▶ Adjunktive Therapie).

5 Schwere Sepsis und septischer Schock

Diese schwerste Komplikation ist umfassend im Kap. ▶ Adjunktive Therapie dargestellt.

Abb. 1 Bilder eines 58-jährigen Mannes mit persistierendem Fieber nach Antibiotikatherapie einer Unterlappenpneumonie durch Streptococcus pneumoniae. In einer Thoraxübersicht in zwei Ebenen **a** p.a., **b** seitlich zeigte sich neben basalen Residuen eines organisierten Pleuraergusses mit Sinusverschwielung und einer Mediastinalverlagerung nach rechts das Bild eines Pleuraempyems (Pfeile) im posterobasal im rechten Unterlappen. Die Indikation zu einer CT- **c-f** und durchleuchtungs(DL)-gesteuerten **g-l** Punktion und Drainage des 4,5 × 3 cm großen dorsalen Pleuraempyems rechts wurde gemeinsam von Pneumologen und Radiologen gestellt. Nach lokaler Anästhesie wurde der Abszess zunächst mit einer 18G-Shiba-Hohlnadel transkostal mit einem Nadeltransit am Rippenoberrand punktiert **d** und **g** und eine Materialprobe für die Mikrobiologie weitergeleitet. Über die liegende Hohlnadel wurde der Abszess mit Kontrastmittel angefärbt **h** und im Anschluss mittels einer sog. „Tandem-Trokar-Technik" gezielt unter Durchleuchtung eine 10 F-Pigtaildrainage parallel entlang der liegenden Hohlnadel bis auf Niveae der Nadelspitze **i** orgeschoben (die Strecke des maximalen Vorschubes der Drainage wurde durch eine Markierung an der Drainage mit einem Steristrip erleichtert, welche mit Hilfe eines Lineals genau auf die Länge der im Abszess liegenden Nadelstrecke bemessen wurde). Die Lagekontrolle der Drainage vor deren Freisetzung über den Mandrin wurde durch Gabe von NaCl über den doppellumigen Mandrin durchgeführt, wobei die korrekte Lage der Drainagenspitze innerhalb des Abszesses durch das Aufspülen des Kontrastmittels bewiesen wurde. Nach Entfernung der Hohlnadel **j** ließ sich die 10 F-Pigtaildrainage über den Mandrin unter Durchleuchtung gezielt freisetzen **k**, wobei die genaue Platzierung des Pigtail-Ringes unter Durchleuchtung gesteuert werden konnte. Auf eine korrekte Lage aller Seitenlöcher der Pigtaildrainage innerhalb des Abszesses wurde geachtet, da bei der Lokalisation von Seitenlöchern außerhalb des Abszesses die Gefahr einer phlegmonösen Kontaminierung der Nachbargewebe gegeben wäre. Nach Fixierung der Drainage mit zwei Hautnähten wurde bereits eine erste Spültherapie mit insgesamt 100 ml NaCl durchgeführt, wobei die Drainage über einen Dreiwegehahn mit jeweils maximal 10 ml großen Einzelmengen angespült wurde und diese vor jedem weiteren Spülvorgang durch Drehen des Dreiwegehahnes passiv in einen Beutel abgelassen wurden (bei größeren Spülmengen bestünde die Gefahr eines Extraluminates und damit eines Übertretens von Eiter in die Thoraxwand oder die Lunge). Nach Beendigung der ersten Spülungen wurden eine Abschlussaufnahme unter Durchleuchtung **l**. und eine Kurzspirale um die liegende Drainage in der CT **e-f** durchgeführt, in welcher bereits eine Volumenreduktion des Abszesses dokumentiert werden konnte

Abb. 2 Komplikationen
von Lungenabszessen

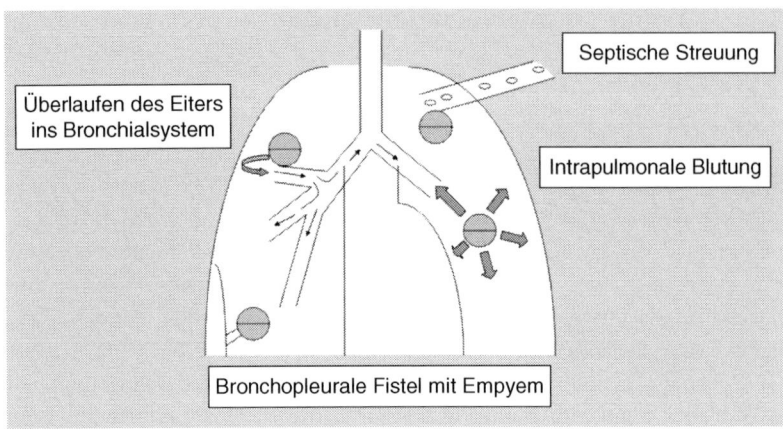

Überlaufen des Eiters
ins Bronchialsystem

Septische Streuung

Intrapulmonale Blutung

Bronchopleurale Fistel mit Empyem

Tab. 6 Berlin Definition des ARDS

Akuter Beginn: auslösendes Ereignis innerhalb der letzten Woche	
Beidseitige Infiltrate (Röntgen-Thorxaaufnahme oder Computertomographie)	
Ausschluss einer kardialen Lungenstauung bzw. eines Lungenödems (Echokardiographie)	
Mildes ARDS	PaO_2/F_IO_2 zwischen 200 und $\leq$ 300 bei einem PEEP von $\geq$ 5 mmHg*
Moderates ARDS	PaO_2/F_IO_2 zwischen 100 und $\leq$ 200 bei einem PEEP von $\geq$ 5 mmHg*
Schweres ARDS	PaO_2/F_IO_2 zwischen $\leq$ 100 bei einem PEEP von $\geq$ 5 mmHg*

*H_2O

6   Kardiovaskuläre Komplikationen

Kardiale Komplikationen bei Patienten mit ambulant erworbener Pneumonie sind erst kürzlich in den Blickpunkt des Interesses geraten.

In der bisher größten Untersuchung zu diesem Thema wurden bei hospitalisierten Patienten in mehr als 25 % der Fälle kardiale Komplikationen beobachtet. Kardiale Ereignisse wurden als solche klassifiziert, wenn sie Ersterignis waren oder sich eine bestehende kardiale Kondition verschlechterte. Unter diesen machte die dekompensierte Herzinsuffizienz zwei Drittel der Fälle aus, weitere ca. 20 % waren Arrhythmien und 3,6 % Myokardinfarkte; 7,5 % hatten mehrere kardiale Ereignisse. Bei ambulanten Patienten wurden kardiale Komplikationen in immerhin ca. 2 % beobachtet, in zwei Dritteln eine dekompensierte Herzinsuffizienz und in einem Drittel Rhythmusstörungen.

Diese Komplikationen traten bei hospitalisierten Patienten in 55 % am ersten Tag, in 89 % während der ersten Woche auf, bei ambulanten Patienten in 50 % bzw. 75 %, und waren demnach akute Komplikationen.

Unabhängige Prädiktoren waren Alter, Residenz im Seniorenheim, vorbestehende kardiale Erkrankungen sowie der Schweregrad der Pneumonie. Darüber hinaus bestand eine Assoziation zum Vorliegen einer Sepsis. Die 30-Tages-Letalität war um das 1,6-fache erhöht. Insbesondere Patienten mit einem akuten Myokardinfarkt als Komplikation weisen eine stark erhöhte Letalität auf.

Auffällig ist die Parallelität der kardialen Ereignisse mit der täglichen Rate an tödlichen Ausgängen (Abb. 3). Offenbar sind kardiale Komplikationen eine wesentliche Todesursache der ambulant erworbenen Pneumonie.

Der pathophysiologische Hintergrund kardialer Komplikationen wurde im entsprechenden Kapitel behandelt.

Vor dem Hintergrund solcher Daten ergeben sich Konsequenzen für die Behandlung von Patienten mit ambulant erworbener Pneumonie. Zunächst stellt das Bestehen einer kardialen Grunderkrankung einen wichtigen Parameter in der Entscheidung zur Hospitalisation dar. Nachfolgend sind solche Patienten Kandidaten für ein intensiviertes Monitoring. Biomarker wie BNP und Troponin,

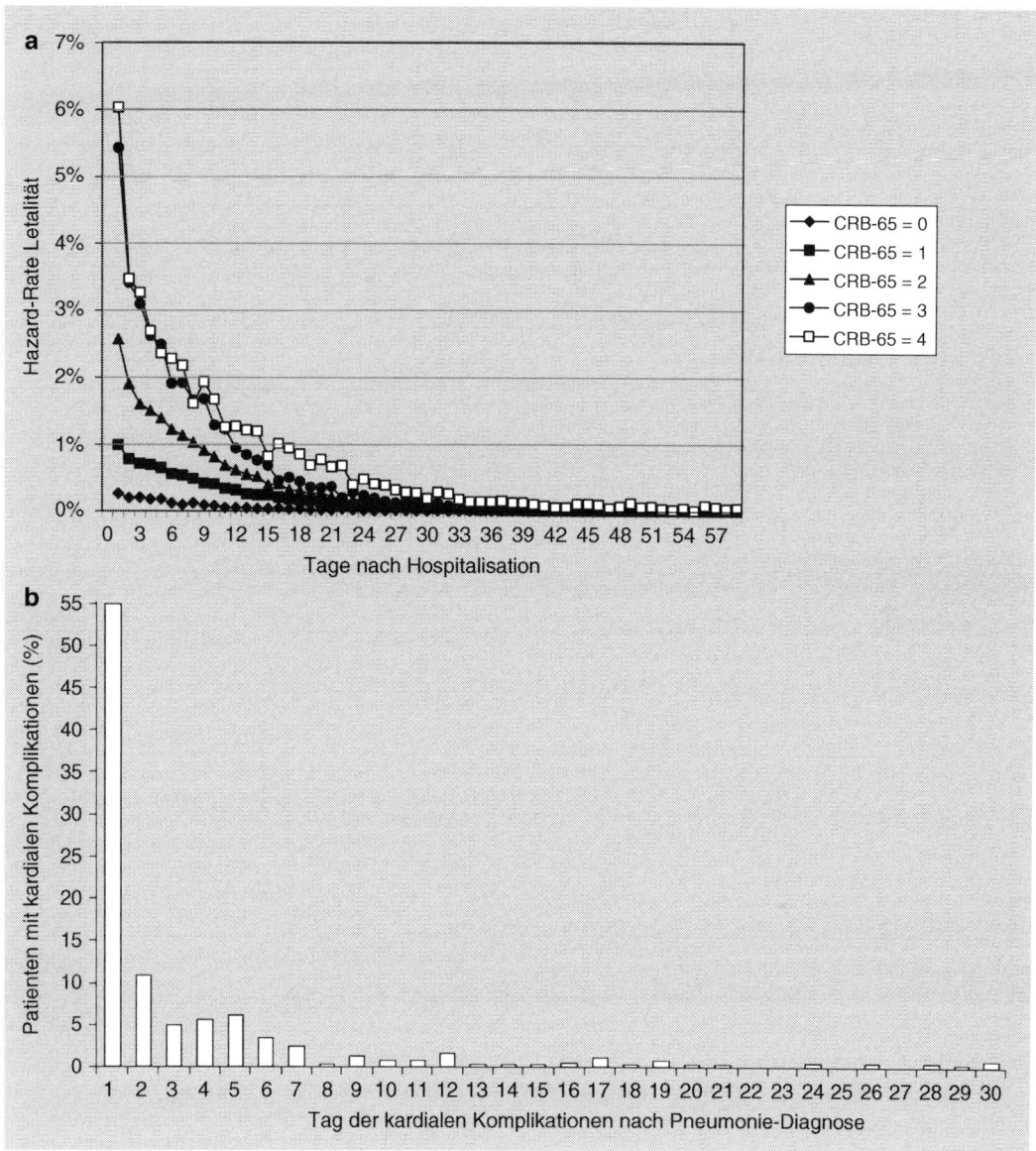

Abb. 3 Parallelität der Rate tödlicher Ausgänge **a** mit der Rate kardialer Komplikationen **b** (aus: a. Ewig et al. 2009, b. Corrales-Medina V et al. 2012)

ggf. auch Adrenomedullin können wichtige diagnostische und prognostische Hinweise geben, ggf. sollte eine Echokardiographie durchgeführt werden.

Des Weiteren sind in der Therapieführung Besonderheiten zu beachten. Makrolide wie auch Fluorchinolone können über eine QT-Zeit-Verlängerung Arrhythmien induzieren. Für Makrolide konnte gezeigt werden, dass das Risiko der Induktion von Rhythmusstörungen mit der Dauer der

Gabe steigt. Kurzzeitgaben über z. B. drei Tage erscheinen weniger problematisch. Dennoch empfiehlt sich bei schwerer, dekompensierter kardialer Komorbidität ein Monitoring. Die Flüssigkeitsmenge sollte an die Pumpfunktion angepasst werden.

▶ **Merke** Patienten mit ambulant erworbener Pneumonie entwickeln häufig kardiale Komplikationen. Insbesondere ältere Patienten mit kardialen Grunderkrankungen weisen ein erhöhtes Risiko auf. Es handelt sich um akute Komplikationen. Die Erkennung und Therapie kardialer Grunderkrankungen und Komplikationen ist daher ein integraler Bestandteil der Behandlungsprinzipien der ambulant erworbenen Pneumonie.

7 Kryptogen organisierende Pneumonie (COP)

Die COP kann idiopathisch, im Rahmen anderer Grunderkrankungen oder Noxen, aber eben auch als Komplikation einer Pneumonie entstehen. Wie der frühere Name „Bronchioltis obliterans mit organisierender Pneumonie (BOOP)" zum Ausdruck bringt, finden sich zwei wesentliche pathomorphologische Befunde: eine obliterierende Bronchiolitis und eine organisierende Pneumonie. Bei beiden handelt es sich um eine Proliferation von Bindegewebsmatrix in die Lichtungen von Bronchiolen und Alveolen mit nahezu vollständiger Ausfüllung, allerdings ohne Zerstörung der Lungenarchitektur.

Hintergrund Immer wieder hört man den Begriff der „chronischen Pneumonie". Die Entität darf in Zweifel gezogen werden; es handelt sich vielmehr entweder um eine COP, Narbengewebe oder um einen diffusen Alveolarschaden (DAD). In jedem Fall spielen die ursprünglichen Erreger keine Rolle mehr; des Weiteren besteht zumindest für die COP mit Steroiden eine sehr gute therapeutische Option, die nicht antimikrobiell wirksam ist.

Klinisch kann sich eine COP durch persistierendes Fieber, Krankheitsgefühl und Husten manifestieren, aber auch asymptomatisch verlaufen. Radiologisch fallen multiple oder lokalisierte fleckige Schatten auf, typischerweise (nicht notwendigerweise) pleuranah und zeltförmig oder entlang des bronchovaskulären Bündels. Milchglastrübungen und Konsolidierungen sind möglich (Abb. 4). In der BALF zeigt sich ein „buntes" Zellbild aus Neutrophilen, Lymphozyten und Eosinophilen.

Die COP kann über transbronchiale Biopsie in ca. 50 % der Fälle gesichert werden. Alternativ ist eine kalkulierte Therapie möglich.

Eine COP spricht sehr rasch (binnen weniger Tage) und nachhaltig auf eine Steroidtherapie an (in Dosierungen bis maximal 50 mg/d). Dieses rasche Ansprechen kann als zusätzliches Diagnostikum im Rahmen einer empirischen Therapie gewertet werden. Wichtig ist die Fortführung der Therapie in geringst möglicher Steroiddosis über mindestens ein halbes bis ein Jahr, da die COP in 50 % der Fälle rezidiviert.

8 Weitere Komplikationen

8.1 Thrombosen und Thromboembolien

Seit langem ist bekannt, dass Patienten mit akuter respiratorischer Insuffizienz ein erhöhtes Risiko für thromboembolische Ereignisse aufweisen. Daher ist die prophylaktische Antikoagulation bei hospitalisierten Patienten mit entsprechender akuter respiratorischer Insuffizienz immer indiziert.

8.2 Nosokomiale Infektionen

Naturgemäß erhöht sich mit dem Schweregrad der Pneumonie das Risiko nosokomialer Infektionen. Diese betreffen nosokomiale Pneumonien (überwiegend VAP), aber auch andere nosokomiale Infektionen (vor allem Katheterinfektionen und Harnwegsinfektionen).

8.3 Andere dekompensierte Komorbiditäten

Über die Dekompensation der kardiovaskulären Komorbidität hinaus sind auch andere dekompensierte Komorbiditäten prognostisch relevant, darunter die akute Exazerbation der COPD, die akut-auf-chronische chronische Niereninsuffizienz sowie der entgleiste Diabetes mellitus.

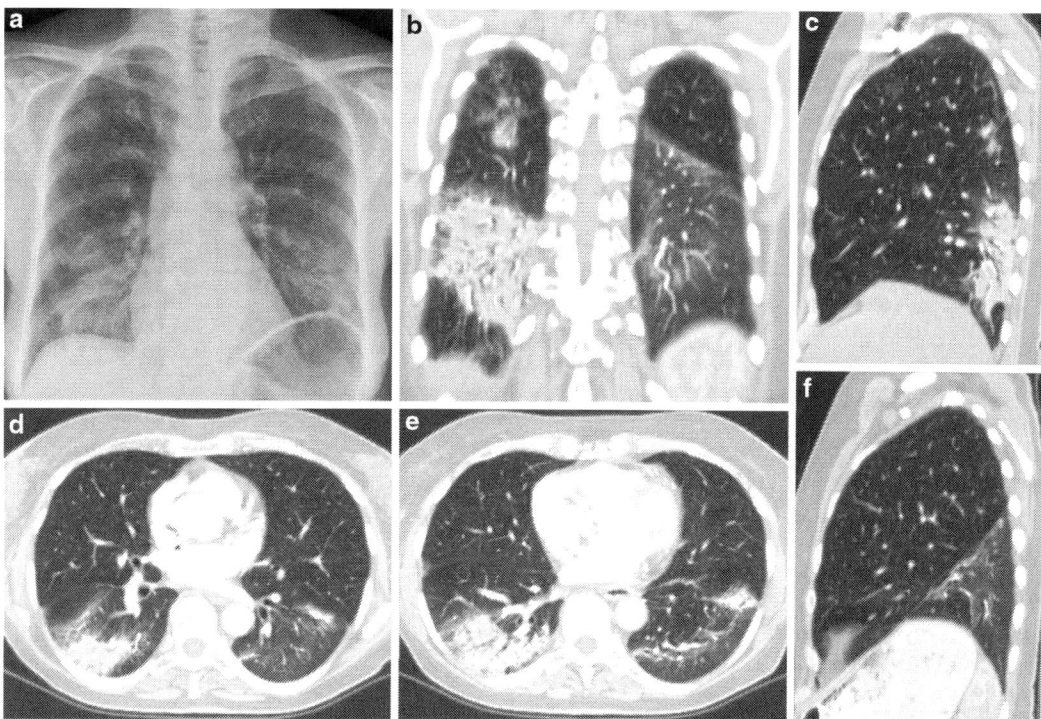

Abb. 4 Bilder einer 70-jährigen Patientin mit persistierendem Fieber und Husten. In einer konventionellen Thoraxübersicht (**a** oben links) stellten sich Konsolidierungen mit positiven Bronchopneumogrammen im rechten Unterlappen ohne Mediastinalverlagerung sowie homogene Milchglasverschattungen im linken Unterlappen dar. Auch infra- und supraclaviculär rechts waren fleckförmige Verdichtungen erkennbar. Durch eine im Anschluss durchgeführte Computertomographie (**b-c** axiale Bilder unten links und unten Mitte, **d** koronare Restruktion oben Mitte, **e** sagittale Rekonstruktion oben rechts, **f** sagittale Rekonstruktion unten rechts) konnten diese Befunde bestätigt werden. Die Diagnose einer COP bestätigte sich histologisch, die Patientin wies unter einer Steroidtherapie eine rasche klinische Besserung mit einer nahezu vollständigen Regredienz der bildgebenden Befunde auf

9 Weiterführende Literatur

Informative Übersicht über Diagnose und Therapie der parapneumonischen Ergüsse und Empyeme:

- Sahn SA (2007) Diagnosis and management of parapneumonic effusions and empyema. Clin Infect Dis 45:1480–1486

Drei größere rezentere Arbeiten zum Thema, aus amerikanischer und aus europäischer Sicht:

- Ahmed R, Marrie TJ, Huang JQ (2006) Thoracic empyema in patients with community acquired pneumonia. Am J Med 119:877–883

- Chalmers JD, Singanayagam A, Murray MP, Scally C, Fawzi A, Hill AT (2009) Risk factors for complicated parapneumonic effusion and empyema on presentation to hospital with community-acquired pneumonia. Thorax 64:592–597
- Falguera M, Carratalà J, Bielsa S, García-Vidal C, Ruiz-González A, Chica I, Gudiol F, Porcel JM (2011) Predictive factors, microbiology and outcome of patients with parapneumonic effusion. Eur Respir J 38:1173–1179

Unverändert grundlegende Arbeit zur intrapleuralen Lysetherapie:

- Bouros D, Schiza S, Tzanakis N, Chalkiadakis G, Drositis J, Siafakas N (1999)

Intrapleural urokinase versus normal saline in the treatment of complicated parapneumonic effusions and empyema. A randomized, double-blind study. Am J Respir Crit Care Med 159:37–42

Zwei umfangreiche Übersichten zur Klassifikation, Diagnostik und Therapie von Lungenabszessen:

- Ewig S, Schäfer H (2001a) A new look at lung abscess. Clinical treatment-related classification. Pneumologie 55:195–201
- Ewig S, Schäfer H (2001b) Treatment of community-acquired lung abscess associated with aspiration. Pneumologie 55:431–437

Ampicillin/Sulbactam und Moxifloxacin erwiesen sich als gleichwertig in der Behandlung von ambulant erworbenen Lungenabszessen:

- Ott SR, Allewelt M, Lorenz J, Reimnitz P, Lode H, German Lung Abscess Study Group (2008) Moxifloxacin vs ampicillin/sulbactam in aspiration pneumonia and primary lung abscess. Infection 36:23–30

Detaillierte Studie zum ambulant erworbenen Lungenabszess aus amerikanischer Sicht:

- Hammond JM, Potgieter PD, Hanslo D, Scott H, Roditi D (1995) The etiology and antimicrobial susceptibility patterns of microorganisms in acute community-acquired lung abscess. Chest 108:937–941

Zwei Grundlagenarbeiten zu kardialen Komplikationen bei Patienten mit ambulant erworbener Pneumonie:

- Corrales-Medina VF, Musher DM, Wells GA, Chirinos JA, Chen L, Fine MJ (2012) Cardiac complications in patients with community-acquired pneumonia: incidence, timing, risk factors, and association with short-term mortality. Circulation 125:773–781
- Corrales-Medina VF, Musher DM, Shachkina S, Chirinos JA (2013) Acute pneumonia and the cardiovascular system. Lancet 381:496–505

Wichtige Analyse des kardiovaskulären Risikos von Makroliden bei Patienten mit ambulant erworbener Pneumonie:

- Schembri S, Williamson PA, Short PM, Singanayagam A, Akram A, Taylor J, Singanayagam A, Hill AT, Chalmers JD (2013) Cardiovascular events after clarithromycin use in lower respiratory tract infections: analysis of two prospective cohort studies. BMJ 346:f1235

Santiago Ewig

1 Allgemeines

Das Therapieversagen bei Patienten mit einer ambulant erworbenen Pneumonie stellt ein komplexes und häufig wenig verstandenes klinisches Problem dar. Das Spektrum möglicher inadäquater Vorgehensweisen umfasst eine ausgedehnte und wenig gezielte Diagnostik auf der einen sowie eine antimikrobielle Polypragmasie und Übertherapie unter Verzicht auf eine genaue diagnostische Evaluation auf der anderen Seite. Daraus resultieren häufig unnötige Belastungen und Risiken für den Patienten, in jedem Fall aber vermeidbare hohe Kosten.

Erst auf dem Boden einer Systematik der Ursachen des Therapieversagens ergeben sich angemessene Maßgaben für das konkrete differentialdiagnostische Vorgehen.

2 Definitionen

In der klinischen Evaluation des Ansprechens auf die initiale kalkulierte antimikrobielle Therapie sind zwei Formen des Therapieversagens zu unterscheiden:

1. das Nichtansprechen auf die kalkulierte initiale antimikrobielle Therapie im Sinne einer fehlenden Besserung der respiratorischen und kardiozirkulatorischen Parameter (Atemfrequenz, Herzfrequenz, Blutdruck) sowie einer anhaltenden Entfieberung. Der mittlere Zeitraum, der für dieses Ansprechen benötigt wird, beträgt – abhängig von den zugrundegelegten Definitionskriterien – drei bis sieben Tage. Eine radiologische Progression der Infiltrate weist nur bei gleichzeitig persistierender oder progredienter klinischer Symptomatik auf ein Therapieversagen hin.

> ▶ **Cave** Eine alleinige Zunahme der Infiltrate ohne klinische Verschlechterung ist besonders häufig bei bakteriämischen Pneumokokken-Pneumonien und bei der Legionellen-Pneumonie und reflektiert kein Therapieversagen!

2. das Ausbleiben einer vollständigen Rückbildung der klinischen Symptomatik und der pulmonalen Verschattung. Diese ist abhängig von Lebensalter, Komorbidität, Schweregrad der Pneumonie und ursächlichem Erreger und dauert zwischen zwei und 12 (bis 16) Wochen. Das prämorbide Niveau des Wohlbefindens und der Leistungsfähigkeit wird allerdings in der Mehrzahl der Fälle nicht vor Ablauf von mindestens 30 Tagen erreicht. Nach schweren Verlaufsformen kann eine voll-

S. Ewig (✉)
Thoraxzentrum Ruhrgebiet, Kliniken für Pneumologie und Infektiologie, EVK Herne und Augusta-Kranken-Anstalt, Bochum, Deutschland
E-Mail: sewig@versanet.de

Tab. 1 Synopsis der Definitionen des Therapieversagens der ambulant erworbenen Pneumonie

Deskriptiver Typus des Therapieversagens	Klinische Präsentation des Therapieversagens	Endpunkte der Evaluation des Therapieversagens
Primäres Therapieversagen		
Verzögert abheilende Pneumonie („slowly resolving pneumonia")	Persistierende Pneumonie	Initiales Nichtansprechen auf die kalkulierte initiale antimikrobielle Therapie
Nicht abheilende Pneumonie („nonresolving pneumonia")		Verzögerte oder fehlende Abheilung der Pneumonie (entsprechend Wirtsfaktoren, Schweregrad der Pneumonie sowie Erregern)
Progrediente Pneumonie („progressive pneumonia")	Primär progrediente Pneumonie	Initiales Nichtansprechen auf die kalkulierte initiale antimikrobielle Therapie
Sekundäres Therapieversagen		
Nicht anhaltend abheilende Pneumonie	Sekundär progrediente Pneumonie	Nichtansprechen auf die initial erfolgreiche kalkulierte initiale antimikrobielle Therapie

ständige restitutio ad integrum auch ausbleiben; in einer Untersuchung bestand diese nach einer mittleren Beobachtungsdauer von 669 Tagen nur in 52 % der Fälle.

Nach Fein und Feinsilver lassen sich folgende Formen des Therapieversagens unterscheiden:

– die langsam abheilende Pneumonie („slowly resolving pneumonia"): verzögerte klinische und/oder radiologische Rückbildung der Pneumonie gemessen am Allgemeinzustand des Patienten und dem Schweregrad der Pneumonie,
– die nicht abheilende Pneumonie („nonresolving pneumonia"): Persistenz der pulmonalen Verschattung ohne klinische Verschlechterung über vier bis acht Wochen hinaus,
– die progressive Pneumonie („progressive pneumonia"): primäre oder sekundäre Progredienz der klinischen Symptomatik sowie meist auch der pulmonalen Verschattung bis hin zur schweren Verlaufsform (mit akuter respiratorischer Insuffizienz und/oder schwerer Sepsis oder septischem Schock).

Bei dieser Einteilung handelt es sich jedoch um eine post-hoc-Einteilung, die aus klinischer Sicht nur begrenzt brauchbar ist. Klinisch ist einzig entscheidend, ob es sich um eine klinisch und/oder radiologisch persistierende oder progrediente Pneumonie handelt. Die persistierende Pneumonie umfasst dann sowohl ein Nichtan-

sprechen auf die Initialtherapie als auch die langsam oder nicht abheilende Verlaufsform, während die progrediente Pneumonie in der Regel aus einem Nichtansprechen auf die Initialtherapie resultiert.

Weitere Sonderformen des Therapieversagens stellen das sekundäre Therapieversagen nach initialem Ansprechen sowie die rezidivierende Pneumonie dar (mindestens zwei voneinander getrennte Episoden binnen eines Jahres). Die letztere stellt im strengen Sinne kein Therapieversagen mehr im Sinne obiger Definition dar, da es zunächst zu einer vollständigen Abheilung der Pneumonie kommt (siehe Kap. ▶ Rezidivierende Pneumonie).

Eine Synopsis der hier vorgestellten Definitionen und ihrer Bezüge untereinander geht aus Tab. 1 hervor. Unterschieden werden muss demnach ein primäres und sekundäres Therapieversagen, das unter drei Bezugspunkten weiter differenziert werden kann: der Deskription des Therapieversagens, der klinischen Präsentation sowie der Endpunkte der Evaluation des Therapieversagens. Alle drei Bezugspunkte haben in ihrem jeweiligen Kontext einen operativen Sinn, so dass auf keine dieser Definitionen verzichtet werden kann.

3   Häufigkeit

Aufgrund der Schwierigkeiten in der Stellung einer exakten Diagnose der Pneumonie im ambulanten Bereich liegen nur wenige Zahlen darüber vor, wie oft eine initial ambulant erfolgte Therapie scheitert und eine Hospitalisation erforderlich wird. Die verfügbaren Zahlen ergeben eine Versagerrate von ca. 5 %. Im stationären Bereich ist mit einem Therapieversagen in ca. 10 bis 20 % der Fälle zu rechnen. Dieser Anteil dürfte bei schweren Verläufen um den Faktor 2 bis 3 höher ausfallen.

4 Prognose

Hospitalisierte Patienten mit Therapieversagen nach primär ambulanter Therapie haben verglichen mit Patienten mit unkomplizierten leichtgradigen und vollständig ambulant behandelbarer AEP eine erhöhte Letalität (4 % versus < 1 %).

Die Letalität der schweren Verläufe der AEP liegt bei 20 bis 35 %; dabei bleibt jedoch unklar, wieviele Patienten tatsächlich ein primäres Therapieversagen aufweisen.

Besonders ungünstige prognostische Implikationen kann ein Therapieversagen aufgrund einer falschen Zuordnung der Pneumonie als ambulant erworbene haben. So besteht z. B. ein klarer Zusammenhang zwischen einer erhöhten Letalität einer Pneumocystis-jirovecii-Pneumonie und einer verzögerten Diagnosestellung. Analoges gilt für die Verkennung von Lungenmanifestationen im Rahmen von Autoimmunerkrankungen.

5 Ökonomische Implikationen

Das Therapieversagen ist einer der wesentlichen Kostentreiber in der Behandlung von Patienten mit ambulant erworbener Pneumonie. Die Kosten für die Behandlung der AEP steigen mit dem Schweregrad der Pneumonie an. Dies erklärt sich aus der zunehmenden Hospitalisationsrate und -dauer. Innerhalb dieses Kostenrahmens machen die Kosten für die initiale antimikrobielle Therapie nur einen minderen Anteil aus. Im Falle eines Therapieversagens steigen die Kosten für Diagnostik und Therapie überproportional an. Aus ökonomischer Sicht stellt daher die Minimierung der Rate an Therapiever-

sagern durch eine optimale Behandlung eine wichtige Forderung dar.

6 Ursachen

Die möglichen Ursachen für ein Therapieversagen sind außerordentlich vielfältig. Sie lassen sich in sechs große Gruppen einteilen (Tab. 2). Über diese Gruppen hinaus gibt es noch das Therapieversagen im Sinne eines perakuten letalen Verlaufs im therapierefraktären septischen Schock. In diesen Fällen besteht eine überschießende inflammatorische Antwort, die durch eine antimikrobielle Therapie nicht mehr unterbrochen werden kann. Da diese Form des Therapieversagens nicht zur differentialdiagnostischen Abklärung kommt, wird sie in unserer Einteilung nicht berücksichtigt.

Tab. 2 Systematik möglicher Ursachen des Therapieversagens bei ambulant erworbener Pneumonie

Therapieversager durch inadäquate kalkulierte initiale antimikrobielle Therapie	- Nichteinhalten von Therapie-Richtlinien - Falsche Gruppenzuordnung innerhalb der Pneumonie-Gruppen
Erreger-assoziierte Therapieversager	- Persistierende Erreger - Primär resistente Erreger - „Atypische" Erreger
Therapieversager durch Komplikationen der AEP	- Empyem - Abszess - Metastatische Streuung - Nosokomiale Superinfektion
Therapieversager durch Sonderformen der AEP	- Aspirationspneumonie - Retentionspneumonie - Seltene Erreger
Verzögerte Abheilung durch Wirtsfaktoren, Schweregrad der Pneumonie sowie Erreger-Faktoren	
Pseudo-Therapieversager durch nichtinfektiöse Lungenerkrankungen	- Interstitielle Lungenerkrankungen - Lungenbeteiligung bei Autoimmunerkrankungen - Tumore - Lungenstauung bei Herzinsuffizienz - Thromboembolien und Lungeninfarkte - Medikamenten-assoziierte Alveolitis

Die exakte Häufigkeitsverteilung dieser Ursachen entsprechend den aufgeführten Typen des Therapieversagens ist unbekannt.

6.1 Therapieversager durch inadäquate kalkulierte initiale antimikrobielle Therapie

6.1.1 Nichteinhalten von Therapie-Richtlinien

Die antimikrobielle Therapie kann inadäquat sein bei

- falscher Selektion entsprechend Schweregrad, ggf. auch Alter und Komorbidität,
- falscher Selektion des Applikationsweges (z. B. orale Therapie bei schwerer Lungenstauung bzw. Diarrhoe),
- zu niedriger Dosierung der antimikrobiellen Substanzen.

6.1.2 Falsche Gruppenzuordnung innerhalb der Pneumonie-Gruppen

Die Bedeutung der Kenntnis der Pneumonie-Triade wurde im Kap. ▶ Definitionen dargelegt. Eine wichtige Ursache des Therapieversagens ist die falsche Gruppenzuordnung eines Patienten mit Pneumonie als ambulant erworbene Pneumonie, da sich durch diese falsche Gruppenzuordnung auch ein inadäquates Behandlungskonzept ergibt. Typische Beispiele sind die *Pseudomonas-aeruginosa*-Pneumonie eines seit > 48 h hospitalisierten Patienten (nosokomiale Pneumonie) sowie die *Pneumocystis-jirovecii*-Pneumonie eines Patienten mit vorher unbekanntem HIV-Serostatus (Pneumonie unter schwerer Immunsuppression).

6.2 Erreger-assoziierte Therapieversager

6.2.1 Persistierende Erreger

Persistierende Erreger aus dem regulären Erregerspektrum der ambulant erworbenen Pneumo-

nie sind selten und kommen meist im Zusammenhang mit Abszessen oder Empyemen vor.

6.2.2 Primär resistente Pneumonieerreger

In Deutschland ist die Resistenzlage von Erregern der ambulant erworbenen Pneumonie, wie im Kap. ▶ Erreger dargelegt, sehr günstig. Mit Resistenzen, die ein Therapieversagen begründen, ist somit am ehesten bei Patienten mit ambulant erworbener Pneumonie durch Enterobakterien oder *Pseudomonas aeruginosa* zu rechnen.

6.2.3 „Atypische" Erreger

Grundsätzlich können Therapieregime ohne Wirksamkeit gegen „atypische" Erreger Ursache eines Therapieversagens sein.

6.3 Therapieversager durch Komplikationen der AEP

Diese Komplikationen sind dadurch gekennzeichnet, dass durch diese die Wirksamkeit der antimikrobiellen Therapie beeinträchtigt wird. Die Komplikationen umfassen:

1. Parapneumonisches Empyem: Häufigste Erreger sind: *Streptococcus pneumoniae*, andere *Streptococcus spp.* (A-Streptokokken, *Streptococcus milleri* u. a.), *Staphylococcus aureus* sowie Anaerobier, seltener Enterobakterien und *Pseudomonas spp.*.
2. Parapneumonische oder septische Abszessbildung: Häufigste Erreger sind: Staphylococcus aureus, Streptococcus spp. (besonders A-Streptokokken, Streptococcus milleri, anaerobe Streptokokken), Klebsiella spp., Pseudomonas aeruginosa, Bacteroides spp.
3. Extrapulmonale metastatische Verbreitung (mit z. B. Meningitis oder Endokarditis)
4. Nosokomiale Superinfektionen: Mit nosokomialen Superinfektionen muss vor allem bei beatmeten Patienten gerechnet werden. Treten diese früh auf (bis zu vier Tage nach stationärer Aufnahme), kommen überwiegend Staphylo-

coccus aureus, *Streptococcus pneumoniae* und *Haemophilus influenzae* sowie Enterobakterien in Betracht, bei spätem Auftreten (ab dem 5. Tag nach stationärer Aufnahme) mehr potentiell multiresistente Keime (MRSA, *Pseudomonas aeruginosa, Acinetobacter spp., Stenotrophomonas maltophilia*).

Eine Kolonisation des Respirationstrakts während der antimikrobiellen Therapie ist mit bis zu 40 % häufig. Die Inzidenz der nosokomialen Pneumonie ist demgegenüber gering.

6.4 Therapieversager durch Sonderformen der AEP

6.4.1 Aspirationspneumonie

Aspirationspneumonien werden oft unterteilt in schleichend-rezidivierende Aspirationen und akute Aspirationen von Mageninhalt. Die erstgenannten fallen oft nicht als solche auf, kommen jedoch gehäuft vor bei älteren Patienten sowie Patienten mit neurologischen Grunderkrankungen, die zu einer Bettlägerigkeit mit oder ohne Bewusstseinstrübung führen oder den Schluckreflex beeinträchtigen. Die Aspiration von Mageninhalt (Mendelson-Syndrom) ist dagegen eher selten.

In beiden Fällen ist ein Erregernachweis oft erschwert, meist liegt jedoch eine polymikrobielle Ätiologie unter Einschluss einer gemischt aerob/anaeroben Flora vor. Bei außerhalb des Krankenhauses erfolgten Aspirationen liegen vorwiegend Grampositive Erreger vor, bei multimorbiden Patienten mit vielfachen Krankenhausaufenthalten und antimikrobiellen Therapien in der Vorgeschichte finden sich demgegenüber meist Gramnegative Erreger.

6.4.2 Retentionspneumonie

Die häufigste Ursache einer Retentionspneumonie ist ein zentrales Lungenkarzinom. Mammakarzinome, Hypernephrome und gastrointestinale Tumore gehen gehäuft mit der Entwicklung endobronchial wachsender Metastasen einher und sind somit nach dem Lungenkarzinom führende Ursachen der Retentionspneumonie.

Eine häufiger gesehene Ursache der Retention sind eine ausgeprägte Kardiomegalie sowie Pleuraergüsse, die zu einer funktionellen Stenosierung der Unterlappensegmentostien führen. Fremdkörperaspirationen sind bei Erwachsenen selten. Gelegentlich kommen Torquierungsstenosen bei chronisch-deformierender Bronchitis vor.

6.4.3 Seltene Pneumonieerreger

Diese Erreger sind nicht nur durch ihre Seltenheit gekennzeichnet, sondern regelhaft durch ihre Resistenz gegenüber der ansonsten auf das erwartete Erregerspektrum abgestimmten adäquaten antimikrobiellen Therapie. Diese können sein:

- *Mycobacterium tuberculosis* (Risikofaktoren: Alter, Mangelernährung, Alkoholismus, intravenöser Drogenabusus, Gastrektomie, Herkunft aus Hochendemiegebieten, Exposition auf an Tuberkulose Erkrankte),
- nichttuberkulöse Mykobakterien (z. B. *Mycobacterium avium intracellulare*) (Risikofaktor: strukturelle Lungenerkrankung),
- *Actinomyces spp.* (Risikofaktor: desolater Zahnstatus),
- *Nocardia spp.*,
- *Aspergillus spp.* (Risikofaktor: COPD, Steroide),
- „tropische" Mykosen (z. B. Histoplasmose) (Risikofaktor: Herkunft, Reisen in entsprechende Gebiete).

6.5 Verzögerte Abheilung durch Wirtsfaktoren, Schweregrad der Pneumonie sowie Erreger-Faktoren

Verzögerte Abheilungen werden bevorzugt im höheren Lebensalter gesehen. Ursache dafür ist weniger die (häufig nur diskrete) altersbedingte Immuninsuffizienz per se, sondern vielmehr die höhere Prävalenz von Erkrankungen, die die Wirtsabwehr beeinträchtigen.

Zu diesen gehören chronische Herz-, Lungen- und Nierenerkrankungen ebenso wie Diabetes mellitus, Mangelernährung, neurologische Erkrankungen sowie Tumore. Wichtige zusätzliche, vom Alter unabhängige Wirtsfaktoren sind inhalatives Zigarettenrauchen und Alkoholismus.

Wesentliche Faktoren, die die Rückbildungszeit verlängern, sind dabei das Alter und multilobäre pulmonale Verschattungen. Ebenso besteht eine klare Abhängigkeit vom Erreger (siehe Kap. ▶ Radiologische Bildgebung). Allgemein gilt die Regel, dass bakteriämische Verlaufsformen deutlich länger zur Rückbildung benötigen als nicht-bakteriämische.

6.6 Pseudo-Therapieversager durch nichtinfektiöse Lungenerkrankungen, die initial wie eine Pneumonie imponieren

Diese sogeannten „mimics" können sich initial wie eine ambulant erworbene Pneumonie manifestieren. Zu diesen gehören vor allem interstitielle Lungenerkrankungen wie die kryptogen organisierende Pneumonie (COP; wobei die COP durch Infektionserreger ausgelöst sein kann), die exogen-allergische Alveolitis, die Histiocytosis X, die eosinophile Pneumonie sowie Lungenbeteiligungen im Rahmen von Autoimmunerkrankungen (SLE, rheumatoide Arthritis, M. Wegener u. a.). Des Weiteren sind maligne Erkrankungen, vor allem das bronchioloalveoläre Karzinom, die Lymphangiosis carcinomatosa sowie maligne Lymphome, in Betracht zu ziehen. Darüber hinaus können eine Lungenstauung bzw. -überwässerung sowie einen Lungeninfarkt nach Lungenembolie vorliegen. Selten sind Alveolitiden durch Medikamente (z. B. Amiodaron).

Klinische Hinweise auf eine nichtinfektiöse Ursache umfassen: schleichende Verläufe, Husten ohne Auswurf, normale oder nur gering erhöhte Leukozytenzahl, Eosinophilie, extrapulmonale Manifestationen (z. B. renal) sowie diffuse Verschattungen ohne Nachweis eines Pneumobronchogramms. Eine Übersicht über typische Befundkonstellationen, die Hinweise für das Vorliegen nichtinfektiöser Lungenerkrankungen geben, ist in Tab. 3 aufgeführt.

7 Ausbeute diagnostischer Techniken zur Abklärung des Therapieversagens

Die Datenlage zur Ausbeute diverser diagnostischer Techniken in der Abklärung des Therapieversagens ist spärlich. Generell gilt jedoch, dass diese in starkem Ausmaße abhängig ist von der bestehenden Vor-Test-Wahrscheinlichkeit bestimmter Ursachen des Therapieversagens. In diesem Sinne kann Folgendes festgestellt werden:

7.1 Nichtansprechen auf die initiale Therapie

Infektiöse Ursachen sind häufig. Daher ist die Suche nach persistierenden, primär resistenten, seltenen und nosokomialen Erregern erfolgversprechend. Die Ausbeute der bronchoalveolären Lavage (BAL) ist nicht ausreichend untersucht.

Unter den nichtinfektiösen Ursachen sind die Linksherzinsuffizienz und Lungenembolien führend, so dass Echokardiographie und das AngioCT des Thorax nicht selten wichtige diagnostische Hinweise ergeben.

7.2 Verzögert oder nicht abheilende Pneumonie

Hier sind persistierende, primär resistente und nosokomiale Erreger selten, häufiger werden seltene Erreger angetroffen. Die Infektionsdiagnostik sollte daher speziell auf Mykobakterien, Pilze sowie andere seltene Erreger (Aktinomyzeten, Nocardien) abgezielt sein. Häufig sind hier jedoch auch nichtinfektiöse Ursachen anzutreffen, so dass eine CT des Thorax zusammen mit einer Bronchoskopie mit BAL und transbronchialer Biospie diagnostisch wegweisend sind.

In diesem Zusammenhang hat eine Studie von Feinsilver et al. zur Ausbeute der Bronchoskopie bis heute exemplarischen Charakter. Unter 35 Patienten mit persistierender Pneumonie, die bronchoskopisch abgeklärt wurden, fanden diese Autoren in der Hälfte der Fälle eine spezifische

Tab. 3 Differentialdiagnostische Hinweise auf das Vorliegen einer nichtinfektiösen Lungenerkrankung (aufgeführt sind nur sehr typische, keineswegs alle möglichen Manifestationsformen)

Erkrankung	Klinik	Labor	Röntgen-Thorax	CT des Thorax	Sonstiges
COP	Fieber, Husten, Krankheitsgefühl	Inflammationsparameter erhöht (z. B. CRP)	Periphere fleckförmige Verschattungen	Periphere fleckförmige Verschattungen, alveoläre und/oder Milchglas Verschattungen, umgekehrtes Halo-Zeichen	„Buntes" Zellbild in der BALF
Exogen-allergische Alveolitis	Zusammenhang zu Exposition	Inflammationsparameter erhöht (z. B. CRP)	–	„Milchglas"-Verschattungen, intralobuläre Verdichtungen, Fibrosierungen	Zellreiche BALF, Lymphozytose, CD4/CD8 erniedrigt
Chronische eosinophile Pneumonie	Unspezifisch	Eosinophilie	Alveoläre Verschattungen	Alveoläre Verschattungen	Eosinophilie in der BALF
Lungenbeteiligung bei Autoimmun-erkrankung	Hämoptysen	Nachweis von Autoantikörpern (ANA, ENA, c- und p-ANCA)	u. a. Fibrosierungen, M. Wegener: Kavitationen	Differenzierung der Fibrosierungen	Pulmo-renale Syndrome
Lungenkarzinom	Unspezifischggf. HämoptysenHämoptoe	–	Atelektasen, Lymphknotenvergrößerungen, Kavitationen	Tumornachweis, Atelektasen, Lymphknotenvergrößerungen, Kavitationen	Tumorzellen in der BALF
Adenokarzinom mit lepidischem Wachstumsmuster, früher „Bronchoalveoläres Karzinom"	Reichlich Sekret	–	Alveoläre flächige Verschattungen	Alveoläre flächige Verschattungen	Tumorzellen in BALF
Lymphome	Extrapulmonale Manifestationen	–	Noduli, Kavitationen	Noduli, Kavitationen, Lymphknotenvergrößerungen	Lymphomzellen in BALF
Lungenstauung	Tachykardie, Tachyarrhythmie, Dyspnoe, Ödeme	–	Zeichen der Umverteilung, Pleuraergüsse	–	Reduzierte Pumpfunktion im Echokardiogramm
Lungenembolie und -infarkt	Perakuter Beginn, Hämoptysen	LDH erhöht	Keilförmige periphere Infiltrate	Embolienachweis	Embolienachweis im Echokardiogramm
Medikamenten-assoziierte Alveolitis	Zusammenhang zu Exposition	–	–	–	Bei Amiodaron: Einschlusskörperchen

Ursache, während in der anderen Hälfte lediglich eine verzögert abheilende Pneumonie bei ungeklärtem Erreger vorlag. Unter den spezifischen Ursachen waren knapp die Hälfte infektiöser Art (darunter wiederrum ausschließlich seltene Erreger), die andere Hälfte wies maligne Erkrankungen bzw. interstitielle und autoimmune Lungenerkrankungen auf. Die Ausbeute war besonders hoch bei jungen Rauchern mit multilobären pulmonalen Verschattungen, besonders niedrig bei älteren Patienten mit COPD und/oder fokalen Verschattungen.

7.3 Nichtansprechen auf die initial erfolgreiche kalkulierte initiale antimikrobielle Therapie (sekundär progrediente Pneumonie)

Die häufigsten Ursachen umfassen die Entwicklung eines komplizierten Ergusses bzw. Pleuraempyems sowie einer nosokomialen Superinfektion bzw. einer nicht-pneumonischen nosokomialen Komplikation. Selten kann auch eine Mischinfektion zugrundeliegen, bei der einer der zugrundeliegenden Erreger erfolgreich behandelt worden ist, der andere jedoch persistiert.

Diagnostisch wegweisend sind daher häufig eine Thorax-Sonographie, Pleuraerguss-Punktion sowie die Suche nach persistierenden, primär resistenten, seltenen und nosokomialen Erregern.

7.4 Rezidivierende Pneumonien

Hier wird auf das Kap. ▸ Rezidivierende Pneumonie verwiesen.

8 Differentialdiagnostisches Vorgehen

Als erster Schritt ist die Korrektheit der Gruppenzuordnung der Pneumonieepisode in die Gruppe der ambulant erworbenen zu überprüfen. Sollte

diese nicht zutreffen, muss das weitere Vorgehen den Erfordernissen der korrekten Diagnose entsprechen. Auch die Frage, ob tatsächlich ein Therapieversagen in einer der definierten Formen vorliegt, muss kritisch geprüft werden. Die Schwierigkeit in der Beurteilung dieser Frage liegt in der Wahl des adäquaten Evaluationszeitpunkts, der von den Faktoren Alter, Komorbidität, Schweregrad der Pneumonie und Erreger abhängig ist und daher in weiten Grenzen schwankt. Orientierend kann jedoch die Regel Geltung beanspruchen, dass der Erfolg der Initialtherapie nach drei bis fünf Tagen und die Entwicklung der Infiltrate nach vier bis sechs Wochen evaluiert werden sollte.

Liegt innerhalb dieses Zeitfensters ein Therapieversagen vor, muss die Korrektheit der kalkulierten initialen antimikrobiellen Therapie überprüft werden. Dies schließt die Beurteilung des Alters, der Komorbidität sowie des Schweregrades der Pneumonie ein, darüber hinaus muss auf besondere individuelle Risikofaktoren geachtet werden. Gegebenenfalls muss auch die Interpretation etwaiger mikrobiologischer Befunde bzw. der aus diesen gezogenen therapeutischen Konsequenzen überprüft werden.

Erst wenn ein Therapieversagen einer Pneumonie trotz korrekter antimikrobieller Therapie vorliegt, muss eine weitere differentialdiagnostische Abklärung erfolgen.

8.1 Nichtansprechen auf die initiale Therapie (verzögert abheilende oder progrediente Pneumonie)

Hier ist eine umfassende Reevaluation des Patienten indiziert. Die mikrobiologische Diagnostik sollte Sputum bzw. Tracheobronchialsekret, Blutkulturen sowie die Antigen-Testung einschließen. Bei Pleuraergüssen, die in der Ausdehnung über Winkelergüsse hinausgehen, muss eine Pleuraergusspunktion erfolgen. Zusätzlich zur mikrobiologischen Evaluation sollten kardiale Ursachen sowie Lungenembolien ausgeschlossen werden (Echokardiographie, Angio-CT des Thorax).

Ggf. muss auch eine Bronchoskopie mit BAL durchgeführt werden.

8.2 Verzögert oder nicht abheilende Pneumonie

Diese Verläufe bergen ein geringes Risiko einer Verschlechterung. Außerdem ist die Wahrscheinlichkeit gering, dass ein typischer Erreger der Pneumonie noch identifiziert werden kann. In einigen Fällen kann daher der weitere Verlauf beobachtet werden. Dies gilt besonders für solche Fälle, die zumindest eine Rückbildungstendenz der Infiltrate erkennen lassen bzw. bei denen ein Tumor sehr unwahrscheinlich ist (Nichtraucher). Auch die Möglichkeit eines „drug fevers" muss in Betracht gezogen werden.

Andernfalls sollte eine elektive Untersuchung erfolgen, die speziell auf die Identifikation von seltenen Erregern oder von nicht-infektiösen Ursachen gezielt ist. Hierzu ist die Bronchoskopie mit BAL und transbronchialer Biopsie am besten geeignet. Ggf. können vorher Voraufnahmen des Röntgen-Thorax zur Beurteilung hinzugezogen werden. Eine vorausgehende CT des Thorax kann bereits wichtige differentialdiagnostische Hinweise geben. Nur in einer Minderheit der Fälle bleibt die Ursache auch nach dieser Diagnostik noch unklar; bei diesen Patienten ist eine VATS-Lungenbiopsie in Betracht zu ziehen. Alternativ kann ein Therapieversuch mit Steroiden erfolgen; dieser ist besonders erfolgreich beim Vorliegen einer COP.

8.3 Nichtansprechen auf die initial erfolgreiche kalkulierte initiale antimikrobielle Therapie (sekundär progrediente Pneumonie)

Zunächst sollte auf Pleuraergüsse geachtet und diese ggf. punktiert und die Ergussflüssigkeit untersucht werden. Andernfalls ist eine umfassende Reevaluation unter Einsatz der genannten diagnostischen Techniken erforderlich.

9 Therapiestrategien vor endgültiger Klärung der Ursache des Therapieversagens

Grundsätzlich können sich diese Strategien nicht auf kontrollierte Studien stützen. Das hier vorgeschlagene Vorgehen beruht daher auf klinischer Erfahrung.

Im Falle einer inkorrekten kalkulierten oder gezielten antimikrobiellen Therapie kann diese ohne weitere Diagnostik korrigiert und das Ansprechen auf eine adäquate Therapie abgewartet werden.

Patienten mit Nichtansprechen auf die initiale Therapie sollten nach erfolgter Diagnostik noch am selben Tage eine kalkulierte antimikrobielle Therapie erhalten. Die Auswahl der Substanzen orientiert sich an der Vorbehandlung und am Schweregrad. Substanzklassen, von denen eine Substanz in der Vorbehandlung gescheitert sind, kommen für die zweite Linie der Therapie nicht in Frage.

Bei Aspirationspneumonien ist ein spezifischer Erregernachweis häufig schwierig. Daher ist eine antimikrobielle Therapie angezeigt, die auf die aerob/anaerobe Mischflora abgezielt ist. Als Substanzen kommen z. B. Aminopenicilline plus ß-Laktamasehemmer, Acylureidopenicilline plus ß-Laktamasehemmer, Clindamycin und Carbapeneme in Frage.

Patienten mit verzögert oder nicht abheilender Pneumonie bedürfen in der Regel bis zur endgültigen Diagnosestellung keiner kalkulierten antimikrobiellen Therapie.

10 Weiterführende Literatur

Wichtigste Arbeit zum Therapieversagen mit Herausarbeitung der Zeitkorridore, die für ein Therapieansprechen in Abhängigkeit vom Schweregrad der Pneumonie zu veranschlagen sind sowie der Kriterien, die ein Therapieansprechen bzw. – versagen anzeigen:

• Halm EA, Fine MJ, Marrie TJ, Coley CM, Kapoor WN, Obrosky DS, Singer DE (1998) Time to clinical stability in patients hospitalized with community-acquired pneumonia: implications for practice guidelines. JAMA 279:1452–1457

Diese Untersuchung erweitert die Befunde der Studie von Halm et al. und identifiziert eine Reihe von Risikofaktoren für ein Therapieversagen:

- Menéndez R, Torres A Rodríguez de Castro F, Zalacaín R, Aspa J, Martín Villasclaras JJ, Borderías L, Benítez Moya JM, Ruiz-Manzano J, Blanquer J, Pérez D, Puzo C, Sánchez-Gascón F, Gallardo J, Alvarez CJ, Molinos L; Neumofail Group (2004) Reaching stability in community-acquired pneumonia: the effects of the severity of disease, treatment, and the characteristics of patients. Clin Infect Dis 39:1783–1790

Eine der größten Arbeiten zum Thema Therapieversagen:

- Arancibia F, Ewig S, Martinez JM, Ruiz M, Bauer T, Mensa J, Torres A (2000) Antimicrobial treatment failures in patients with community-acquired pneumonia: causes and prognostic implications. Am J Respir Crit Care Med 162:154–160

Analyse der Ursachen und Prädiktoren des Therapieversagens bei schwerer ambulant erworbener Pneumonie:

- Ioanas M, Ferrer M, Cavalcanti M, Ferrer R, Ewig S, Filella X, de la Bellacasa JP, Torres A (2004) Causes and predictors of nonresponse to treatment of intensive care unit-acquired pneumonia. Crit Care Med 32:938–945

Untersuchung über Biomarker als Prädiktoren des Therapieversagens. CRP, PCT, aber auch IL-6 zeigen sich prädiktiv:

- Menéndez R, Cavalcanti M, Reyes S, Mensa J, Martinez R, Marcos MA, Filella X, Niederman M, Torres A (2008) Markers of treatment

failure in hospitalised community acquired pneumonia. Thorax 63:447–452

Zwei Untersuchungen zum diagnostischen Wert der Brocnhoskopie bei Patienten mit ambulant erworbener Pneumonie und Therapieversagen:

- Feinsilver SH, Fein AM, Niederman MS, Schultz DE, Faegenburg DH (1990) Utility of fiberoptic bronchoscopy in nonresolving pneumonia. Chest 98:1322–1326
- Ortqvist A, Kalin M, Lejdeborn L, Lundberg B (1990) Diagnostic fiberoptic bronchoscopy and protected brush culture in patients with community-acquired pneumonia. Chest 97:576–582

Das Therapieversagen ist prognostisch relevant und geht mit einer erhöhten Krankenhaus-Letalität einher:

- Menéndez R, Torres A, Zalacaín R, Aspa J, Martín Villasclaras JJ, Borderías L, Benítez Moya JM, Ruiz-Manzano J Rodríguez de Castro F, Blanquer J, Pérez D, Puzo C, Sánchez Gascón F, Gallardo J, Alvarez C, Molinos L; Neumofail Group (2004) Risk factors of treatment failure in community acquired pneumonia: implications for disease outcome. Thorax 59:960–965

Das Therapieversagen ist der größte Kostentreiber der Behandlung von Patienten mit ambulant erworbener Pneumonie:

- Ott SR, Hauptmeier BM, Ernen C, Lepper PM, Nüesch E, Pletz MW, Hecht J, Welte T, Bauer TT (2012) Treatment failure in pneumonia: impact of antibiotic treatment and cost analysis. Eur Respir J 39:611–618

Aktuelle Übersicht zum Thema Therapieversagen:

- Menendez R, Torres A (2007) Treatment failure in community-acquired pneumonia. Chest 132:1348–1355

Santiago Ewig

1 Allgemeines

Aufgeführt werden hier die wichtigsten unerwünschten Wirkungen, Interaktionen und Kontraindikationen der bei Patienten mit ambulant erworbener Pneumonie am häufigsten eingesetzten antimikrobiellen Substanzen. Zusätzliche, sehr seltene unerwünschte Wirkungen sind nur berücksichtigt, wenn diese eine hohe klinische Relevanz haben.

Insgesamt sind alle aufgeführten Substanzklassen gut verträglich. Dennoch besteht ein Potential an Toxizität, das bei der Therapieplanung und Beratung des Patienten Berücksichtigung finden muss.

2 ß-Laktame

ß-Laktame haben allgemein eine große therapeutische Breite. Es besteht eine lange Erfahrung mit dieser Substanzklasse. Relevante Substanzen sind:

- Penicilline: Penicillin G, Amoxicillin, Ampicillin, Piperacillin bzw. Piperacillin-Tazobactam
- Cephalosporine: Cefuroxim, Ceftriaxon, Ceftazidim
- Carbapeneme: Imipenem/Cilastatin, Meropenem, Ertapenem

2.1 Toxizität

Allergie Die häufigste unerwünschte Wirkung betrifft die Sensibilisierung. Sie ist bei Penicillinen am häufigsten (ca. 1 % der Fälle). Penicillin wirkt dabei als Hapten (unvollständiges Antigen); erst die Bildung von Hapten-Protein-Komplexen ruft eine immunologische Reaktion hervor.

Als häufigste (Major-) Haptene wirken: Penicilloylsäure, Penicillinsäure; seltener (Minor-Haptene): Benzylpenicilloat, Benzylpenilloat.

Dabei sind folgende Reaktionen zu unterscheiden:

- Typ-I-Reaktion (IgE-vermittelt): eine vital bedrohliche Sofortreaktion binnen einer Stunde im Sinne einer Anaphylaxie. Diese wird in ca. 0,05 % der Fälle beobachtet.
- Typ-II-Reaktion (IgG-, IgM-vermittelt): Zytotoxische Reaktionen können sich manifestieren als Hämolyse, Neutro- und Thrombozytopenie, interstitielle Nephritis.

S. Ewig (✉)
Thoraxzentrum Ruhrgebiet, Kliniken für Pneumologie und Infektiologie, EVK Herne und Augusta-Kranken-Anstalt, Bochum, Deutschland
E-Mail: sewig@versanet.de

© Springer-Verlag Berlin Heidelberg 2016
S. Ewig (Hrsg.), *Ambulant erworbene Pneumonie*,
DOI 10.1007/978-3-662-47312-2_18

- Typ-III-Reaktion (lösliche Immunkomplexe):
  Serumkrankheit
- Typ-V-Reaktion: idiopathische Reaktionen. Zu
  diesen gehört auch das Ampicillin-Exanthem.
- Sehr selten kann ein Stevens-Johnson- oder ein
  Lyell-Syndrom auftreten.

Die Penicillinallergie betrifft alle Penicilline.
In ca. 5 % der Fälle besteht eine Kreuzallergie
gegen Cephalosporine, noch seltener gegen Carbapeneme. Sie ist sehr selten bei nicht-IgE-ver-
mittelten allergischen Reaktionen.

Allergien müssen unterschieden werden von
Pseudoallergien. In bis zur Hälfte der Fälle besteht
bei anamnestischer Angabe einer Penicillinallergie lediglich eine Pseudoallergie.

Unter der Therapie mit Aminopenicillinen
kommt es in bis zu 20 % der Fälle nach sechs
bis zehn Tagen zu einem pseudoallergischen
morbilliformen Exanthem (bei Vorliegen einer
Infektiösen Mononukleose in der Mehrzahl
der Fälle).

Manche Autoren haben gefordert, Penicillinal-
lergien allergologisch zu überprüfen, um zu vermeiden, dass zu viele Patienten trotz gegebener Indikation fälschlich kein Penicillin bekommen. Eine
solche Testung erscheint jedoch nur außerhalb einer
akuten Infektion realistisch durchführbar.

Neurotoxizität Ein neurotoxisches Potential bis
hin zur Auslösung von Krampfanfällen besteht
bei Gabe von > 30 Mega Penicillin G/Tag, insbesondere bei vorbestehender Epilepsie, Meningitis und Urämie.

Hämostasestörungen Hier sind Thrombozyten-
funktionsstörungen zu nennen. Diese treten bevorzugt bei Patienten mit einer Gerinnungs-
störung auf.

Besonderheiten der Cephalosporine Allergische Neutropenie, die nach Absetzen in der Regel
rasch reversibel ist.

Besonderheiten der Carbapeneme Hämatoto-
xizität und Lebertoxizität, zudem Nierenfunk-
tionsstörungen, jeweils selten.

2.2 Interaktionen

Penicilline: Diese betreffen in erster Linie das
Gerinnungssystem im Sinne einer Verminderung
der Wirksamkeit von Antikoagulantien und
Thrombozytenaggregationshermmern.

2.3 Kontraindikationen

Allergie

3 ß-Laktamasehemmer

Substanzen: Clavulansäure, Sulbactam und Tazobactam (in Kombination)

3.1 Toxizität

ß-Laktamasehemmer (insbesondere Clavulansäure) können unerwünschte gastrointestinale
Wirkungen (Übelkeit, Erbrechen, Diarrhoe,
Oberbauchbeschwerden) verursachen. Auch
ein cholestatischer Ikterus und Leberfunktionsstörungen bis hin zum Leberversagen mit
Notwendigkeit der Transplantation kommen
vor, in Einzelfällen sind letale Ausgänge
berichtet worden.

Die Lebertoxizität betrifft vor allem die
Calvulansäure, weniger Sulbactam und Tazobactam.

▶ **Cave** Leberfunktionsstörungen beschrän-
ken sich nicht auf die Zeit der Therapie,
sondern können auch Tage bis Wochen
nach Therapie auftreten.

3.2 Interaktionen

Gehäuft Exantheme bei gleichzeitiger Gabe von
Allopurinol.

3.3 Kontraindikationen

1. Schwangerschaft (keine ausreichenden Erfahrungen)
2. Vorbestehende Hepatopathien (relativ)

4 Makrolide

Relevante Substanzen: Erythromycin, Clarithromycin, Azithromycin

4.1 Toxizität

Gastrointestinale unerwünschte Wirkungen Erythromycin ist prokinetisch wirksam und führt häufig zu Oberbauchbeschwerden, Übelkeit und Diarrhoen. Unter Erythromycin-Estolat kann sich eine cholestatische Hepatitis ausbilden. Die Lebertoxizität ist bei anderen Makroliden deutlich geringer.

Thrombophlebitis Die intravenöse Gabe von Erythromycin wird schlecht toleriert und führt nicht selten zur Thrombophlebitis. Wichtig ist daher die Sicherstellung einer ausreichenden Verdünnung der Infusionslösung.

Ototoxizität Makrolide können in hoher Dosierung, insbesondere bei älteren Patienten mit Leber- und/oder Niereninsuffizienz zu Hörstörungen bis hin zur Taubheit führen. Dies ist besonders bei beatmeten Patienten zu bedenken, da in tiefer Sedierung frühe Störungen nicht erkannt werden.

Kardiotoxizität Über eine QT-Zeit-Verlängerung können lebensbedrohliche Rhythmusstörungen (ventrikuläre Tachykardien bzw. Torsade-de-pointes-Tachykardien) hervorgerufen werden.

4.2 Interaktionen

Durch Bindung an Cytochrom-P450 kann Erythromycin die Clearance anderer hepatisch metabolisierter Medikamente behindern. Dies gilt u. a. für Theophyllin, Carbamazepin, Cyclosporin, Cumarine und Terfenadin. Nur Azithromycin scheint diesbezüglich unbedenklich zu sein. Besondere Vorsicht ist bei gleichzeitiger Gabe von Antiarrhythmika geboten. Keine gleichzeitige Gabe mit Anthistaminika (Terfinadin und Astemizol).

4.3 Kontraindikationen

1. Schwangerschaft (keine Bedenken gegen Erythromycin, Erythromycin-Estolat dagegen kontraindiziert; unzureichende Daten für Clarithromycin und Azithromycin)
2. Stillzeit
3. Allergie
4. Bei Lebererkrankungen: Erythroycin-Estolat (absolut), Clarithromycin und Azithromycin (relativ)

5 Tetracycline

Substanzen: Doxycyclin

5.1 Toxizität

Gastrointestinale unerwünschte Wirkungen Übelkeit, Erbrechen und Diarrhoen möglich. Zudem Hepatitis und Pankreatitis, jeweils selten.

Phototoxizität Diese mögliche unerwünschte Wirkung muss jedem Patienten mitgeteilt werden, der ambulant mit diesen Substanzen behandelt wird.

Neurotoxizität Diese ist selten. Auftreten können Cephalgien, Photophobie, Ataxie.

Katabole Effekte Katabole Effekte können sich äußern als Blutbildveränderungen, Harnstoff-Erhöhung, Kreatininanstieg, Proteinurie u. a.

5.2 Interaktionen

Zu vermeiden ist die gleichzeitige Gabe von Antacida, Laxantien und eisenhaltigen Präparaten.

Wirkungsverstärkung möglich bei gleichzeitiger Digoxin- und Sulfonylharnstoffgabe sowie (durch Verminderung der Prothrombinaktivität) Antikoagulatien, zudem von Cyclosporin A.

Folgende Präparate können bei Tetracyclineinnahme in ihrer Wirksamkeit beeinträchtigt sein: Carbamazepin, Phenytoin, Barbiturate, jedwede orale Kontrazeption.

5.3 Kontraindikationen

1. Schwangerschaft
2. Kinder < 9 Jahre (beides aufgrund von Knochen- und Zahnschäden)
3. Allergie
4. Myasthenia gravis (wegen des Magnesiumgehalts von intravenösen Präparationen)

6 Fluorchinolone

Substanzen: Ciprofloxacin, Levofloxacin und Moxifloxacin

6.1 Toxizität

Gastrointestinale unerwünschte Wirkungen - Diese können umfassen: Übelkeit, Erbrechen, Oberbauchbeschwerden, Diarrhoen.

Lebertoxizität Die Lebertoxizität von Moxifloxacin hat zu einer Zulassungsbeschränkung der EMEA geführt. Diese ist jedoch erwiesenermaßen sehr gering, jedenfalls mindestens vergleichbar als die von Clavulansäure und Makroliden. Mittlerweile gilt diese Zulassungsbeschränkung auch für Levofloxacin. Tatsächlich dürfte es sich bei der (beschränkten) Lebertoxizität um einen Gruppeneffekt der Chinolone handeln.

Neurotoxizität Häufiger sind Unruhe, Schlafstörungen, Benommenheit, Schwindel. Schwere neurotoxische Störungen kommen vor, besonders bei älteren Patienten und Patienten mit hirnorganischer Grunderkrankung sowie psychischen Alterationen bis hin zu Psychose und Krämpfen. Das Reaktionsvermögen im Straßenverkehr kann beeinträchtigt sein. Schließlich wurden vorübergehende Sehstörungen berichtet.

Phototoxizität Diese besteht bei allen Substanzen, allerdings in sehr unterschiedlichem Ausmaße. Diese mögliche unerwünschte Wirkung muss jedem Patienten mitgeteilt werden, der ambulant mit diesen Substanzen behandelt wird.

Kardiotoxizität Über eine QT-Zeit-Verlängerung können lebensbedrohliche Rhythmusstörungen hervorgerufen werden (ventrikuläre Arrhythmie bzw. Tachykardien und Torsade-de-pointes-Tachykardien).

Chondrotoxizität und Tendopathien Grundsätzlich besteht ein gewisses chondropathisches Potential, das jedoch bei den im Rahmen von Atemwegsinfektionen eingesetzten Substanzen sehr gering ist. Tendopathien im Sinne einer Tendinitis bzw. Achillessehnenruptur sind vor allem bei älteren Patienten und unter gleichzeitiger Therapie mit Steroiden möglich. Diese unerwünschte Wirkung ist vor allem bei Sportlern relevant.

Seltene unerwünschte Wirkungen Diese betreffen Hörverlust, Blutbildungsstörungen sowie allergische Reaktionen.

6.2 Interaktionen

1. Mineralische Antacida
2. Verzögerung der hepatischen Elimination von Theophyllin (durch Ciprofloxacin)
3. Glibenclamid (Hypoglykämien)

6.3   Kontraindikationen

1. Schwangerschaft und Stillzeit (Chondropathie)
2. Kinder und Jugendliche bis 16 Jahre (Chondropathie); nach neueren Daten zumindest für Ciprofloxacin relativiert
3. Manifeste ZNS-Komorbidität (z. B. Anfallsleiden)
4. Allergie

7   Lincosamide

Substanzen: Clindamycin

7.1   Toxizität

Gastrointestinale unerwünschte Wirkungen Durch Störung der physiologischen anaeroben Darmflora mit Selektion des resistenten Erregers Clostridium difficile kann eine schwere pseudomembranöse Enterokolitis in Folge des Clostridium-difficile-Enterotoxins auftreten. Das Potential für diese Toxizität gilt prinzipiell für alle antimikrobiellen Substanzen, wird aber Clindamycin im Besonderen zugeschrieben.

Unabhängig davon kann es zu leichten Anstiegen des Bilirubins und der Transaminasen kommen.

Überempfindlichkeitsreaktionen Morbilliformes Exanthem und drug fever kommen vor.

Hämatologische unerwünschte Wirkungen - Leukopenie, Thrombopenie

7.2   Interaktionen

Interaktionen sind möglich mit Muskelrelaxantien.

7.3   Kontraindikationen

1. Allergie
2. Schwangerschaft und Stillzeit

8   Oseltamivir

8.1   Toxizität

Übelkeit und Erbrechen

8.2   Interaktionen

Keine

8.3   Kontraindikationen

Keine. In der Schwangerschaft und Stillzeit keine ausreichende Erfahrung.

9   Weiterführende Literatur

Grundsätzlich sind für alle Substanzen die Fachinformationen online abrufbar und sicher die exakteste Quelle, um sich über unerwünschte Wirkungen zu informieren.

Deutschsprachiges Standardwerk zur antimikrobiellen Therapie:

– Stille W, Hans Reinhard Brodt, Groll AH, Just-Nübling G (2012) Antibiotika-Therapie. Klinik und Praxis der antiinfektiösen Behandlung, 12. Aufl. Schattauer Verlag

Übersicht über die Möglichkeiten der allergologischen Überprüfung der Angabe einer Penicillinallergie:

– Trcka J, Schäd SG, Pfeuffer P, Raith P, Bröcker EB, Trautmann A (2004) Penicillintherapie trotz Penicillinallergie? Plädoyer für eine allergologische Diagnostik bei Verdacht auf Penicillinallergie. Dtsch Ärzteblatt, 43: A2888–1892

Umfassende Auswertung klinischer Daten hinsichtlich der Verträglichkeit von Moxifloxacin.

Diese Daten ergeben nur eine sehr limitierte Lebertoxizität:

– Tulkens PM, Arvis P, Kruesmann F (2012) Moxifloxacin safety: an analysis of 14 years of clinical data. Drugs R D 12:71–100

Aspirationspneumonie

Santiago Ewig

1 Allgemeines

Die Aspirationspneumonie ist im klinischen Alltag einer Vielzahl von Missverständnissen ausgesetzt. Dies ist eine direkte Folge einer unzureichenden wissenschaftlichen Wahrnehmung der Aspirationspneumonie. Die Begrifflichkeiten dieses Syndroms erscheinen nicht einheitlich definiert, ebenso fehlen allgemein anerkannte diagnostische Kriterien. So geht aus den meisten großen Studien zur Ätiologie der ambulant erworbenen Pneumonie auch nicht klar hervor, wie viele Fälle Aspirationspneumonien waren. Nach Schätzungen einiger Autoren macht diese Gruppe immerhin ca. 5–15 % der Fälle aus.

Diese unbefriedigende Definitions- und Datenlage ist umso misslicher, als dass Aspirationen ein ausgesprochen häufiges Ereignis darstellen. Somit ist die Kenntnis der Aspirationsformen und ihre differente Behandlung von hoher klinischer Relevanz.

2 Formen der Aspirationspneumonie

Nach P. Marik werden die „Aspiration pneumonitis" und die „Aspiration pneumonia" unterschieden. Leider gibt es für das englische Wort „pneumonitis" keine deutsche Entsprechung. Gemeint ist ein nicht-infektiöser inflammatorischer Lungenschaden. Diese beiden Formen unterscheiden sich hinsichtlich der Art der Aspiration ebenso wie der Pathophysiologie der Inflammation, des Erregerspektrums, der Risikofaktoren, des Alters sowie der Klinik und Symptomatik der Aspirationspneumonie (Tab. 1).

2.1 „Aspiration pneumonitis"

2.1.1 Mendelson-Syndorm

Das „Mendelson-Syndom" wurde erstmals 1946 beschrieben. Das Aspirationsereignis erfolgte im Rahmen einer Narkose; gemeint ist die Aspiration von Mageninhalt, also ein pulmonales Säuretrauma.

In tierexperimentellen Studien konnte belegt werden, dass die pulmonale Inflammation direkt von der Menge des Aspirats und seinem pH-Wert abhängig war. Die minimal erforderliche Aspirationsmenge für eine säurebedingte Inflammation der Schleimhäute der Atemwege beträgt demnach etwa 0,3 mL/kg Körpergewicht, also etwa 20 bis 25 mL bei Erwachsenen bei einem pH von etwa 2,5. Andere Inhalte des Magensekrets (z. B. alkalische Sekrete) können jedoch auch Schädigungen bei einem höheren pH bewirken.

S. Ewig (✉)
Thoraxzentrum Ruhrgebiet, Kliniken für Pneumologie und Infektiologie, EVK Herne und Augusta-Kranken-Anstalt, Bochum, Deutschland
E-Mail: sewig@versanet.de

© Springer-Verlag Berlin Heidelberg 2016
S. Ewig (Hrsg.), *Ambulant erworbene Pneumonie*,
DOI 10.1007/978-3-662-47312-2_19

Tab. 1 Formen der Aspirationspneumonie (nach P. Marik)

	„Aspiration pneumonitis"	„Aspiration pneumonia"
Aspiration	Mageninhalt	Kontaminiertes oropharyngeales Sekret
Pathophysiologie	Akuter Lungenschaden auf Säuretrauma	Akute infektiöse Inflammation
Erregerspektrum	Initial steril Sekundärinfektion möglich	Grampositive und -negative Erreger, Anaerobier
Risikofaktoren	Bewusstseinstrübung bis hin zum Koma, z. B. - Alkoholismus - i.v.-Drogengebrauch - Krampfleiden - Akutes ZNS-Trauma - Anästhesiezwischenfall	Schluckstörung, Gastroparese Ggf. mit Bewusstseinstrübung
Altersgruppe	Alle, aber häufiger junge Personen	Meist ältere Personen
Aspirationsereignis	Beobachtet oder nicht	Schleichend
Klinische Präsentation	Patient mit Bewusstseinstrübung, bei dem sich ein Infiltrat ausbildet sowie eine akute respiratorische Symptomatik	Meist Patienten mit stark eingeschränkter Funktionalität, die Infiltrate bevorzugt in den abhängigen Segmenten ausbilden
Symptomatik	Sehr variabel	Häufig gering

Die säurebedingte Inflammation verläuft zweizeitig; in den ersten ein bis zwei Stunden nach Aspiration kommt es zu einer toxischen Schädigung der alveolo-kapillaren Oberflächen. Nach etwa vier bis sechs Stunden entwickelt sich die inflammatorische Reaktion mit Einwanderung von Neutrophilen in Alveoli und Interstitium.

Initial besteht keine Infektion, da der saure Mageninhalt in der Regel steril ist. Dies kann jedoch anders sein im Falle einer medikamentösen Therapie mit Antazida, H2-Antagonisten und Protonenpumpeninhibitoren, bei enteraler Ernährungstherapie oder Gastroparese. In diesem Fall kommt es zusätzlich zum säurebedingten Trauma auch zu einer massiven Aspiration von kolonisierenden Bakterien sowie in der Folge zu einer infektiösen Pneumonie.

Eine Aspiration von Mageninhalt kann beobachtet worden sein (engl.: „witnessed aspiration") oder schleichend verlaufen.

Die Klinik dieser Aspirationsform hängt von einer Reihe von Faktoren ab, im Wesentlichen von der Menge des Aspirats sowie der ggf. aspirierten Keimlast. Husten, Dyspnoe, Zyanose und ggf. Kreislaufreaktionen sind die Leitsymptome.

2.1.2 Andere Aspirationen als Mageninhalt

Hierzu sind alle direkten Aspirationen vom Mund in die Lunge zu zählen.

Aspirationen größerer, die Atemwege obstruierender Nahrungsbestandteile stellen ein akut vital bedrohliches Ereignis dar; eine Pneumonie entwickelt sich in der Regel nicht.

Ein seltenes, aber charakteristisches Aspirationssyndrom ist die Feuerschlucker-Aspiration. Diese führt in der Röntgen-Thoraxaufnahme zu rundlichen Formationen in den abhängigen Segmenten, die dem aspirierten Öl entsprechen. Eine Pneumonie liegt ebenfalls in der Regel nicht vor.

2.1.3 Therapie der „Aspiration pneumonitis"

Nach beobachteter oder kurz zurückliegender Aspiration von Mageninhalt sollten die oberen Atemwege abgesaugt werden. Zudem sollte in der Regel umgehend eine therapeutische Bronchoskopie erfolgen und so viel Magensekret wie möglich abgesaugt werden. Bei dieser Gelegenheit kann eine pH-Bestimmung des Sekrets erfolgen, die das weitere Vorgehen hinsichtlich antimikrobieller Therapie leiten kann.

Anders als bei Aspirationspneumonien ist eine antimikrobielle Therapie nur unter bestimmten Bedingungen eindeutig indiziert. Zu diesen gehören:

1. Patienten mit Aspiration von Mageninhalt, die Risikofaktoren für eine bakterielle Kolonisation des Magens aufweisen, also

a. eine medikamentösen Therapie mit Antazida, H2-Antagonisten und Protonenpumpeninhibitoren,

b. eine enterale Ernährungstherapie über Fistel,

c. eine Gastroparese,

d. eine Obstruktion des Duodenums oder
Dünndarms.

2. Patienten, die 48 h nach Aspiration noch
symptomatisch sind.

Ausdrücklich nicht empfohlen wird eine generelle antimikrobielle Therapie nach Aspiration
von saurem Mageninhalt oder gar eine entsprechende Prophylaxe, da ein solches Vorgehen
lediglich das Risiko einer Selektion potentiell resistenter Erreger birgt.

Ebenfalls ohne belegten Vorteil und potentiell
schädlich ist die Gabe von systemischen Steroiden.

2.2 „Aspiration pneumonia"

Etwa 50 % aller Erwachsenen aspirieren regelmäßig während des Schlafs kleine Mengen oropharyngealen Sekrets. Die geringe Pathogenität
vieler Bakterien im Oropharynx des Gesunden
zusammen mit intakten unspezifischen und spezifischen Abwehrmechanismen stehen der Ausbildung einer Pneumonie entgegen.

Versagen diese Mechanismen auf einer oder
mehreren Ebenen, kommt es über die schleichende
Aspiration oropharyngealen Sekrets zur Ausbildung einer ambulant erworbenen Pneumonie.

Unter der Aspirationspneumonie in diesem
Zusammenhang wird jedoch ein klinisches Syndrom verstanden, das einen Patienten mit stark
verminderter Funktionalität voraussetzt, der aufgrund einer oropharyngealen Barrierestörung auf
unterschiedlicher Grundlage entsprechend chro-
nisch kontaminiertes Sekret aspiriert und hohen
Keimlasten ausgesetzt ist, vorzugsweise in den
abhängigen Lungenabschnitten. Eine Reihe von
Faktoren begünstigen dabei die Ausbildung einer
Aspirationspneumonie (Tab. 2). Die entsprechend klassischen Risikopatienten sind in Tab. 3
wiedergegeben.

Eine Ernährung über Fistel stellt einen wesentlichen Risikofaktor der Aspirationspneumonie

Tab. 2 Faktoren, die die Ausbildung einer Aspirationspneumonie begünstigen

Ebene	Risikofaktor
Menge des Sekrets	Erhöht aufgrund oropharyngealer Schrankenstörung, z. B. bei Schluckstörung
Zusammensetzung des Sekrets	Kolonisierende grampositiver und -negativer Erreger mit potentiell hoher Pathogenität
Hustenreflex	Vermindert bis aufgehoben
Epitheliale Zilienfunktion	Vermindert bis aufgehoben
Unspezifische Immunität	Vermindert
Spezifische zelluläre und humorale Immunität	Vermindert

Tab. 3 Diagnostische Kriterien einer ambulant erworbenen Aspirationspneumonie

Faktoren	Ausprägungen
Patienten	Hohes Alter Residenz im Seniorenheim Schwergradig eingeschränkte Funktionalität Bewusstseinstrübung - Durch Komorbidität - Iatrogen durch Überdosierung von Sedativa Malnutrition Schlechter Zahnstatus Alhoholismus, i.v.-Drogengebrauch
Komorbidität	ZNS-Erkrankungen - Schlaganfall - Alle, die zu Bettlägerigkeit führen - Alle, die Schluckstörungen verursachen Ösophaguserkrankungen Tracheostoma Enterale Ernährung über Fistel (PEG/PJG)
Röntgen-Thorax	Infiltrate in abhängigen Segmenten - Aufrechte Position: Unterlappen - Liegende Position: S2, S6
Klinische Symptomatik	Häufig oligosymptomatisch Inflammationsparameter können nur gering erhöht sein

dar; bei praktisch allen Patienten lässt sich eine
permanente Aspiration belegen. Entgegen landläufiger Meinung ist die Aspirationsrate bei enteraler Ernährung über Nasensonde nicht höher als

bei einer PEG, und die Rate bei PEG unterscheidet sich nicht von der einer PJG.

Für die Ausbildung einer Aspirationspneumonie spielt der Zahnstatus eine bedeutende Rolle, wohl indem dieser wesentlich das Erregerspektrum bzw. sein Pathogenitätspotential mitbestimmt. Dieser Zusammenhang ist seit langem von Lungenabszessen bekannt. Entsprechend entwickeln Patienten ohne Zähne sowie solche Patienten aus Pflegeheimen, die regelmäßig eine intensive Zahnpflege erhalten, seltener eine Aspirationspneumonie.

Die Diagnose einer Aspirationspneumonie ist nicht allgemein standardisiert und aufgrund der Überschneidung zu schleichenden Aspirationen im Rahmen der ambulant erworbenen Pneumonie nicht einfach. Die Diagnose beruht daher auf einem Satz an Faktoren, die den Patienten, seine spezifische Komobidität, die radiologische Präsentation sowie die klinische Symptomatik umfassen (Tab. 3).

2.2.1 Erregerspektrum der Aspirationspneumonie

Studien aus den 70er-Jahren haben den Grund dafür gelegt, anaerobe Erreger für die Haupterreger der Aspirationspneumonie anzusehen. Die Ergebnisse dieser Studien können jedoch aufgrund vielfältiger methodischer Einwände nicht mehr ohne Weiteres akzeptiert werden. Nach heutiger Sicht hängt das Erregerspektrum im Wesentlichen davon ab, wo die Aspiration stattgefunden hat (ambulant oder im Krankenhaus erworben) und welche Patientenfaktoren zugrunde gelegen haben, die das Erregerspektrum modifizieren können.

Insofern entspricht das Erregerspektrum der ambulant erworbenen Aspirationspneumonie sehr weitgehend dem der ambulant erworbenen Pneumonie. Sehr wahrscheinlich werden in einigen Fällen Anaerobier zumindest als Kopathogene eine Rolle spielen; dies gilt insbesondere für Patienten mit schlechtem Zahnstatus und solchen, die Komplikationen ausbilden. Da die empfohlenen kalkulierten Therapieschemata zur

Behandlung der ambulant erworbenen Pneumonie in der Regel eine hohe Aktivität gegen Anaerobier einschließen (ß-Laktame und Fluorchinolone, ebenso Clindamycin), erscheint unter therapeutischen Gesichtspunkten die Rolle der Anaerobier eher sekundär.

2.2.2 Therapie der Aspirationspneumonie

Eine antimikrobielle Therapie ist immer indiziert. Die initiale kalkulierte antimikrobielle Therapie der Aspirationspneumonie ähnelt derjenigen der ambulant erworbenen Pneumonie entsprechend Schweregraden und individuellen Risikofaktoren. Der Hauptunterschied liegt darin, dass die Kombination mit Makroliden wahrscheinlich entbehrlich ist.

In neueren Arbeiten haben sich drei Therapieschemata als gleichwertig erwiesen:

a. Ampicillin/Sulbactam
b. Clindamycin ± Cephalosporin
c. Moxifloxacin

In schweren Fällen kann auch zunächst Piperacillin/Tazobactam zum Einsatz kommen.

2.2.3 Komplikationen der Aspirationspneumonie

Bekannte Komplikationen der Aspirationspneumonie umfassen die nekrotisierende Pneumonie, den Lungenabszess sowie das Pleuraempyem (siehe entsprechende Kapitel).

2.2.4 Prävention der Aspirationspneumonie

Die Erfassung des Aspirationsrisikos setzt ein Schluckdiagnostik voraus. Diese schließt die bronchoskopische Inspektion des Schluckakts, die am besten in Zusammenarbeit mit einem Logopäden durchgeführt wird.

Ein Risikopatient für eine Aspirationspneumonie sollte nach Sicherstellung eines hinreichenden Schluckakts zunächst nur flüssige Nahrung erhalten. Zudem sollte er darin unterrichtet werden, geringere Mengen Nahrung aufzunehmen, langsam und gut zu kauen, wiederholt zu schlucken usw.

Besteht keine hinreichende Schluckfähigkeit, ist (wenn andere Gründe dem nicht entgegenstehen) eine Ernährung über eine PEG indiziert.

3 Weiterführende Literatur

Klassische Übersicht; unverändert die beste verfügbare zu diesem Thema überhaupt:

– Marik PE, Careau P (1999) The role of anaerobes in patients with ventilator-associated pneumonia and aspiration pneumonia: a prospective study. Chest, 115:178–183

Erstbeschreibung der Aspiration sauren Mageninhalts („aspiration pneumonitis"):

– Mendelson CL (1946) The aspiration of stomach contents into the lungs during obstretic anesthesia. Am J Obstret Gynecol, 52:191–205

Zwei klassische Originalien zur Aspirationspneumonie, die immer noch bewusstseinsbildend sind; jedoch sind weder die Bakteriologie noch die Therapieempfehlungen aktuell verwertbar:

– Lorber B, Swenson RM (1974) Bacteriology of aspiration pneumonia. A prospective study of community- and hospital-acquired cases. Ann Intern Med, 81:329–331

– Bartlett JG, Gorbach SL (1975) Treatment of aspiration pneumonia and primary lung abscess. Penicillin G vs clindamycin. JAMA, 234:935–937

Nach neuerer Methodik durchgeführte Studie zum Erregerspektrum der Aspirationspneumonie. Anaerobier spielen demnach keine oder nur eine untergeordnete Rolle:

– Mier L, Dreyfuss D, Darchy B, Lanore JJ, Djedaïni K, Weber P, Brun P, Coste F (1993) Is penicillin G an adequate initial treatment for aspiration pneumonia? A prospective evaluation using a protected specimen brush and quantitative cultures. Intensive Care Med, 19:279–284

Neuere Referenzarbeiten zur Therapie der Aspirationspneumonie. Belegen die Gleichwertigkeit dreier Optionen:

– Allewelt M, Schüler P, Bölcskei PL, Mauch H, Lode H, Study Group on Aspiration Pneumonia (2004) Ampicillin + sulbactam vs clindamycin +/- cephalosporin for the treatment of aspiration pneumonia and primary lung abscess. Clin Microbiol Infect, 10:163–170
– Ott SR, Allewelt M, Lorenz J, Reimnitz P, Lode H, German Lung Abscess Study Group (2008) Moxifloxacin vs ampicillin/sulbactam in aspiration pneumonia and primary lung abscess. Infection, 36:23–30

Santiago Ewig

1 Definition der rezidivierenden Pneumonie

Es gibt keine einheitliche, allgemein akzeptierte Definition für rezidivierende Pneumonien. In einer klassischen Studie wurden rezidvierende Pneumonien wie folgt definiert:

- mindestens zwei verschiedene Episoden einer Pneumonie,
- voneinander getrennt durch eine radiologisch dokumentierte komplette Rückbildung der Verschattungen und
- eine asymptomatische Phase von mindestens einem Monat.

Es erscheint sehr wichtig, folgende zusätzliche Unterscheidungen vorzunehmen:

1. eine Trennung von der Konstellation einer Verschlechterung nach zwischenzeitlicher Besserung (d. h. einem Rückfall); hier ist in erster Linie eine – pulmonale oder extrapulmonale – Komplikation anzunehmen;
2. eine Limitation der Zeit, innerhalb derer Rezidive beobachtet werden, z. B. ein Jahr; eine

solche Limitation erhöht die Wahrscheinlichkeit, dass Rezidive eine gemeinsame pathophysiologische Grundlage haben. Andernfalls handelt es sich um gehäufte, aber getrennte, differente Episoden einer Krankheitsentität.

In diesem Zusammenhang soll die engere Definition der rezidivierenden Pneumonie mit mindestens zwei voneinander unabhängigen Pneumonieepisoden innerhalb von einem Jahr zugrundegelegt werden.

Grundsätzlich können rezidivierende Pneumonien eine inadäquate immunologische Kontrolle des spezifischen Erregers der Pneumonie oder eine unabhängige zweite Episode durch denselben oder einen anderen Erreger reflektieren. In der Gruppe der ambulant erworbenen Pneumonie (die definitionsgemäß den Ausschluss der schweren Immunsuppression beinhaltet) ist es wahrscheinlicher, dass es sich um eine unabhängige zweite Episode handelt.

▶ **Cave** Bei rezidivierenden Pneumonien sollte die Gruppenzuordnung zur „ambulant erworbenen Pneumonie" kritisch überprüft und differentialdiagnostisch vor allem auch an eine schwere Immunsuppression gedacht werden.

Die Datenlage zum Syndrom der rezidivierenden Pneumonie ist schwach; nur in einer einzigen großen Arbeit wurde dieses zum Gegenstand

S. Ewig (✉)
Thoraxzentrum Ruhrgebiet, Kliniken für Pneumologie und Infektiologie, EVK Herne und Augusta-Kranken-Anstalt, Bochum, Deutschland
E-Mail: sewig@versanet.de

© Springer-Verlag Berlin Heidelberg 2016
S. Ewig (Hrsg.), *Ambulant erworbene Pneumonie*,
DOI 10.1007/978-3-662-47312-2_20

einer systematischen Untersuchung. Der Kenntnisstand ergibt sich eher indirekt durch Untersuchungen zu einzelnen Ursachen rezidivierender Pneumonien, nicht selten mit einem begrenzten Fokus.

2 Häufigkeit

Die exakte Häufigkeit der rezidivierenden Pneumonie ist nicht bekannt, da keine systematischen Untersuchungen zu diesem Thema mit einheitlichen Definitionen vorliegen. Allein schon aus der Tatsache, dass eine durchgemachte Pneumonieepisode die Wahrscheinlichkeit erhöht, eine zweite zu erwerben, ergibt sich jedoch, dass diese keineswegs selten sind.

3 Risikofaktoren

3.1 Wirtsseitige Risikofaktoren

Die häufigsten Grunderkrankungen, die Grundlage rezidivierender Pneumonie sein können, sind in Tab. 1 zusammengefasst. Im Zuge der demographischen Situation in den westlichen Ländern sind rezidivierende Pneumonien häufig durch Aspiration bei älterer, ausgeprägt komorbider Patienten bedingt. Ebenfalls häufig sind rezidivierende Pneumonien bei Patienten mi schwerer COPD und Bronchiektasen.

3.2 Erregerseitige Risikofaktoren

Unter den Erregern einer Pneumonie, die durch eine adäquate antimikrobielle Therapie zwar zur klinischen Ausheilung gebracht, jedoch häufiger nicht eliminiert werden können, so dass sie als Kolonisationserreger persistieren und Grundlage für eine rezidivierende Pneumonie werden können, sind führend Pseudomonas aeruginosa (vor allem mukoide Formen), aber auch Haemophilus influenzae und Enterobakterien wie E. coli, Serratia spp. und andere. Zudem können MRSA als persisterende Kolonisationserreger Rezidive bewirken. Allerdings bedarf es bei allen diesen

Tab. 1 Wirtsseitige Risikofaktoren für rezidivierende Pneumonien

Lokale Immundefizienz durch pulmonale Grunderkrankungen	Schwere COPD Bronchiektasen (idiopathisch oder auf definierbarer Grundlage) Mounier-Kuhn-Syndrom
Extrapulmonale Grunderkrankungen	Alkoholismus Herzinsuffizienz Diabetes Erkrankungen, die eine Aspiration begünstigen: - Bewusstseinstrübung - ZNS-Erkrankungen mit Schluckstörungen - Ösophaguserkrankungen

Erregern in der Regel der wirtsseitigen lokalen Immundefizienz durch z. B. eine schwere COPD oder Bronchiektasen.

4 Lokalisation rezidivierender Pneumonien

Die wichtigste Unterscheidung rezidivierender Pneumonien ist die zwischen Pneumonien mit Verschattungen konstant einseitig an derselben Stelle versus wechselnden Verschattungen.

4.1 Konstant einseitige Verschattungen

Konstant einseitige Verschattungen an derselben Stelle sprechen für eine strukturelle Anomalie (Tab. 2).

Endobronchiale Obstruktionen können durch Tumorwachstum (Hamartome, Karzinoide, Karzinome) oder durch Aspiration von Fremdmaterial bedingt sein.

Extrabronchiale Kompressionen entstehen durch Tumore oder benachbarte anatomische Strukturen (z. B. vergrößerte mediastinale Lymphknoten, vergrößertes Herz). Klassisches Beispiel einer extrabronchialen Kompression ist das Mittellappensyndrom. Dieses kann allerdings auch ohne extrabronchiale Kompression im

Tab. 2 Differentialdiagnose rezidivierender Pneumonien

Konstant einseitige Veschattungen	Endobronchiale Obstruktionen Extrabronchiale Kompressionen Bronchiektasen (idiopathisch oder auf definierbarer Grundlage) Sequester Bronchogene Zysten Thoraxwanddeformationen Kyphoskoliose
Wechselnde beidseitige Verschattungen	Aspiration Wurmerkrankungen Nichtinfektiöse „mimics"

Rahmen einer bronchialen Wandschwäche mit Kollapsneigung entstehen.

Ein weitere häufige lokalisierte Prädisposition ist die Bronchiektasie auf verschiedener ätiologischer Grundlage. Diese kann allerdings Grundlage nicht nur konstant einseitiger, sondern auch beidseitiger wechselnder Verschattungen sein. Selten kann eine Tracheobronchomegalie (Mounier-Kuhn-Syndrom) zugrundeliegen.

Im Falle einer Bronchiektasie ist immer an bislang nicht diagnostizierte Erkrankungen und Syndrome wie die zystische Fibrose, die primäre Ziliendyskinesie, das Kartagener-Syndrom sowie zugrundeliegende zelluläre und humorale Immundefekte zu denken (z. B. kombiniertes Immundefekt-Syndrom, engl.: „common variable immunodeficiency, CVID").

Weitere anatomische Anomalien wie der Sequester sowie bronchogene Zysten können rezidivierenden Pneumonien zugrunde liegen. Ein pulmonaler Sequester findet sich bevorzugt im posterioren basalen Segment des Unterklappens (S10) linksseitig. Schließlich begünstigen auch Thoraxwanddeformationen und Kyphoskoliosen durch regionale Minderbelüftung konstant einseitig lokalisierte Pneumonie-Rezidive.

4.2   Wechselnde Verschattungen

Wechselnde Verschattungen können infektiös, nicht selten aber auch nichtinfektiös bedingt sein (Tab. 2).

Alle Konditionen, die mit einem erhöhten Aspirationsrisiko einhergehen, sind ein Risikofaktor für Pneumonien in den abhängigen Segmenten, meist rechts mehr als links. Ausgedehnte Bronchiektasien verursachen wechselnde beidseitige Verschattungen. Typische wechselnde Verschattungen werden durch Wurmerkankungen (z. B. Askariden) verursacht.

Das Spektrum der Differentialdiagnose zu nichtinfektiösen Ursachen ist breit (siehe Kap. ▶ Therapieversagen). Klassische „mimics" umfassen die exogen-allergische Alveolitis sowie die kryptogen organisierende Pneumonie (COP).

5   Abklärungsstrategien der rezidivierenden Pneumonie

Der erste Schritt in der Differentialdiagnose besteht in der sauberen Unterscheidung zwischen „Rückfall", rezidivierender Pneumonien binnen eines Jahres und wiederholten Pneumonien im längeren Verlauf. Während ersteres eine Differentialdiagnose der Komplikationen nach sich zieht, ist in letzterem Fall in der Regel keine weitere Diagnostik erforderlich.

Liegt jedoch eine genuine rezidivierende Pneumonie vor, muss zwischen konstant einseitigen versus wechselnden beidseitigen Verschattungen unterschieden werden. Ersteren liegt meist eine strukturelle Abnormität zugrunde. Daher ist eine CT in jedem Fall angezeigt. Die weiteren diagnostischen Schritte bemessen sich dann am CT-Befund.

Eine Untersuchung auf eine „Immunschwäche" hingegen ist entgegen landläufiger Meinung und Praxis allenfalls dann angezeigt, wenn entweder Hinweise auf eine bestimmte Immunsuppression vorliegen (z. B. HIV-Infektion) oder in der CT Bronchiektasen dargestellt werden.

Die wesentlichen immunologischen Untersuchungen bei Bronchiektasen umfassen die Bestimmung der Immunglobuline (IgG, A, M), ggf. auch der Immunglobulinsubtypen (IgG1–4). Im Falle des Verdachts auf ein angeborenes oder erworbenes Immundefekt-Syndrom ist auch ein zellulärer Immunstatus (mindestens CD3, 4, 8) angezeigt. Die Untersuchungen funktioneller Defekte der Immunglobuline G durch Impfantikörper gegen zwei verschiedene Vakzine bleiben Immundefekt-Spezialambulanzen vorbehalten.

6 Weiterführende Literatur

Klassische Arbeit zur rezidivierenden Pneumonie, im Grundsatz mit unverändert gültigen Aussagen. Bis heute die einzige Originalarbeit, die dieses Thema systematisch zum Gegenstand hat:

- Winterbauer RH, Bedon GA, Ball WC Jr (1969) Recurrent pneumonia. Predisposing illness and clinical patterns in 158 patients. Ann Intern Med 70:103–109

Risikofaktoren für rezidivierende Pneumonien durch Aspiration waren höheres Lebensalter, höhere Komorbidität, Herzinsuffizienz und Schlaganfall. Diese Patienten wiesen eine höhere Kurz- und Langzeitletalität auf:

- Geppert EF (1990) Recurrent pneumonia. Chest 98:739–745, Übersichten über die Differentialdiagnose dieses Syndroms
- Roth RM, Gleckman RA (1985) Recurrent bacterial pneumonia: a contemporary perspective. South Med J 78:573–579

- Taylor JK, Fleming GB, Singanayagam A, Hill AT, Chalmers JD (2013) Risk factors for aspiration in community-acquired pneumonia: analysis of a hospitalized UK cohort. Am J Med 126:995–1001

Es muss bezweifelt werden, ob es die Entität der „chronischen Pneumonie", verstanden als symptomatische persistierende pulmonale Infektion durch definierbare Erreger, überhaupt gibt. In dieser einflussreichen Arbeit werden verwirrenderweise einige dieser Fälle als Ursache rezidivierender Pneumonien angesprochen. Dies wäre jedoch definitionsgemäß nur dann zutreffend, wenn vorher die erste Pneumonieepisode komplett ausgeheilt wäre:

- Kirtland SH, Winterbauer RH, Dreis DF, Pardee NE, Springmeyer SC (1994) A clinical profile of chronic bacterial pneumonia. Report of 115 cases. Chest 106:15–22

Ambulant erworbene Pneumonie in der Schwangerschaft

Santiago Ewig

1 Allgemeines

In der Schwangerschaft kommt es im Sinne eines Schutzes des Fötus zu einer Drosselung der T-Zell-Immunfunktion. Diese äußert sich unter anderem in einer verminderten Lymphozytenproliferation, vor allem im zweiten und dritten Trimester, verminderten NK-Zellaktivität, verminderten CD-4-Zellzahl und einer verminderten lymphozytären Zytotoxizität. Diese Veränderungen erhöhen das Infektionsrisiko vor allem gegenüber Viren und Pilzen.

Faktoren, die die Entstehung einer Pneumonie begünstigen können, sind das Höhertreten des Zwerchfells bzw. die Verminderung der Residualkapazität mit Minderbelüftung der Unterlappen. Gleichzeitig weisen Schwangere ein erhöhtes Lungenwasser auf.

Die ambulant erworbene Pneumonie bei Schwangeren ist dennoch wahrscheinlich nicht häufiger als in den entsprechenden Altersgruppen ohne Schwangerschaft. Auch tödliche Verläufe sind selten. Dennoch ist sie die häufigste tödliche nicht-gynäkologisch-geburtshilfliche Infektion.

Zudem gebären Frauen mit ambulant erworbener Pneumonie in etwa 40 % der Fälle früher, häufig vor der 34. SSW. Die Kinder sind entsprechend häufiger untergewichtig. So wurde in einer Studie ein Geburtsgewicht von < 2,500 g in 16 % (versus 8 % bei Kindern von Frauen ohne Pneumonie) beobachtet.

2 Risikofaktoren

Das Risiko ist am geringsten in der frühen Schwangerschaft. Im Mittel tritt eine Pneumonie bei Schwangeren zwischen der 24. und 31. SSW auf.

Folgende Risikofaktoren wurden beschrieben: Anämie, Asthma, Steroidtherapie und Tokolyse. Letztere erhöht auch das Risiko für ein Lungenödem als Komplikation im Rahmen der Pneumonie.

3 Erregerspektrum und Prognose

Das Erregerspektrum weist keine Besonderheiten auf. Drei Erreger sind jedoch als prognostisch besonders kritisch zu bewerten:

Influenzavirus Das Risiko einer ambulant erworbenen Pneumonie mit akutem respiratorischen Versagen bis hin zum ARDS mit Todesfolge ist bei Schwangeren mit Influenzavirusinfektion vor allem im dritten Trimester deutlich erhöht. Auch für den Fötus besteht ein höheres Risiko einer Schädigung. Dieses erhöhte Risiko für Schwangere und Kind zeigte sich konsistent in allen Influenzaepidemien seit Beginn des 20. Jahrhunderts.

S. Ewig (✉)
Thoraxzentrum Ruhrgebiet, Kliniken für Pneumologie und Infektiologie, EVK Herne und Augusta-Kranken-Anstalt, Bochum, Deutschland
E-Mail: sewig@versanet.de

© Springer-Verlag Berlin Heidelberg 2016
S. Ewig (Hrsg.), *Ambulant erworbene Pneumonie*,
DOI 10.1007/978-3-662-47312-2_21

Varizellavirus Das höchste Risiko, eine Varizellavirus-Pneumonie zu erwerben, besteht im dritten Trimester. Auch bei Varicellavirus-Pneumonie besteht ein deutlich erhöhtes Risiko für einen letalen Ausgang von bis zu 30 %.

Eine Infektion im ersten Trimester geht mit einem Risiko von 2 % für ein kongenitales Varizellen-Syndrom einher. Neugeborene mit einer Infektion bis zu 5 Tage vor bzw. 2 Tage nach dem Exanthem der Mutter haben ein 15 bis 30% iges Risiko zu erkranken.

Coxiella burnetii Die (seltene) Q-Fieber-Pneumonie in der Schwangerschaft ist für den Fötus prognostisch ungünstig; in der bisher größten Serie von 15 Fällen kam es in 10 Fällen zum Abort und in drei zu Frühgeburten.

4   Besonderheiten der klinischen Präsentation

Prinzipiell unterscheidet sich das klinische Bild der Pneumonie bei Schwangeren nicht von dem aller anderen Patienten.

Auffällig ist, dass die Diagnose einer ambulant erworbenen Pneumonie bei Schwangeren häufig verzögert gestellt wird.

Bis zu 50 % der Schwangeren erfahren ab der 19. SSW und bis zu 75 % ab der 31. SSW eine Belastungsdyspnoe. Diese wird daher von den Schwangeren selbst nicht selten nicht unmittelbar als Symptom einer Komplikation wahrgenommen.

Allerdings muss berücksichtigt werden, dass die Atemfrequenz einer Schwangeren in den letzten beiden Trimestern bedingt durch den Zwerchfellhochstand und die resultierende Restriktion zunehmend steigt; die Normalwerte für die Atemfrequenz sind somit auf die Schwangere nicht ohne Weiteres anwendbar, entsprechend nicht die Atemfrequenz als Teil des CRB-65 Scores.

Die Symptomatik und klinischen Befunde einer Influenzavirusinfektion weisen keine Besonderheiten auf. Für eine Varizellen-Pneumonie ist typisch, dass die respiratorischen Symptome zwei bis fünf Tage nach dem Exanthem einsetzen.

5   Aspirationspneumonie

Das Risiko für eine Aspiration ist bei Schwangeren deutlich erhöht. Dies liegt in der Relaxation des gastro-ösophagealen Verschlusssegments, verzögerter Magenentleerung und erhöhtem intraabdominellem Druck begründet. Eine Sectio erhöht ebenfalls das Risiko der Aspiration.

Aus einer Aspiration kann eine (nicht-infektiöse) Pneumonitis oder eine Aspirationspneumoniae resultieren, mit allen möglichen Komplikationen (nekrotisierende Pneumonie, Abszess, Empyem).

6   Besonderheiten der Diagnostik

Die Arbeitsdiagnose einer Pneumonie bei Schwangeren beruht ganz wesentlich wie sonst auch auf dem Nachweis einer neu aufgetretenen Verschattung in der Röntgen-Thoraxaufnahme. Aufgrund von Bedenken hinsichtlich der Strahlenbelastung des Fötus wird diese nicht selten erst verzögert durchgeführt.

▶ **Merke** Die Strahlenbelastung einer Röntgen-Thoraxaufnahme in zwei Ebenen für die Schwangere beträgt ca. 0,2 mSv. Zum Vergleich beträgt die Strahlenbelastung einer 10-stündigen Flugreise je nach Sonnenzyklus und Flughöhe bis zu 0,1 mSv. Somit beträgt die Strahlenbelastung „einen Flug nach New York und zurück"! (Die natürliche Strahlenbelastung beträgt pro Jahr 2,4 mSv.) Die Strahlenbelastung für das Kind beträgt unter 0,01 mSv.

Dennoch kann die Strahlenbelastung weiter minimiert werden, wenn lediglich eine p.a.-Aufnahme durchgeführt und auf die Seitaufnahme verzichtet wird, die als solche eine höhere Strahlenbelastung aufweist. Die p.a.-Aufnahme ist in der Regel auch ausreichend. Eine weitere Alternative stellt die Thoraxsonographie dar.

Bei klinischem Verdacht auf eine Pneumonie gibt es somit absolute Kontraindikation gegen die Durchführung einer Röntgen-Thoraxaufnahme, vielmehr kann in Abhängigkeit von der klinischen Symptomatik und Situation eine Indikation bestehen.

Tatsächlich kann eine pneumonische Verschattung nur in knapp 40 % der Schwangeren mit Symptomen einer tiefen Atemwegsinfektion bestätigt werden.

Eine CT des Thorax darf demgegenüber allenfalls bei vitaler Indikation durchgeführt werden, wenn keine andere Option gegeben ist.

Die Differentialdiagnose umfasst vor allem das Lungenödem, die Aspirationspneumonie sowie das pulmonal metastasierte Chorionkarzinom.

Aufgrund des besonderen Risikos von Viruspneumonien sollte stets auf Zeichen der Influenzavirus- bzw. der Varizellen-Pneumonie geachtet und ggf. eine entsprechende mikrobiologische Diagnostik durchgeführt werden.

7 Besonderheiten der Therapie

7.1 Substanzauswahl

Grundsätzlich ist keine antimikrobielle Substanz für die Pneumonie in der Schwangerschaft zugelassen. Allgemein gilt jedoch, dass Penicilline,

Cephalosporine und Makrolide für den Foeten unbedenklich sind. Andererseits sind eine ganze Reihe von Substanzklassen relativ oder absolut kontraindiziert (Tab. 1).

Im Allgemeinen besteht kein besonderes Problem darin, Tetracycline, Fluorchinolone, Sulfonamide und Aminoglykoside zu vermeiden.

Für Influenzavirus-Pneumonien können Zanamivir und Oseltamivir zum Einsatz kommen, für Varizellen-Pneumonien Aciclovir.

7.2 Dosierung

Grundsätzlich muss beachtet werden, dass das Körperwasser mit zunehmender Schwangerschaft zunimmt, um im letzten Trimester eine Steigerung von 50 % zu erreichen. Somit kommt es zu einer deutlichen Steigerung des Verteilungsvolumens. Die Magenentleerung und intestinale Motilität verlangsamt sich deutlich, so dass orale antimikrobielle Substanzen nur variabel absorbiert werden.

Obwohl somit damit zu rechnen ist, dass die erzielten Serumspiegel bei Gabe von Standard-

Tab. 1 Optionen der antimikrobiellen Therapie der ambulant erworbenen Pneumonie bei Schwangeren

Antimikrobielle Substanz	Kommentar	Sicherheit bei Schwangeren
Penicilline	Keine Bedenken	Gut
Penicilline plus ß-Laktamasehemmer	Keine Bedenken	Gut
Cephalosporine	Keine Bedenken	Gut
Makrolide	Keine Bedenken gegen Erythromycin (kein Erythromycin-Estolat) Unzureichende Daten für Clarithromycin und Azithromycin	Gut
Tetracycline	Im zweiten und dritten Trimester: Schädigung der Zahnleiste und Wachstumsverzögerung der langen Röhrenknochen	Zu vermeiden, vor allem nach der 12. SSW
Fluorchinolone	Unzureichende Daten	Kontraindiziert
Sulfonamide	Kernikterus des Kindes Fragliche Neuralrohrschädigung	Kontraindiziert
Carbapeneme	Bei strenger Indikationsstellung	Zu vermeiden
Aminoglykoside	Potentielles Risiko für Nephro- und Ototoxizität, jedoch kaum plazentagängig	Zu vermeiden, insbesondere im ersten Trimester
Zanamivir	Unzureichende Daten	Möglich bei schweren Verläufen; evtl. Vorteile als Inhalativum
Oseltamivir	Unzureichende Daten	Möglich bei schweren Verläufen
Aciclovir	Nach Registerdaten sicher	Möglich bei schweren Verläufen

dosierungen niedriger ausfallen können, sind Standarddosierungen i. d. R. wirksam.

8 Weiterführende Literatur

Eine Reihe von instruktiven Übersichten zum Thema:

- Lim WS, Macfarlane JT, Colthorpe CL (2001) Pneumonia and pregnancy. Thorax 56:398–405
- Lim WS, Macfarlane JT, Colthorpe CL (2003) Treatment of community-acquired lower respiratory tract infections during pregnancy. Am J Respir Med 2:221–233
- Goodnight WH, Soper DE (2005) Pneumonia in pregnancy. Crit Care Med 33(Suppl):S 390–397
- Shariatzadeh MR, Marrie TJ (2006) Pneumonia during pregnancy. Am J Med 119:872–876
- Sheffield JS, Cunningham FG (2009) Community-acquired pneumonia in pregnancy. Obstet Gynecol 114:915–922
- Graves CR (2010) Pneumonia in pregnancy. Clin Obstet Gynecol 53:329–336

Nach eigenen Angaben auf der Informationsseite des Pharmakovigilanz- und Beratungszentrums für Embryonaltoxikologie: „Als öffentlich gefördertes, unabhängiges Institut bieten wir seit 25 Jahren Ärztinnen und Ärzten sowie anderen im Gesundheitswesen Engagierten unabhängige Informationen zur Verträglichkeit der wichtigsten Medikamente und zur Behandlung häufig vorkommender Krankheiten bei Müttern und werdenden Müttern in Schwangerschaft und Stillzeit."

- www.embryotox.de

Leitlinien für die Behandlung

Santiago Ewig

1 Übersicht

In den letzten 20 Jahren sind eine Fülle von Leitlinien zur Behandlung der ambulant erworbenen Pneumonie publiziert worden. Ein erster Vorläufer einer Leitlinie in Form von „Empfehlungen" wurde durch die British Thoracic Society (BTS) 1987 erstellt. Die erste Leitlinie, die weltweit Beachtung fand, aber auch Gegenstand heftiger Kontroversen war, wurde von der ATS 1993 vorgelegt.

Bis heute haben ATS bzw. ATS/IDSA, ERS bzw. ERS/ESCMID, BTS (neuerdings NICE; beinhaltet auch die nosokomiale Pneumonie) und DGP bzw. DGPDGI/PEG/CAPNETZ Leitlinien und jeweils ein bis zwei Updates erarbeitet (Tab. 1). Darüber hinaus sind in vielen anderen Ländern bzw. Kontinenten eigene Leitlinien erschienen.

Tatsächlich haben die US-amerikanischen Leitlinien zunächst wohl weltweit die größte Aufmerksamkeit auf sich gezogen. Aktuell hat sich das Bewusstsein dafür etabliert, dass Leitlinien auf die Besonderheiten der Situation im eigenen Land hin angepasst werden müssen.

Während die ersten Leitlinien methodisch gesehen noch reine Konsensus-Statements von wenigen Experten waren, wurde der Methodik der Erstellung von Leitlinien im Sinne des Paradigmas der Evidence based medicine (EBM) in der Folge zunehmende Beachtung geschenkt. Heute verstehen sich viele Leitlinien als Zusammenfassung von Endpunkt-orientierten („Outcome-relevant"), auf Metaanalysen gründenden Antworten auf Fragen zur Behandlung.

Tab. 1 Wichtige Leitlinien zur Behandlung der ambulant erworbenen Pneumonie

Fachgesellschaft	Erste Version	Updates
American Thoracic Society (ATS)	1993	2001
Infectious Disease Society of America (IDSA)	1998	2000, 2003
IDSA/ATS	2007	
European Respiratory Society (ERS)	1998	
ERS/European Society of Clinical Microbiology and Infectious Diseases (ESCMID)	2005	2011
British Thoracic Society (BTS)	1987	2001, 2009
NICE	2014	
Deutsche Gesellschaft für Pneumologie (DGP)	1997/1998	2005
DGP/Deutsche Gesellschaft für Infektiologie (DGI), Paul Ehrlich Gesellschaft (PEG), CAPNETZ	2009	erwartet 2016

S. Ewig (✉)
Thoraxzentrum Ruhrgebiet, Kliniken für Pneumologie und Infektiologie, EVK Herne und Augusta-Kranken-Anstalt, Bochum, Deutschland
E-Mail: sewig@versanet.de

© Springer-Verlag Berlin Heidelberg 2016
S. Ewig (Hrsg.), *Ambulant erworbene Pneumonie*,
DOI 10.1007/978-3-662-47312-2_22

1.1 Aktuelle Leitlinien im Vergleich: ATS/IDSA – BTS – ERS – DGP/DGI/PEG/CAPNETZ

Charakteristisch für die Leitlinien der BTS (neuerdings NICE) und der DGP/DGI/PEG/CAPNETZ ist die Tatsache, dass diese sehr stark angelehnt sind an Daten aus dem eigenen Land, somit bewusst Leitlinien für definierte Länder bzw. Regionen darstellen. Demgegenüber erheben die Leitlinien aus den USA im Bewusstsein der mutmaßlich höchsten Publizität einen universaleren Anspruch, wenngleich dieser trefflich bestritten werden kann. Die Leitlinien der ERS beanspruchen eine Gültigkeit immerhin für den europäischen Raum.

Die Methodik der Erstellung von Leitlinien unterscheidet sich erheblich von Auflage zu Auflage und spiegelt den Wandel hinsichtlich der Ansprüche einer Leitlinie wider.

Obwohl allen Leitlinien prinzipiell dieselbe Datenbasis zur Verfügung steht, unterscheiden sich die Leitlinien wesentlich sowohl in der Auswahl als auch in der Bewertung der Literatur.

Die Unterschiede in der Methodik sowie in der Bewertung der Literatur führen im Ergebnis entsprechend zu gravierenden Differenzen in den maßgeblichen Empfehlungen. Diese zeigen sich am deutlichsten in den Empfehlungen zur kalkulierten antimikrobiellen Therapie (Tab. 2). So wird in den USA die Bedeutung der „atypischen Erreger" quantitativ und qualitativ so hoch angesetzt, dass auch für die meisten Patienten mit leichtgradiger Pneumonie eine breite antimikrobielle Kombinationstherapie empfohlen wird, die diese Erreger im Spektrum enthält. Des Weiteren werden in den USA bei Patienten mit schweren Pneumonien maximal breite Kombinationstherapien, ggf. unter Einschluss auch von MRSA, empfohlen.

Demgegenüber stellen die britischen Leitlinien die „asketische" Variante dar und empfehlen für leichtgradige Pneumonien Amoxicillin, für mittelgradige die Kombination aus Amoxicillin mit Clarithromycin. Aber auch hinsichtlich der Dosierung und des Applikationsweges von Amoxicillin erscheint die britische Leitlinie minimalistisch, indem sie 3 x 500 mg und in der Regel die orale Gabe empfiehlt. Auch bei schweren Pneumonien geht die Empfehlung nicht über Amoxicillin/Clavulansäure plus Clarithromycin hinaus. Als einzige Leitlinie erkennt sie keine besonderen Risikosituationen für P. aeruginosa an.

Die europäische Leitlinie wiederum lässt ein weites Spektrum an Optionen offen, was der Tatsache sehr unterschiedlicher Auffassungen über die optimale antimikrobielle Therapie in den nord- und südeuropäischen Ländern geschuldet ist. Das Spektrum umfasst dabei praktisch alle denkbaren Möglichkeiten, so dass de facto keine besondere Empfehlung mehr erkennbar ist.

Die deutsche Leitlinie versucht die Indikation für Fluorchinolone bei Patienten mit leichtgradigen Pneumonien zu begrenzen und stellt die Entscheidung über die Kombination eines ß-Laktams mit einem Makrolid bei Patienten mit mittelschweren Pneumonien ins Ermessen des behandelnden Arztes.

Große Ähnlichkeiten bestehen andererseits in der Betonung der Bedeutung der initialen Erfassung des Schweregrades der Pneumonie, der Einteilung in drei Schweregrade sowie der Kriterien für die Erkennung einer schweren Pneumonie. Allerdings hat der „pneumonia severity index" (PSI) in Europa nie Verbreitung gefunden, auch der britische CURB-65 ist aufgrund des ein wenig „spinnerten" Parameters der „urea nitrogen" im deutschsprachigen Gebiet nicht im Gebrauch; stattdessen hat sich hier der CRB-65 durchgesetzt.

Die Empfehlungen zur Diagnostik sind ebenfalls sehr ähnlich und angepasst an die drei Schweregrade.

Die deutsche Leitlinie ist die bisher einzige innerhalb der genannten, die der palliativen Therapie von Patienten mit ambulant erworbener Pneumonie einen eigenen Abschnitt widmet. Alle anderen Leitlinien zeigen diesbezüglich noch kein Problembewusstsein.

1.2 Implementation von Leitlinien

Leitlinien haben nicht nur den Anspruch, den aktuellen Stand des Wissens hinsichtlich Endpunkt-orientierter Fragen zu einem Bündel von Handlungsanweisungen zusammenzufassen,

Tab. 2 Empfehlungen zur kalkulierten antimikrobiellen Therapie verschiedener Leitlinien im Vergleich

	IDSA/ATS 2007	ERS/ESCMID 2011	BTS 2009	NICE 2014	DGP/DGI/PEG/CAPNETZ 2009
Leichtgradige Pneumonie	Keine Risikofaktoren: Makrolid Alternative: Doxycyclin Risikofaktoren: Moxifloxacin oder Levofloxacin oder β-Laktam plus Makrolid	Amoxicillin Alternativen: Doxycyclin Makrolid	Ambulant behandelt: Amoxicillin Alternativen: Doxycyclin Clarithromycin Stationär behandelt: Amoxicillin oder Benzyl-Penicillin oder Clarithromycin	Amoxicillin Alternativen: Doxycyclin Clarithromycin Do not: Fluorchinolon Kombinationstherapie	Keine Risikofaktoren: Amoxicillin Alternativen Makrolid, Doxycyclin Risikofaktoren: Amoxicillin/β-Laktamaseinhibitor oder Levofloxacin oder Moxifloxacin
Mittelgradige Pneumonie	Moxifloxacin, oder Levofloxacin oder β-Laktam plus Makrolid	Aminopenicillin ± Makrolid oder Aminopenicillin/ β-Lactamaseinhibitor ± Makrolid oder Cephalospoim II oder III ± Macrolid oder Levofloxacin oder Moxifloxacin oder Penicillin G ± Macrolid	Amoxicillin (oder Benzyl-Penicillin) plus Clarithromycin Alternative zu Clarithromycin: Doxycyclin, Levofloxacin oder Moxifloxacin	Kombinationstherapie β-Laktam + Makrolid erwägen Keine Empfehlung für andere Kombinationen	Amoxicillin/ β-Laktamaseinhibitor oder Cephalosporin II oder III jeweils ± Makrolid oder Levofloxacin oder Moxifloxacin Oder (bei Risikofaktoren) Ertapenem ± Makrolid

(Fortsetzung)

Tab. 2 (Fortsetzung)

	IDSA/ATS 2007	ERS/ESCMID 2011	BTS 2009	NICE 2014	DGP/DGI/PEG/CAPNETZ 2009
Schwere Pneumonie	Ampicillin/Sulbactam oder Cephalosporin II oder III plus Azithromyzin oder plus Moxifloxacin oder plus Levofloxacin Besondere Empfehlungen bei Risiko für: P. aeruginosa MRSA	Kein Risiko für P. aeruginosa: Cephalosporin III + Makrolid oder Moxifloxacin oder Levofloxacin ± Cephalosporin III Risiko für P. aeruginosa: Antipseudomonales Cephalosporin oder Acylureidopenicillin/ß-Lactamaseinhibitor oder Carbapenem (Meropenem bevorzugt) plus Ciprofloxacin oder plus Makrolid + Aminoglykosid (Gentamicin, Tobramycin oder Amikacin)	Amoxicillin/Clavulansäure Alternative: Cefuroxim oder Ceftriaxon Jeweils plus Clarithromycin	Kombinationstherapie ß-Laktamase-stabiles ß-Laktam + Makrolid erwägen Keine Empfehlung für andere Kombinationen	Kein Risiko für P. aeruginosa: Acylureidopenicillin/ß-Lactamase-inhibitor oder Cephalosporin III oder Ertapenem jeweils + Makrolid oder Moxifloxacin oder Levofloxacin Risiko für P. aeruginosa: Acylureidopenicillin/ß-Lactamase-inhibitor oder Antipseudomonales Cephalosporin oder Carbapenem (Imipenem oder Meropenem) plus Ciprofloxacin oder Levofloxacin oder plus Makrolid + Aminoglykosid (Gentamicin, Tobramycin oder Amikacin)

sondern auch über die Strukturierung von Prozessen und Ergebnissen die Prognose zu verbessern.

Der Nachweis eines solchen Effekts gestaltet sich aus mehreren Gründen schwierig:

1. Die Handlungsanweisungen der Leitlinien sind nicht immer eindeutig binär, so dass nachträglich definiert werden muss, welche Handlungen eigentlich als leitlinienkonform gelten dürfen.
2. Der geltende Standard und seine Ergebnisse sind schwierig zu bestimmen und unterscheiden sich von Land zu Land, Klinik zu Klinik, ja selbst von Station zu Station potentiell erheblich.
3. In einer Interventionsstudie (Vergleich Standard versus Intervention) impliziert die Intervention als solche im Zuge vermehrter Aufmerksamkeit auf das Thema und Ziel der Intervention immer ein verbessertes Ergebnis sowohl in der Interventions- als auch in der Kontrollgruppe. Das Ergebnis ist potentiell nachteilig für die Intervention.
4. Andererseits verbieten sich Vergleiche der Ergebnisse der Intervention mit historischen Ergebnissen (Vergleich prä – post) aus demselben Grunde. Das Ergebnis ist potentiell nachteilig für den Standard.

Das einzig methodisch akzeptable Design einer Interventionsstudie ist somit die Dokumentation des Standards in einer Vorphase und der Vergleich von Standard und Intervention in der Hauptphase; dabei sollten die Ergebnisse für den Standard in Vor- und Hauptphase sehr weitgehend gleich sein. Zudem sollte es sich um einen Standard handeln, der hinsichtlich seiner Qualität klar definiert ist (internistische Klinik, Fachklinik, Spezialklinik etc.).

Aus Gründen, die im Kap. ▶ Externe Qualitätskontrolle der Behandlung ambulant erworbener Pneumonien im Krankenhaus ausführlich dargelegt werden (zu niedrige Letalität der Hauptgruppe), ist der Nachweis einer verringerten Letalität in der Allgemeingruppe, die mit einem akzeptablen Standard behandelt wird, nur schwer zu führen. Sekundäre Endpunkte wie Hospitalisationszeit, Auswahl und Dauer der antimikrobiellen Therapie etc. können jedoch beeinflusst werden.

Aus diesem Grunde erscheint es zielführender, Interventionen mit dem Ziel einer Reduktion der Letalität auf Gruppen mit einem hohen Letalitätsrisiko bei gleichzeitig großem therapeutischen Potential zu fokussieren. Sekundäre Endpunkte können zusätzlich in der Gesamtgruppe verglichen werden. Eine solche Differenzierung sieht jedoch aktuell noch keine Leitlinie vor.

1.3 Reichweite und Grenzen von Leitlinien

1.3.1 Reichweite

Die hier genannten Leitlinien haben sämtlich fraglos zu einer besseren Grundlage der Behandlung von Patienten mit ambulant erworbener Pneumonie geführt, indem sie in der Praxis Orientierung und Anleitung vermittelt haben. Im besten Fall wurden diese an die lokalen Besonderheiten und Erfordernisse angepasst und im eigenen Setting über die Qualitätssicherung implementiert.

Die Erstellung einer Kurzversion, die im Wesentlichen die Empfehlungen zusammenfasst, reflektiert die Doppelfunktion der Leitlinien. Während die Kurzversion eine Art „Kochbuch" für die Behandlung darstellt, finden sich in der originalen Langversion (einschließlich des mittlerweile häufig bestehenden Online-Supplements) der gesamte Literaturapparat sowie die Evidenzbewertung der verfügbaren Daten. Die Langversion ist somit eine Art Blaupause zur Erkennung von Wissensdefiziten und dadurch Stimulans weiterer Forschung.

1.3.2 Grenzen

Die grundsätzliche Frage des Stellenwertes und der Reichweite von Leitlinien erfordert eine differenzierte Betrachtung.

Etwa ein Viertel der Empfehlungen beruht auf guter bis mäßiger Evidenz, alle übrigen sind mehr oder weniger Expertenmeinungen. Angesichts dieser geringen Evidenzlage ist aktuell eine Tendenz zu erkennen, nur noch die Prinzipien der EBM als einzige Erkenntnisquelle zuzulassen und somit aus Leitlinien eine Art Mathematik der Medizin zu machen. Dahinter steht die Überzeugung, dass die unbeantworteten Fragen im

Prinzip sämtlich durch kontrollierte randomisierte Studien bearbeitet und geklärt werden können. Da diese jedoch aktuell nicht vorliegen, droht die Leitlinie ihre praktische Funktion einzubüßen, Anleitung für die ärztliche Praxis zu sein.

Ein sehr anschauliches Beispiel sind die neuen NICE-Leitlinien. Tatsächlich handelt es sich um eine äußerst sorgfältig, rein auf dem Prinzip der EBM aufgebaute Leitlinie, die nicht nur die Bewertung der „effectiveness" (Wirksamkeit), sondern auch der „cost effectiveness" (Kosteneffektivität) einschließt. Der Aufwand, eine solche Leitlinie zu erstellen, ist enorm. Die Ergebnisse (einschl. Tabellen) werden auf n = 367 Seiten ausgebreitet. Für tiefe Atemwegsinfektionen und die ambulant erworbene Pneumonie wurden n = 15 Fragen zur Beantwortung aufgegeben. Die Evidenz ist für nahezu alle Antworten gering bis sehr gering, viele Antworten übersteigen nicht die Empfehlungsstärke „consider" (erwäge) bzw. „do not" (verzichte) und einige Antworten, insbesondere zur Therapie, bleiben befremdlich undifferenziert. Im Kern unterscheiden sich die Antworten schließlich jedoch nur gering von Leitlinien, die methodisch weniger strenge Vorgaben eingehalten haben.

Der Relevanz solcher ausschließlich auf EBM gründender Leitlinien stehen auch viele theoretische und praktische Gründe entgegen. Vielmehr scheint in ihr eine Überdehnung der Erwartungen an die Verbindlichkeit einer Leitlinie zu stehen. Am Beispiel der sehr differenten Empfehlungen zur initialen kalkulierten antimikrobiellen Therapie (Tab. 2) kann festgehalten werden, dass keine einzige der konkreten Empfehlungen gegenüber einer anderen durch Unterschiede in der Evidenz bevorzugt werden kann; vielmehr handelt es sich durchweg um Empfehlungen vor dem Hintergrund von Bewertungen erwartbarer Erreger- und antimikrobieller Wirkspektren. In diese fließen erkennbar unterschiedliche Sicherheitsbedürfnisse, Einstellungen zu Innovationen und Mentalitäten bzw. Traditionen ein.

Bei aller Akzeptanz der Notwendigkeit einer klar definierten Methodik bestehen doch folgende grundsätzliche Limitationen einer Leitlinie, die – unabhängig vom Gegenstand der Leitlinie – allgemein zutreffen:

– Anspruch der federführenden Fachgesellschaft: Allein der Anspruch einer Fachgesellschaft auf ein Thema stellt gleichzeitig sowohl einen Geltungsanspruch als auch eine fachspezifische Sichtweise dar; diese ist auch durch Einbeziehung anderer Fachgesellschaften nicht prinzipiell überwindbar.
– Zusammensetzung der Autoren: Die Autorenschaft ist notwendigerweise immer ein Expertengremium, verbunden mit den solchen Experten inhärenten Beschränkungen der Sichtweise; desweiteren herrscht in solchen Gremien stets eine Gruppendynamik, die nur schwer kontrollierbar ist.
– Interessenskonflikte der Autoren: Experten sind unausweichlich von Interessen geleitet, die sich aus ihren Forschungsschwerpunkten ergeben; keines der bisherigen Modelle, Inhalte von Leitlinien frei von interessensgeleiteten Aussagen zu halten, kann bisher überzeugen.
– Auswahl der Methodik: Diese entscheidet bereits fundamental über die Inhalte der Leitlinie, ist aber immer weniger Gegenstand der Entscheidung der Leitliniengruppe, sondern durch die diesbezügliche Politik der Fachgesellschaften vorgeschrieben.
– Reichweite der Prinzipien der EBM: Ob die EBM das einzige Prinzip sein kann, aus dem die Medizin ihre Erkenntnisse bezieht, ist umstritten. Zumindest muss man aktuell feststellen, dass die EBM ein Programm ist, das nicht annähernd genug Daten hervorgebracht hat, um daraus eine ausschließlich EBM-gestützte Leitlinie zu formulieren.
– Bewertung der Literatur: Auch vorgegebene Schablonen der Bewertung von Studien beinhalten ein erhebliches Maß an persönlicher Urteilsbildung, die auch durch „peer review" nicht grundsätzlich eliminiert werden kann; die Bewertung der Literatur nach EBM-Schema kann nicht in den Blick bekommen, dass gerade große, methodisch einwandfreie Studien bereits eine interessensgeleitete Fragestellung beinhalten können, ein Interesse also unerkannt in eine Antwort einfließt, demgegenüber ein möglicher Interessenskonflikt eines Autors eine Marginalie darstellt.

- Formulierung von Empfehlungen: Der Schritt von der Evidenz aus der Literatur zu einer Empfehlung enthält immer einen zum Teil erheblichen Rest an Wertungen, die mit Evidenz wenig, aber mit Präferenzen aller möglichen Provenienz sehr viel zu tun haben.
- Dauer der Gültigkeit: Die Erstellung von Leitlinien ist ein äußerst zeitintensiver Prozess, der keineswegs in den eigentlich erforderlichen kurzen Abständen regelmäßig wiederholt werden kann; die meisten Leitlinien sind auch in wesentlichen Punkten rasch überholt.

Erstaunlicherweise sind längst noch nicht alle dieser Limitationen den jeweiligen Autorenschaften, Fachgesellschaften und Rezipienten in vollem Umfang bewusst. Dieses unzureichende Problembewusstsein trägt zu einer Überschätzung bzw. Fehleinschätzung der Bedeutung von Leitlinien bei.

1.3.3 Leitlinien innerhalb eines Systems der Erkenntnissicherung und Handlungsanleitung

Angesichts dieser Vielzahl von Limitationen von Leitlinien scheint es angemessen, den Stellenwert von Leitlinien und ihre Reichweite nicht zu hoch anzusetzen. Sie finden ihren Platz am besten in einem System der Erkenntnissicherung und Handlungsanleitung, das in Tab. 3 wiedergegeben ist. Es wird deutlich, dass nur Leitlinien, Lehrbücher und Monographien Handlungsanleitungen ergeben.

Leitlinien können zwar aufgrund ihrer Systematik die höchste Autorität beanspruchen, bleiben jedoch aus den aufgeführten Gründen stets eine vorläufige und nicht selten korrekturbedürftige Handlungsanleitung. Lehrbücher tragen dazu bei, Leitlinienempfehlungen in etabliertes Praxiswissen zu integrieren. Monographien schließlich kommt die Aufgabe zu, in größerem Abstand das aktuelle Wissen in einen Zusammenhang zu bringen, der ein vertieftes Verständnis des Themas, hier der ambulant erworbenen Pneumonie, ermöglicht.

2 Implementation der Leitlinien in der Praxis und ABS (antimicrobial sterwardship)

Leitlinien sind kein Kochrezept für jede denkbare Situation, sondern dienen für jedes Krankenhaus bzw. Behandlungssetting als Behandlungsrahmen, der an die lokalen Gegebenheiten angepasst werden muss. Insofern gilt es, eine an der Leitlinie orientierte SOP zu verfassen, die in einem Informationssystem als gelenktes Dokument jedermann zugänglich ist. Eine regelmäßige Aktualisierung ist erforderlich.

Im Krankenhaus gewährleistet die externe Qualitätssicherung bereits eine kontinuierliche Überprüfung der Behandlungsqualität (siehe Kap. ► Externe Qualitätskontrolle der Behandlung ambulant erworbener Pneumonien im Krankenhaus). Sie klammert allerdings aus methodischen Gründen einen sehr wichtigen Bereich aus, nämlich die antimikrobielle Therapie.

Tab. 3 Erkenntnisquellen und Handlungsanleitungen in der Medizin

Art der Literatur	Art der Erkenntnis	Handlungsanleitung
Originalien	Beinhalten neue Erkenntnisse	Nein
Narrative Übersichten	Stellen neue Erkenntnisse dar und werten diesen im Zusammenhang	Nein
Systematische Übersichten/Metaanalysen	Vergrößern durch Datenpooling die Datenbasis für neue Erkenntnisse	Nein
Leitlinien	Erstellen Empfehlungen zur Behandlung auf der Basis aller verfügbaren Erkenntnisquellen entlang einer definierten Methodik mit Angabe einer Evidenzstufe	Ja
Lehrbücher	Integrieren Empfehlungen aus Leitlinien mit etabliertem Praxiswissen	Ja
Monographien	Fassen den Erkenntnisstand integrativ und umfassend zusammen	Ja

Hier kommt der Implementation einer „Antimicrobial stewardship" (ABS) eine besondere Bedeutung zu. Im Rahmen eines ABS kann sichergestellt werden, dass die Vorgaben bezüglich der antimikrobiellen Therapie auch eingehalten werden.

Wichtige Ziele des ABS im Rahmen der Behandlung der ambulant erworbenen Pneumonie umfassen:

- Indikation zur antimikrobiellen Therapie (DD akute Bronchitis, akute Exazerbation der COPD)
- Gruppenzuordnung (handelt es sich tatsächlich um eine ambulant erworbene Pneumonie innerhalb der Pneumonietriade (siehe Kap. ▶ Definitionen))
- Auswahl der antimikrobiellen Therapie (nach Schweregraden und Risikofaktoren)
- Deeskalation (von Kombinations- und Monotherapie, von breitem Spektrum auf enge(re)s Spektrum)
- Dauer der antimikrobiellen Therapie (in der Regel sieben Tage)

Das ABS-Programm besteht dabei aus einer ersten Periode, in der der Ist-Zustand, und aus einer zweiten, in der der Zustand nach Intervention in Form einer besonderen Schulung von Zielgruppen erfasst wird. Dabei erweist es sich als vorteilhaft, zunächst mit vergleichbar einfachen Zielen zu beginnen (z. B. die Dauer der antimikrobiellen Therapie auf sieben Tage zu begrenzen).

3   Weiterführende Literatur

3.1   ATS-Leitlinien

- Niederman MS, Bass JB Jr, Campbell GD, Fein AM, Grossman RF, Mandell LA, Marrie TJ, Sarosi GA, Torres A, Yu VL (1993) Guidelines for the initial management of adults with community-acquired pneumonia: diagnosis, assessment of severity, and initial antimicrobial therapy. American Thoracic Society. Medical Section of the American Lung Association. Am Rev Respir Dis 148:1418–1126

- Niederman MS, Mandell LA, Anzueto A, Bass JB, Broughton WA, Campbell GD, Dean N, File T, Fine MJ, Gross PA, Martinez F, Marrie TJ, Plouffe JF, Ramirez J, Sarosi GA, Torres A, Wilson R, Yu VL; American Thoracic Society (2001) Guidelines for the management of adults with community-acquired pneumonia. Diagnosis, assessment of severity, antimicrobial therapy, and prevention. Am J Respir Crit Care Med 163:1730–1754

3.2   IDSA/ATS-Leitlinien

- Bartlett JG, Breiman RF, Mandell LA, File TM Jr (1998) Community-acquired pneumonia in adults: guidelines for management. The Infectious Diseases Society of America. Clin Infect Dis. 26:811–838
- Bartlett JG, Dowell SF, Mandell LA, File Jr TM, Musher DM, Fine MJ (2000) Practice guidelines for the management of community-acquired pneumonia in adults. Infectious Diseases Society of America. Clin Infect Dis 31:347–382
- Mandell LA, Wunderink RG, Anzueto A, Bartlett JG, Campbell GD, Dean NC, Dowell SF, File TM Jr, Musher DM, Niederman MS, Torres A, Whitney CG; Infectious Diseases Society of America; American Thoracic Society (2007) Infectious Diseases Society of America/American Thoracic Society consensus guidelines on the management of community-acquired pneumonia in adults. Clin Infect Dis 44 (Suppl. 2):S 27–72
- Mandell LA, Bartlett JG, Dowell SF, File TM Jr, Musher DM, Whitney C; Infectious Diseases Society of America (2003) Update of practice guidelines for the management of community-acquired pneumonia in immunocompetent adults. Clin Infect Dis 37:1405–1433

3.3   BTS-Leitlinien

- Harrison BD, Farr BM, Connolly CK, Macfarlane JT, Selkon JB, Bartlett CL (1987) The hospital management of community-acquired pneumonia. Recommendations of the British Thoracic Society. J R Coll Physicians Lond 21:267–269

- British Thoracic Society Standards of Care Committee (2001) BTS Guidelines for the Management of Community Acquired Pneumonia in Adults. Thorax 56 (Suppl. 4):IV 1–64
- Lim WS, Baudouin SV, George RC, Hill AT, Jamieson C, Le Jeune I, Macfarlane JT, Read RC, Roberts HJ, Levy ML, Wani M, Woodhead MA Pneumonia Guidelines Committee of the BTS Standards of Care Committee (2009) BTS guidelines for the management of community acquired pneumonia in adults: update 2009. Thorax. 64(Suppl. 3):iii 1–55

3.4   NICE-Leitlinie

- National Clinical Guideline Centre: Pneumonia. Diagnosis and treatment of community-acquired and hospital-acquired pneumonia. Clinical guideline 191

3.5   ERS-Leitlinien

- ERS Task Force Report (1998) Guidelines for management of adult community-acquired lower respiratory tract infections. European Respiratory Society. Eur Respir J 11:986–991
- Woodhead M, Blasi F, Ewig S, Huchon G, Ieven M, Ortqvist A, Schaberg T, Torres A, van der Heijden G, Verheij TJ European Respiratory Society; European Society of Clinical Microbiology and Infectious Diseases (2005) Guidelines for the management of adult lower respiratory tract infections. Eur Respir J 26:1138–1180
- Woodhead M, Blasi F, Ewig S, Garau J, Huchon G, Ieven M, Ortqvist A, Schaberg T, Torres A, van der Heijden G, Read R, Verheij TJ Joint Taskforce of the European Respiratory Society and European Society for Clinical Microbiology and Infectious Diseases (2011) Guidelines for the management of adult lower respiratory tract infections – full version. Clin Microbiol Infect 17(Suppl. 6): E1–59

3.6   DGP-Leitlinien bzw. DGP/DGI/ PEG/CAPNETZ-Leitlinie

- Schaberg T, Dalhoff K, Lorenz J, Mauch H, Wilkens H, Witt C (1997) German Society of Pneumology: recommendations for diagnosis of community-acquired pneumonia. Diagnosis of Community-Acquired Pneumonia Working Group. Pneumologie 51:69–77
- Schaberg T, Dalhoff K, Ewig S, Lorenz J, Wilkens H (1998) Recommendations for therapy of community-acquired pneumonia. German Society of Pneumology. Pneumologie 52:450–462
- Höffken G, Lorenz J, Kern W, Welte T, Bauer T, Dalhoff K, Dietrich E, Ewig S, Gastmeier P, Grabein B, Halle E, Kolditz M, Marre R, Sitter H (2005) S3-guideline on ambulant acquired pneumonia and deep airway infections. Pneumologie 59:612–664
- Höffken G, Lorenz J, Kern W, Welte T, Bauer T, Dalhoff K, Dietrich E, Ewig S, Gastmeier P, Grabein B, Halle E, Kolditz M, Marre R, Sitter H; Paul-Ehrlich-Gesellschaft für Chemotherapie; Deutschen Gesellschaft für Pneumologie und Beatmungsmedizin; Deutschen Gesellschaft für Infektiologie und vom Kompetenznetzwerk CAPNETZ (2009) Epidemiology, diagnosis, antimicrobial therapy and management of community-acquired pneumonia and lower respiratory tract infections in adults. Guidelines of the Paul-Ehrlich-Society for Chemotherapy, the German Respiratory Society, the German Society for Infectiology and the Competence Network CAPNETZ Germany. Pneumologie 63:e1–68

Externe Qualitätskontrolle der Behandlung ambulant erworbener Pneumonien im Krankenhaus

23

Santiago Ewig

1 Organisation der externen Qualitätskontrolle

Im Auftrag des Gemeinsamen Bundesausschusses wird jährlich ein Qualitätsbericht über die Qualität der Krankenhausbehandlung in Deutschland erstellt. Einer von aktuell 30 Leistungsbereichen ist seit 2005 die „ambulant erworbene Pneumonie".

Verantwortlich für den Aufbau und die Umsetzung der datengestützten externen Qualitätssicherung für alle deutschen Krankenhäuser – zunächst im Auftrag des Bundeskuratoriums Qualitätssicherung und seit 2005 im Auftrag des Gemeinsamen Bundesausschusses (G-BA) – war von 2001 bis 2009 die Bundesgeschäftsstelle für Qualitätssicherung (BQS), anschließend das Göttinger Aqua-Institut für angewandte Qualitätsförderung und Forschung im Gesundheitswesen GmbH.

Der Leistungsbereich „ambulant erworbene Pneumonie" wird inhaltlich gestaltet durch drei Projektleiter des Aqua-Instituts sowie die Bundesfachgruppe mit aktuell 12 Mitgliedern, die von diversen Stellen dazu bestellt worden sind. Der Datensatz, der durch diese Gruppe im Rahmen der externen Qualitätssicherung zugrundegelegt wird, enthält Parameter, die die Prozess- und Ergebnisqualität widerspiegeln. Eine Weiterentwicklung des Datensatzes geschieht im Lichte der Qualitätsdaten bzw. des an diesen Daten erkennbaren Handlungsbedarfs. Der aktuelle Datensatz ist in Abb. 1 widergegeben.

2 Ergebnisse der externen Qualitätssicherung 2005–2012

Insgesamt wurden seit 2005 ca. 1,6 Mio. Datensätze erhoben. Die Anzahl der jährlichen Datensätze ist dabei gegenüber 2005 um ca. 55.000 Fälle bis 2012 gestiegen. Die Vollständigkeit der teilnehmenden Krankenhäuser beträgt seit 2007 > 97 % und liegt zuletzt nahe 100 % (Tab. 1).

2.1 Schweregrade

Die höheren Schweregrade (CRB-65 Klasse 3) nehmen sukzessive ab, leichte und mittelschwere Fälle (CRB-65-Klasse 1 und 2) steigen leicht.

S. Ewig (✉)
Thoraxzentrum Ruhrgebiet, Kliniken für Pneumologie und Infektiologie, EVK Herne und Augusta-Kranken-Anstalt, Bochum, Deutschland
E-Mail: sewig@versanet.de

© Springer-Verlag Berlin Heidelberg 2016
S. Ewig (Hrsg.), *Ambulant erworbene Pneumonie*,
DOI 10.1007/978-3-662-47312-2_23

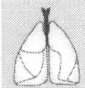

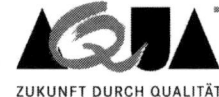

ZUKUNFT DURCH QUALITÄT

Datensatz Ambulant erworbene Pneumonie

PNEU (Spezifikation 2013 SR 3)

BASIS
Genau ein Bogen muss ausgefüllt werden

1-7 Basisdokumentation

1 Institutionskennzeichen
http://www.arge-ik.de

2 Betriebsstätten-Nummer

3 Fachabteilung
§ 301-Vereinbarung
§ 301-Vereinbarung: http://www.dkgev.de

Schlüssel 1

4 Identifikationsnummer des Patienten

5 Geburtsdatum
TT.MM.JJJJ

6 Geschlecht
1 = männlich
2 = weiblich

7 Aufnahmedatum Krankenhaus
TT.MM.JJJJ

8-18 Aufnahme

8 Aufnahme aus stationärer Pflegeeinrichtung
0 = nein
1 = ja

9 Aufnahme aus anderem Krankenhaus oder aus stationärer Rehabilitationseinrichtung
0 = nein
1 = ja

10 chronische Bettlägerigkeit
0 = nein
1 = ja

---

11 bei Aufnahme invasive maschinelle Beatmung
0 = nein
1 = ja

wenn bei Aufnahme invasive maschinelle Beatmung = nein

12> Desorientierung
bei Aufnahme
0 = nein
1 = ja, pneumoniebedingt
2 = ja, nicht pneumoniebedingt

wenn bei Aufnahme invasive maschinelle Beatmung = nein

13> spontane Atemfrequenz
bei Aufnahme
1/min

14> spontane Atemfrequenz nicht bestimmt
bei Aufnahme
1 = ja

wenn bei Aufnahme invasive maschinelle Beatmung = nein

15> Blutdruck systolisch
Erste Messung bei Aufnahme
mmHg

16> Blutdruck diastolisch
Erste Messung bei Aufnahme
mmHg

17 Zeitpunkt der ersten Blutgasanalyse oder Pulsoxymetrie
0 = weder Blutgasanalyse noch Pulsoxymetrie
1 = innerhalb der ersten 4 Stunden nach Aufnahme
2 = 4 bis unter 8 Stunden
3 = 8 Stunden und später

18 initiale antimikrobielle Therapie
0 = keine antimikrobielle Therapie
1 = innerhalb der ersten 4 Stunden nach Aufnahme
2 = 4 bis unter 8 Stunden
3 = 8 Stunden und später

19-26 Verlauf

19 Beginn der Mobilisation
mindestens 20 Minuten außerhalb des Bettes
0 = keine Mobilisation
1 = innerhalb der ersten 24 Stunden nach Aufnahme
2 = nach 24 Stunden und später

20 Verlaufskontrolle des C-reaktiven Proteins oder Procalcitoninwertes innerhalb der ersten 5 Tage (= 120 h) des Aufenthalts
0 = nein
1 = ja

wenn Verlaufskontrolle CRP/PCT = ja

21> Abfall des C-reaktiven Proteins oder Procalcitoninwertes innerhalb der ersten 5 Tage des Aufenthalts
0 = nein
1 = ja

wenn Abfall des CRP/PCT = nein

22>> Überprüfung des diagnostischen oder therapeutischen Vorgehens
0 = nein
1 = ja

23 maschinelle Beatmung
0 = nein
1 = ja, ausschließlich nicht-invasiv
2 = ja, ausschließlich invasiv
3 = ja, sowohl nicht-invasiv als auch invasiv

wenn maschinell beatmet = ja

24> Dauer
Stunden

25> Beatmung mit positivem endexspiratorischen Druck von mind. 5 cm Wassersäule
0 = nein
1 = ja

Abb. 1 (Fortsetzung)

MUSTER - Nicht zur Dokumentation verwenden

Datensatz Ambulant erworbene Pneumonie

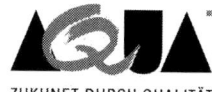

ZUKUNFT DURCH QUALITÄT

26 Wurde dokumentiert, dass aufgrund der Schwere der Grunderkrankung die Pneumonie-Episode als terminale Manifestation einer chronischen Krankheit eingeschätzt und damit als Therapieziel primär oder im Verlauf die Symptomkontrolle definiert wurde?

In der Patientenakte muss auch dokumentiert werden, dass daraufhin mit Einverständnis des Patienten bzw. des gesetzlichen Betreuers auf eine Therapieeskalation verzichtet oder die Therapie ganz eingestellt wurde

0 = nein
1 = ja

27-36 Entlassung

27 Entlassungsdatum Krankenhaus

TT.MM.JJJJ

□□.□□.□□□□

28 Entlassungsdiagnose(n)

ICD-10-GM

http://www.dimdi.de

1.□□□.□□
2.□□□.□□
3.□□□.□□
4.□□□.□□
5.□□□.□□
6.□□□.□□
7.□□□.□□
8.□□□.□□

29 Entlassungsgrund

§ 301-Vereinbarung
§ 301-Vereinbarung: http://www.dkgev.de

□□

Schlüssel 2

30-36 Untersuchung von klinischen Stabilitätskriterien vor Entlassung

wenn Feld 29 <> 7

30> Desorientierung

mindestens einmal im Verlauf bis zur Entlassung

0 = nein
1 = ja, pneumoniebedingt
2 = ja, nicht pneumoniebedingt

31> stabile orale und/oder enterale Nahrungsaufnahme

mindestens einmal im Verlauf bis zur Entlassung

0 = nein
1 = ja

32> spontane Atemfrequenz

mindestens einmal im Verlauf bis zur Entlassung

1 = maximal 24/min
2 = über 24/min
3 = nicht bestimmt
4 = nicht bestimmbar wegen Dauerbeatmung

33> Herzfrequenz

mindestens einmal im Verlauf bis zur Entlassung

1 = maximal 100/min
2 = über 100/min
3 = nicht bestimmt

34> Temperatur

mindestens einmal im Verlauf bis zur Entlassung

1 = maximal 37,2°C
2 = über 37,2°C
3 = nicht bestimmt

35> Sauerstoffsättigung

mindestens einmal im Verlauf bis zur Entlassung

1 = unter 90%
2 = mindestens 90%
3 = nicht bestimmt

36> Blutdruck systolisch

mindestens einmal im Verlauf bis zur Entlassung

1 = unter 90 mmHg
2 = mindestens 90 mmHg
3 = nicht bestimmt

Abb. 1 Datensatz Ambulant erworbene Pneumonie, veröffentlicht am 30.06.2012 (mit freundlicher Genehmigung)

Tab. 1 Entwicklung der dokumentierten Datensätze, der Vollständigkeit der Krankenhäuser, des Schweregrades der Pneumonien sowie der Krankenhaus-Letalität 2005–2012

	2005	2006	2007	2008	2009	2010	2011	2012
Datensätze, n	187.009	201.851	210.420	221.814	229.948	228.305	235.603	243.566
% Krankenhäuser	91,3	96,1	97,9	97,2	98,5	100	98,2	98,3
CRB-65 Score, %								
0	16,2	16,9	16,1	15,4	16,1	16,8	18,7	17,9
1–2	68,4	74,5	75,5	76,6	76,1	75,7	74,5	78,3
3–4	15,4	8,7	8,3	8,0	7,7	7,5	6,8	6,9
Letalität, %	13,7	14,4	13,9	12,9*	12,9	11,4	10,2	8,7**
O/E							0,93	0,89
Letalität CRB-65-Score, %								
1	1,8	2,9	3,0	2,8	2,6	2,3	2,1	1,8
2	12,1	14,6	13,8	12,8	12,3	11,7	10,7	9,2
3	33,6	35,7	36,5	34,0	32,6	31,6	29,8	25,3

*Einführung des Feldes „Verzicht auf antimikrobielle Therapie"
**Einführung des Feldes „Wechsel auf palliatives Therapieziel"
O/E = Ratio aus beobachteter und erwarteter (observed/expected) Letalität

2.2 Letalität

Von 2005 bis 2007 betrug die Letalität ca. 14 %. In den Jahren 2008 und 2009 sank sie um ca. 1 %. Von 2010 bis 2012 nahm sie jährlich um ca. 1 % ab.

Die Letalität der Schweregrade 1 oszilliert um 2–3 % ohne wesentliche Änderung. Im Schweregrad 2 ist eine kontinuierliche Abnahme zu beobachten, insgesamt um 3–4 %, im Schweregrad 3 Abnahme um 10 % seit 2008.

Für die Interpretation der Letalitätsraten ist es notwendig zu realisieren, dass seit 2008 erstmals ein Feld eingeführt wurde, in dem ein Fall als Palliativbehandlung klassifiziert werden kann. Dies geschah angesichts der Erkenntnis, dass die Pneumonie vor allem in höherem Alter nicht selten ein terminales Ereignis einer schweren Komorbidität darstellt, so dass ein Wechsel des Therapieziels hin zu einer Palliation bzw. Symptomkontrolle erfolgt. Diese so ausgewiesenen Palliativfälle wurden nicht mehr in die Gesamt-Letalitätsrate einbezogen.

2011 erfolgte angesichts des Ungenügens darüber, die Begründung für eine Palliativbehandlung nur an einer Unterlassung der antimikrobiellen Therapie festzumachen, eine weitere Revision.

Diese erfragt jetzt allgemeiner alle Fälle, bei denen ein Wechsel des Therapieziels in welcher Form auch immer stattgefunden hat. Dadurch ist die Anzahl der entsprechend klassifizierten Fälle deutlich angestiegen, allerdings immer noch mit erkennbaren Unterschieden in den Bundesländern, so dass von einer unterschiedlichen Bereitschaft ausgegangen werden muss, Palliativfälle auch entsprechend zu klassifizieren.

Die Letalitätsrate von zuletzt 8,7 % nähert sich jedenfalls den Raten, die man aus vielen Studien zur ambulant erworbenen Pneumonie hospitalisierter Patienten kennt. Voraussichtlich erst nach einigen Jahren wird deutlicher werden, wie hoch die Letalität der Patienten, die eine kurativ intendierte Therapie erhalten haben, tatsächlich ist. Erst eine solche Zahl kann dann zur Vergleichszahl für andere Jahre werden.

Mit der Einführung eines prognostischen Algorithmus, der aus den erhobenen Daten vergangener Jahre errechnet wurde, ist eine Grundlage geschaffen worden, die beobachtete gegen die erwartete Rate an Letalität in Beziehung zu setzen (O/E, engl. „observed versus expected"). Dieses zusätzliche Instrument ist geeignet, Tendenzen der Letalität in adjustierter Weise zu reflektieren.

3   Erfahrungen mit der externen Qualitätssicherung

Insgesamt wurde dieser Leistungsbereich gut aufgenommen. Die Leistungsqualität (Prozessparameter) kann aufs Ganze gesehen als gut bewertet werden.

Probleme der Akzeptanz haben sich vor allem mit dem Parameter der Atemfrequenz ergeben.

Die Erhebung des Vitalparameters der Atemfrequenz bei Erwachsenen war in Deutschland weitgehend unüblich. Aufgrund der sehr gut belegten prognostischen Relevanz der Atemfrequenz, ihres Einschlusses in den einfachen Schweregrad-Score CRB-65 (als R = respiratory rate) als auch in den Satz der Prädiktoren einer klinischen Stabilität sowie aufgrund der Tatsache, dass diese einfach zu bestimmen ist und keinerlei Kosten verursacht, wurde ihre Erhebung trotzdem bewusst als Pflichtfeld gefordert.

Obwohl nunmehr die Atemfrequenz sicher besser verstanden und akzeptiert ist, blieb der Widerspruch aus einigen Landesgruppen sehr hoch, so dass die Fachgruppe sich zuletzt entschieden hat, die Atemfrequenz nicht mehr als Pflichtfeld, ihre Erhebung jedoch unvermindert in einem sehr hohen Anteil zu fordern.

Auf vielfachen Widerspruch stößt auch die wiederholte Messung der Atemfrequenz im weiteren Verlauf bis zur einmaligen Dokumentation, dass diese im Normalbereich liegt.

Insgesamt zeigen diese Widerstände, dass die ambulant erworbene Pneumonie ganz anders als kardiovaskuläre Notfälle mit mittlerweile geringerer Letalität immer noch bagatellisiert und nicht als potentiell lebensbedrohliche Erkrankung angesehen wird. Hier eröffnet sich noch ein weites Feld der Aufklärung.

4   Ausblick

Aktuell ergibt sich die Frage, ob die Letalität der ambulant erworbenen Pneumonie mithilfe der externen Qualitätssicherung reduziert werden kann.

Tab. 2 Praktische Hilfe zur Erfüllung der Qualitätskriterien, aufgeteilt in ärztliche und pflegerische Aufgaben BGA = Blutgasanalyse O$_2$SAT = Sauerstoffsättigung

	Qualitätskriterium	Ärztliche Aufgabe	Pflegerische Aufgabe
1	Initiale BGA oder O$_2$SAT binnen 8 h	Immer BGA ODER O$_2$SAT	–
2	Antimikrobielle Therapie binnen 8 h	Immer umgehende antimikrobielle Therapie	Dokumentation des Zeitpunktes der Erstgabe in der Kurve
3	Frühmobilisation	–	Mobilisations-Standard
4	Verlaufskontrolle CRP/PCT	Anordnung bei Erstaufnahme	–
5	Reflexion des CRP/PCT-Werts	Bei fehlendem Abfall des CRP/PCT immer dokumentieren, dass dieser klinisch bewertet worden ist. Bestimmte diagnostische Maßnahmen sind nicht gefordert	–
6	Erhebung der Stabilitätskriterien	a) Checkliste Stabilitätskriterien in jede Pneumonie-Akte b) Mindestens eine Kontrolle der BGA ODER O$_2$SAT (EIN Zeitpunkt nach Beginn der Therapie reicht aus, wenn es zur klinischen Stabilisierung gekommen ist)	Aufnahme der AF in Pflegedokumentation
7	Vollständigkeit der Stabilitätskriterien	Check der Checkliste vor Entlassung	–
8	Wechsel des Therapieziels	Dokumentation einer Therapiebegrenzung hinsichtlich: – antimikrobieller Therapie – Beatmung (NIV, IPPV) – Aufnahme auf IMC/ICU – Organersatztherapie – Reanimation – u. a.	–

Ein hohes „Delta" der Prognoseverbesserung ist sicher nicht bei den leichtgradigen Pneumonien mit minimaler Letalität zu suchen, auch wohl nicht bei den schwersten Verläufen mit septischem Schock und Multiorganversagen. Vielmehr erscheint die Gruppe mit schwerer Sepsis diejenige zu sein, die sowohl häufig genug auftritt sowie mit einer hohen Letalität assoziiert ist als auch ein erhebliches Potential zur Verbesserung der Prognose aufweist.

Auffällig war in einer Sonderauswertung, dass ca. 80 % der verstorbenen Patienten im Laufe ihrer stationären Behandlung keine (nichtinvasive oder invasive) Beatmung erhalten haben. Diese Zahl verringerte sich auch nicht wesentlich, wenn Patienten mit schlechter Prognose (Residenz im Seniorenheim, Bettlägerigkeit) ausgeschlossen, und auch nicht, wenn nur jüngere Patienten < 65 Jahre untersucht wurden. Tatsächlich zeigte sich die Unterlassung der Bestimmung zweier Prozessparameter als prädiktiv für die Unterlassung der Beatmung. Diese Daten lassen keinen Schluss darauf zu, ob die Unterlassung der Bestimmung zweier Prozessparameter prädiktiv für die Einschätzung des Vorliegens einer infausten Prognose oder für eine Unterversorgung mit Beatmungskapazitäten bzw. einen schwerwiegenden Qualitätsmangel ist.

Aus diesem Grunde wurde ab 2015 ein zusätzliches Feld eingeführt, dass nach den Gründen für eine unterlassene Beatmung in strukturierter Form fragt.

5   Praktische Tipps

Die Erhebung der geforderten Daten kann nur dann vollständig und korrekt gelingen, wenn die entsprechenden Variablen in die Struktur der Versorgung eingehen. Dies gilt im Hinblick auf Organisation wie auf praktische Durchführung.

Dies bedeutet etwa, dass die Atemfrequenz als Pflichtfeld in den Untersuchungsbögen bzw. elektronischen Erfassungsmasken aufgeführt ist, dass

Tab. 3 Checkliste für ärztliche Mitarbeiter

Bei stationärer Aufnahme	durchgeführt
Atemfrequenz, Blutdruck, Puls gemessen	
BGA oder O_2SAT innerhalb von 8 h	
Antimikrobielle Therapie innerhalb von 8 h	
Verlaufskontrolle CRP oder PCT nach Tag 3 bis 5 angeordnet	
An Tag 3 bis 5 nach Aufnahme	
Bei fehlendem Abfall des CRP oder PCT: Diagnostik und Therapie überprüft und dies dokumentiert	
Bei anstehender Entlassung	
Folgende klinische Stabilitätskriterien wurden überprüft und dokumentiert und der Patient erfüllt mindestens 6 der 7 Stabilitätskriterien	ja/nein
- keine Pneumonie-assoziierte Desorientierung	
- stabile Nahrungsaufnahme (oral oder enteral)	
- spontane Atemfrequenz < 26/min	
- Herzfrequenz < 90/min	
- Temperatur < 38,3 °C	
- RR systolisch ≥ 90 mmHg	
- O_2-Sättigung ≥ 90 mmHg	
Summe	
Unterschrift:	

alle Stationen, die Patienten mit ambulant erworbener Pneumonie behandeln, über eine Finger-Pulsoximetrie verfügen sowie dass alle klinischen Stabilitätskriterien routinemäßig täglich durch die Pflege erhoben und dokumentiert werden.

Eine komplette Liste der Maßnahmen, die für die Organisation einer vollständigen Datenerhebung erforderlich sind, um die Qualitätsziele zu erreichen, gibt Tab. 2 wieder.

Hausinterne Standards zur Behandlung der ambulant erworbenen Pneumonie müssen die geforderten Variablen enthalten.

Vor Abschluss einer Akte kann eine Checkliste hilfreich sein, die die geforderten Daten auflistet und anhand derer die Vollständigkeit der Datenerhebung überprüft werden kann (Tab. 3).

6   Weiterführende Literatur

Externe Qualitätssicherung durch das Aqua-Institut: Darstellung des Leistungsbereichs ambulant erworbene Pneumonie, sowie herunterladbare pdfs aller Indikatorenbeschreibungen und Jahresauswertungen seit 2009:

– https://www.sqg.de/ergebnisse/leistungsbereiche/ambulant-erworbene-pneumonie.html

Die ambulant erworbene Pneumonie als terminale Komplikation am Lebensende

24

Santiago Ewig

1 Allgemeines

Die Bewertung einer Pneumonie als Komplikation einer schweren Komorbidität ist schwierig zu treffen. Voraussetzung für eine korrekte Einschätzung ist das Wissen um prognostische Fakten sowohl hinsichtlich der Krankenhaus- als auch der Langzeit-Letalität.

2 Krankenhaus-Letalität: Bedeutung des Alters, der Herkunft aus Seniorenheimen und der Funktionalität

Wie aus der bisherigen Darstellung ersichtlich, treten etwa 80 % der ambulant erworbenen Pneumonien bei Patienten ab dem 60. Lebensjahr auf; das Risiko steigt dabei mit jeder Altersdekade erheblich. Die Krankenhaus-Letalität steigt ab der sechsten Lebensdekade über 5 % an und erreicht 35 % bei Patienten mit 90 Jahren und älter.

Eine genauere Analyse der Daten aus dem Qualitätssicherungsprogramm fügt diesem Bild wichtige Differenzierungen hinzu. So ist die Letalität bei den Patienten ab 65 Jahren, die in Seniorenheimen leben, verglichen mit denen, die zu

Hause leben, mit 23 % nahezu dreifach so hoch; jedoch verringert sich dieser Unterschied mit jeder folgenden Lebensdekade zunehmend (Abb. 1). Offensichtlich spielt der Faktor der Funktionalität bzw. möglicherweise auch der sozialen Einbindung mit zunehmendem Alter eine relativ geringere Rolle, so dass bei Patienten mit 100 Jahren und mehr der prognostische Unterschied nur noch ca. 8 % beträgt.

Die überragende prognostische Bedeutung der Funktionalität, reflektiert durch den Faktor „Bettlägerigkeit", zeigt sich darin, dass die Letalität von bettlägerigen Patienten auch in sehr jungem Alter schon über 5 % beträgt und mit jeder Dekade kontinuierlich bis auf ca. 35 % bei Patienten mit 100 Jahren und mehr ansteigt. Der prognostische Faktor „Seniorenheim" alleine bei nicht bettlägerigen Patienten bleibt auf einem etwas niedrigeren Niveau bestehen und verhält sich wie oben in der Gesamtgruppe beschrieben (Abb. 2).

3 Langzeit-Prognose

Erstmals 1998 wurde berichtet, dass die ambulant erworbene Pneumonie eine hohe Letalität auch nach Überleben der akuten Episode aufweist. In dieser ersten Studie betrug die Krankenhaus-Letalität 16 %; von den Überlebenden verstarben in den folgenden zwei Jahren 32 %.

S. Ewig (✉)
Thoraxzentrum Ruhrgebiet, Kliniken für Pneumologie und Infektiologie, EVK Herne und Augusta-Kranken-Anstalt, Bochum, Deutschland
E-Mail: sewig@versanet.de

© Springer-Verlag Berlin Heidelberg 2016
S. Ewig (Hrsg.), *Ambulant erworbene Pneumonie*,
DOI 10.1007/978-3-662-47312-2_24

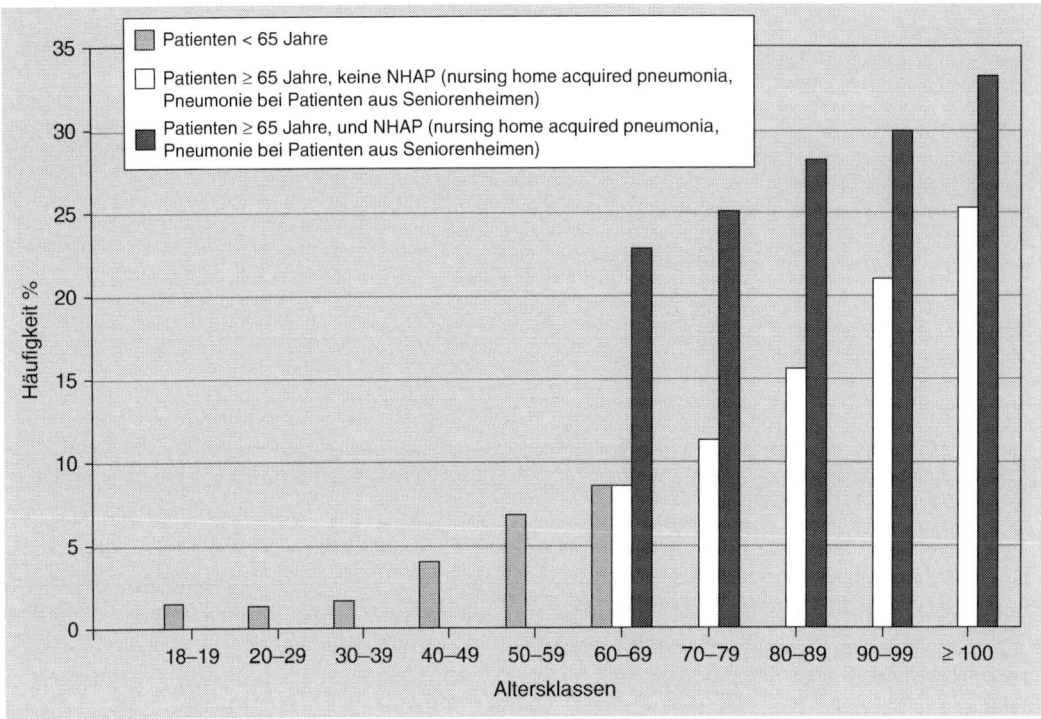

Abb. 1 Krankenhaus-Letalität nach Altersdekaden, stratifiziert nach Altersklassen und Residenz in Seniorenheimen (NHAP = nursing home acquired pneumonia) (aus: Ewig et al. 2013; mit freundlicher Genehmigung)

Im weiteren Verlauf konnte gezeigt werden, dass es sich tatsächlich um eine Exzess-Letalität handelt. Eine solche war ersichtlich deutlich im Vergleich mit alterskorrigierten Sterbetafeln als auch mit Patienten (korrigiert für Alter, Rasse und Geschlecht), die wegen anderer Erkrankungen im Krankenhaus behandelt wurden. Erstaunlicherweise waren ambulant erworbene Pneumonien verglichen mit Komorbiditäten wie Tumor, Herzinsuffizienz, zerebrovaskulären Insulten mit einem ca. 5- bis 6-fach erhöhten Risiko der 5-Jahres-Letalität assoziiert.

Die Höhe der Exzess-Letalität ist mit verschiedenen Faktoren assoziiert. Das entsprechende Signal zeigt sich jedoch tatsächlich auch bei jungen Patienten ohne Komorbidität und leichtgradiger Pneumonie (Tab. 1).

Prädiktoren für die Exzess-Letalität nach einer Episode einer ambulant erworbenen Pneumonie sind:

– Alter
– Ernährungsstatus (Untergewicht)

– Schwere Komorbidität
– Kardiale Komorbidität
– Schwere COPD
– Niereninsuffizienz
– ZNS-Erkrankungen
– Tumorerkrankungen
– Herkunft aus Seniorenheim
– Bildungsstatus
– Funktionalität
– Immunantwort (fehlendes Fieber akut, fehlende CRP-Erhöhung)
– Biomarker (erhöhtes ADM akut, persistierend erhöhtes IL-6)

Die Gründe für diese Exzess-Letalität sind noch ungeklärt. Prinzipiell könnten Pneumonien dazu beitragen, die Letalität der Grunderkrankungen zu beschleunigen, oder einen eigenständigen Faktor darstellen, der unabhängig von Grunderkrankungen zu einer Exzess-Letalität beiträgt. Wahrscheinlich können beide Faktoren eine Rolle spielen.

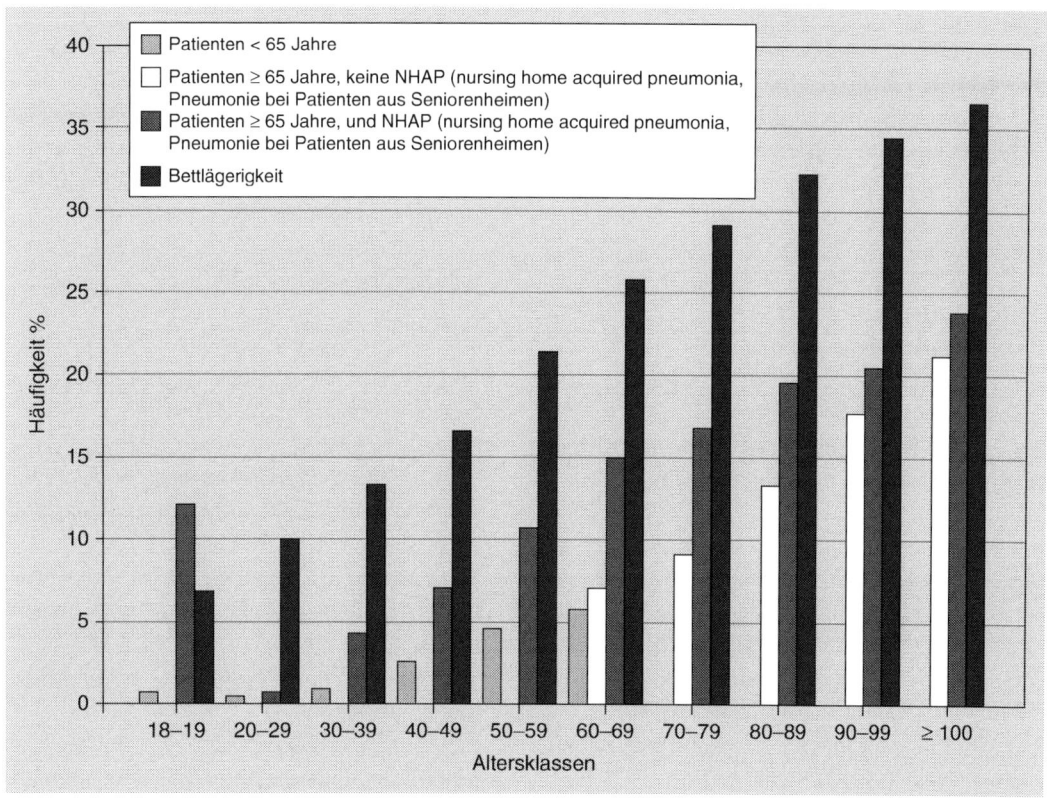

Abb. 2 Krankenhaus-Letalität nach Altersdekaden, stratifiziert nach Altersklassen, Residenz in Seniorenheimen und Bettlägerigkeit (NHAP = nursing home acquired pneumonia) (aus: Ewig et al. 2013; mit freundlicher Genehmigung)

Tab. 1 Hospital- und Langzeit-Letalität (nach 6 Monaten) in Abhängigkeit von Alter, Schweregrad (reflektiert durch Hospitalisation) und Komorbidität (aus: Klapdor et al. 2012)

Variable	Alter < 65 Jahre	Alter ≥ 65 Jahre	p
n	4083	3720	
Letalität gesamt			
binnen 30 Tagen	65 (1,7 %)	282 (8,2 %)	<0,001
binnen 180 Tagen	124 (3,2 %)	544 (15,9 %)	<0,001
Letalität im Krankenhaus			
binnen 30 Tagen	64 (3,0 %)	278 (9,9 %)	<0,001
binnen 180 Tagen	114 (5,4 %)	528 (18,8 %)	<0,001
Letalität bei Patienten ohne Komorbidität			
binnen 30 Tagen	6 (0,3 %)	10 (2,4 %)	<0,001
binnen 180 Tagen	17 (0,8 %)	25 (6,1 %)	<0,001

Von hohem Interesse ist die Tatsache, dass sowohl erhöhte Biomarker wie das Adrenomedullin in der Akutphase als auch persistierend erhöhte Biomarker in der Nach-Hospitalphase wie Interleukin-6 (und einige Gerinnungsparameter) zusätzliche unabhängige Prädiktoren der Exzess-Letalität waren. Desgleichen wurde die fehlende Ausbildung von Fieber bzw. einer inflammatorischen Reaktion in der Akutphase mit einer Exzess-Letalität assoziiert gefunden.

4 Die Herausforderung: palliative Behandlung einer akuten Komplikation

Kriterien für einen Therapiezielwechsel von einer potentiell kurativen zu einer palliativen Behandlung sind in der Onkologie fest etabliert. Demgegenüber sind diese etwa in der Behandlung der schweren Herzinsuffizienz mit einer der infausten onkologischen Erkrankung vergleichbaren Prognose nicht in vergleichbarer Weise definiert. Die Herausforderung, solche Kriterien auch für die ambulant erworbene Pneumonie zu entwickeln, wurde erst in letzter Zeit erkannt. Die Leitlinie der DGP von 2009 widmete diesem Thema erstmals ein Kapitel.

Einige Prinzipien, die auf dem Wege hin zu solchen Kriterien beachtet werden müssen, werden im Folgenden dargelegt.

4.1 Palliative Behandlung einer akuten Erkrankung

Da sich die ambulant erworbene Pneumonie als akute Erkrankung präsentiert, besteht prinzipiell ein Zeitdruck. Mit Diagnosestellung sind grundsätzliche Entscheidungen zu treffen: Wo soll der Patient behandelt werden? Welche antimikrobielle Therapie soll er erhalten? Wie weit soll die Therapie reichen – bis hin zur Organersatztherapie?

In dieser ersten Phase kann in der Regel ein Therapiezielwechsel hin zu einer palliativen Behandlung nur bei Vorliegen einer Patientenverfügung vollzogen werden. Liegt diese nicht vor, kann meist keine andere Entscheidung erfolgen, als zunächst die Standardtherapie einzuleiten.

▷ **Cave** Im Rahmen des Erstkontakts mit einem schwer komorbiden Patienten sollte nach einer Patientenverfügung gefragt werden.

Die behandelnden Hausärzte des Patienten stehen in der Pflicht, das Thema der Patientenverfügung zu behandeln, so dass im Falle einer akuten Komplikation ggf. auf dieser Basis Entscheidungen getroffen werden können.

Die Entscheidung für eine Standardtherapie in der ersten Phase darf jedoch nicht bedeuten, dass die Frage nach dem Therapiezielwechsel erledigt ist. Vielmehr sollte im Zweifel zu jedem Zeitpunkt der Behandlung diese Frage prinzipiell offen sein.

▷ **Merke** Auch wenn eine einzige Dosis einer antimikrobielle Therapie wahrscheinlich in vielen Fällen schon prognostisch entscheidend und somit durch diese implizit häufig bereits zugunsten eines kurativen Therapieziels entschieden ist, sollte die Frage des Therapiezielwechsels nicht allein mit der Ungewissheit des Therapieziels in der ersten Phase erledigt sein, sondern jeden Tag neu gestellt werden.

Die Frage des Therapiezielwechsels stellt sich in diesem Kontext wie folgt dar:

– Gibt es eine richtungsweisende Entwicklung der Erkrankung, die auf ihren wahrscheinlichen Ausgang schließen lässt?
– Sollten eine Re-Evaluation bei Therapieversagen und eine zweite antimikrobielle Therapie erfolgen?
– Welche Art Therapieeskalation sollte ausgeschlossen werden?

Liegt keine Patientenverfügung vor, so muss der geäußerte oder mutmaßliche Wille des Patienten erkundet werden. Dies erfordert entsprechende Gespräche mit dem Patienten bzw., wenn dieser nicht entscheidungsfähig ist, Betreuer, Angehörigen oder Freunden. Liegt bei einem nicht geschäftsfähigen Patienten keine Betreuung vor, so muss eine solche umgehend eingerichtet werden.

4.2 Kriterien des Therapiezielwechsels

Grundlage jeglicher Entscheidung über einen Therapiezielwechsel ist die Erhebung des Schweregrades der ambulant erworbenen Pneumonie gemäß Standards.

▷ **Cave** Ein Patient mit Pneumonie mit einer „offensichtlich" infausten Prognose der Komorbidität ist selbstverständlich genauso gründlich zu untersuchen wie jeder andere auch. Die Diagnostik bei ambulant erworbener Pneumonie ist einfach, nichtinvasiv, schmerzfrei und daher jedem Patienten zuzumuten.

Im Rahmen dieser Diagnostik sollten mindestens folgende Parameter dokumentiert sein: Diagnose der Pneumonie, CRB-65, Gasaustausch, Komorbidität und Funktionalität.

▶ **Cave** Hinsichtlich des CRB-65-Scores ist zu beachten, dass der CRB-Score in höheren Altersklassen zwar noch drei Risikoklassen reflektiert, jedoch nicht mehr geeignet ist, eine Gruppe mit niedrigem Letalitätsrisiko zu identifizieren (Tab. 2).

Wie an anderer Stelle erwähnt, ist allerdings der akute Zustand des Patienten am wenigsten geeignet, einen Therapiezielwechsel zu begründen. Viel wichtiger sind die Krankheitsdaten der Komorbidität und Funktionalität vor der akuten Episode einer Pneumonie. Dabei ist zu beachten, dass nicht nur die Kurzzeit-Prognose, sondern vor allem die Langzeit-Prognose des Patienten in die prognostische Einschätzung einfließen. Die in Abschn. 3 aufgeführten prognostischen Kriterien sind dabei wegweisend.

Der geäußerte bzw. mutmaßliche Wille des Patienten ist oberste Richtschnur jeglicher Entscheidungen über Therapieziele. Dem Arzt kommt allerdings die Pflicht zu, den Patienten bzw. seinen Betreuer wahrheitsgetreu über seine Einschätzung der prognostischen Situation aufzuklären und auf diesem Boden auch zu beraten. Diese Pflicht ist am besten mit einer Anwaltsfunktion für das Wohl des Patienten umschrieben.

Tab. 2 CRB-65 in höheren Altersklassen. Alle Risikoklassen sind bereits mit einer erheblichen Komorbidität assoziiert. Die Klassifikation in drei Gruppen ist noch gegeben; eine eigentliche „Niedrigrisikogruppe" ist jedoch nicht mehr erkennbar (aus: Ewig et al. 2013)

CRB- Altersgruppe	Letalität		
	CRB-1	CRB-2	CRB-3
CRB-65	–	24,45	46,90
CRB-70	17,28	24,76	47,35
CRB-80	18,23	26,26	48,91
CRB-90	19,99	30,59	50,64
CRB-100	20,52	33,08	52,96

4.3 Dokumentation der Entscheidungen über Therapieziele

Die Entscheidung über Therapiezielwechsel wird heute noch vielfach implizit auf vielerlei Ebenen getroffen. Mögliche Ebenen der Begrenzung kurativer Therapieziele (in absteigender Ordnung) sind:

– Verzicht auf eine Organersatztherapie bei Mehrorganversagen (z. B. Schocktherapie, Dialyse)
– Verzicht auf eine Beatmung (invasiv oder nichtinvasiv)
– Verzicht auf eine Aufnahme auf ICU oder IMC
– Verzicht auf eine Reanimation (DNR)
– Beschränkung auf eine antimikrobielle Therapie mit weniger breitem Spektrum
– Verzicht auf eine Re-Evaluation und/oder antimikrobielle Therapie bei Therapieversagen
– Verzicht auf eine antimikrobielle Therapie

Diese Entscheidungen sind zwar mutmaßlich in der Regel gut begründet, aber nicht transparent. Prinzipiell erschwert ein solches Vorgehen die Unterscheidung zwischen einer berechtigten klinischen Entscheidung und mangelnder Behandlungsqualität.

Daher sollten solche Entscheidungen offen besprochen und entsprechend nachvollziehbar in der Krankenakte dokumentiert werden. Die neueste Version des Fragebogens innerhalb des Qualitätssicherungsprogramms fragt erstmals eine entsprechende Dokumentation im Falle eines Therapiezielwechsels ab.

▶ **Anmerkung** In der Auswertung 2011 wurde bei 23,6 % der verstorbenen Patienten ein Therapiezielwechsel dokumentiert.

Nur der Verzicht auf eine antimikrobielle Therapie stellt dabei eine Umstellung auf ein rein palliatives Therapieziel dar. Der Verzicht auf Eskalationsstufen der Behandlung bedeutet demgegenüber einen Mischtyp der Therapieziele: Das Therapieziel bleibt kurativ, wenn es mit einem begrenzten, für den Patienten gerade noch zumutbaren Aufwand erreicht werden kann. Erst wenn dies absehbar nicht möglich ist, beginnt die Phase der ausschließlich palliativen Behandlung mit der Erwartung des baldigen Todes.

5   Grundregeln der palliativen Behandlung

Ist ein Therapiezielwechsel hin zu einem palliativen Therapieziel beschlossen, muss eine angemessene palliative Behandlung sichergestellt sein.

Eine solche umfasst folgende Elemente:

Unterbringung in einem angemessenen Setting Falls möglich, sollte der Patient in ein Zimmer verlegt werden, das der Unruhe einer Klinikstation weitgehend oder ganz entzogen ist und Besuche durch Angehörige bzw. Freunde erleichtert.

Optimale Pflege Diese umfasst neben pflegerischen Maßnahmen selbstverständlich eine bestmögliche Kommunikation bzw. Signale des Beistands (z. B. Handhalten).

Beschränkung der medikamentösen Therapie Die medikamentöse Therapie sollte auf das für eine Palliation notwendige Minimum beschränkt werden. Dies schließt den Verzicht auf eine antimikrobielle Therapie sowie die Antikoagulation in prophylaktischer Indikation ein. Alle Medikationen, die keine palliative Wirksamkeit haben, sollten abgesetzt werden.

> **Beispiel**
> Eine Medikation mit einem ß-Blocker ist weiterhin sinnvoll, wenn dieser der Rhythmuskontrolle dient bzw. wenn sich ohne diesen subjektiv belästigende Tachykardien einstellen würden. Sie ist abzusetzen, wenn die Indikation in einer Verbesserung der Prognose z. B. der Herzinsuffizienz bestanden hat.

Palliative medikamentöse Therapie Sterbende haben in der Regel weder Hunger noch Durst,

Tab. 3 Schemata der Analgosedierung

Morphin oral	2 × 10–30 mg retardiertes Morphin (z. B. MST retard) Bedarfsdosis: 10 mg nicht retardiertes Morphin (z. B. Sevredol) Steigerung nach Bedarf alle 24 h
Morphin subkutan	2–3 × 10 mg Bedarfsdosis: 10 mg Morphin Steigerung nach Bedarf alle 24 h
Morphin kontinuierlich intravenös	Morphin 0,05–0,2 mg/kgKG/h, entsprechend bei 70 kg: 5–10 mg/h Steigerung nach Bedarf
plus	Lorazepam 0,5–4 mg/h

wohl gelegentlich trockene Mundschleimhäute und verschleimte Atemwege. Lokale Pflegemaßnahmen sind hier wirksam. Die Infusion von Flüssigkeit sollte in der Regel auf 500 ml/24 h begrenzt werden.

Die zwei wichtigsten Säulen der palliativen Therapie umfassen die Gabe von Sauerstoff und Morphin, ggf. plus eines Sedativums.

Sauerstoff ist gegen Dyspnoe nur wirksam, wenn eine Hypoxämie besteht. Dies ist bei ambulant erworbener Pneumonie in der Regel der Fall. Morphin mildert sehr effektiv das quälende Gefühl des Lufthungers. Benzodiazepine wirken sedierend und angstlösend.

Mögliche Schemata der Analgosedierung sind in Tab. 3 wiedergegeben. Eine kontinuierliche intravenöse Gabe von Morphin kann in der Terminalphase indiziert sein.

6   Weiterführende Literatur

Darlegung der Problematik der Therapiebegrenzung der akuten Erkrankung der ambulant erworbenen Pneumonie und Vorschläge zur Handhabung und Dokumentation der palliativen Therapie dieser akuten Erkrankung:

– Ewig S (2008) Therapiebegrenzung. Herausforderung für die ärztliche Urteilskraft. Dtsch Ärztebl 105: A-878–880

Bisher einzige Leitlinie zur ambulant erworbenen Pneumonie mit einem eigenen Kapitel zur palliativen Therapie von Patienten mit akuter ambulant erworbener Pneumonie:

– Höffken G, Lorenz J, Kern W, Welte T, Bauer T, Dalhoff K, Dietrich E, Ewig S, Gastmeier P, Grabein B, Halle E, Kolditz M, Marre R, Sitter H; Paul-Ehrlich-Gesellschaft für Chemotherapie; Deutschen Gesellschaft für Pneumologie und Beatmungsmedizin; Deutschen Gesellschaft für Infektiologie und vom Kompetenznetzwerk CAPNETZ (2009) Epidemiology, diagnosis, antimicrobial therapy and management of community-acquired pneumonia and lower respiratory tract infections in adults. Guidelines of the Paul-Ehrlich-Society for Chemotherapy, the German Respiratory Society, the German Society for Infectiology and the Competence Network CAPNETZ Germany. Pneumologie 63:e1–68

Untersuchung zur Bedeutung der DNR-Order bei Patienten mit ambulant erworbener Pneumonie. Die meisten Todesfälle geschehen bei Patienten mit DNR-Order zum Aufnahmezeitpunkt, dieser wiederum reflektiert bei diesen Patienten eine hohe Komorbidität. Hingegen reflektieren DNR-Order während des Verlaufs zusätzlich ein Therapieversagen:

– Marrie TJ, Fine MJ, Kapoor WN, Coley CM, Singer DE, Obrosky DS (2002) Community-acquired pneumonia and do not resuscitate orders. J Am Geriatr Soc 50:290–299

Frühe Studie zum Thema der Unterlassung der antimikrobiellen Therapie bei Patienten mit Pneumonie und Demenz als Grunderkrankung. Die Daten zeigen, dass erhebliche Unterschiede in der Praxis der Unterlassung bestehen, ohne dass diese bereits sachlich nachvollzogen werden können:

– van der Steen JT, Ooms ME, Adèr HJ, Ribbe MW, van der Wal G (2002) Withholding

antibiotic treatment in pneumonia patients with dementia: a quantitative observational study. Arch Intern Med. 162:1753–1760

Diese Untersuchung zeigt, dass Patienten mit ambulant erworbener Pneumonie und fortgeschrittener Demenz, die antimikrobiell behandelt werden, zwar länger überleben, aber eine höhere Belastung („discomfort") aufweisen:

– Givens JL, Jones RN, Shaffer ML, Kiely DK, Mitchell SL (2010) Survival and comfort after treatment of pneumonia in advanced dementia. Arch Intern Med 170:1102–1107

Diskussion der Potentiale der NIV als palliative Therapieform bei akuter respiratorischer Insuffizienz:

– Azoulay E, Demoule A, Jaber S, Kouatchet A, Meert AP, Papazian L, Brochard L (2011) Palliative noninvasive ventilation in patients with acute respiratory failure. Intensive Care Med 37:1250–1257
– Kacmarek RM (2009) Should noninvasive ventilation be used with the do-not-intubate patient? Respir Care 54:223–229

Große Studie zur Praxis der Therapiebegrenzung und palliativen Therapie Sterbender auf europäischen Intensivstationen. Die Studie reflektiert ein hohes Problembewusstsein der behandelnden Ärzte, aber auch relevante regionale Differenzen:

– Sprung CL, Woodcock T, Sjokvist P, Ricou B, Bulow HH, Lippert A, Maia P, Cohen S, Baras M, Hovilehto S, Ledoux D, Phelan D, Wennberg E, Schobersberger W (2008) Reasons, considerations, difficulties and documentation of end-of-life decisions in European intensive care units: the ETHICUS Study. Intensive Care Med 34:271–277

Konkrete Maßgaben zur palliativen Therapie bei Sterbenden auf der Intensivstation:

– Truog RD, Campbell ML, Curtis JR, Haas CE, Luce JM, Rubenfeld GD, Rushton CH, Kaufman DC; American Academy of Critical Care Medicine (2008) Recommendations for end-of-life care in the intensive care unit: a consensus statement by the American College of Critical Care Medicine. Crit Care Med 36:953–963

Literatur

Ewig S, Bauer T, Richter K et al (2013) Prediction of in-hospital death from community-acquired pneumonia by varying CRB-age groups. Eur Respir J 41:17–922
Klapdor B, Ewig S, Pletz MW et al (2012) Community-acquired pneumonia in younger patients is an entity on its own. Eur Respir J 39:1156–1161

Arztbrief nach Abschluss einer stationären Behandlung

25

Santiago Ewig

1 Funktionen des Arztbriefes

Der Arztbrief ist – wie nach jeder Krankenhausbehandlung – entsprechend auch ein wichtiger Bestandteil in der Behandlung von Patienten mit ambulant erworbener Pneumonie. Er erfüllt drei wichtige Funktionen:

1. Er stellt eine kurze Epikrise dar und somit eine Dokumentation des Behandlungsverlaufs.
2. Er ist als solcher Bestandteil der Qualitätssicherung.
3. Er dient als Information für den Hausarzt und ist Grundlage für die Nachsorge.

Der Datensatz, der gesetzlich verpflichtend an die externe Qualitätssicherung weitergeleitet werden muss, ist bereits so ausgewählt, dass wesentliche Elemente der Behandlung erfasst werden. Es erscheint daher sinnvoll, den Arztbrief bereits entlang den Maßgaben der externen Qualitätssicherung zu strukturieren.

Weitere Maßgaben der intern organisierten Qualitätssicherung, insbesondere die Auswahl der antimikrobiellen Therapie, sollten hinzugefügt werden.

Schließlich sollte der Arztbrief in konkreter Form angeben, welche Maßgaben der Nachsorge angezeigt sind.

Die Supervision des Arztbrief-Entwurfs durch Ober- und/oder Chefärzte dient dann in jedem individuellen Fall als Grundlage für die Überprüfung des Grades der Implementation des eigenen Standards.

> **Beispiel**
> Muss der Supervisor etwa bei der Abfassung bzw. Korrektur des Arztbriefes feststellen, dass die Atemfrequenz nicht erfasst wurde, so sollte ergründet werden, warum dies nicht geschehen ist. Für den Fall eines systematischen organisatorischen Mangels (z. B. fehlende Instruktion der Mitarbeiter über die Bedeutung der Erfassung der Atemfrequenz, fehlende Spalte im Anamnesebogen für die Dokumentation der Atemfrequenz etc.) ergeben sich unmittelbar Ansatzpunkte, diesen zu beheben.

2 Inhalte des Arztbriefes

Tabelle 1 gibt einen Standard als Grundlage für die Abfassung des Arztbriefes wieder, der die von der externen Qualitätssicherung geforderten Daten enthält. Aus Tab. 2 gehen die zusätzlichen

S. Ewig (✉)
Thoraxzentrum Ruhrgebiet, Kliniken für Pneumologie und Infetkiologie, EVK Herne und Augusta-Kranken-Anstalt, Bochum, Deutschland
E-Mail: sewig@versanet.de

© Springer-Verlag Berlin Heidelberg 2016
S. Ewig (Hrsg.), *Ambulant erworbene Pneumonie*,
DOI 10.1007/978-3-662-47312-2_25

Tab. 1 Standard als Grundlage für die Abfassung eines Arztbriefes: Elemente der externen Qualitätssicherung

Diagnose	Ambulant erworbene Pneumonie, CRB-65 Score bzw. Punkte (geringes/erhöhtes/hohes Letalitätsrisiko) (Gering: CRB-65 = 0 Erhöht CRB-65 = 1–2 Hoch: CRB-65 = 3–4 oder Beatmung bei Aufnahme)
Anamnese	Residenz Bewusstseinszustand (wenn > 50 % des Tages getrübt: Pneumonie-bedingt ja/nein)
Klinische Untersuchung	Chronische Bettlägerigkeit ja/nein Atemfrequenz, Blutdruck BGA und Therapiebeginn Rechtzeitig (binnen 4 h, innerhalb von 8 h, verzögert; wenn verzögert, Gründe angeben!)
Verlauf	Klinisch, CRP Wenn CRP nicht rückläufig: Diagnostik/Therapie geändert? Wie? Mobilisation ja/nein, binnen 24 h ja/nein Wenn beatmet, dann angeben (nichtinvasiv oder invasiv)
Entlassung	Stabilitätskriterien nach BQS alle erfüllt ja/nein (stabile Nahrungsaufnahme, keine Tachykardie, keine Hypotonie, keine Tachypnoe, kein Fieber, Sauerstoffsättigung mindestens 90 %)
Falls Tod	Gestorben trotz Maximaltherapie Wenn keine Maximaltherapie: Limitation angeben, ggf. erfolgte Absprachen mit Betreuer auch nachträglich in Akte dokumentieren

Tab. 2 Standard als Grundlage für die Abfassung eines Arztbriefes: Elemente der internen Qualitätssicherung

Diagnose	Ambulant erworbene Pneumonie, CRB-65-Score bzw. Punkte (geringes/erhöhtes/hohes Letalitätsrisiko) Vorliegen einer schweren Sepsis/ eines septischen Schocks
Anamnese	Prädiktoren für unerwartete bzw. resistente Erreger - schwere Lungenerkrankungen (COPD, Bronchiektasen) - vorhergehende Hospitalisation mit Gabe einer antimikrobiellen Therapie Prädiktoren einer Aspiration - Alkoholismus, Bewusstseinstrübung, neurologische Erkrankungen, ösophageale Erkrankungen Prädiktoren ungewöhnlicher Erreger - Reiserückkehr - Kontakt zu Tieren Vorhergehender ambulanter antimikrobieller Therapiebeginn bzw. vorhergehendes Therapieversagen?
Klinische Untersuchung	Auskultationsbefund
Verlauf	Therapiesetting Initiale antimikrobielle Therapie Deeskalation der antimikrobiellen Therapie Dauer der antimikrobiellen Therapie Erregernachweis, ggf. Resistogramm Komplikationen - pulmonale - extrapulmonale
Entlassung	Maßgaben zur antimikrobiellen Therapiedauer (falls noch nicht beendet)
Falls Tod	Bei Maximaltherapie: kurze Darstellung des Verlaufs Bei Verzicht auf Maximaltherapie: kurze Darstellung der palliativen Therapie

Daten hervor, die aus einer internen Qualitätssicherung in den Brief einfließen sollten. Schließlich gibt Tab. 3 wieder, welche Elemente der Nachsorge erfüllt werden sollten. Diese zusätzlichen Daten berücksichtigen weitere kritische Elemente der Behandlung. Wie unmittelbar deutlich ist, sind wesentliche Punkte der Behandlungsqualität in der externen Qualitätssicherung aus unterschiedlichen Gründen nicht erfasst, jedoch für die Behandlungsqualität dennoch sehr relevant.

Tabelle 4 fasst alle wichtigen Elemente in einem Vorschlag für einen Arztbriefstandard zusammen. Selbstverständlich kann jeder Arztbrief im unkomplizierten Fall erheblich um die

Tab. 3 Standard als Grundlage für die Abfassung eines Arztbriefes: Elemente der Nachsorge

Nachsorge	Zeitpunkt laborchemischer Verlaufskontrolle (wenn Inflammationsmarker bei Kontrolle noch erhöht) Zeitpunkt radiologischer Verlaufskontrolle (i. d. R. vier Wochen nach Beginn der antimikrobiellen Therapie) Bei Komplikationen: Zeitpunkt erforderlicher Nachuntersuchungen

Tab. 4 Vorschlag für einen Arztbriefstandard

Diagnose	Ambulant erworbene Pneumonie, CRB-65-Score bzw. Punkte (geringes/erhöhtes/hohes Letalitätsrisiko) (Gering: CRB-65 = 0 Erhöht CRB-65 = 1–2 Hoch: CRB-65 = 3–4 oder Beatmung bei Aufnahme) Vorliegen einer schweren Sepsis/ eines septischen Schocks
Anamnese	Residenz Bewusstseinszustand (wenn getrübt: Pneumoniebedingt ja/nein) Prädiktoren für MDR-Erreger - schwere Lungenerkrankungen (COPD, Bronchiektasen) - vorhergehende Hospitalisation mit Gabe einer antimikrobiellen Therapie Prädiktoren einer Aspiration - Alkoholismus, Bewusstseinstrübung, neurologische Erkrankungen, ösophageale Erkrankungen Prädiktoren ungewöhnlicher Erreger - Reiserückkehr - Kontakt zu Tieren Vorhergehender ambulanter antimikrobieller Therapiebeginn bzw. vorhergehendes Therapieversagen?
Klinische Untersuchung	Auskultationsbefund Chronische Bettlägerigkeit ja/nein Atemfrequenz, Blutdruck BGA und Therapiebeginn Rechtzeitig (binnen 4 h, innerhalb von 8 h, verzögert; wenn verzögert, Gründe angeben!)

(Fortsetzung)

Tab. 4 (Fortsetzung)

Verlauf	Therapiesetting Initiale antimikrobielle Therapie Deeskalation der antimikrobiellen Therapie Dauer der antimikrobiellen Therapie Erregernachweis, ggf. Resistogramm Komplikationen - pulmonale - extrapulmonale Klinisch, CRP Wenn CRP nicht rückläufig: Diagnostik/Therapie geändert? Wie? Mobilisation ja/nein, binnen 24 h ja/nein Wenn beatmet, dann angeben (nichtinvasiv oder invasiv)
Entlassung	Stabilitätskriterien nach BQS alle erfüllt ja/nein (stabile Nahrungsaufnahme, keine Tachykardie, keine Hypotonie, keine Tachypnoe, kein Fieber, Sauerstoffsättigung mindestens 90 %) Maßgaben zur antimikrobiellen Therapiedauer (falls noch nicht beendet)
Falls Tod	Gestorben trotz Maximaltherapie Wenn keine Maximaltherapie: Limitation angeben, ggf. erfolgte Absprachen mit Betreuer auch nachträglich in Akte dokumentieren Bei Maximaltherapie: kurze Darstellung des Verlaufs Bei Verzicht auf Maximaltherapie: kurze Darstellung der palliativen Therapie
Nachsorge	Zeitpunkt laborchemischer Verlaufskontrolle (wenn Inflammationsmarker bei Kontrolle noch erhöht) Zeitpunkt radiologischer Verlaufskontrolle (i. d. R. vier Wochen nach Beginn der antimikrobiellen Therapie) Bei Komplikationen: Zeitpunkt erforderlicher Nachuntersuchungen

„Negativa" gekürzt werden, also durch Verzicht auf Angaben zu Punkten, die für den konkreten Patienten nicht relevant waren. Die Auswahl der noch verbleibenden wichtigen Punkte wird jedoch durch die Orientierung an dieser ausführlichen Vorgabe deutlich erleichtert.

Prävention

26

Santiago Ewig und Sören Gatermann

1   Prävention der Influenza

1.1   Entwicklung

Impfstoffe werden mittels zwei verschiedener Methoden hergestellt: in bebrüteten Hühnereiern oder in permanenten Zelllinien. Sie entsprechen inaktivierten Ganzvirusimpfstoffen oder einem viralen Hämagglutinin-Oberflächenglykoprotein; letztere werden abhängig von der Intensität der Aufarbeitungsschritte Spaltimpfstoffe oder Untereinheitenimpfstoffe genannt. Dabei gilt die Grundregel: je intensiver die Viruspräparationen, desto weniger immunogen wirken diese, bei gleichzeitig besserer Verträglichkeit. Um die Immunogenität von Impfstoffen zu steigern, können die Viruspräparationen adjuvantiert oder in virosomale Partikel (Liposomen mit virusähnlicher Struktur) integriert werden.

Insgesamt werden drei Typen von Impfstoffen unterschieden:

1. der saisonale Impfstoff: Die Entwicklung saisonaler Impfstoffe muss dafür Sorge tragen, dass die im Rahmen des Antigendrifts entstehenden zirkulierenden Virusvarianten möglichst nahe durch den Impfstoff abgebildet werden. Dies gelingt jedes Jahr unterschiedlich gut. Es entstehen dabei tri- oder tetravalente Impfstoffe;
2. der präpandemische Impfstoff,
3. der pandemische Impfstoff.

Die beiden letztgenannten Impfstoffe enthalten monovalente Impfstoffe zum Schutz vor einer Virusvariante, die entweder bisher nur zoonotisch aufgetreten ist oder als Ergebnis eines Antigenshifts eine pandemische Ausbreitung erfahren kann. Zur Zeit (Februar 2015) sind präpandemische Impfstoffe gegen A/H5N1 zugelassen.

Unter den Impfstoffen werden des Weiteren folgende Produkte unterschieden:

1. Inaktivierte Impfstoffe: Die aktuell verfügbaren saisonalen trivalenten Infuenzaimpfstoffe (engl.: „trivalent inactiviated vaccine", TIV) enthalten Antigene der Subtypen A/H1N1, A/H3N2 und eines B-Stammes. Ein erster in Deutschland 2013 zugelassener tetravalenter Impfstoff enthält Antigene der beiden unterschiedlichen genetischen Linien des Influenzavirus B.
2. Lebend-attenuierte Impfstoffe: Diese Impfstoffe (engl.: „live attenuated influenza vaccines, LAIV") sind trivalent in der EU und den USA, tetravalent in den USA zugelassen.

S. Ewig (✉)
Thoraxzentrum Ruhrgebiet, Kliniken für Pneumologie und Infektiologie, EVK Herne und Augusta-Kranken-Anstalt, Bochum, Deutschland
E-Mail: sewig@versanet.de

S. Gatermann
Institut für Hygiene und Mikrobiologie, Abteilung für Medizinische Mikrobiologie, Ruhr-Universität, Bochum, Deutschland
E-Mail: soeren.gatermann@rub.de

© Springer-Verlag Berlin Heidelberg 2016
S. Ewig (Hrsg.), *Ambulant erworbene Pneumonie*,
DOI 10.1007/978-3-662-47312-2_26

Tab. 1 Impfstoffeigenschaften von in Deutschland zugelassenen Influenza-Impfstoffen. Alle Impfstoffe werden Ei-basiert hergestellt, inaktivierte Impfstoffe (mono- und trivalent) zusätzlich auch zellbasiert. Inaktivierte mono- und trivalente Impfstoffe werden adjuvantiert, trivalente auch virosomal angeboten

	Ganzvirusimpfstoff	Spalt-Impfstoff	Untereinheitenimpfstoff
Impfung gegen die saisonale Influenza			
- inaktiviert trivalent		+	+
- inaktiviert tetravalent		+	
- lebend-attenuiert trivalent	+		
- lebend-attenuiert tetravalent	+		
Impfung gegen die (prä)pandemische Influenza			
- inaktiviert monovalent	+	+	+
- lebend-attenuiert monovalent	+		

Tabelle 1 gibt einen Überblick über die verfügbaren Impfstoffeigenschaften der in Deutschland zugelassenen Influenzaimpfstoffe.

1.2 Immunologie

Die Immunogenität wird gemessen in Bezug auf die im Hämagglutinationshemmtest gemessenen Antikörper. Die Standarddosis beträgt 15 µg Hämagglutinantions (HA)-Antigen.

Die Adjuvantierung steigert die Immunantwort und erlaubt eine Reduktion des Antigengehalts um den Faktor 2 bis 4. Die Immunogenität von MF59- und virosomalen Impfstoffen scheint vergleichbar.

Lebend-attenuierte Impfstoffe, intranasal oder als Spray verabreicht, induzieren neben der zellulären und humoralen Immunantwort auch sekretorisches IgA, das am Eintrittsort der Influenzaviren wirksam werden kann.

1.3 Wirksamkeit

Die Wirksamkeit der Influenzaimpfung wird immer wieder in Frage gestellt. Tatsächlich kann nicht von der Wirksamkeit „der Impfung" gesprochen werden, sondern nur von derjenigen eines bestimmten Impfstoffs in einer definierten Population zu einem bestimmten Zeitraum.

Die konventionellen TIV-Impfstoffe (ohne Adjuvantierung) weisen in den meisten Studien eine (begrenzte) Wirksamkeit bezüglich der Verhinderung laborbestätigter Influenzaerkrankungen bei gesunden Erwachsenen $\geq$ 65 Jahre und älteren Kindern auf. Zusätzlich wurde über eine Reduktion von Hospitalisierungen, Pneumonien, aber auch kardio- und zerbrovaskulären Ereignissen berichtet.

Insgesamt liegt bis heute keine Evidenz dafür vor, dass die Influenzaimpfung in der Lage ist, die Rate der ambulant erworbenen Pneumonien oder gar die Sterblichkeit an dieser bei Älteren mit Komorbidität, bei Älteren in Seniorenheimen, bei Personen mit COPD als Begleiterkrankungen oder irgendeiner anderen Grunderkrankung zu reduzieren. Dennoch erscheint eine Impfung im Zusammenhang mit der ambulant erworbenen Pneumonie sinnvoll, da auch nach CAPNETZ-Daten eine Influenzavirusinfektion mit bakterieller Superinfektion zu einer erhöhten Letalität führt.

Ob die Wirksamkeit der adjuvantierten TIV-Impfstoffe höher liegt, als es von der immunologischen Antwort her zu erwarten wäre, ist noch nicht belegt.

Die exakte Bezifferung des Schutzeffekts der Influenzaimpfung bleibt aus mehreren Gründen problematisch. Dies gilt im Hinblick auf

– die eingeschlossenen Populationen (Altersgruppe, Immunstatus),
– den verabreichten Impfstoff und die Güte des „Matchs" von Impfstoff und zirkulierenden Virusvarianten (zirkulieren tatsächlich mehrheitlich die Stämme, die verimpft werden?),

– die Virusaktivität in der Studienperiode (saisonale versus epidemische Influenza),
– die Methodik der Studie (kontrollierte randomisierte Studien gelten als Goldstandard, Beobachtungsstudien sind in ihrem Wert umstritten).

1.4 Unerwünschte Wirkungen

Diese umfassen in erster Linie lokale Reaktionen an der Impfstelle (Rötung, Schmerz) sowie systemische Reaktionen mit Induktion einer fiebrigen Reaktion, die gelegentlich als „grippeähnlich" charakterisiert wird. Die Rate an systemischen Reaktionen ist jährlich in etwa konstant und beträgt ca. 4 %. Diese Beschwerden klingen innerhalb von ein bis zwei Tagen folgenlos wieder ab und bedürfen nur selten therapeutischer Intervention, z. B. durch Paracetamol.

Im Rahmen des pandemischen Impfstoffs gegen A/H1N1 wurde in England und Skandinavien bei 4- bis 18-Jährigen, die einen mit ASO3 adjuventierten Impfstoff erhalten hatten, ein 17-facher Anstieg der Fälle mit Narkolepsie beobachtet. Dies konnte für den MF-59-adjuvantierten Pandemieimpfstoff bisher nicht gezeigt werden, bei allerdings geringer Anzahl an Personen, die einen entsprechenden Impfstoff erhalten hatten.

▶ **Merke** Die unerwünschte Wirkung der Narkolepsie wurde bisher nur bei ASO3-adjuvantiertem Pandemieimpfstoff beobachtet, während für das MF-59-Adjuvans bisher keine entsprechenden Wirkungen beschrieben sind. Insofern bleibt diese unerwünschte Wirkung ein Sonderfall einer spezifischen Adjuvantierung und ist kein Argument gegen die Influenzaimpfung als solche.

1.5 Aktuelle Empfehlungen zur Influenzaimpfung

Für die Influenzaimpfung gilt eine generelle Empfehlung für Personen ab dem 60. Lebensjahr

sowie eine Indikationsimpfung für Personen mit bestimmten Komorbidtäten oder Immundefekten sowie Risikokonstellationen.

Indikationen für eine Schutzimpfung gegen Influenza vom 2. bis 59. Lebensjahr nach STIKO
– Alle Schwangeren ab 2. Trimenon, bei erhöhter gesundheitlicher Gefährdung infolge eines Grundleidens ab 1. Trimenon
– Kinder, Jugendliche und Erwachsene mit erhöhter gesundheitlicher Gefährdung infolge eines Grundleidens, wie z. B.
  – chronische Krankheiten der Atmungsorgane (inklusive Asthma und COPD)
  – chronische Herz-Kreislauf-, Leber- und Nierenkrankheiten
  – Diabetes mellitus und andere Stoffwechselkrankheiten
  – chronische neurologische Krankheiten, z. B. Multiple Sklerose mit durch Infektionen getriggerten Schüben
  – Personen mit angeborener oder erworbener Immundefizienz mit T- und/oder B-zellulärer Restfunktion bzw. Immunsuppression
  – HIV-Infektion
– Bewohner von Alters- oder Pflegeheimen
– Personen mit erhöhter Gefährdung, z. B. medizinisches Personal,
– Personen in Einrichtungen mit umfangreichem Publikumsverkehr
– Personen, die als mögliche Infektionsquelle für von ihnen betreute ungeimpfte Risikopersonen fungieren können
– Personen mit erhöhter Gefährdung durch direkten Kontakt zu Geflügel und Wildvögeln

Für Reisende ab 60 Jahren und die genannten Personengruppen, die nicht

(Fortsetzung)

über einen aktuellen Impfschutz verfügen, ist die Impfung generell empfehlenswert, für andere Reisende ist eine Influenza-Impfung nach Risikoabwägung entsprechend Exposition und Impfstoffverfügbarkeit sinnvoll.

Wenn eine intensive Epidemie aufgrund von Erfahrungen in anderen Ländern droht oder nach deutlicher Antigendrift bzw. Antigenshift zu erwarten ist und der Impfstoff die neue Variante enthält.

Die Liste der aktuell zugelassenen saisonalen und präpandemischen Impfstoffe kann auf der entsprechenden Seite des Paul-Ehrlich-Instituts nachgesehen werden (http://www.pei.de/DE/arzneimittel/impfstoff-impfstoffe-fuer-den-menschen/influenza-grippe/influenza-grippe-node.html).

▶ **Merke** Für die Impfung von Erwachsenen ist aktuell der TIV-Impfstoff Mittel der Wahl. Der zusätzliche Wert der adjuvantierten Impfstoffe ist noch nicht belegt. TIV-Impfstoffe mit höher dosiertem Antigen, das potentiell zu besserer Immunantwort führen könnte, stehen zur Zeit noch nicht zur Verfügung.

Kontraindikationen umfassen bei Ei-basierten Impfstoffen eine Hühnereiweißallergie. Für die Saison 2014/2015 gibt es einen hühnereiweißfreien Impfstoff, der in Zellkulturen hergestellt wird und für Allergiker geeignet ist.

Demgegenüber empfiehlt die STIKO aktuell für Kinder von zwei bis sechs Jahren, den LAIV-Impfstoff bevorzugt anzuwenden; möglich ist dieser bis zum 17. Lebensjahr. Kinder und Jugendliche, die an einer klinischen Immunschwäche oder an schwerem Asthma leiden oder eine Salicylat-Therapie erhalten, dürfen nicht mit dem Influenza-Lebendimpfstoff geimpft werden.

▶ **Cave** „Eine Impfung mit dem aktuellen saisonalen humanen Influenza-Impfstoff bietet keinen direkten Schutz vor Infektionen durch den Erreger der aviären Influenza, sie kann jedoch Doppelinfektionen mit den aktuell zirkulierenden Influenzaviren verhindern" (STIKO). Damit ist die Grundlage für ein Gen-Reassortment unterbunden.

▶ **Hinweis** Die Impfung mit TIV-Impfstoffen erfolgt grundsätzlich intramuskulär, am besten in den M. deltoideus. Der saisonale trivalente inaktivierte Grippeimpfstoff (TIV) kann gemeinsam mit der Pneumokokkenimpfung verabreicht werden.

2 Prävention der Pneumokokken-Pneumonie

2.1 Pneumokokken-Polysaccharid-Impfung (PPV)

2.1.1 Entwicklung

Die Polysaccharid-Impfung (engl.: „polysaccaride vaccine, PPV") wurde erstmals 1944 als 4-valente Impfung eingeführt und bis 1977 zur 14-valenten Impfung weiterentwickelt. Die 1983 eingeführte 23-valente Impfung war über mehr als zwanzig Jahre lang die Standardimpfung für Kinder und Erwachsene gleichermaßen.

Die 23-valente Impfung umfasste 90 % der Serotypen; eine Steigerung der Anzahl der eingeschlossenen Kapseltypen hätte eine nur verhältnismäßige geringe zusätzliche Abdeckung ergeben.

2.1.2 Immunologie

Die Immunantwort der PPV umfasst nach Kontakt mit den antigenen Kapselbestandteilen eine Stimulation der B-Zell-Lymphozyten mit nachfolgender Produktion von Antikörpern.

Diese immunologische Antwort weist eine Reihe von Schwächen auf:

– Einige der kapsulären Polysaccharid-Serotypen sind schwache Antigene, entsprechend ist die Immunogenität vor allem bei Kindern und Älteren limitiert.
– Die Antikörperantwort ist heterogen.
– Antikörperspiegel und Schutzwirkung sinken über wenige Jahre.

– Die Revakzination erbringt keine Booster-Antwort, sondern kann sogar eine sogenannte Hyporesponsivität (engl.: „hyporesponsiveness") induzieren.
– Eine Schleimhaut-Immunogenität ist nicht gegeben.
– Durch fehlende Schleimhaut-Immunogenität ergibt sich keine Protektion gegenüber kolonisierenden Stämmen.
– Es werden keine Memoryzellen induziert.

Folgende Beobachtungen können zur Erklärung der Hyporesponsivität beitragen: Mäuse zeigen lange Persistenz und Exkretion von intakten Polysaccharid-Antigenen aus Immunzellen bei Hochdosisgabe. Diese Antigene neutralisieren Antikörper gegen Polysaccharid-spezifische Antigene. In hohen Dosen führen Polysaccharide in vitro zur Bindung an B-Zellen und zur „downregulation" über mehrere Generationen von B-Zellen.

2.1.3 Wirksamkeit

Seit Einführung des PPV-Impfstoffs sind Zweifel an seiner Wirksamkeit nicht verstummt. Auch mehrere (n = 12) Metanalysen haben kein eindeutiges Bild erbracht. Wurden nur randomisierte und Placebo-kontrollierte Studien eingeschlossen, war eine Wirksamkeit nicht oder nur marginal gegeben; der zusätzliche Einschluss von Beobachtungsstudien ergab ein günstigeres Bild. Auch hinsichtlich der Auswahl der relevanten Endpunkte bestand eine erhebliche Variabilität in den Studien.

Eine kritische Wertung aller verfügbaren Studien und Metaanalysen kann etwa zu folgenden Schlussfolgerungen kommen:

– Die PPV hat eine Schutzwirkung gegenüber einer Pneumokken-Bakteriämie und somit meist schweren Verläufen der Pneumokokken-Pneumonie.
– Der Schutz ist bei Kindern, im Alter und bei Immunsuppression wahrscheinlich nicht oder nur schwach gegeben.
– Die PPV schützt (wenn überhaupt) nur marginal vor einer Pneumokokken-Pneumonie.

Die WHO hat daher im Jahre 2008 zusammenfassend folgende Stellungnahme zur PPV abgegeben:

– Die Daten über die Wirksamkeit der PPV23 sind inkonsistent.
– Die Evidenz für eine Wirksamkeit ist für Personen in hohem Alter, Hochrisikopersonen sowie bei HIV-Infektion limitiert, so dass in Gesundheitssystemen, die nur über knappe Mitteln verfügen, keine Grundlage für eine routinemäßige Verabreichung dieser Impfung gegeben ist.
– Die mögliche Induktion einer „hyporesponsiveness" nach wiederholter Impfung mit PSV sollte weitere Untersuchungen nach sich ziehen
– Es besteht ein Bedarf an konjugierten Impfstoffen (oder anderen Vakzinen), die die Mehrzahl der relvanten Serotypen umfassen, die schwere Erkrankungen bei Kindern und Erwachsenen verursachen.

Diese Stellungnahme ist bereits unter dem Eindruck der spektakulären Erfolge der Pneumokokken-Konjugat-Vakzine bei Kindern entstanden.

2.1.4 Unerwünschte Wirkungen

Die Verträglichkeit des Polysaccharid-Impfstoffs ist sehr gut. Unerwünschte Wirkungen sind insgesamt selten.

Fieber und lokale Reaktionen (Berührungsempfindlichkeit bzw. Schmerzen, Rötung an der Einstichstelle) bzw. Beeinträchtigungen der Beweglichkeit des Arms sowie Allgemeinreaktionen sind möglich. Anaphylaktische Reaktionen sind sehr selten, jedoch möglich. Im Rahmen der Wiederholungsimpfung treten offenbar etwas häufiger unerwünschte Wirkungen auf.

2.2   Konjugat-Impfung (PCV)

2.2.1 Entwicklung

Die Pneumokokken-Konjugatimpfung (engl.: „pneumococcal conjugate vaccine, PCV") stellt ohne Übertreibung einen großen medizinischen Fortschritt der letzten Jahrzehnte dar. Sie wurde zuerst 1996 in den USA als 7-valenter Impfstoff für Kinder eingeführt, in Deutschland ab 2006. Ein zusätzlicher 10-valenter Impfstoff für Kinder wurde entwickelt. Zuletzt wurde für Erwachsene ein 13-valenter Impfstoff eingeführt, der mittlerweile auch den 7-valenten Impfstoff für Kinder abgelöst hat. Die in diesen drei Impfstoffen enthaltenen Serotypen gehen aus Tab. 2 hervor.

2.2.2 Immunologie

Das Prinzip der Konjugatimpfung besteht in der Kopplung eines immunogenen Trägerproteins an das Polysaccharid-Antigen (je 2,2 µg pro Sero-

typ). Das CRM197-Trägerprotein ist ein immunogener, aber apathogener Teil des Diphtherietoxoids und an Aluminiumorthophosphat (0,125 mg) adsorbiert. Neben der bekannten Erkennung durch B-Zell-Lymphozyten mit der Folge einer Produktion von Antikörpern läuft nach Erkennung über eine antigenpräsentierende Zelle eine MHC-vermittelte Th2-Zellreaktion mit dem Ergebnis einer Stimulation von hochaviden Antikörpern und Memory-B-Zellen ab (Abb. 1).

Die wesentlichen Vorteile der PCV gegenüber der PPV liegen also in der besseren Immunogenität sowie der Vermittlung einer Schleimhautimmunität (Tab. 3).

Tab. 2 Vertretung der Kapsel-Serotypen im 7-, 10- und 13-valenten Impfstoff (kursiv: zusätzliche Serotypen)

PCV-7	4, 6B, 9 V, 14, 18C, 19 F, 23 F
PHiD-10	4, 6B, 9 V, 14, 18C, 19 F, 23 F, *1, 5, 7 F*
PCV-13	4, 6B, 9 V, 14, 18C, 19 F, 23 F, *1, 5, 7 F, 3, 6A, 19A*

2.2.3 Wirksamkeit

PCV-7 bei Kindern Die Wirksamkeit des PCV-7-Impfstoffs bei Kindern konnte bereits wenige Jahre nach Einführung der Impfung in den USA belegt werden. Bei geimpften Kindern

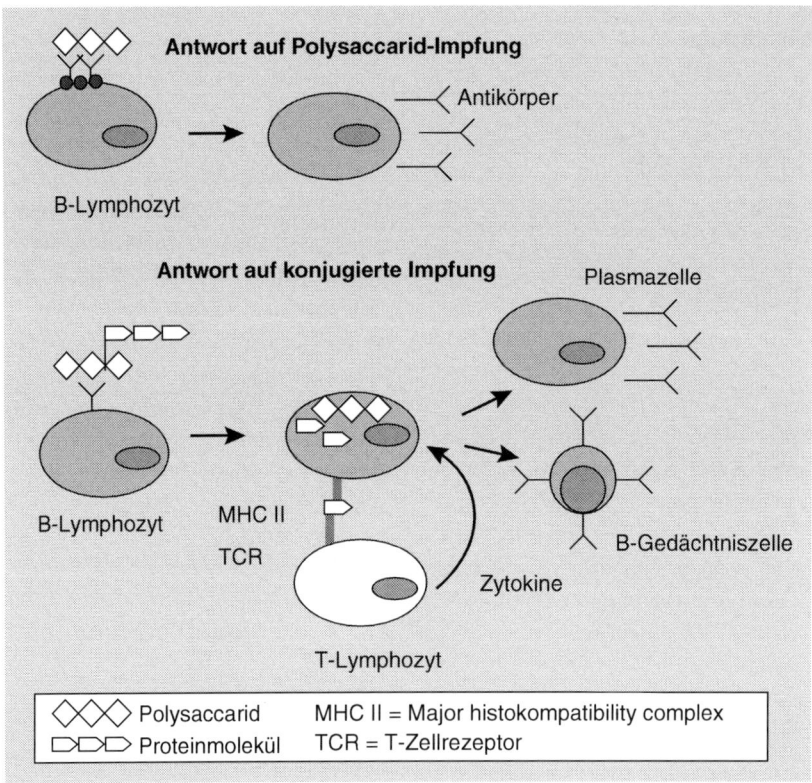

Abb. 1 Immunologie der Pneumokokken-Impfungen (aus: Fedson u. Musher 2004; mit freundlicher Genehmigung)

Tab. 3 Vergleich der Immunreaktionen auf PPV und PCV

PPV	PCV
B-Zell-Antwort	B- und T-Zell-Antwort
Keine hochaviden Antikörper	Hochavide, opsonierende Antikörper
Keine mukosale Immunität	Mukosale Immunität (sIgA)
Keine Memory-Zellen	Memory-Zellen

wurde eine konsistent drastische, über 90%ige Reduktion der Rate invasiver Pneumokokken-Bakteriämien durch Impfserotypen beobachtet. Diese Effekte waren in der Hochrisikogruppe ≤ 2 Jahre besonders eindrucksvoll. Es zeigte sich allerdings auch ein (zahlenmäßig weit geringeres) sogenanntes „replacement", d. h. ein Ersatz von Infektionen mit Kapsel-Serotyoen, die in der 7-valenten Impfung nicht vertreten waren.

Ebenso eindrücklich waren Effekte auf Pneumokokken-Bakteriämieraten bei nicht geimpften Erwachsenen in der gleichen Region. Es konnte gezeigt werden, dass diese besonders bei Risikopersonen > 65 Jahre um ca. die Hälfte bis zwei Drittel gesenkt werden konnte. Unter den verbliebenen Bakteriämien konnte ebenfalls ein replacement beobachtet werden.

Schließlich wurde zusätzlich ein Rückgang der Penicillin- bzw. Makrolid-resistenten Pneumokokken-Stämme bei Kindern und nicht geimpften Erwachsenen beobachtet.

Diese Effekte an nicht geimpften Erwachsenen sind durch eine Herdenimmunität (engl.: „herd immunity") zu erklären: die Reduktion der die Schleimhaut kolonisierenden Pneumokokken in einer Population durch Induktion einer Schleimhautimmunität verringert das Risiko der Übertragung und damit die Inzidenz der Pneumokokken-Infektionen bei Ungeimpften. Dadurch dass die Impfserotypen auch häufiger als andere gegen Penicillin resistent sind, führt ihre Reduktion zu einer Reduktion der Penicillinresistenz.

Alle diese Effekte konnten nach Einführung der PCV-7-Impfung in Deutschland 2006 ebenfalls bestätigt werden. Ein Rückgang der Impfserotypen konnte für alle PCV-Impfungen gezeigt werden, nicht jedoch für PPV.

▶ **Merke** Die PCV-7-Impfung bei Kindern ist eine große Erfolgsgeschichte. Es gelang eine Reduktion der Inzidenz invasiver (und noninvasiver) Pneumokokken-Infektionen durch 7 Serotypen bei Kindern um > 90 %, eine Reduktion der Inzidenz invasiver Pneumokokken-Infektionen bei Erwachsenen und eine Reduktion der Inzidenz der Penicillin-Resistenz von Pneumokokken bei Kindern und Erwachsenen. Ein verbleibendes Problem, das noch einer Antwort bedarf, ist das Replacement durch Serotypen, die nicht in der Impfung enthalten sind.

PCV-13 bei Erwachsenen Immunantwort, gemessen an ELISA-Antikörpern bzw. opsonierenden Antikörpern (OPAs) In einer Reihe von Untersuchungen zeigte sich PCV-13 bezüglich der Immunantwort im Vergleich zu PPV für alle gemeinsam vorkommenden Serotypen als nicht unterlegen, bei vielen gemeinsamen Serotypen und Serotyp 6A sogar überlegen. Dieses Ergebnis konnte in allen untersuchten Altersklassen ab 50 Jahren bestätigt werden und war unabhängig von Komorbiditäten.

CAPITA-Studie Ein Meilenstein in der Geschichte der Pneumokokken-Impfung, wenn nicht der Impfung überhaupt, stellt die CAPITA-Studie dar. Hierbei handelt es sich um die mit Abstand größte populationsbasierte Impfstudie zur Pneumokokken-Pneumonie. Insgesamt wurden ca. 84.000 Personen eingeschlossen.

Das prospektive, randomisierte, placebokontrollierte Design sowie die sauber definierte, impfnaive Prüf-Population mit einem hohen Impfschutz gegen Influenza (77,2 – 82,5 %) zeugt von der hohen Qualität des Studiendesigns.

Der primäre Studienendpunkt war eine Reduktion der ambulant erworbenen Pneumonien durch Vakzine-Serotypen (VS), sekundäre Endpunkte umfassten die Reduktion der nicht-bakteriämischen und bakteriämischen Vakzine-Serotypen (VS) Pneumonien. Alle Endpunkte wurden eindrucksvoll erreicht: die Reduktion der Pneumonien durch VS betrug 45,6 %, die der nichtbakteriämischen VS-Pneumonien 45 %, der bakteriämischen 75 %. Die Studie ergab somit ein eindrucksvolles „proof-of-concept". Eine Reduktion der ambulant erworbenen Pneumonie durch Vakzin-Typen konnte demgegenüber für PSV nie konsistent gezeigt werden. Die Wirksamkeit bliebt über die Beobachtungsdauer von 4 Jahren erhalten. Die Verträglichkeit war exzellent.

Einige Limitationen der Studie sollten dennoch beachtet werden:
Placebo als Kontrollarm; somit besteht kein head to head Vergleich mit PSV

1. die Ausschluß kritierenschränken den klinischen Wirksamkeitsnachweis für folgende häufige bzw. wichtige Patientengruppen ein:
   – Residenz im Seniorenheim (nursing home acquired pneumonia)
   – Patienten mit soliden Tumoren unter Behandlung
   – Dialysepatienten, Pat. mit nephrotischem Syndrom

2. geringe Komobidität
   – nur 45216 (53,5 %) hatten überhaupt eine Komorbidität
   – nur 25,4 % hatten eine kardiale, 10,2 % eine pulmonale Komorbidität
   – nur 12,3 % waren aktive Raucher

3. sehr niedrige Inzidenz der Pneumokokken-Pneumonie
   – $357 / 84496 = 0,42 \%$ aller Randomisierten
   – $155 / 42240 = 0,37 \%$ der 42240 Patienten mit Impfung

4. die Impfung zeigte keine Effektivität auf all-cause Pneumonien:
   – (die Serotyp-spezifische Pneumokokken-Inzidenz war offenbar zu gering)

5. abnehmende coverage der Impfserotypen über den Beobachtungszeitraum
   – 2008: 68.4 % von PCV-13 Serotypen
   – 2013: 42,3 % von PCV-13 Serotypen

sehr geringe Letalität / keine Reduktion der Letalität der Pneumokokken-Pneumonie/Sepsis

– Durch Impfserotypen: n=4 (zwei in jeder Gruppe)
– Durch alle Serotypen: n= 13 (6 vs 7)
  Mögliche Gründe:
– Interventionsartefakt mit besserer Früherkennung, Ausschluß NHAP und wichtiger Komorbiditäten, sehr geringe Komorbidität, auffällig wenig Patienten in der Gruppe > 85 Jahre

6. limitierte Aktivität je nach Serogruppe
   – Wirksamkeit der PCV-13 Impfung nur belegt in Serogruppen 3, 7F,19A, Inzidenz der anderen Gruppen sehr niedrig und/oder kein Unterschied

7. differente Effektivität in den Altersgruppen
   – Signifikant unterschiedlich nur in den Jahren ≥ 65 -<75 Jahren
   – Trend bis 85 Jahre
   – Kein Unterschied ≥ 85 Jahre

8. Trotz dieser Limitationen können folgende Aussagen über die CAPITA-Studie getroffen werden:
   – Der Wirksamkeitsnachweis der PCV ist in einer großen, placebokontrollierten Studie eindeutig auch für Personen > 65 Jahre gegeben.
   – Er ist gegeben sowohl für nicht-bakterimäische als auch bakteriämische Pneumonien durch Vakzine-Serotypen (VS)
   – Eine methodisch vergleichbare Evaluation für PPV gibt es nicht.
   – Einen eindeutigen Wirksamkeitsnachweis von PPV für gibt es nicht.
   – Trotz fehlenden head to head Vergleichs ist die Evidenz für eine Wirksamkeit von PCV höher als für PPV.

9. Demgegenüber muss über die PPV23 folgendes festgestellt werden:
   – PPV reduziert gesichert IPD bei Erwachsenen unter 65 Jahre
   – Der Schutzeffekt in anderen Gruppen ist nicht belegt
   – Die Schutzwirkung ist zeitlich beschränkt auf 3–5 Jahre

– Eine Revakzination verbietet sich aufgrund Hyporesponsivität; andererseits ist die Wiederimpfung nach PPV mit PCV13 weniger effektiv

2.2.4 Unerwünschte Wirkungen

Die Verträglichkeit des Konjugatimpfstoffs ist sehr gut. Unerwünschte Wirkungen sind selten, treten jedoch in jüngerem Alter häufiger auf.

Fieber und lokale Reaktionen (Berührungsempfindlichkeit bzw. Schmerzen, Rötung an der Einstichstelle) bzw. Beeinträchtigungen der Beweglichkeit des Arms sowie Allgemeinreaktionen wie Erbrechen sind möglich. Anaphylaktische Reaktionen sind sehr selten, jedoch möglich.

2.3 Aktuelle Empfehlungen zur Pneumokokken-Impfung

Es besteht folgender Zulassungsstatus (Stand: August 2015):

– 10-valenter Konjugatimpfstoff (PCV-10), Synflorix, zugelassen ab Alter 6 Wochen bis Alter 59 Monate
– 13-valenter Konjugatimpfstoff (PCV-13, Prevenar 13), zugelassen ab Alter 6 Wochen, ohne obere Altersgrenze
– 23-valenter Polysaccharidimpfstoff (PPSV-23, Pneumovax), zugelassen ab Alter 2 Jahre, ohne obere Altersgrenze

2.3.1 Impfungen bei Kindern

Die STIKO und das Robert-Koch-Institut (RKI) (Stand: August 2015) empfehlen als Impfschema vier Grundimmunisierungen in den Monaten 2, 4 und zwischen den Monaten 11 und 14 mit einem Konjugatimpfstoff (PCV-10 oder PCV-13).

Des Weiteren gibt es Indikationsimpfungen für Kinder mit definierten Immundefekten bzw. Komorbiditäten.

Indikationen für eine Schutzimpfung gegen Pneumokokken vom 2. bis 59. Lebensjahr nach STIKO-Empfehlung

Kinder, Jugendliche und Erwachsene mit erhöhter gesundheitlicher Gefährdung infolge einer Grundkrankheit:

1. Angeborene oder erworbene Immundefekte bzw. Immunsuppression, wie z. B.:
   – T-Zell-Defizienz bzw. gestörte T-Zell-Funktion
   – B-Zell- oder Antikörperdefizienz (z. B. Hypogammaglobulinämie)
   – Defizienz oder Funktionsstörung von myeloischen Zellen (z. B. Neutropenie, chronische Granulomatose, Leukozytenadhäsionsdefekte, Signaltransduktionsdefekte)
   – Komplement- oder Properdindefizienz
   – funktioneller Hyposplenismus (z. B. bei Sichelzellanämie),
   – Splenektomie* oder anatomische Asplenie
   – neoplastische Krankheiten
   – HIV-Infektion
   – nach Knochenmarktransplantation
   – immunsuppressive Therapie*(z. B. wegen Organtransplantation oder Autoimmunerkrankung)
2. Anatomische und Fremdkörper-assoziierte Risiken für Pneumokokkenmeningitis, wie z. B.
   – chronische Erkrankungen des Herzens, der Atmungsorgane (z. B. Asthma, Lungenemphysem, COPD), der Leber oder der Niere
   – Stoffwechselkrankheiten, z. B. Diabetes mellitus
   – neurologische Krankheiten, z. B. Zerebralparesen oder Anfallsleiden
3. Chronische Krankheiten, wie z. B.:
   – Liquorfistel
   – Cochlea-Implantat

*Impfung möglichst vor der Intervention Gefährdete Kleinkinder (vom vollendeten 2. Lebensjahr bis zum vollendeten 5. Lebensjahr) erhalten eine Impfung mit Pneumokokken-Konjugatimpfstoff. Personen mit fortbestehender gesundheitlicher Gefährdung können ab vollendetem 2. Lebensjahr Polysaccharid-Impfstoff erhalten. Bei den – wie empfohlen – zuvor mit

(Fortsetzung)

Konjugatimpfstoff geimpften Kindern beträgt
der Mindestabstand zur nachfolgenden Impfung mit Polysaccharid-Impfstoff 2 Monate.
Bei folgenden Indikationen sind eine,
ggf. auch mehrere Wiederholungsimpfun-
gen im Abstand von 5 (Erwachsene) bzw.
mindestens 3 Jahren (Kinder unter 10 Jahren) in Erwägung zu ziehen (Risiko-Nut-
zen-Abwägung beachten):

1. angeborene oder erworbene Immundefekte mit T- und/oder B-zellulärer Restfunktion,
2. chronische Nierenkrankheiten/nephroti-
   sches Syndrom.

2.3.2 Impfungen bei Erwachsenen

Es gilt eine Indikationsimpfung für Personen bis
zum 59. Lebensjahr, die bestimmte Immundefekte
bzw. Komorbiditäten aufweisen (s. Übersicht
oben). Ab dem 60. Lebensjahr gilt eine generelle
Impfempfehlung.

Als Standardimpfung empfiehlt die STIKO den
PPV-23-Impfstoff; als Indikationsimpfung kann ab
dem Alter von 5 Jahren entweder PPV-23 oder ein
Konjugatimpfstoff gegeben werden.

Wir folgen demgegenüber in Übereinstimmung
mit einer gemeinsamen Stellungnahme der DGP
und der DGG der Position, primär die PCV13 Impfung zu empfehlen. Die Gründe dafür umfassen:

1) Newben den bakteriämischen Pneumokokken-
   Pneumonien ist den nicht-bakteriämischen
   eine mindestens genauso hohe Bedeutung in
   der Prävention einzuräumen
2) Die Datenlage hinsichtlich der Effektivität der
   PCV13 in der Prävention der nichtinvasiven
   Pneumokokken-Pneumonien belegt eine
   Überlegenheit der PCV13 verglichen mit der
   PPV23-Imfpung
3) Die Dauer des Impfschutzes von PPV23 ist auf
   ca. 2 Jahre begrenzt udn damit deutlich geringer als die von PCV13; eine Widerimpfung mit
   PPV23 geht mit dem Risiko einer Hyporesponsivität einher

4) die PCV13-Impfung im Kindesalter eliminiert
   nicht die entsprechenden Serotypen bei Erwachsenen, insbesondere nicht diejenigen,
   die den nicht-bakteriämischen Pneumokokken-Pneumonien zugrunde liegen

Die Notwendigkeit einer Nachimpfung ist noch
nicht belegt. Im Falle einer Erstimpfung mit
PCV-13 kann noch keine eindeutige Empfehlung
für PPV-23 oder PCV-13 als Nachimpfung gegeben werden. Tatsächlich empfiehlt die ACIP bei
Erwachsenen ab 65 Jahren eine PCV13-, gefolgt
von einer PPV23-Impfung nach 6-12 Monaten.

Die aktuellen Impfraten in Deutschland mit
gerade einmal ca. 10 % sind erschreckend niedrig.
Daher ist jede Anstrengung angezeigt, um für eine
bessere Akzeptanz der Impfung bei Ärzten, Patienten und in der Gesamtbevölkerung zu werben.

> ▶ **Hinweis** Die Impfung erfolgt grundsätz-
> lich intramuskulär, am besten in den
> M. deltoideus. PPV-23 bzw. PCV-13 können
> gemeinsam mit dem saisonalen trivalenten
> inaktivierten Grippeimpfstoff (TIV) verab-
> reicht werden. Kontraindikationen be-
> schränken sich auf bekannte allergische
> Unverträglichkeitsreaktionen.

2.4 Ausblick

Einige Fragen im Zusammenhang mit der
Pneumokokken-Impfung erscheinen noch ungeklärt. Zu diesen gehören:

1. Zeitpunkt der Impfung: Das Risiko für eine
   Pneumokokken-Pneumonie steigt bei Erwachsenen bereits ab 50 Jahren. Es stellt sich daher
   die Frage, ob eine Standardimpfung nicht
   bereits ab dem 50. Lebensjahr erfolgen sollte.
2. Indikation für eine Widerholungsimpfung: Die
   lange gültige Empfehlung einer Wiederholungsimpfung nach PPV erscheint nicht gut
   begründet, da eine Hyporesponsivität befürch-
   tet werden muss. Ob eine solche nach PCV
   überhaupt erfolgen muss, ist noch unklar. Eine
   Boosterung durch PPV23 ist nach serologi-
   schen Daten jedenfalls möglich.

3. Vorgehen bei vorbestehender PPV23 Impfung in einem Alter > 60 bzw. 65 Jahren: In einer Untersuchung aus Deutschland induzierte eine initiale Dosis von 7-valenter PCV höhere Antikörperspiegel als von 23-valenter PPV. Nach Erstimpfung mit PPV führte eine zweite mit PPV zur Hyporesponsivität. Eine Hyporesponsivität nach Erstimpfung mit PCV wurde für die Zweitimpfung mit PPV bzw. PCV nicht gesehen. Demnach wäre idealerweise die Erstimpfung mit PCV durchzuführen, eine Zweitimpfung könnte mit PPV erfolgen, was hinsichtlich der höheren „coverage" von PPV (Anzahl an enthaltenen Serotypen) vorteilhaft sein könnte. Ist eine PPV jedoch als Erstimpfung erfolgt, muss offenbar damit gerechnet werden, dass die volle Immunogenität des PCV-Impfstoffs in der Zweitimpfung nicht erreicht werden kann.

Die ACIP empfiehlt dennoch aktuell die Impfung mit PCV13 in einem Abstand von mindestens einem Jahr.

4. Bedeutung des Replacements: Das konsistent zu beobachtende Replacement wird möglicherweise eine zusätzliche Impfung unter Einschluß der neuen relevanten Serotypen sinnvoll machen.

Es ist gut vorstellbar, dass in Zukunft in regelmäßigen Abständen Pneumokokken-Impfungen mit unterschiedlicher Serotyopen-Zusammensetzung entlang des beobachteten Replacements empfohlen werden.

Sollte es tatsächlich gelingen, Pneumokokken-Pneumonien durch die Impfung in erheblichem Umfang zu reduzieren, hätte dies auch Einfluss auf die Empfehlungen zur initialen antimikrobiellen Therapie von ambulant erworbenen Pneumonien.

Tab. 4 Klinische Evaluation eines Patienten nach ambulant erworbener Pneumonie und weitere Konsequenzen

Risikofaktor	Konsequenz
Raucherstatus	Beratung, ggf. Raucherentwöhnungsprogramm
Alkoholkonsum	Beratung, ggf. Entzugsbehandlung
i.v.-Drogenkonsum	Beratung, ggf. Entzugsbehandlung
Liegt eine bekannte Grunderkrankung vor?	Check, ggf. fachärztliche Konsultation Kardial? Pulmomal? Hepatisch? Nephrologisch? Diabetes? Neoplasie? Neurologisch? Untergewicht bzw. Unterernährung ? Andere?
Ist die bekannte Grunderkrankung hinreichend behandelt?	Check, ggf. fachärztliche Konsultation
Liegen bisher noch unbekannte Grunderkrankungen vor?	Check, ggf. fachärztliche Konsultation

ambulant erworbenen Pneumonie muss jedoch die Prävention versuchen, noch weiter auszugreifen.

Nach einer Episode einer ambulant erworbenen Pneumonie sollte eine umfassende Evaluation des Patienten erfolgen. Die in Tab. 4 aufgeführten Fragen sollten dabei leitend sein und entsprechende Konsequenzen nach sich ziehen. Ggf. ist auch eine Rehabilitationsbehandlung zu erwägen.

Weitere Maßnahmen, wie die Erfassung einer möglichen persistierenden Inflammationsreaktion, sind bisher noch nicht evaluiert, sollten jedoch Gegenstand von Studien werden.

3 Andere Präventionsmaßnahmen

Über die beiden genannten Impfungen hinaus ist keine weitere Präventionsmaßnahme allgemein akzeptiert. Angesichts der Tatsache einer erhöhten Wahrscheinlichkeit eines Pneumonie-Rezidivs sowie einer Übersterblichkeit nach einer durchgemachten

4 Weiterführende Literatur

Diese Metaanalyse findet – in der Reihe mit anderen Metaanalysen – für die Influenzaimpfung eine nur begrenzte Wirksamkeit, die auch noch auf die jüngere Population < 65 Jahre begrenzt ist:

– Osterholm MT, Kelley NS, Sommer A, Belongia EA (2012) Efficacy and effectiveness of influenza vaccines: a systematic review and meta-analysis. Lancet Infect Dis 12:36–44

Studie, die die Schwierigkeiten in der Evaluation der Wirksamkeit der Influenzaimpfung zeigt. Das Ergebnis ist abhängig von der Influenzaaktivität (Vortest-Wahrscheinlichkeit) sowie dem „Match" der Impfung, aber auch vom Alter und der Risikogruppe, hier unterschieden nach Residenz (Residenz zu Hause oder im Seniorenheim):

– Jefferson T, Rivetti D, Rivetti A, Rudin M, Di Pietrantonj C, Demicheli V (2005) Efficacy and effectiveness of influenza vaccines in elderly people: a systematic review. Lancet 366:1165–1174

Studie, die keinen Effekt der Influnzaimpfung auf die Inzidenz der ambulant erworbenen Pneumonie bei älteren Personen ≥ 65 Jahre zeigt:

– Jackson ML, Nelson JC, Weiss NS, Neuzil KM, Barlow W, Jackson LA (2008) Influenza vaccination and risk of community-acquired pneumonia in immunocompetent elderly people: a population-based, nested case-control study. Lancet 372:398–405

Randomisierte Studie, die bei Personen ≥ 65 Jahre für die Influenzaimpfung in Kombination mit PCV-23 eine Reduktion der Gesamt-Pneumonie- und Pneumokokken-Pneumonierate, Rate der invasiven Pneumokokkeninfektionen sowie der Letalität beschreibt:

– Christenson B, Lundbergh P, Hedlund J, Ortqvist A (2001) Effects of a large-scale intervention with influenza and 23-valent pneumococcal vaccines in adults aged 65 years or older: a prospective study. Lancet 357:1008–1011

Umfassende Übersicht über den Polysaccarid Impfstoff:

– Fedson DS, Musher DM (2004) Pneumococcal polysaccarid vaccine. In: Plotkin S, Orenstein W (Hrsg.) Vaccines, 4. Aufl. Saunders, Philadelphia, S 529–588

Zwei neuere Arbeiten mit positiven Ergebnissen für PPV23, allerdings mit erheblichen methodischen Limitationen:

– Maruyama T, Taguchi O, Niederman MS, Morser J, Kobayashi H, Kobayashi T, D'Alessandro-Gabazza C, Nakayama S, Nishikubo K, Noguchi T, Takei Y, Gabazza EC. Efficacy of 23-valent pneumococcal vaccine in preventing pneumonia and improving survival in nursing home residents: double blind, randomised and placebo controlled trial. BMJ. 2010; 340:c1004.
– Ochoa-Gondar O, Vila-Corcoles A, Rodriguez-Blanco T, Gomez-Bertomeu F, Figuerola-Massana E, Raga-Luria X, Hospital-Guardiola I. Effectiveness of the 23-valent pneumococcal polysaccharide vaccine against community-acquired pneumonia in the general population aged ≥ 60 years: 3 years of follow-up in the CAPAMIS study. Clin Infect Dis. 2014; 58: 909–917

Drei Arbeiten, die den Effekt der PCV-7-Impfung bei Kindern in den USA belegen: a) die Reduktion der invasiven Pneumokokkeninfektionen, b) die Reduktion der Rate Penicillinresistenter Stämme, c) die nachhaltige Abnahme der hospitaliserungspflichtigen Pneumonien, jeweils bei Kindern und Erwachsenen:

– Whitney CG, Farley MM, Hadler J, Harrison LH, Bennett NM, Lynfield R, Reingold A, Cieslak PR, Pilishvili T, Jackson D, Facklam RR, Jorgensen JH, Schuchat A (2003) Active bacterial core surveillance of the Emerging Infections Program Network. Decline in invasive pneumococcal disease after the introduction of protein-polysaccharide conjugate vaccine. N Engl J Med 348:1737–1746
– Kyaw MH, Lynfield R, Schaffner W, Craig AS, Hadler J, Reingold A, Thomas AR, Harrison LH, Bennett NM, Farley MM, Facklam RR, Jorgensen JH, Besser J, Zell ER, Schuchat A, Whitney CG (2006) Active bacterial core surveillance of the Emerging Infections Program Network. Effect of introduction of the pneumococcal conjugate vaccine on drug-resistant Streptococcus pneumoniae. N Engl J Med 354:1455–1463

- Griffin MR, Zhu Y, Moore MR, Whitney CG, Grijalva CG (2013) U.S. hospitalizations for pneumonia after a decade of pneumococcal vaccination. N Engl J Med 369:155–163

Beschreibung des Replacements nach PCV-7-Impfung der Kinder bei Kindern und Erwachsenen:

- Hicks LA, Harrison LH, Flannery B, Hadler JL, Schaffner W, Craig AS, Jackson D, Thomas A, Beall B, Lynfield R, Reingold A, Farley MM, Whitney CG (2007) Incidence of pneumococcal disease due to non-pneumococcal conjugate vaccine (PCV7) serotypes in the United States during the era of widespread PCV7 vaccination, 1998-2004. J Infect Dis 196:1346–1354

Übersicht über Immunreaktionen nach Erst- und Zweitimpfung mit PSV bzw. PCV in verschiedenen Schemata und Altersklassen:

- Paradiso PR (2012) Pneumococcal conjugate vaccine for adults: a new paradigm. Clin Infect Dis 55:259–264

Effekte der PCV-7-Impfung in Deutschland:

- van der Linden M, Weiß S, Falkenhorst G, Siedler A, Imöhl M, von Kries R (2012) Four years of universal pneumococcal conjugate infant vaccination in Germany: impact on incidence of invasive pneumococcal disease and serotype distribution in children. Vaccine 30:5880–5885

Rationale und Design der CAPITA-Studie:

- Hak E, Grobbee DE, Sanders EA, Verheij TJ, Bolkenbaas M, Huijts SM, Gruber WC, Tansey S, McDonough A, Thoma B, Patterson S, van Alphen AJ, Bonten MJ (2008) Rationale and design of CAPITA: a RCT of 13-valent conjugated pneumococcal vaccine efficacy among older adults. Neth J Med 66:378–383

CAPITA Studie. Für ein vollständiges Verständnis ist die Hinzuziehung des Supplementteils erforderlich:

- Bonten MJ, Huijts SM, Bolkenbaas M, Webber C, Patterson S, Gault S, van Werkhoven CH, van Deursen AM, Sanders EA, Verheij TJ, Patton M, McDonough A, Moradoghli-Haftvani A, Smith H, Mellelieu T, Pride MW, Crowther G, Schmoele-Thoma B, Scott DA, Jansen KU, Lobatto R, Oosterman B, Visser N, Caspers E, Smorenburg A, Emini EA, Gruber WC, Grobbee DE. Polysaccharide conjugate vaccine against pneumococcal pneumonia in adults. N Engl J Med. 2015; 372: 1114–1125
- Positive Top-Line Results Of Landmark Community-Acquired Pneumonia Immunization Trial In Adults (CAPITA) Evaluating Efficacy Of Prevenar 13. http://www.pfizer.com/news/press-release/press-release-detail/pfizer_announces_positive_top_line_results_of_landmark_community_acquired_pneumonia_immunization_trial_in_adults_capita_evaluating_efficacy_of_prevenar_13

Stelllungnahme der DGP und DGG zur Pneumokokkenimpfung bei Erwachsenen:

- Pletz MW, Ewig S, Heppner HJ, Welte (2015) Stellungnahme zur Empfehlung der Pneumokokken-Impfung für Erwachsene. Pneumologie. 69: 633–667

Santiago Ewig

1 Eine 24-jährige Studentin

Anamnese und Befund Die Patientin stellt sich am 27.12. nachmittags in der Notaufnahme mit Fieber bis 38,3 C und Husten vor. Sie fühle sich seit einer Woche zunehmend schlechter. Vor drei Tagen habe sie sich beim Hausarzt vorgestellt; dieser habe eine untere Atemwegsinfektion diagnostiziert und eine antimikrobielle Therapie mit Clarithromycin 2 × 250 mg eingeleitet. Eine Besserung habe sich nicht eingestellt, im Gegenteil fühle sie sich noch schlechter. Keine Vorerkrankungen. Sporadische Raucherin.

Klinischer Untersuchungsbefund Die Patientin erscheint blass, erschöpft, ist aber voll orientiert. Temperatur 38,4 C aurikulär. Puls f = 120/min, Blutdruck 100/70 mmHg, Dyspnoe, fokale inspiratorische Rasselgeräusche rechts basal.

Röntgen-Thoraxaufnahme in Standardtechnik (Abb. 1) Verbreiterte Herzsilhouette. Rechts basale alveoläre Verschattungen bzw. Konsolidierungen mit positivem Pneumobronchogramm und Silhouettenphänomen als Ausdruck einer Lobärpneumonie im Mittellappen und rechten Unterlappen mit rechts basalem Pleuraerguss mit lobulierter Konfiguration, der nicht frei auslaufend erscheint.

Labor Leukozyten 12900/μL, 82 % Stabkernige, CRP 31,2 mg/dL, Harnstoff 32 mg/dL, Natrium 120 mmol/L.

Kapilläre Blutgasanalyse (unter 2 L Sauerstoff per Nasensonde) PaO_2 84 mmHg, $PaCO_2$ 21,6 mmHg, BE -5,2 mmol/L, pH 7,48

Mikrobiologie Pneumokokken-Antigentest im Urin positiv

Diagnose Ambulant erworbene Pneumonie rechtsseitig mit Pleuraerguss und Perikarditis durch Streptococcus pneumoniae, akute respiratorische Insuffizienz, CRB-65 = 0

Verlauf Die Patientin wurde zunächst aufgrund der respiratorischen Insuffizienz mit Pleuritis und Perikarditis trotz niedrigen Risikoscores auf der Überwachungsstation aufgenommen. Es wurde eine antimikrobielle Therapie mit Ampicillin/Sulbactam 3 × 3 g i.v. eingeleitet, Sauerstoff per Sonde mit 4 L verabreicht, zudem niedermolekulares Heparin subkutan in Prophylaxe-Dosis.

Die Diagnose der Pneumokokken-Pneumonie wurde tags darauf durch den Nachweis einer entsprechenden Bakteriämie bestätigt.

S. Ewig (✉)
Thoraxzentrum Ruhrgebiet, Kliniken für Pneumologie und Infektiologie, EVK Herne und Augusta-Kranken-Anstalt, Bochum, Deutschland
E-Mail: sewig@versanet.de

© Springer-Verlag Berlin Heidelberg 2016
S. Ewig (Hrsg.), *Ambulant erworbene Pneumonie*,
DOI 10.1007/978-3-662-47312-2_27

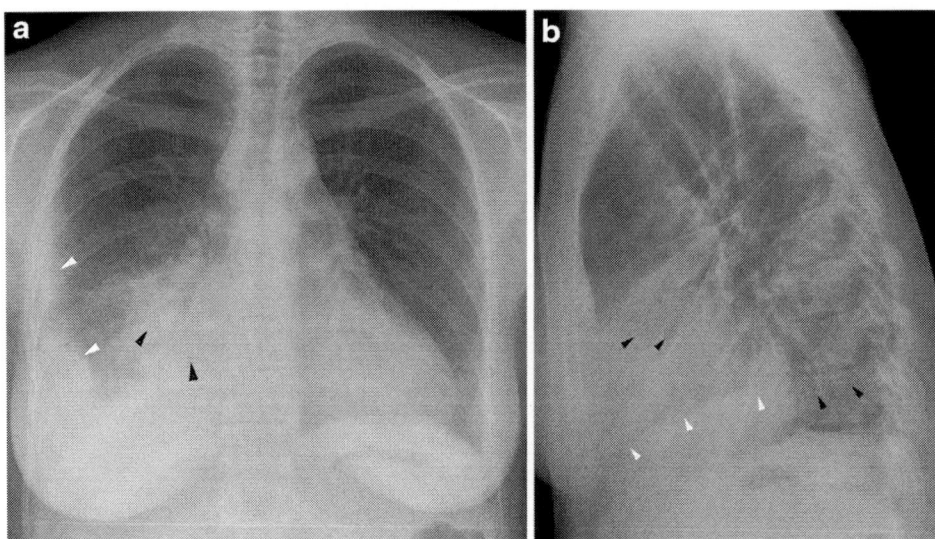

Abb. 1 Thoraxübersicht in zwei Ebenen. Verbreiterte Herzsilhouette. Rechts basale alveoläre Verschattungen bzw. Konsolidierungen mit positivem Pneumobronchogramm (schwarze Pfeilspitzen) und einem Silhouettenphänomen an der rechten Herzkontur als Ausdruck einer Lobärpneumonie im Mittellappen und im rechten Unterlappen mit rechts basalem Pleuraerguss, welcher bei lobulierter Konfiguration (weiße Pfeilspitzen) bereits als teilweise organisiert und abgeklebt imponiert

Am dritten Behandlungstag kam es zu einer akuten Verschlechterung und Zunahme der Dyspnoe, es zeigte sich eine supraventrikuläre Tachykardie. Der Pleuraerguss war progredient und wurde punktiert; es bestand ein Empyem, der Pneumokokken-Antigentest im Erguss war ebenfalls positiv. Desgleichen erbrachte die Echokardiographie den Nachweis eines Perikardergusses, das Punktat zeigte ein Perikardempyem, ebenfalls positiv im Pneumokokken-Antigentest.

EKG (Abb. 2) Es zeigten sich ST-Hebungen in I, II, avF, V5 und V6

Röntgen-Thoraxaufnahme im Liegen auf Intensivstation (Abb. 3) Eine wegen der klinischen Verschlechterung am dritten Behandlungstag angefertigte Röntgen-Verlaufskontrolle im Liegen nach Intubation ergab eine signifikant zunehmende Verbreiterung der Herzsilhouette und eine signifikant zunehmende Maskierung der Zwerchfellkuppen durch progrediente Pleuraergüsse beidseits.

Sonographie des Thorax und Echokardiographie (Abb. 4) Nachweis eines großen rechtsseitigen Pleuraergusses mit Septierungen sowie eines breiten Perikardergusses mit peripheren hyperreflexiven Binnenechos.

Röntgen-Thorax-Verlaufsaufnahme im Liegen nach Einlage einer Thoraxdrainage und Perikarddrainage (Abb. 5) Großes Herz. Zunehmende Infiltrate rechtsseitig. Einlage einer Thoraxdrainage rechtsseitig.

Die antimikrobielle Therapie wurde auf Penicillin G (4 × 5 Mega) plus Clarithromycin (2 × 500 mg) umgestellt. Die Patientin wurde anschließend in die Klinik für Thoraxchirurgie verlegt und erhielt eine bilaterale VATS und Perikardiotomie, Drainagen wurden beidseits angelegt. Nach einer längeren Rekonvaleszenz konnte die Patientin zur Rehabilitationsbehandlung verlegt werden.

Kommentar Der Fall zeigt eindrücklich die Unterschätzung des Schweregrades einer Pneumonie durch den CRB-65-Score bei jungen und ansonsten gesunden Patienten. Aber auch alle konkurrierenden Scores hätten kein erhöhtes Risiko ergeben (CURB-65 = 0; PSI = I, SMART-COP = 2, PIRO = 0), ebenso wären alle Scores zur

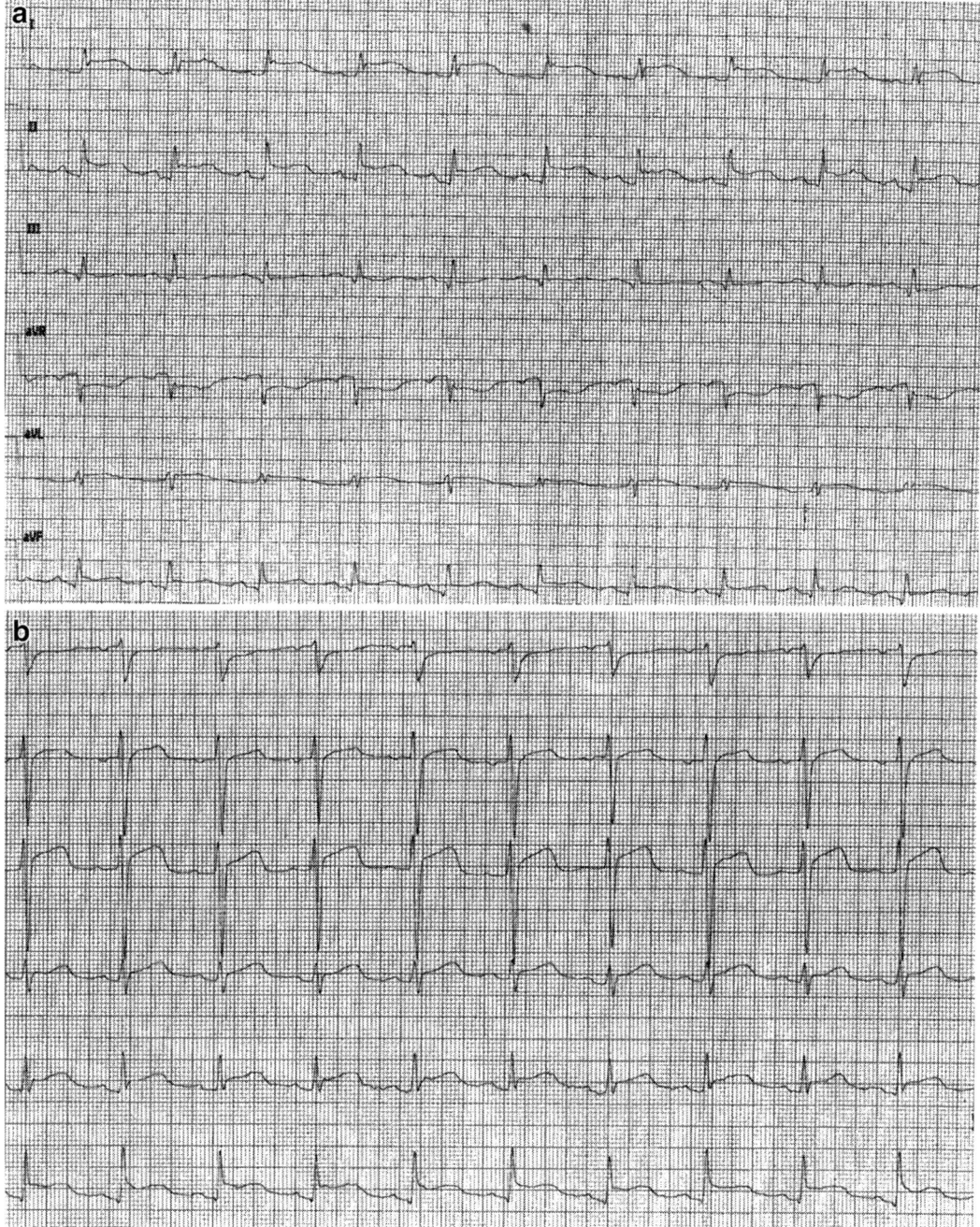

Abb. 2 EKG mit ST-Hebungen in I, II, avF, V5 und V6

Prädiktion einer schweren Pneumonie (ATS-Score, modifizierter ATS-Score, IDSA/ATS-Score, Espana-Score) negativ ausgefallen.

Allerdings wurde die Atemfrequenz gar nicht und die Oxygenierung unter 2 L Sauerstoff bestimmt.

Zweifellos lag eine schwere Pneumonie vor; die Entscheidung für eine Aufnahme auf der Überwachungsstation war somit angemessen.

Der Pleuraerguss hätte bereits am Aufnahmetag punktiert werden müssen („never let the sun

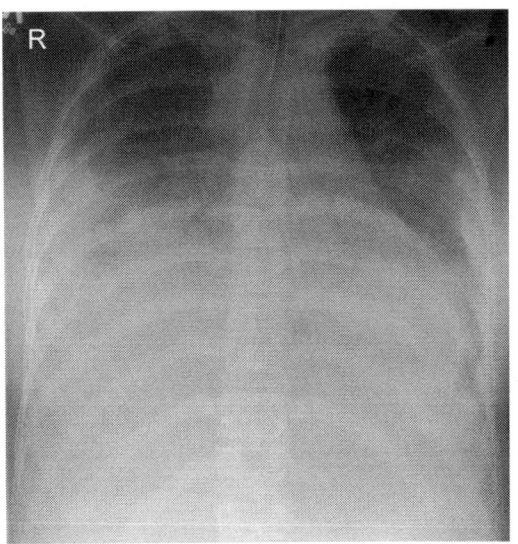

Abb. 3 Eine wegen einer klinischen Verschlechterung zwei Tage nach der ersten Röntgenübersicht angefertigte Thorax-Verlaufskontrolle im Liegen nach Intubation zeigt eine signifikant zunehmende Verbreiterung der Herzsilhouette mit dem Verdacht auf einen Perikarderguss und eine signifikant zunehmende Maskierung der Zwerchfellkuppen durch progrediente und nur teilweise frei auslaufende Pleuraergüsse beidseits

go down over a parapneumonic effusion"), des Weiteren hätte das EKG zusammen mit dem großen Herzen Anlass zu einer Echokardiographie geben müssen, sodass Pleura- und Perikardempyem bereits am ersten Tag hätten diagnostiziert und die richtigen therapeutischen Konsequenzen gezogen werden können.

Die ambulant rezeptierte antimikrobielle Therapie war nicht ideal (Makrolid), die Dosierung zu gering. Angemessen wäre die Gabe von Amoxicillin 3 × 1 g gewesen. Da die Pneumokokken bereits bei Aufnahme diagnostiziert werden konnten, wäre eine Therapie mit Penicillin G in der Dosis 4 × 5 Mega optimal gewesen. Da eine schwere Pneumonie vorlag, wäre zudem die Kombination mit einem Makrolid indiziert gewesen. Diese Therapie wurde erst am dritten Tage in dieser Form eingeführt.

Die initial nicht optimale Behandlung belegt typische Schwächen in der Versorgung an Feiertagen bzw. zum Jahresende im Zuge der ausgedünnten personellen Besetzung. Dennoch erfolgte die Behandlung im Ganzen angemessen und führte zu einem guten Ergebnis.

2 Eine 65-jährige Reiserückkehrerin aus Italien (und ihr Ehemann)

Anamnese Die Patientin wurde kurz vor Mitternacht zusammen mit ihrem Ehemann über die Notaufnahme aufgenommen. Sie hatte in den letzten beiden Urlaubstagen plötzlich hohes Fieber entwickelt, dabei einen trockenen Reizhusten und Kopfschmerzen. Sie gab ein ausgeprägtes Krankheitsgefühl an. Der Ehemann berichtete ähnliche, jedoch weniger ausgeprägte Beschwerden.

Klinischer Untersuchungsbefund Die Patientin erschien schwer krank, aber voll orientiert. Temperatur 39,5 °C aurikulär. Puls f = 90/min, Blutdruck 120/80 mmHg, Atemfrequenz 24/min, fokale inspiratorische Rasselgeräusche beidseits bis in die Mittelgeschosse.

Röntgen-Thoraxaufnahme (Abb. 6a) und CT (Abb. 6b, c) Nachweis teils alveolär konsolidierender und teils retikulonodulärer Verschattungen in beiden Oberlappen und beiden apicalen Unterlappen. Bedingt durch ein zentrilobuläres Lungenemphysem finden sich multiple Aufhellungen innerhalb der Infiltrate, da die emphysematischen Abschnitte ausgespart bleiben. Normale Herzgröße, keine Lungenstauungszeichen oder Pleuraergüsse.

Labor Leukozyten 21500/µL, CRP 28,7 mg/dL, Harnstoff 24 mg/dL, Natrium 128 mmol/L, Kalium 3,0 mmol/L, γ-GT 73, AP 156 U/L.

Kapilläre Blutgasanalyse PaO_2 44,4 mmHg, $PaCO_2$ 25 mmHg, BE 0,5 mmol/L, pH 7,54

Mikrobiologie Legionellen-Antigentest im Urin positiv

Diagnose Schwere ambulant erworbene Pneumonie beidseits mit akuter respiratorischer Insuffizienz durch Legionella pneumophila Serogruppe 1, CRB-65 = 1

Die Evaluation des Ehemannes erbrachte ebenfalls eine ambulant erworbene Pneumonie mit einer homogenen Verschattung im rechten Ober-

Abb. 4 Thoraxsonographie und Echokardiographie mit Nachweis eines großen, mehrfach septierten (weiße Pfeilspitzen) rechtsseitigen Pleuraergusses sowie eines breiten Perikardergusses zwischen Zwerchfell und Herz (COR) mit peripheren hyperreflexiven Binnenechos. Im Rahmen dieser Echokardiographie wurde eine 8F-Pigtaildrainage in den Perikarderguss (PE) eingelegt. Es entleerte sich Eitern, sodass es sich um ein Perikardempyem handelte

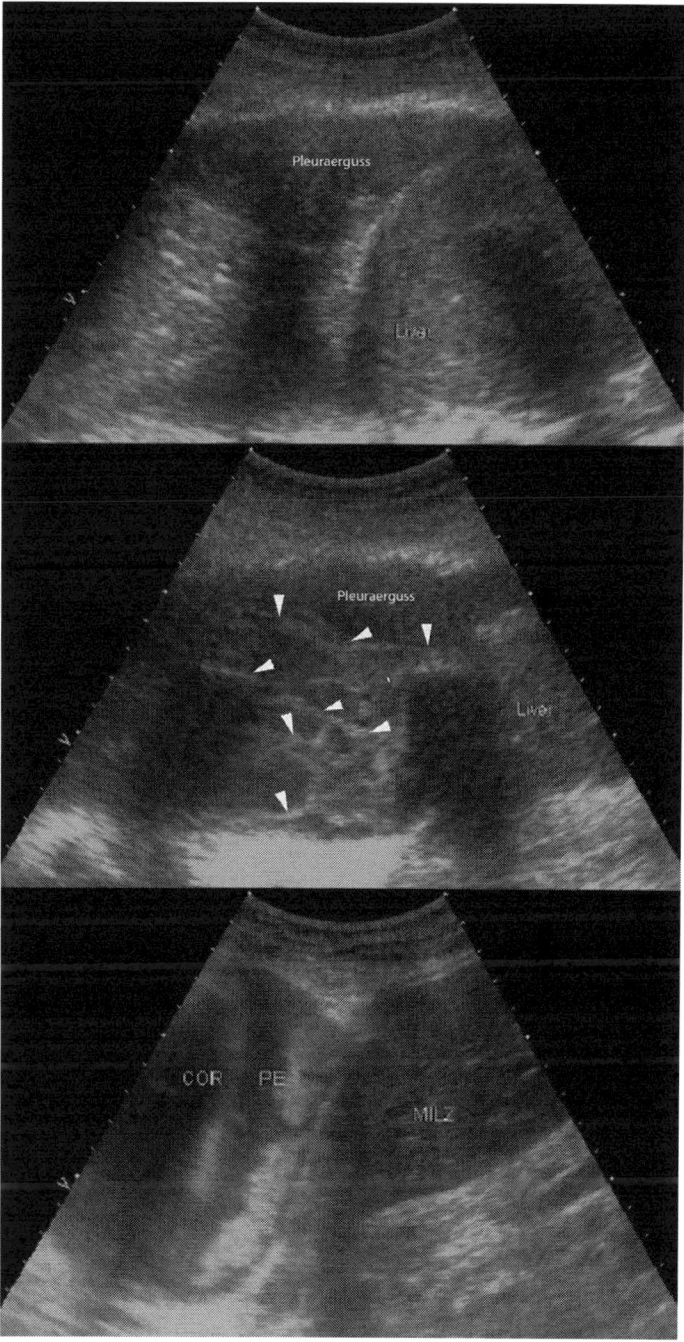

lappen (Abb.). Ein Erreger konnte jedoch nicht identifiziert werden.

Verlauf Die Patientin wurde auf die Überwachungsstation aufgenommen und erhielt Moxifloxacin 1 × 400 mg intravenös. Zudem erhielt sie Sauerstoff mit 6–8 L/min und niedermolekulares Heparin in Prophylaxedosis.

An Tag 3 zeigte sich die respiratorische Insuffizienz noch unverändert, eine Entfieberung war noch nicht zu verzeichnen, das CRP sank auf 22,5 mg/dL. Es konnten jedoch zu jeder Zeit eine

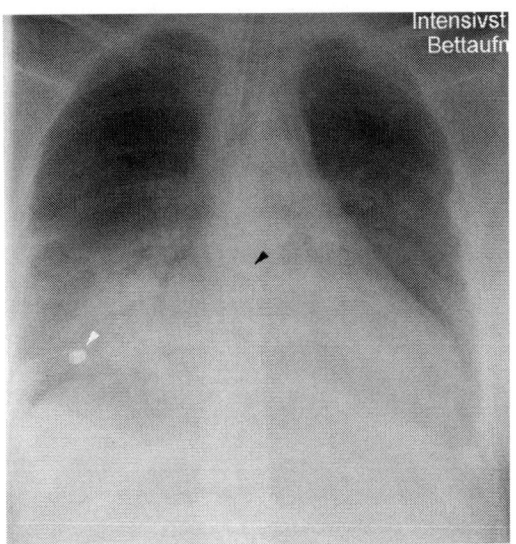

Abb. 5 Eine Röntgenkontrolle des Thorax im Liegen nach Anlage einer Bülaudrainage rechts (weiße Pfeilspitze) und einer Perikard-Pigtaildrainage (schwarze Pfeilspitze) zeigt eine signifikante Größenabnahme der Herzsilhouette nach erfolgreichen Spültherapien des Perikardempyems über die liegende Pigtaildrainage und eine signifikante Regredienz des rechtsseitigen Pleuraempyems nach erfolrei-chen Spültherapien über die liegende Bülau-Drainage. Die zuvor durch die Flüssigkeit maskierten pneumonischen Infiltrate rechts im Mittel- und Unterlappen kommen nun wieder zur Darstellung. Der teilweise auslaufende Pleura-erguss links kommt unverändert zur Abbildung

Sauerstoffsättigung um 90 % in der Oxymetrie sowie ein stabiler Kreislauf dokumentiert werden (Abb. 7).

Die antimikrobielle Therapie wurde unverändert über insgesamt 10 Tage in Form einer Se-quenztherapie fortgesetzt. Ab Tag 5 bestand eine nachhaltige Entfieberung. Die respiratorische Insuffizienz besserte sich nur zögerlich, die Pati-entin musste mit Sauerstoffversorgung nach Hau-se entlassen werden; weitere klinische Kontrollen zeigten jedoch eine vollständige Genesung der Patientin und eine röntgenologische partielle Rückbildung der Infiltrate nach 4 Wochen (Abb. 8) sowie eine nahezu komplette Rück-bildung der Infiltrate nach 8 Wochen (Abb. 9).

Die Therapie des Ehemannes, welcher röntgenmorphologisch ebenfalls die Zeichen einer Legionellen-Pneumonie (Abb. 10) aufwies,

erfolgte ebenfalls mit Moxifloxacin, hier über 7 Tage. Dieser zeigte bereits am drittenTag ein Ansprechen in allen Parametern.

Kommentar Typischer Verlauf einer Legionel-len-Pneumonie. Diese verläuft selten mit schwe-rer Sepsis, führt jedoch häufig zu einer akuten respiratorischen Insuffizienz. Das Therapiean-sprechen ist bei schwerer Legionellose zögerlich und kann längere Zeit dauern als 72 h. Eine Umstellung der antimikrobiellen Therapie ist nur indiziert, wenn sich der Allgemeinzustand der Patientin oder die Oxygenierung verschlechtert.

Es ist anzunehmen, dass der Ehemann der Pati-entin ebenfalls eine Legionellen-Pneumonie durchgemacht hat, allerdings konnte der Beweis hier nicht geführt werden.

Später konnte belegt werden, dass in den Was-serleitungen des italienischen Hotels massenhaft Legionellen nachweisbar waren.

3   Eine 57-jährige Reiserückkehrerin aus Kuba

Anamnese Vier Tage nach der Rückkehr aus einem Kuba-Urlaub entwickelte die Patientin Fieber und trockenen Husten, dabei erhebliches Krankheitsgefühl. Im Verlauf einer Woche kam es zu einer zunehmenden Dyspnoe.

Klinischer Untersuchungsbefund Es bestand eine Ruhedyspnoe. Temperatur 39,4 °C aurikulär, Puls f = 100/min, Blutdruck 120/80 mmHg, Atemfrequenz 24/min, Orientierung gegeben. Basal inspiratorische Rasselgeräusche beidseits, rechts mehr als links.

Röntgen-Thoraxaufnahme in zwei Ebenen (Abb. 11) Röntgenologisches Mischbild aus bronchopneumonischen und alveolären Infiltraten mit positiven Bronchopneumogrammen (Pfeile) in beiden Unterlappen, im Mittellappen und der Lingula. Normale Herzgröße.

Abb. 6 Thoraxübersicht p.a. (**a**) und zeitnahe CT mit koronarer Rekonstruktion (**b**) und axialer Schicht auf Hilusniveau (**c**) mit Nachweis teils alveolär konsolidierender und teils retikulonodulärer Verschattungen in beiden Oberlappen und beiden apikalen Unterlappen. Bedingt durch ein zentrilobuläres Lungenemphysem finden sich multiple kleine ausgesparte Aufhellungen innerhalb der Infiltrate, da die emphysematischen Abschnitte ausgespart bleiben. Normale Herzgröße, keine Lungenstauungszeichen oder Pleuraergüsse

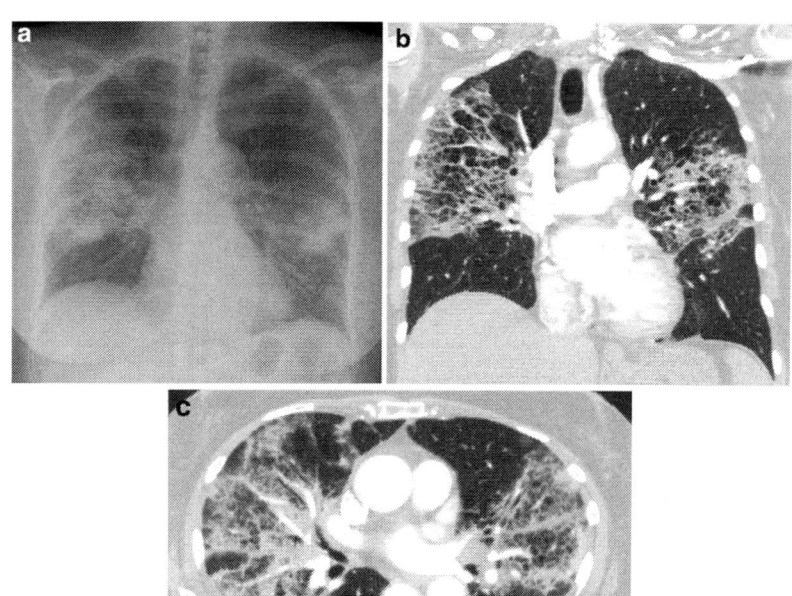

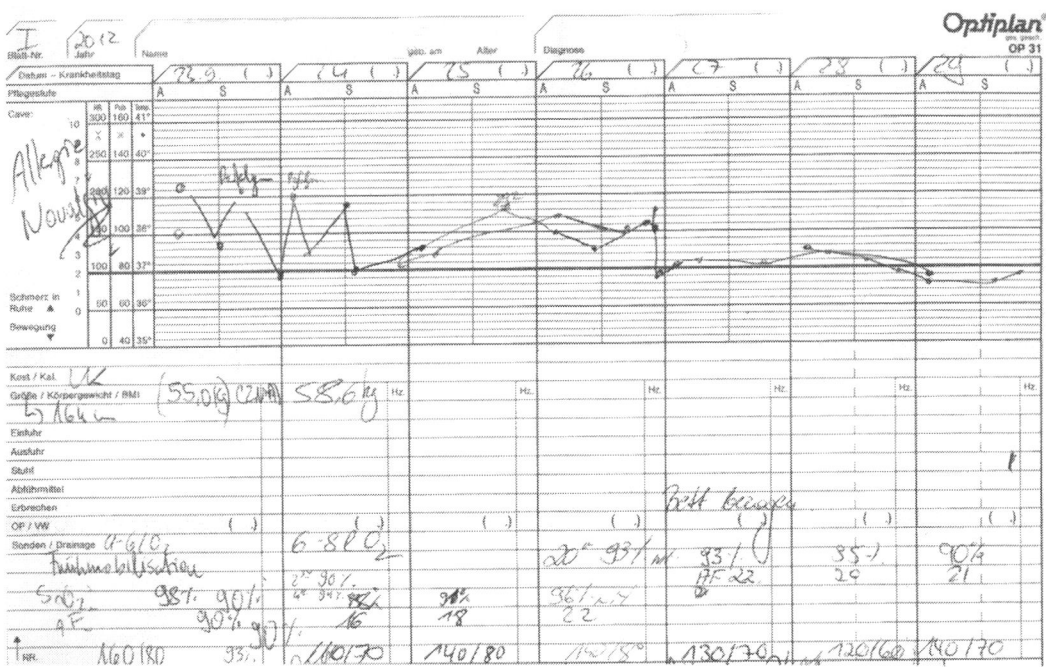

Abb. 7 Kurvenblatt der Krankenakte: An Tag 3 zeigte sich die respiratorische Insuffizienz noch unverändert, eine Entfieberung war noch nicht zu verzeichnen, das CRP sank auf 22,5 mg/dL. Es konnte jedoch zu jeder Zeit eine Sauerstoffsättigung um 90 % in der Oxymetrie sowie ein stabiler Kreislauf dokumentiert werden

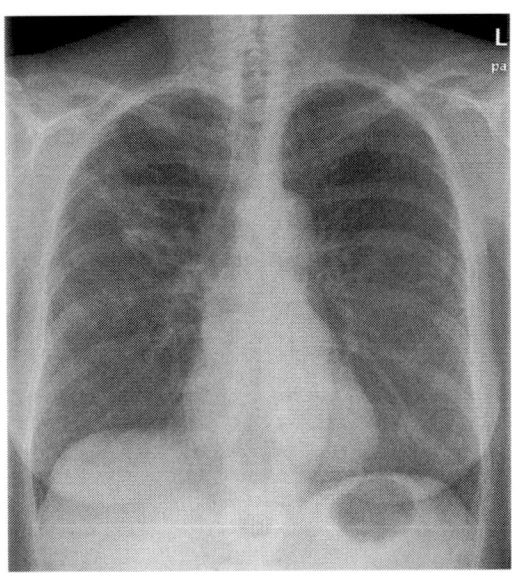

Abb. 8 Lediglich partielle Rückbildung der pneumonischen Infiltrate in einer Verlaufskontrolle nach vier Wochen

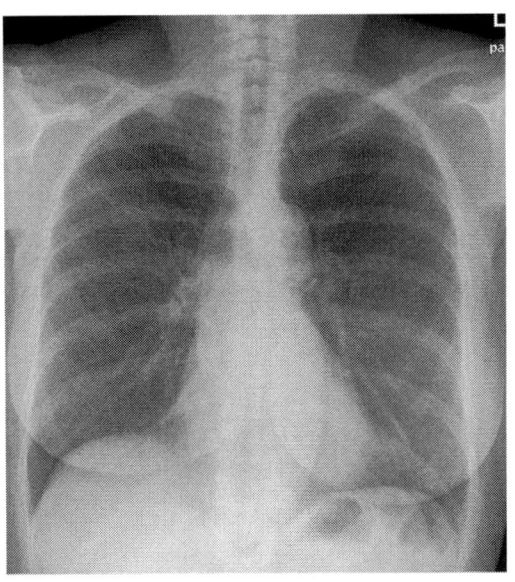

Abb. 9 Nahezu komplette Rückbildung der pneumonischen Infiltrate in einer Verlaufskontrolle nach acht Wochen mit dem Bild narbiger Residuen im rechten Oberlappen und apikalen rechten Unterlappensegment

Labor Leukozyten 14100/µL, CRP 31,2 mg/dL, Harnstoff 18 mg/dL, Natrium 132 mmol/L, Kalium 2,9 mmol/L, CK 223 U/L, γ-GT 149, AP 155 U/L.

Kapilläre Blutgasanalyse (unter 2 l Sauerstoff) PaO_2 48,1 mmHg, $PaCO_2$ 38,2 mmHg, BE 8,5 mmol/L, pH 7,53

Kapilläre Blutgasanalyse (unter 4 l Sauerstoff) PaO_2 69,1 mmHg, $PaCO_2$ 38,0 mmHg, BE 8,1 mmol/L, pH 7,53

Mikrobiologie Pneumokokken- und Legionellen-Antigentest im Urin negativ. Blutkulturen negativ. Sputum: in der Gramfärbung vermehrt Leukozyten und keine Epithelien. Kulturell Nachweis von Haemophilus influenzae in großer Keimzahl. Resistogramm: Ampicillin resistent, Amoxicillin/Clavulansäure sensibel, Clarithromycin intermediär sensibel.

Diagnose Schwere ambulant erworbene Pneumonie beidseits mit akuter respiratorischer Insuffizienz durch Haemophilus influenzae, CRB-65 = 0

Verlauf Die Patientin wurde auf die Überwachungsstation aufgenommen und erhielt Ampicillin/Sulbactam 3 × 3 g intravenös sowie Clarithromycin 2 × 500 mg oral. Zudem erhielt sie Sauerstoff mit 3 L/min und niedermolekulares Heparin in Prophylaxedosis.

Eine Entfieberung erfolgte binnen 48 h, die respiratorische Insuffizienz besserte sich nur verzögert. Das CRP an Tag 4 betrug 4,1 mg/dL.

Das Resistogramm spiegelte das Vorliegen einer ß-Laktamase wieder, wie sie in Bochum in ca. 7 % vorkommt. Die initiale kalkulierte antimikrobielle Therapie beinhaltete bereits ein Ampicillin plus ß-Laktamasehemmer. Das Clarithromycin wurde an Tag 4 abgesetzt. Insgesamt erfolgte die antimikrobielle Therapie über 7 Tage.

Bis zwei Tage vor Entlassung (bei insgesamt 11 Tagen stationärem Aufenthalt) bestand eine Sauerstoff-Pflichtigkeit. Erst an Tag 10 konnte eine kompensierte respiratorische Insuffizienz in Ruhe belegt werden (PaO_2 62 mmHg, $PaCO_2$ 42 mmHg).

Kommentar Dieser Fall belegt eine schwergradige ambulant erworbene Pneumonie durch Haemophilus influenzae; auch in diesem Fall zeigte der CRB-65 Score den tatsächlichen Schweregrad nicht korrekt an.

Abb. 10 Der 69-jährige Ehemann der Reiserückkehrerin erhielt am Aufnahmetag wegen ähnlicher Beschwerden, jedoch geringerer Ausprägung ebenfalls eine Thoraxübersicht im Stehen, in welcher ein Mischbild aus alveolären Verschattungen und Milchglasverschattungen rechts pulmonal ausgedehnter als links pulmonal zur Darstellung kam (Pfeilspitzen)

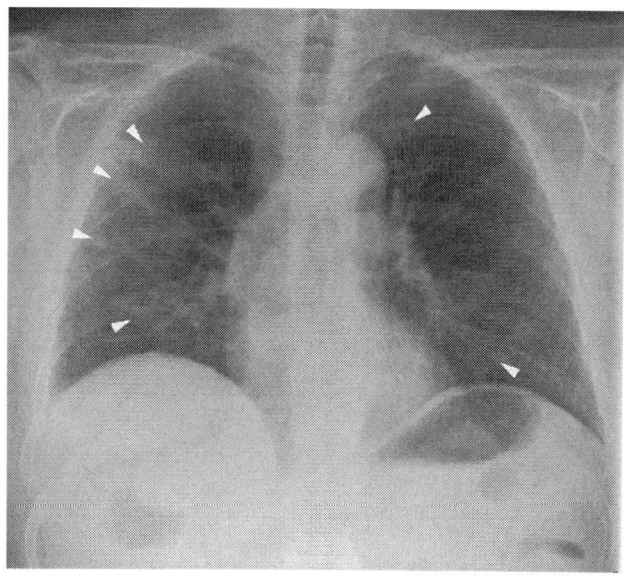

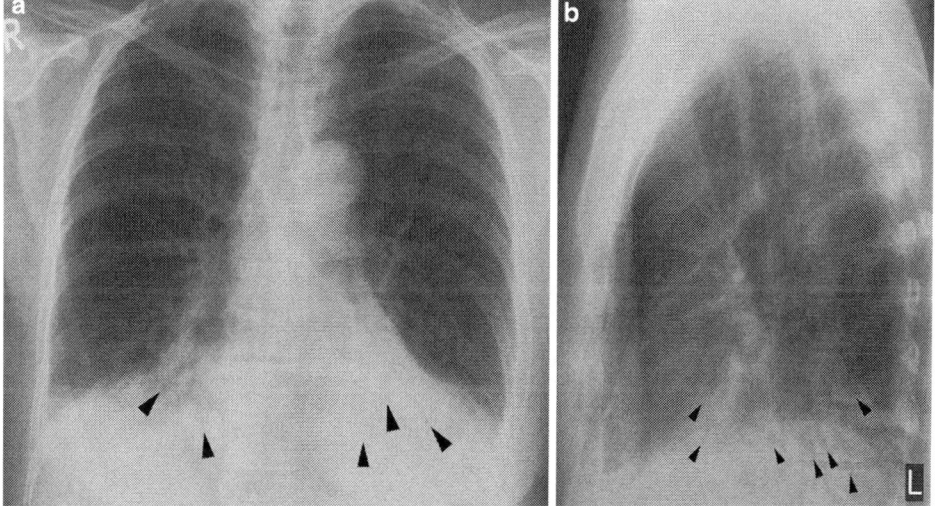

Abb. 11 Bilder einer 57-jährigen Patientin mit einer ambulant erworbenen Pneumonie mit Ruhedyspnoe und einer Temperatur von 39,4 °C, welche sich röntgenologisch als Mischbild aus bronchopneumonischen und alveolären Infiltraten mit positiven Bronchopneumogrammen (Pfeile) in beiden Unterlappen, im Mittellappen und der Lingula präsentierte. Mikrobiolgisch wurde aus dem Sputum ein Ampicillin-resistenter Hämophilus-influenzae-Stamm diagnostiziert

Ein Zusammenhang mit der Kuba-Reise ist möglich, zeigt aber, dass Urlaubsreisen keineswegs immer mit ungewöhnlichen Erregern einhergehen müssen. Die Rate an ß-Laktamasebildenden Stämmen von Haemophilus influenzae ist regional und lokal unterschiedlich. Bei einer Rate ab 5 % erscheint die reguläre Gabe von Ampicillin plus ß-Laktamasehemmer durchaus indiziert.

Die respiratorische Insuffizienz war in diesem Fall der Grund für eine Hospitalisationsdauer über mehr als 7 Tage. Sie darf als solche nur dann als Therapieversagen interpretiert werden, wenn die Entfieberung ausbleibt, die Inflammationsparameter nicht rückläufig sind bzw. Komplikationen auftreten.

Die Patientin wurde für weitere 21 Tage krankgeschrieben und mit der Maßgabe entlassen, sich in dieser Zeit nicht körperlich zu belasten. Die Folgeuntersuchung nach vier Wochen zeigte eine komplette Rückbildung aller Symptome und Befunde.

Sachregister

A

Abszessdrainage, 202
Activity of daily living, 4
Aderlass, 9
Adrenomedullin, 136
Aerobronchogramm, 74
Aerosole, 58
Alarmine, 60
Algorithmus
    PCT-gesteuerter, 109, 114
    Risikoklassifizierung, 136
Allergie, Penicillin, 221
Alveolarmakrophagen, 59
American Thoracic Society (ATS), 241
AMP *Siehe* antimikrobielle, Peptide (AMP)
Analgosedierung, 264
Angio-CT, 95, 216
Anschoppungsstadium, 18
Antigendrift, 41–43
Antigenshift, 42, 271
Antigen-Testung, 218
Antwort, inflammatorische, 105
Applikation, intravenöse, 175
Aqua-Institut, 251
Aqua-Qualitätssicherung, 174, 181
Arbeitsdiagnose, 118–119
ARDS *Siehe* Lungenversagen, akutes
    (ARDS)
Armut, 11
Arrhythmien, 206
Arrhythmie, ventrikuläre, 224
Aspirat, bronchoskopisches, 147–148
Aspiration, 49–51
    Mageninhalt, 227
    oropharyngeale, 57
    oropharyngeales Sekret, 228
    schleichende, 230
Aspirationspneumonie, 5, 76, 227–231
Atemfrequenz, 68
    Erhebung, 255–256
Atemwege, Kolonisation, 57–58
ATS *Siehe* American Thoracic Society (ATS)
Ausbreitung, 17
Auskultation, 9

B

Bakteriämie, 49, 51
Bakterien, gramnegative, 48, 51
Bakterium
BALF, 145
Basisdiagnostik, 149
Behandlungskonzept, inadäquates, 214
Binax-Now-Test, 145
Biomarker, 206
Biopsie, transbronchiale, 219
Blutkultur, 218
Blutkulturen, Gewinnung, 145
Blutliebhaber, 49
BOOP *Siehe* Bronchiolitis obliterans mit organisierender
    Pneumonie (BOOP)
BQS-Qualitätssicherung, 181
British Thoracic Society (BTS), 241
Bronchiektasen, 234–235
Bronchiolitis obliterans mit organisierender Pneumonie
    (BOOP), 208
Bronchopneumonie, 51, 76, 84
Bronchoskopie, 200, 216, 219
BTS *Siehe* British Thoracic Society (BTS)
Bulging fissure sign, 76, 85
Bundesgeschäftsstelle für Qualitätssicherung (BQS), 251

C

CAP *Siehe* community–acquired pneumonia (CAP)
Chlamydien, 12
Common variable immunodeficiency (CVID), 235
Community-acquired pneumonia (CAP), 1
Compliance, 60
COP *Siehe* Kryptogen–organisierende Pneumonie (COP)
COPD, 50
    akute Exazerbation, 120
    schwere, 234
Copeptin, 107
CRB-65-Score, Limitationen, 132
Crisis, 10
CRP, 183
C-Scores, 131
CURB-Score, Risikoklassen, 131
CVID *Siehe* Common variable immunodeficiency (CVID)

© Springer-Verlag Berlin Heidelberg 2016
S. Ewig (Hrsg.), *Ambulant erworbene Pneumonie*,
DOI 10.1007/978-3-662-47312-2

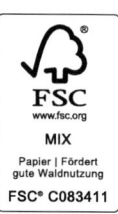

Zeitfracht Medien GmbH
Ferdinand-Jühlke-Straße 7
99095 Erfurt, Deutschland
produktsicherheit@kolibri360.de